ABHANDLUNGEN DER DEUTSCHEN AKADEMIE
DER WISSENSCHAFTEN ZU BERLIN

Klasse für Medizin

Jahrgang 1966 Nr. 1

GEDENKSCHRIFT ZUM 70. GEBURTSTAG VON JOHANNES DOBBERSTEIN

Herausgegeben vom
Institut für Vergleichende Pathologie der
Deutschen Akademie der Wissenschaften zu Berlin

Mit 96 Abbildungen, 1 Porträt und 14 Tabellen

AKADEMIE-VERLAG · BERLIN
1966

Vorgelegt in der Klassensitzung vom 10. September 1964
Zum Druck genehmigt am gleichen Tage, ausgegeben am 31. August 1966

Redaktionelle Bearbeitung: Dr. med. vet. habil. ALFRED SMOLLICH

Erschienen im Akademie-Verlag GmbH, 108 Berlin, Leipziger Straße 3—4

Lizenznummer: 202 · 100/519/66
Gesamtherstellung: VEB Druckhaus „Maxim Gorki", 74 Altenburg
Bestellnummer: 2001/66/IV/1 · ES 17 U 3/18 G 1

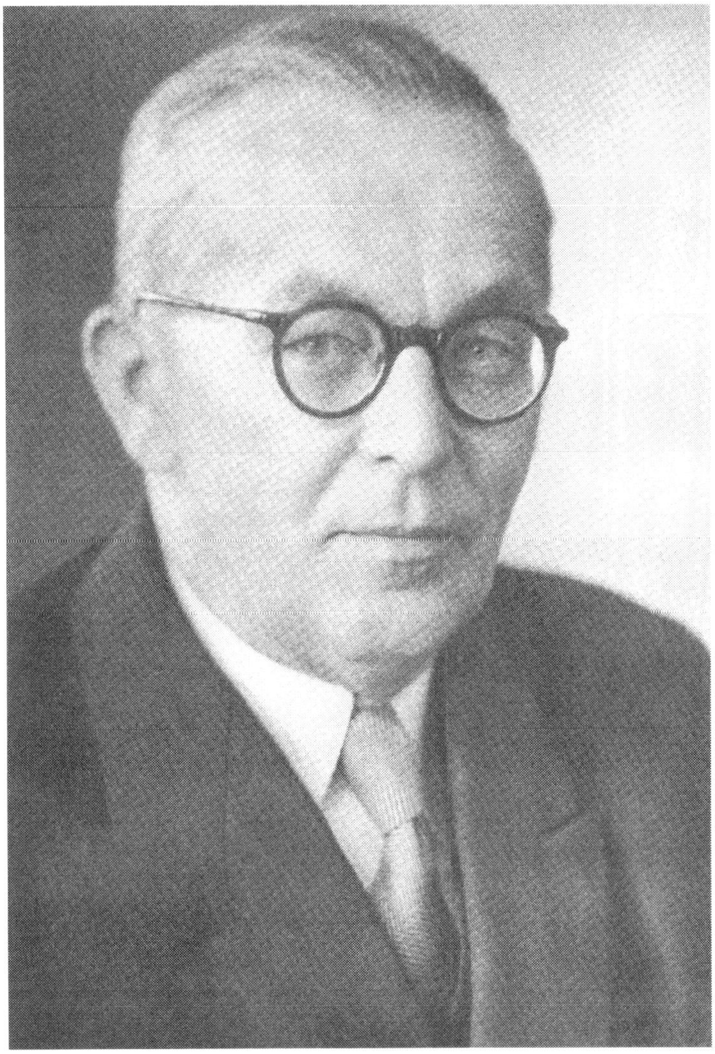

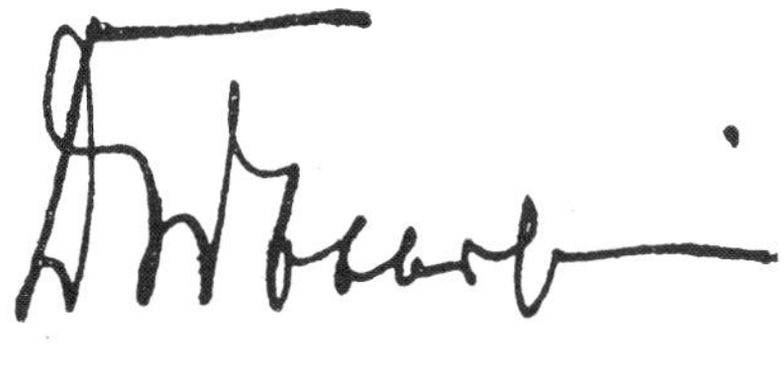

JOHANNES DOBBERSTEIN

Dr. med. vet. habil. (Berlin) Dr. med. vet. h. c. (Leipzig) Dr. med. vet. h. c. (Stockholm) Dr. med. vet. h. c. (Budapest), Professor mit Lehrstuhl für allgemeine Veterinärpathologie und pathologische Anatomie an der Humboldt-Universität zu Berlin, emeritiert, Direktor des Instituts für Vergleichende Pathologie der Deutschen Akademie der Wissenschaften zu Berlin, ord. Mitglied der Deutschen Akademie der Wissenschaften zu Berlin, ord. Mitglied der Deutschen Akademie der Landwirtschaftswissenschaften zu Berlin, ord. Mitglied der Deutschen Akademie der Naturforscher Leopoldina zu Halle, Mitglied der Société Internationale de Pathologie Comparée Paris, Ehrensenator der Tierärztlichen Hochschule Hannover und Ehrenmitglied der Wissenschaftlichen Gesellschaft für Veterinärmedizin in der DDR, Berlin, Ehrenmitglied der Società Italiana delle Science Veterinarie, Mitglied der Deutschen Gesellschaft für Pathologie, Mitglied der Berliner Pathologenvereinigung, Mitglied der Arbeitsgemeinschaft für Veterinärpathologen, Mitglied der Arbeitsgemeinschaft Morphologie in der DDR, Ehrenmitglied der Berliner wissenschaftlichen Gesellschaft für Tierärzte, Mitglied der Arbeitsgemeinschaft für theoretische Veterinärmedizin der DAL zu Berlin, Mitglied der Gesellschaft Deutscher Naturforscher und Ärzte e. V., Mitglied der Deutschen Gesellschaft für Säugetierkunde, Mitglied des wissenschaftlichen Beirates im Deutschen Zentralausschuß für Krebsbekämpfung und Krebsforschung und anderer wissenschaftlicher Vereinigungen, Träger des Vaterländischen Verdienstordens in Silber, Hervorragender Wissenschaftler des Volkes, Nationalpreisträger

Inhaltsverzeichnis

Zum Geleit und Gedenken 9

Verzeichnis der Veröffentlichungen von Johannes Dobberstein 15

Das Institut für Vergleichende Pathologie 21

Vorträge und Veröffentlichungen aus dem Institut für Vergleichende Pathologie 31

Johannes Dobberstein zum 70. Geburtstag von seinen Mitarbeitern gewidmete Arbeiten:

KRIEG, K.: Zum Vorkommen nichtentzündlicher Arteriopathien bei Zootieren 43

SCHMIDT, P., und v. MICKWITZ, C.-U.: Beitrag zur Pathologie seltener angeborener Herzfehler bei Schwein und Rind 63

IPPEN, R.: Vergleichend-pathologische Untersuchungen über die Entwicklung des Tuberkels bei Schildkröten, Hühnern, Ratten und Meerschweinchen 73

ZIPPER, J.: Zur Häufigkeit, Pathogenese und Pathologie zerebraler Schimmelmykosen 87

HILGENFELD, M.: Zur pathologischen Anatomie und Histologie der Toxoplasmose beim Känguruh 113

SMOLLICH, A.: Zur Histomorphologie des Nebennierenmarks der Wiederkäuer 135

TROLLDENIER, H.: Zur mikroskopischen Anatomie der Schilddrüse des Sumpfbibers [*Myocaster coipus* (Molina)] 149

SAJONSKI, H.: Elektronenmikroskopische Untersuchungen des Hypophysenhinterlappens vom Schwein unter Berücksichtigung der Neurosekretausschwemmung 167

JENTZSCH, K. D.: Entstehung und Wesen der L-Form der Bakterien 175

KARASEK, E.: Zum Mechanismus und zur Anwendung des Latex-Tests 187

SCHRÖDER, H.-D.: Zum Vorkommen von Leptospiren bei Zootieren 197

KUCHLING, E.: Zur Verwendung von Pediococcus cerevisiae als Starterkultur zur Beschleunigung des Herstellungsverfahrens von Rohwurst 205

AXT, J.: Zum Mechanismus des anaeroben Kohlenhydrat-Stoffwechsels 215

Verzeichnis der Autoren 235

Zum Geleit und Gedenken

Das vorliegende Heft sollte ursprünglich als Festschrift anläßlich des 70. Geburtstages von Professor Dr. Dr. h. c. Johannes DOBBERSTEIN erscheinen. Sein plötzlicher Tod macht es seinen Mitarbeitern unmöglich, die ihm gewidmeten Arbeiten als Ausdruck der Verehrung persönlich zu überreichen. Es ist nunmehr unser Anliegen, eine Gedenkschrift zum 19. September 1965, dem Tage, an dem der Verstorbene sein siebentes Lebensjahrzehnt vollendet hätte, erscheinen zu lassen.

Johannes DOBBERSTEIN wurde am 19. September 1895 in Graudenz, Feste Courbière, geboren. Seine Schulzeit verbrachte er auf dem Gymnasium in Insterburg, wo er im Jahre 1914 die Reifeprüfung ablegte. Noch kurz vor dem Beginn des ersten Weltkrieges nahm er das Studium an der Tierärztlichen Hochschule zu Berlin auf, mußte jedoch bald darauf zum Militärdienst einrücken. Während der Kriegsjahre hatte er die Möglichkeit, in Königsberg zwei Semester Vorlesungen zu hören. Im Jahre 1919 kehrte er an seine Ausbildungsstätte nach Berlin zurück und setzte sein veterinärmedizinisches Studium fort. Von nachhaltigem Einfluß auf sein späteres Wirken waren für ihn die Vorlesungen und Unterweisungen durch den angesehenen Pathologen Heinrich SCHÜTZ, der selbst noch ein Schüler von VIRCHOW war und als einer der bedeutendsten Lehrer und Forscher der Veterinärmedizin seiner Zeit gilt. 1922 konnte DOBBERSTEIN sein Studium mit einem hervorragend bestandenen Staatsexamen abschließen und legte auf Grund einer bei dem damaligen Ordinarius für Veterinäranatomie Reinhold SCHMALTZ angefertigten Dissertation über das Thema ,,Das Mastoideum des Schweines" mit dem Prädikat ,,mit Auszeichnung bestanden" die Doktorprüfung ab. Im Jahre 1923 trat er als Assistent in das Pathologische Institut der Tierärztlichen Hochschule zu Berlin ein und wurde 1925 zum Oberassistenten ernannt. Am 10. November 1926 wurde DOBBERSTEIN durch Beschluß des Professorenkollegiums der Hochschule der Lehrauftrag für allgemeine Pathologie, pathologische Anatomie und pathologische Histologie erteilt; gleichzeitig wurde er mit der Leitung des Pathologischen Instituts beauftragt. Bereits nach vierjähriger wissenschaftlicher Tätigkeit habilitierte er sich für das Gebiet der allgemeinen Pathologie und pathologischen Anatomie mit einer Arbeit über ,,Die entzündlichen Erkrankungen des Zentralnervensystems und seiner Hüllen beim Pferde". Am 16. Januar 1928 erfolgte seine Ernennung zum ordentlichen Professor mit gleichzeitiger Übergabe des Lehrstuhles für Veterinärpathologie an der Tierärztlichen Hochschule zu Berlin. Damit war er im Alter von 32 Jahren jüngster Lehrstuhlinhaber dieser traditionsreichen Ausbildungsstätte geworden. Dieser ungewöhnlich rasche Aufstieg in der akademischen Laufbahn war der Erfolg seiner unermüdlichen Schaffensfreudigkeit, die auf einem fundamentalen Wissen und auf genialen Ideen basierte. Getragen von dem Gedanken, stets mit ganzer Kraft die übernommenen Aufgaben zu erfüllen, ging DOBBERSTEIN in den nachfolgenden Jahrzehnten völlig in seiner Tätigkeit als Lehrer und Forscher auf. Die große Zahl der von ihm erarbeiteten Publikationen, Bücher und Handbuchbeiträge legt Zeugnis ab von seiner nie erlahmenden Schaffenskraft und seinem großen Können.

Mit besonderem Interesse widmete sich DOBBERSTEIN zunächst der Neuropathologie. Neben dem breiten Spektrum seiner Forschungstätigkeit auf verschiedenen Gebieten der Veterinärpathologie stand später die Bearbeitung der infektiösen Anämie der Einhufer im Vordergrund. Sehr frühzeitig beschäftigten ihn auch die zahlreichen — zum Teil noch heute offenen — Fragen zur Ätiologie und Pathogenese der Leukose des Haushuhnes und des Rindes, denen er bis unmittelbar vor seinem Tode nachging.

Bis zum Ende des zweiten Weltkrieges war DOBBERSTEIN zusammen mit Prof. H. ZELLER (Berlin) Schriftleiter der Zeitschrift für Infektionskrankheiten der Haustiere und gehörte gemeinsam mit Prof. Viktor GOERTTLER (Jena) und Prof. Kurt WAGENER (Hannover) der Redaktionsgemeinschaft der Berliner und Münchener tierärztlichen Wochenschrift an. Vom Jahre 1946 an führte DOBBERSTEIN die Schriftleitung der von ihm begründeten Monatshefte für Veterinärmedizin. Der unerschütterliche Optimismus, der in der damaligen Zeit mit ihren vielfältigen Belastungen erforderlich war, um eine Fachzeitschrift ins Leben zu rufen und zu leiten, kommt in dem an die Leser gerichteten Aufruf im ersten Heft zum Ausdruck, in dem es unter anderem heißt: „Unverzagt wollen wir an die schweren vor uns liegenden Aufgaben herangehen. Nur selbstlose Hingabe, unermüdliches Arbeiten werden uns den Weg in eine bessere Zukunft öffnen“. DOBBERSTEINS Handeln hat bis zum letzten Tage seines Wirkens in vollendeter Weise den hier aufgestellten Forderungen entsprochen.

Aus der Zeit nach dem zweiten Weltkrieg sind als vorrangig behandelte Themen die Krankheitsstatistik bei Tieren, die Geschwülste der Haustiere aus vergleichend-onkologischer Sicht sowie weitere Teilprobleme der vergleichenden Pathologie, wie beispielsweise die Untersuchungen zur Phylogenese der Entzündung der Wirbeltiere, zu nennen. Eng verbunden mit den Aufgaben aus dem Gebiet der Veterinärpathologie waren für DOBBERSTEIN stets alle Fragen der gerichtlichen Tierheilkunde. Mit viel Hingabe und einem auf großer Sachkenntnis beruhenden Einfühlungsvermögen widmete er sich den auf diesem Gebiet auf ihn zukommenden Fragen, so daß er bald als einer der besten Fachkenner und Interpreten galt. Seine besondere Vorliebe für dieses Spezialgebiet und seine überragenden forensischen Kenntnisse fanden in dem Lehrbuch der gerichtlichen Tierheilkunde von Eugen FRÖHNER ihren Niederschlag, das er gemeinsam mit NEUMANN-KLEINPAUL von der 8. bis 11. Auflage herausgab. Auf der Grundlage seiner umfassenden Erfahrungen in der Sektionsdiagnostik verfaßte DOBBERSTEIN die in 8 Auflagen erschienenen „Richtlinien für die Sektion der Haustiere“, die für Studierende der Veterinärmedizin und Tierärzte in einem großen Teil der Welt als unentbehrlicher Ratgeber bei der Durchführung der Sektionen dienen. Die aus DOBBERSTEINS Feder stammenden Beiträge in dem von Walter FREI herausgegebenen Lehrbuch der allgemeinen Pathologie für Tierärzte und Studierende der Tiermedizin sind ein weiterer Beweis für seine vollendete Fähigkeit, schwierige Probleme in didaktisch meisterhafter Weise darzustellen. Bereits seit Jahren bestand für DOBBERSTEIN eine aus seiner Arbeit erwachsene persönliche Beziehung zu dem von Ernst JOEST begründeten weltbekannten Handbuch der speziellen pathologischen Anatomie der Haustiere, da er den seinerzeit (1937) einzigen in zweiter Auflage erschienenen Band dieses Werkes neubearbeitet hatte, und es blieb in der Folgezeit sein besonderes Anliegen, an einer dritten Auflage des Gesamtwerkes mitzuwirken. Es war ihm noch vergönnt, während mehrerer Jahre zusammen mit Prof. G. PALLASKE (Gießen) und Prof. H. STÜNZI (Zürich) als Herausgeber mit seinen reichen Erfahrungen zu dem Gelingen dieser großen Aufgabe beizutragen. Die Vollendung dieses Werkes, an der ihm in seinen letzten Lebensjahren so unendlich viel gelegen war, durfte er jedoch nicht mehr erleben.

Einer besonderen Würdigung bedürfen die hervorragenden pädagogischen Fähigkeiten des Verstorbenen. Die große Kunst, mit einfachen Worten die schwierigsten und kompliziertesten wissenschaftlichen Probleme und biologischen Zusammenhänge zu erklären, beherrschte er wie kaum ein anderer. Die ihm eigene jeden Zuhörer in ihren Bann schlagende Kunst der freien Rede, die durch ein geradezu geniales Zeichentalent auf das glücklichste ergänzt wurde, ermöglichte es ihm, bei seinen Vorlesungen eine vollendete Anschaulichkeit des Dargebotenen zu erreichen. Die zahlreichen Generationen deutscher Tierärzte, denen es vergönnt war, die im wahrsten Sinne des Wortes brillanten Vorlesungen von DOBBERSTEIN hören zu dürfen, werden stets mit respektvoller Bewunderung und großer Dankbarkeit ihres hochverehrten Lehrers gedenken.

Die wohl größten Anforderungen in seinem arbeitsreichen Leben wurden an DOBBERSTEIN in den ersten Jahren nach dem Ende des zweiten Weltkrieges gestellt. Zurückgekehrt aus dem Kriege, unternahm er es — anfangs fast alleinstehend — aus den Trümmern einer daniederliegenden Fakultät wieder eine Lehr- und Forschungsstätte zu errichten. Unter heute kaum noch vorstellbaren Voraussetzungen ging er daran, mit zielbewußter Willenskraft, weitblickender, stets auf das Wesentliche gerichteter Initiative und einem mitreißenden Optimismus in mühevoller Kleinarbeit die tierärztliche Lehrstätte wieder zu neuem Leben zu erwecken. In zwei aufeinanderfolgenden Amtsperioden zum Dekan gewählt, leitete er unter aufopferungsvollem Einsatz seiner Person die Geschicke der Fakultät und hatte maßgeblichen Anteil sowohl an dem Wiederaufbau der zerstörten Einrichtungen als auch an der in großem Umfang erforderlich gewordenen Neubesetzung der Lehrstühle. Zusätzlich zu seinem Hauptgebiet Pathologie hatte DOBBERSTEIN interimsweise die gesamte Vorlesungs- und Prüfungstätigkeit für die umfangreichen Gebiete Anatomie, Histologie und Embryologie mit übernommen. So sehr er als Morphologe und auf Grund seiner profunden Kenntnisse auf dem normalanatomischen Sektor für diese Aufgabe prädestiniert war, bedeutete es für ihn doch eine große zusätzliche Arbeitsbelastung, sich mit der ihm eigenen Genauigkeit auf den Vorlesungsstoff vorzubereiten. Er sagte selbst später einmal, daß die Ausarbeitung der Anatomie- und Embryologievorlesungen ihm zwar große Freude bereitet habe, ihn aber auch viele bei Kerzenlicht verbrachte Nachtstunden in seinem — wie damals üblich — ungenügend geheizten Arbeitszimmer gekostet hätte. Das Resultat dieser Mühen wird allen, die die von mitreißendem Schwung getragenen Anatomiekollegs von DOBBERSTEIN hören durften, in unvergeßlicher Erinnerung bleiben. Hier lehrte einer, der nach den Schrecken des Krieges es dankbar übernahm, wieder lehren zu dürfen, und es lernten junge Menschen, die es dankbar empfingen, wieder lernen zu dürfen.

Zu den großen Aufgaben, die DOBBERSTEIN aus seinem umfassenden Wirkungsfeld an der Veterinärmedizinischen Fakultät zu Berlin erwuchsen, kamen jedoch schon sehr bald weitere Verpflichtungen hinzu. Die ehrenvollen Berufungen als ordentliches Mitglied an zwei Akademien — die Deutsche Akademie der Wissenschaften zu Berlin im Jahre 1949 und die zu jenem Zeitpunkt gegründete Deutsche Akademie der Landwirtschaftswissenschaften zu Berlin im Jahre 1951 — bedeuteten nicht nur eine wohlverdiente Anerkennung seiner hervorragenden Leistungen, sondern stellten ihn zugleich auch vor neue schöpferische wissenschaftliche Aufgaben, die er mit der ihm eigenen Tatkraft und tiefen Sachkenntnis souverän zu lösen verstand. An dieser Stelle sei auch betont, daß er bereits im Jahre 1939 zum ordentlichen Mitglied der Deutschen Akademie der Naturforscher Leopoldina zu Halle berufen worden war. Seine Mitgliedschaft in der Deutschen Akademie der Landwirtschaftswissenschaften zu Berlin war von Beginn an mit der Übernahme der Tätigkeit als Sekretar der Sektion Veterinärmedizin verbunden. Nach dem Ableben von Prof. Arthur SCHEUNERT im Jahre 1957 wurde er einstimmig als dessen Nachfolger zum Vizepräsidenten gewählt.

Seine großen Leistungen haben DOBBERSTEIN weit über die Grenzen Deutschlands hinaus ein hohes Maß an Ansehen und Anerkennung verschafft. Im Jahre 1955 wurde er aus Anlaß seines 60. Geburtstages zum Ehrensenator der Tierärztlichen Hochschule zu Hannover ernannt. Im Oktober desselben Jahres wurde ihm im Rahmen der 175-Jahr-Feier die Ehrendoktorwürde der Veterinärmedizinischen Fakultät der Karl-Marx-Universität zu Leipzig zuerkannt. Sein Ruf als international anerkannter Forscher kommt ferner in der Verleihung der Ehrendoktorwürde der Tierärztlichen Hochschule zu Stockholm (1958) und der Tierärztlichen Universität zu Budapest (1962) zum Ausdruck. Durch die Verleihung des Nationalpreises (1951), des Titels „Hervorragender Wissenschaftler des Volkes“ (1960) sowie des Vaterländischen Verdienstordens in Silber (1960) sind DOBBERSTEINS Leistungen auch durch staatliche Auszeichnungen sichtbar anerkannt worden.

Im Rahmen seiner weitgespannten wissenschaftlichen Interessengebiete hat DOBBERSTEIN der vergleichenden Pathologie stets besondere Aufmerksamkeit geschenkt. Bereits aus der Zeit seiner Tätigkeit als Direktor des Instituts für Veterinärpathologie liegen Arbeiten von ihm vor, die sich mit Fragen der vergleichenden Pathologie beschäftigen. Dabei war es sein Leitgedanke, mit Hilfe einer vergleichend orientierten Krankheitsforschung dem pathologischen Geschehen im Organismus sowohl in morphologischer als auch in funktioneller Hinsicht auf breiter Basis nachzugehen, um auf diese Weise zu einer weiteren Klärung der großen Zusammenhänge beitragen zu können. Als Ausgangspunkt einer vergleichend-pathologischen Forschung im engeren Sinne sollten zunächst Untersuchungen über bestimmte Krankheitsprozesse sowie charakteristische Krankheitskomplexe bei den verschiedenen Tierarten aufgenommen und deren Ergebnisse miteinander sowie unter sorgfältiger Berücksichtigung der beim Menschen erhobenen Befunde vergleichend interpretiert werden. Als unerläßliche Voraussetzung für eine intensiv betriebene Forschungsarbeit auf diesem für die gesamte Medizin so bedeutsamen Gebiet erachtete es DOBBERSTEIN, eine eigens der vergleichenden Pathologie gewidmete Forschungsstätte zu errichten. Auf Grund seiner Initiative wurde im Jahre 1952 eine Arbeitsgruppe für Vergleichende Pathologie an der Deutschen Akademie der Wissenschaften zu Berlin eingerichtet. Die zunächst nur aus drei Mitarbeitern bestehende Arbeitsgruppe wurde in den folgenden Jahren systematisch weiter aufgebaut und im Jahre 1954 in den Status eines Akademieinstituts erhoben. Dieser Einrichtung stand DOBBERSTEIN vom ersten Tage an als Direktor vor und formte und gestaltete das Wesen und den Charakter des Instituts trotz größter Belastungen durch die gleichzeitige Tätigkeit als Direktor des Instituts für Veterinärpathologie der Humboldt-Universität zu Berlin und als Vizepräsident der Deutschen Akademie der Landwirtschaftswissenschaften. Unter seiner Leitung und nach seinen Ideen entstand in den Jahren 1956 bis 1960 der Gebäudekomplex, in dem heute das seiner Aufgabenstellung nach erste Institut dieser Art seinen Sitz hat. DOBBERSTEINS weitblickender Initiative ist es zu verdanken, daß durch die strukturelle Verknüpfung verschiedener Fachrichtungen — wie Pathologie, Mikrobiologie, Anatomie und Biochemie — zu einem einheitlichen Ganzen, alle Voraussetzungen für eine fruchtbare, auch im Sinne einer funktionellen Pathologie orientierte Teamarbeit geschaffen worden sind. Nach seiner Emeritierung als Hochschullehrer im Jahre 1960 und als Vizepräsident der Deutschen Akademie der Landwirtschaftswissenschaften (1962) konnte sich DOBBERSTEIN nunmehr ausschließlich seinem neugeschaffenen Institut widmen. Auf Grund seiner Anregung und unter seiner Leitung wurde im Jahre 1959 das „Internationale Symposium über die Erkrankungen der Zootiere“ ins Leben gerufen, das nun alljährlich unter immer größer werdender Beteiligung in verschiedenen Ländern Europas abgehalten wird. In dem rastlosen Bemühen um die Verwirklichung der weitgesteckten Ziele, die er sich für die Entwicklung seines Instituts gesetzt hatte, verzehrte DOBBERSTEIN seine Kräfte, ohne von der so dringend notwendig gewordenen Schonung seiner Person je etwas wissen zu wollen. Bis zu seinen letzten Lebensstunden war er mit seinen planenden Gedanken und vorwärtstreibenden Wünschen bei seinem Institut für Vergleichende Pathologie.

Wenn wir heute Professor Dr. Johannes DOBBERSTEINS gedenken, gilt unsere Verehrung und Hochachtung nicht nur den fachlichen Leistungen dieses außergewöhnlichen Mannes. Es erschiene jedoch vermessen, einen so vielseitigen Charakter mit wenigen Worten umreißen zu wollen; der Versuch, dies zu tun, soll seinen engsten Freunden vorbehalten bleiben. Zwei Eigenschaften sind es indessen, die allen, denen es vergönnt war unter seiner Leitung arbeiten zu dürfen, immer wieder spürbar wurden. Unlösbar mit der Persönlichkeit DOBBERSTEINS verbunden war seine Hilfsbereitschaft, die alle erfahren durften, die sich mit ihren Sorgen ratsuchend an ihn wandten und dabei die Selbstverständlichkeit empfinden konnten, mit der er half. Unvergessen bleibt auch seine überlegene Fähigkeit, Rat zu erteilen, die von einer tiefen Empfindungswärme getragen wurde. Er wird als ein wahrhaft vorbildlicher Chef und väterlicher Freund und Berater in der Erinnerung seiner Mitarbeiter weiterleben.

Am 9. Januar 1965 schloß Prof. Dr. Johannes DOBBERSTEIN für immer die Augen. Ihm zu Ehren wurde im Plenarsaal der Deutschen Akademie der Wissenschaften eine Trauerstunde abgehalten, die eine große Zahl all jener Menschen zusammenführte, die sich ihm verbunden fühlten. Durch die ehrenden Worte seiner Freunde und Kollegen erstand vor dem geistigen Auge der Anwesenden noch einmal das Bild dieses bedeutenden Menschen und Forschers, ehe er am Nachmittag desselben Tages nach einer stillen Trauerfeier auf dem Dorotheenstädtischen Friedhof beigesetzt wurde. Hier fand er unter dem Geleit eines großen Trauergefolges in unmittelbarer Nähe seiner langjährigen Wirkungsstätte, der Veterinärmedizinischen Fakultät, seine letzte Ruhestätte.

Rudolf IPPEN und Christiane TAMASCHKE

Verzeichnis der Veröffentlichungen von Johannes Dobberstein

Einzelveröffentlichungen

DOBBERSTEIN, J.: Das Mastoideum des Schweines. Diss. Berlin 1923. In: Beitr. Anat., Physiol. u. Ther. des Ohres, der Nase und des Halses **19**, 249–286 (1923).

DOBBERSTEIN, J.: Anatomische Befunde bei einer infektiösen Gehirn-Rückenmarksentzündung der Pferde. Berliner tierärztl. Wschr. **41**, 177–181 (1925).

DOBBERSTEIN, J.: Über Veränderungen des Gehirns beim bösartigen Katarrhalfieber des Rindes. Dtsch. tierärztl. Wschr. **33**, 867–871 (1925).

DOBBERSTEIN, J., u. NÖLLER, W.: Zur Frage der histologischen Diagnose der ansteckenden Blutarmut der Pferde. Berliner tierärztl. Wschr. **41**, 465–472 (1925).

DOBBERSTEIN, J.: Über einen Fall von Leberkoller des Pferdes und die dabei gefundenen Gehirnveränderungen. Dtsch. tierärztl. Wschr. **34**, 501–510 (1926).

DOBBERSTEIN, J.: Die entzündlichen Erkrankungen des Zentralnervensystems und seiner Hüllen beim Pferde. Hab. Schrift Berlin 1927.

DOBBERSTEIN, J., u. HAUPT, H.: Ein Beitrag zur Polyneuritis des Geflügels. Zschr. Infektionskr. Haustiere **31**, 58–77 (1927).

DOBBERSTEIN, J.: Beiträge zur Histopathologie des Gehirns bei der Bornaschen Krankheit des Pferdes. Zschr. Infektionskr. Haustiere **33**, 290–305 (1928).

DOBBERSTEIN, J., u. HEMMERT-HALSWICK, G.: Beiträge zur pathologischen Histologie des bösartigen Katarrhalfiebers. Zschr. Infektionskr. Haustiere **34**, 160–181 (1928).

DOBBERSTEIN, J., u. MASHAR, U.: Über Veränderungen des zentralen Nervensystems bei der Rinderpest. Tierärztl. Rdsch. **34**, 715–717 (1928).

DOBBERSTEIN, J.: Die Aufgaben der Veterinärmedizin hinsichtlich der weiteren Erforschung und Bekämpfung der Geflügelkrankheiten. Berliner tierärztl. Wschr. **45**, 421–426 (1929).

DOBBERSTEIN, J.: Betrachtungen zur Statistik der Kolik. Zschr. Veterinärkd. **44**, 193–205 (1932).

DOBBERSTEIN, J., u. HARTMANN, H.: Über die Anastomosenbildung im Bereich der Blind- und Grimmdarmarterien des Pferdes und ihre Bedeutung für die Entstehung der embolischen Kolik. Berliner tierärztl. Wschr. **48**, 397–402 (1932).

DOBBERSTEIN, J., u. SCHÜRMANN, E.: Zur pathologischen Anatomie und Histologie der akuten bakteriellen weißen Kükenruhr. Zschr. Infektionskr. Haustiere **41**, 80–115 (1932).

DOBBERSTEIN, J.: Die Leukämie des Rindes. Mitt. dtsch. Landw.-Ges. **48**, 803–804 (1933).

DOBBERSTEIN, J., u. PIENING, C.: Beiträge zur Pathologie des Zentralnervensystems bei Tieren. I. Botulismus bei Schwänen. Berliner tierärztl. Wschr. **49**, 549–552 (1933).

DOBBERSTEIN, J., u. WALKIEWICZ, W.: Die Leberveränderungen bei der chronischen Lupinose des Kaninchens. Virchows Arch. path. Anat. **291**, 695–703 (1933).

DOBBERSTEIN, J.: Kritische Betrachtungen zur Pathogenese der ansteckenden Blutarmut des Pferdes. Berliner tierärztl. Wschr. **50**, 192–196 (1934).

DOBBERSTEIN, J.: Betrachtungen über die Lymphadenose des Rindes (Rinderleukose). Dtsch. tierärztl. Wschr. **42**, 289–293 (1934).

DOBBERSTEIN, J., u. PAARMANN, E.: Die sogen. Lymphadenose des Rindes (Rinderleukose). Zschr. Infektionskr. Haustiere **46**, 65–109 (1934).

DOBBERSTEIN, J., u. PIENING, C.: Über eine übertragbare Anämie des Rindes und ihre Beziehungen zur Rinderleukose. Berliner tierärztl. Wschr. **50**, 449–452 (1934).

DOBBERSTEIN, J., u. WILMES, H.: Die Herzveränderungen bei der infektiösen Anämie des Pferdes. Berliner tierärztl. Wschr. **50**, 161–165 (1934).

DOBBERSTEIN, J.: Neurolymphomatosis gallinarum. 12. internat. tierärztl. Kongr. New York 1934; **3**, 278–288 (1935).

DOBBERSTEIN, J.: Beiträge zur Pathologie des Zentralnervensystems beim Pferde. II. Encephalitis malleosa beim Pferde. Berliner tierärztl. Wschr. **51**, 545–546 (1935).

DOBBERSTEIN, J.: Ergebnisse von wissenschaftlichen Untersuchungen zur Klärung der Frage der elektrischen Betäubung von Schlachttieren. Ia. Pathologisch-anatomische und histologische Untersuchungen. Reichsgesundh. Bl. 1935, 204—205.

DOBBERSTEIN, J., u. PIENING, C.: Weitere Beiträge zur Kenntnis der Rinderleukose. Zschr. Infektionskr. Haustiere **47**, 265—282 (1935).

DOBBERSTEIN, J., u. WILMES, H.: Pathologisch-anatomischer Nachweis der gesetzlich vorgeschriebenen Betäubung bei Schlachttieren. Zschr. Fleisch- u. Milchhyg. **45**, 221—225 (1935).

DOBBERSTEIN, J.: Beiträge zur Pathologie des Zentralnervensystems bei Tieren. III. Leptomeningitis mykotica bei einem Elch. Berliner tierärztl. Wschr. **52**, 144—145 (1936).

DOBBERSTEIN, J.: Über Sektionsbefunde bei den in zoologischen Gärten gehaltenen Tieren. Berliner tierärztl. Wschr. **52**, 389—392 (1936).

DOBBERSTEIN, J.: Über das Wesen der Marekschen Geflügellähme (Neurolymphomatosis gallinarum). Dtsch. tierärztl. Wschr. **44**, 522—523 (1936). (Vortrag: 6. Weltgeflügelkongr., Leipzig Juli 1936.)

DOBBERSTEIN, J.: Leukosen der Haustiere. Tierärztl. Rdsch. **42**, 574—575 (1936). (Sitzungsber. Berliner Tierärztl. Ges., Mai 1936.)

DOBBERSTEIN, J.: Über die häufigsten Todesursachen der in zoologischen Gärten gehaltenen Tiere. Med. Klin. **32**, 311—315 (1936).

DOBBERSTEIN, J.: Die pathologische Anatomie der Ferkelgrippe. Dtsch. tierärztl. Wschr. **44**, 850 (1936). (Vortrag: 8. Tag. Fachtierärzte Bekämpf. Aufzuchtkrankh., Berlin, September 1936.)

DOBBERSTEIN, J.: Der Krebs der Haussäugetiere. Berliner tierärztl. Wschr. **53**, 100—102 (1937) u. Neuere Ergebnisse auf dem Gebiet der Krebskrankheiten S. 156—159. Leipzig: Hirzel 1937. (Vortrag: Internat. Fortbildungskurs d. Berliner Akad. für Ärztl. Fortbildung, Berlin Oktober 1936.)

DOBBERSTEIN, J.: Unheilbare und unbedingt tödliche Erkrankungen im Sinne des § 71,1 VG. Berliner tierärztl. Wschr. **53**, 145—147 (1937).

DOBBERSTEIN, J., u. WILMES, H.: Zur Pathogenese und Histogenese der experimentellen Fütterungstuberkulose des Kalbes nebst Beiträgen zu ihrer Altersbestimmung. Arch. Tierheilkd. **71**, 427—439 (1937).

DOBBERSTEIN, J.: Die Anämien der Tiere und ihre Beziehung zu denen des Menschen. Compt. rend. 3. conf. internat. path. géograph. Stockholm 1937, S. 176—192.

DOBBERSTEIN, J.: Der Sektionsbefund in der gerichtlichen Tierheilkunde. I. Die chronische Kolik des Pferdes. Berliner Münchener tierärztl. Wschr. 1938, 493—499 u. 509—512.

DOBBERSTEIN, J.: Der Zerlegungsbefund in der gerichtlichen Tierheilkunde. II. Die Hauptmängel. Berliner Münchener tierärztl. Wschr. 1938, 653—656.

DOBBERSTEIN, J.: Die Bedeutung der pathologischen Anatomie unserer Haustiere für die vergleichende pathologische Anatomie. Virchows Arch. path. Anat. **302**, 1—8 (1938).

DOBBERSTEIN, J., u. SEIFRIED, O.: Leukosen der Haustiere. 13. internat. tierärztl. Kongr. Zürich—Interlaken 1938. **1**, 571—587 (1938) u. 13. internat. tierärztl. Kongr. Zürich—Interlaken 1938. Kongreßhandbuch S. 31—47.

DOBBERSTEIN, J.: L'extension de l'anémie infectieuse des points de vue géographique et géologique. Bull. Off. Internat. Epizooties **18**, 149—166 (1939).

DOBBERSTEIN, J.: Der Zerlegungsbefund in der gerichtlichen Tierheilkunde. III. Die Vertrags- oder Gewährmängel im allgemeinen. Berliner Münchener tierärztl. Wschr. 1939, 101—105.

DOBBERSTEIN, J.: Der Zerlegungsbefund in der gerichtlichen Tierheilkunde. IV. Die Haftpflicht. Berliner Münchener tierärztl. Wschr. 1939, 213—217 u. 229—231.

DOBBERSTEIN, J.: Die Leukoseerkrankungen der Schlachttiere und ihre Bedeutung für die Fleischbeschau. Dtsch. Schlachthofzeitung **39**, 128 (1939). (Ber. Sonderlehrg. Schlacht- u. Gemeindetierärzte, Leipzig, April 1939.)

DOBBERSTEIN, J.: Der Zerlegungsbefund in der gerichtlichen Tierheilkunde. V. Die Erkrankungen der blutbildenden Organe als Vertragsmängel. Berliner Münchener tierärztl. Wschr. 1940, 265—267.

DOBBERSTEIN, J.: Der Zerlegungsbefund in der gerichtlichen Tierheilkunde. VI. Die Erkrankungen des Nervensystems als Vertragsmängel. Berliner Münchener tierärztl. Wschr. 1940, 537—540 u. 551—553.

DOBBERSTEIN, J.: Leukose der Tiere. Med. Welt **14**, 189—191 u. 209—213 (1940).

DOBBERSTEIN, J.: Der Zerlegungsbefund in der gerichtlichen Tierheilkunde. VII. Die Erkrankungen der Leber als Vertragsmängel. Berliner Münchener tierärztl. Wschr. 1941, 97—101 u. 113—115.

DOBBERSTEIN, J.: Der Zerlegungsbefund in der gerichtlichen Tierheilkunde. VIII. Der Strafprozeß. Berliner Münchener tierärztl. Wschr. 1941, 249—253.

DOBBERSTEIN, J.: Der Zerlegungsbefund in der gerichtlichen Tierheilkunde. IX. Die spezifischen Entzündungen als Vertragsmängel. Berliner Münchener tierärztl. Wschr. 1941, 300—303.

DOBBERSTEIN, J.: Die Entzündungen des Zentralnervensystems der Tiere. Kritisches Sammelref. (1938—1940). Berliner Münchener tierärztl. Wschr. 1941, 420—425.

DOBBERSTEIN, J.: Der Hauptmangel Tuberkulose bei Schlachttieren. Zschr. Fleisch- u. Milchhyg. **51**, 253—255 (1941).

DOBBERSTEIN, J., u. DINTER, W.: Beiträge zur Sektionsstatistik der Kolik des Pferdes. Arch. Tierheilkd. **76**, 256—286 (1941).

DOBBERSTEIN, J., u. HEMMERT-HALSWICK, G.: Die Verbreitung der infektiösen Anämie nach geographischen und geologischen Gesichtspunkten. Zschr. Infektionskr. Haustiere **57**, 55—74 (1941).

DOBBERSTEIN, J.: Der Zerlegungsbefund in der gerichtlichen Tierheilkunde. X. Die Lungenentzündung als Vertragsmangel. Berliner Münchener tierärztl. Wschr. 1942, 277—281.

DOBBERSTEIN, J.: Die Rinderleukose. Skand. Vet. Tidskr. **32**, 765—771 (1942).

DOBBERSTEIN, J.: Ziele und Aufgaben einer vergleichenden Pathologie. Skand. Vet. Tidskr. **32**, 785—799 (1942).

DOBBERSTEIN, J.: Wesen und Ziele einer vergleichenden Pathologie. Tierärztl. Rdsch. **48**, 428—429 (1942). (Vortrag: Berliner Tierärztl. Ges., November 1942).

DOBBERSTEIN, J., u. GOERTTLER, V.: Ist die Bekämpfung der Zuchtseuchen und Zuchtschäden durch Zuchtauswahl möglich? Züchtungskd. **17**, 158—169 (1942).

DOBBERSTEIN, J., u. MATTHIAS, D.: Über das Mammacarcinom bei der Hündin. Arch. Tierheilkd. **78**, 18—31 (1942/44).

DOBBERSTEIN, J.: Histopathologie des Zentralnervensystems bei der Poliomyelitis des Schweines (ansteckende Schweinelähme, Teschener Krankheit). Zschr. Infektionskr. Haustiere **59**, 54—80 (1943).

DOBBERSTEIN, J.: Ziele und Aufgaben einer vergleichenden Pathologie. Berliner Münchener tierärztl. Wschr. u. Wien. tierärztl. Mschr. 1943, 387—390.

DOBBERSTEIN, J., u. MATTHIAS, D.: Schilddrüsenveränderungen beim sogenannten Herztod der Schweine. Berliner Münchener tierärztl. Wschr. 1943, 251—253.

DOBBERSTEIN, J.: Der Herztod des Schweines. Berliner Münchener tierärztl. Wschr. u. Wien. tierärztl. Mschr. 1944, 69—74.

DOBBERSTEIN, J.: Der Zerlegungsbefund bei der Maul- und Klauenseuche unter Berücksichtigung der Frage der Entschädigung. Berliner Münchener tierärztl. Wschr. u. Wien. tierärztl. Mschr. 1944, 315—317.

DOBBERSTEIN, J., u. HOCK, A.: Über den biologischen Ergänzungswert verschiedener Nahrungsproteine. V. Mitt. Pathologisch-anatomische Befunde bei cystinarm ernährten Ratten. Hoppe-Seyler's Zschr. physiol. Chem. **280**, 21—27 (1944).

DOBBERSTEIN, J.: Probleme der neuzeitlichen Veterinärmedizin. Mhefte Vet. med. **1**, 2—5 (1946).

DOBBERSTEIN, J., u. MATTHIAS, D.: Die Veränderungen des Herzens beim sogenannten Herztod des Schweines. Mhefte Vet. med. **2**, 69—72 (1947).

DOBBERSTEIN, J., u. SCHMAL, W.: Über ein Cylindrom beim Pferde. Mhefte Vet. med. **2**, 24—25 (1947).

DOBBERSTEIN, J.: Die Geschwülste der Tiere. Arch. Geschwulstforsch. **1**, 54—60 (1949).

DOBBERSTEIN, J.: Zur Statistik in der Veterinärmedizin. Mhefte Vet. med. **5**, 140—144 (1950).

DOBBERSTEIN, J.: Aufgaben der veterinärmedizinischen Wissenschaft in der kommenden Zeit. Mhefte Vet. med. **5**, 208—211 (1950). (Vortrag: 160-Jahr-Feier Vet.-med. Fakultät Humboldt-Universität Berlin, Juni 1950.)

DOBBERSTEIN, J.: Zur Statistik der Kolik. Nord. Vet. Med. **2**, 707—720 (1950). (Vortrag: Ges. Vet.-med. Forsch. Stockholm, April 1949.)

DOBBERSTEIN, J.: Die Todesursachenstatistik in der Veterinärmedizin. Mhefte Vet. med. **6**, 317—319 (1951). (Vortrag: 1. Tag. Arb.-gem. Vet.-Pathologen, Hannover, März 1951.)

DOBBERSTEIN, J.: Wesen und Aufgaben einer vergleichenden Pathologie. Sitzungsber. Dtsch. Akad. Wissenschaften Berlin; Klasse Med. 1950, Nr. 4. Berlin: Akad.-Verl. 1951. (Vortrag: Dtsch. Akad. Wissenschaften Berlin, November 1950.)

DOBBERSTEIN, J.: Das Problem der Erbkrankheiten in seiner Bedeutung für die Veterinärmedizin und Tierzucht. Zschr. Tierzücht. Züchtungsbiol. **59**, 309—321 (1951).

DOBBERSTEIN, J.: Zur vergleichenden Pathologie der Leukosen. Fol. hämatol. **71**, 591—597 (1952). (Vortrag: 1. Hämatologentag., Rostock, Februar 1952.)

DOBBERSTEIN, J.: Die volkswirtschaftliche Bedeutung der Erkrankungen unserer Haustiere. Sitzungsber. Dtsch. Akad. Landwirtschaftwissenschaften Berlin. Bd. 1, H. 2. Leipzig: Hirzel 1952 (Vortrag: Dtsch. Akad. Landwirtschaftswissenschaften Berlin, März 1952.)

DOBBERSTEIN, J., u. RAETHEL, S.: Beiträge zur veterinärmedizinischen Statistik bei Pferd und Rind. Mhefte Vet. med. **7**, 141—148 u. 167—171 (1952).

DOBBERSTEIN, J.: 60 Jahre Veterinär-Pathologie. Dtsch. tierärztl. Wschr. **60**, 11—13 (1953).

DOBBERSTEIN, J.: Wesen und Aufgaben einer vergleichenden Pathologie. Proc. 15. internat. tierärztl. Kongr. Stockholm 1953. **2**, 146—152 (1954).

DOBBERSTEIN, J.: Die Obduktion in der forensischen Veterinärmedizin. Schweiz. Arch. Tierheilkd. **95**, 510—517 (1953).

DOBBERSTEIN, J.: Zur Statistik der Geschwülste bei Tieren. Sitzungsber. Dtsch. Akad. Wissenschaften Berlin; Klasse Med. 1951, Nr. 3. Berlin: Akad.-Verl. 1953. (Vortrag: Dtsch. Akad. Wissenschaften Berlin, November 1951.)

DOBBERSTEIN, J.: Die Währschaftsgesetze beim Viehhandel vom Standpunkt der forensischen Veterinärmedizin. Sitzungsber. Dtsch. Akad. Wissenschaften Berlin; Klasse Med. 1952, Nr. 2. Berlin: Akad.-Verl. 1953. (Vortrag: Dtsch. Akad. Wissenschaften Berlin, Oktober 1952.)

DOBBERSTEIN, J.: Vergleichende Pathologie und innere Medizin. Verh. Dtsch. Ges. inn. Med. **59**, 506—511 (1953). (Vortrag: 59. Tag. Dtsch. Ges. inn. Med., Wiesbaden, April 1953.)

DOBBERSTEIN, J.: Vergleichende Pathologie der Geschwülste. Zschr. Krebsforsch. **59**, 600—610 (1953). (Vortrag: 3. Tag. Arb.-gem. Vet.-Pathologen, Marburg, Mai 1953.)

DOBBERSTEIN, J.: A fertözö betegségek összehasonlító patológiája. Magyar Tudományos Akadémia Közleményei **5**, 127—132 (1954). (Vortrag: Kongr. Vet.-med. Ungar. Akad. Wissenschaften Budapest, März 1954.)

DOBBERSTEIN, J.: Die Domestikationskrankheiten unserer Haustiere. Sitzungsber. Dtsch. Akad. Landwirtschaftswissenschaften Berlin. Bd. 3, H. 10. Leipzig: Hirzel 1954. (Vortrag: Dtsch. Akad. Landwirtschaftswissenschaften Berlin, Mai 1954.)

DOBBERSTEIN, J.: Die Krankheiten von Mensch und Tier in ihrer Bedeutung für eine vergleichende Krankheitslehre. Wiss. Ann. **3**, 431—438 (1954). (Vortrag: Dtsch. Akad. Wissenschaften Berlin, April 1954.)

DOBBERSTEIN, J.: Zur vergleichenden Pathologie des Kreislaufs. Abhandlg. Dtsch. Akad. Wissenschaften Berlin; Klasse Med. 1954, Nr. 1. Berlin: Akad.-Verl. 1955. (Vortrag: Dtsch. Akad. Wissenschaften Berlin, Oktober 1953.)

DOBBERSTEIN, J.: Die forensische Bedeutung der Tuberkulose bei Nutz- und Zuchtrindern. Dtsch. tierärztl. Wschr. **62**, 457—460 u. 485—489 (1955).

DOBBERSTEIN, J.: Betrachtungen zur Währschaftsgesetzgebung beim Viehhandel. Jahresber. Stuttgart. Tierärztl. Ges. Folge 2/3. Stuttgart: Enke 1955. (Vortrag: Tag. Stuttgart. Tierärztl. Ges., Stuttgart—Bad Cannstadt Juni 1954).

DOBBERSTEIN, J.: Die Tumorerkrankungen der Tiere als Wachstumsstörungen und ihre Bedeutung für die vergleichende Pathologie. Rapports 7. internat. Kongr. Vergl. Pathologie, Lausanne 1955. **1**, 197—207 (1955).

DOBBERSTEIN, J.: Der Krebs der Tiere im Vergleich zum Krebs des Menschen. Strahlenther. **96**, 259—265 (1955). (Vortrag: Dtsch. Krebskongr., Hamburg, Mai 1954.)

DOBBERSTEIN, J.: Die Geschwülste der Vögel. Verh. Dtsch. Ges. Path. **39**, 320—323 (1955). (Vortrag: 39. Tag. Dtsch. Ges. Path., Zürich, Juni 1955.)

DOBBERSTEIN, J.: Die pathologisch-anatomischen Veränderungen bei der Tuberkulose des Rindes. In: „Rindertuberkulose — hilf mit bei der Tilgung!". Leipzig: Hirzel 1956.

DOBBERSTEIN, J.: Die Tuberkulose bei Nutz- und Zuchtrindern vom Standpunkt der gerichtlichen Tierheilkunde. Mhefte Vet. med. **11**, 321—324 (1956). (Vortrag: 110-Jahr-Feier Berliner Wissenschaftl. Ges. Tierärzte, März 1956.)

DOBBERSTEIN, J.: Der Tierarzt im Strafrecht. Mhefte Vet. med. **11**, 603—610 (1956). (Vortrag: Fortbildungskursus Tierärzte, Halle November 1955.)

DOBBERSTEIN, J.: Aufgaben und Bedeutung der Pathologie in der Veterinärmedizin. Dtsch. tierärztl. Wschr. **64**, 118 bis 119 (1957).

DOBBERSTEIN, J.: Der Fleischbeschautierarzt und die bakteriologische Fleischuntersuchung. Eine Rundfrage. Unter Mitarb. von . . . zsgest. von J. Dobberstein. Mhefte Vet. med. **12**, 314—319, 382—388 u. 452—455 (1957).

DOBBERSTEIN, J.: Vergleichende Onkologie. Ther. Ber. **29**, 271—275 (1957).

DOBBERSTEIN, J.: Zur Frage der Gewährleistung bei der Tuberkulose des Rindes. Mhefte Tierheilkd. **9**, 211—218 (1957).

DOBBERSTEIN, J.: Trauerfeier für Prof. Müssemeier. Mhefte Vet. med. **12**, 326—328 (1957).

DOBBERSTEIN, J.: Überblick über die Leukoseforschung beim Tier. Mhefte Vet. med. **13**, 259—264 (1958). (Vortrag: 7. Tag. Arb.-gem. Vet.-Pathologen, Bad Nauheim, April 1957.)

DOBBERSTEIN, J., u. TAMASCHKE, CH.: Kapitel „Tumoren". In: Cohrs/Jaffé/Meessen: Pathologie der Laboratoriumstiere. Bd. 2, S. 470—598. Berlin, Göttingen, Heidelberg: Springer 1958.

DOBBERSTEIN, J.: Der Entwicklungsgedanke in der Veterinärmedizin. Ber. u. Vortr. Dtsch. Akad. Landwirtschaftswissenschaften Berlin. **4**. 1959. Berlin 1960. (Vortrag: 4. Festsitz. u. wissenschaftl. Tag. anläßl. achtjähr. Bestehens Akad., Oktober 1959.)

DOBBERSTEIN, J.: Zur Phylogenese der Entzündung. Dtsch. Gesd.wes. **15**, 1195—1199 (1960).

DOBBERSTEIN, J.: Beiträge zur Phylogenese der Entzündung der Wirbeltiere. Abhandlg. Dtsch. Akad. Wissenschaften Berlin; Klasse Med. 1960, Nr. 4. Berlin: Akad.-Verl. 1960. (Vortrag: Dtsch. Akad. Wissenschaften Berlin, Januar 1960.)

DOBBERSTEIN, J.: Probleme der Ätiologie und Pathogenese der spontanen Leukose der Tiere. Abhandlg. Dtsch. Akad. Wissenschaften Berlin; Klasse Med. 1960, Nr. 3, Berlin: Akad.-Verl. 1960. (Vortrag: Berliner Symp. über Fragen d. Carcinogenese, Dezember 1959.)

DOBBERSTEIN, J.: Wesen und Aufgaben einer vergleichenden Pathologie. In: Forschen und Wirken. Festschr. 150-Jahr-Feier Humboldt-Universität Berlin Bd. 2, S. 699—707. Berlin: Dt. Verl. d. Wiss. 1960.

DOBBERSTEIN, J.: Ernst Mangold †. Forsch. Fortschr. **35**, 381—382 (1961).

DOBBERSTEIN, J.: Zur Sektionsdiagnostik der Rinderleukose und Betrachtungen zur experimentellen Leukoseforschung. Tagungsber. Dtsch. Akad. Landwirtschaftswissenschaften Berlin. **49**, 9—19 (1961). (Vortrag: Tag. Sekt. Vet.-med. Dtsch. Akad. Landwirtschaftswissenschaften Berlin u. Arb.-gem. Klin. Vet. med., Insel Riems, Mai 1961.)

DOBBERSTEIN, J.: Nachruf Ernst Mangold. Jahrb. Dtsch. Akad. Wissenschaften Berlin. **1961**, 895—896.

DOBBERSTEIN, J.: Betrachtungen zur staatlichen Tierseuchenbekämpfung. Mhefte Vet. med. **17**, 12—16 (1962).

DOBBERSTEIN, J., u. TAMASCHKE, CH.: „Blastome des Herzens". In: Joest, E.: Handbuch der speziellen pathologischen Anatomie der Haustiere. 3. Aufl. Bd. 2, S. 167—180. Berlin, Hamburg: Parey 1962.

DOBBERSTEIN, J.: Probleme neuzeitlicher Tierseuchenbekämpfung. Tierärztl. Umsch. **18**, 216—223 (1963). (Vortrag: 175-Jahr-Feier Budapester Vet.-med. Universität, September 1962.)

DOBBERSTEIN, J., u. JENTZSCH, K. D.: Möglichkeiten der „Schnelldiagnostik" bedeutsamer Zooanthroponosen mit fluoreszierenden Antikörpern. Berliner Münchener tierärztl. Wschr. **76**, 407—411 (1963).

DOBBERSTEIN, J., u. TAMASCHKE, CH.: „Blastome der Lymphknoten". In: Joest, E.: Handbuch der speziellen pathologischen Anatomie der Haustiere. 3. Aufl. Bd. 2, S. 495—498. Berlin, Hamburg: Parey 1963.

DOBBERSTEIN, J., u. TAMASCHKE, CH.: „Blastome der Leber und Gallenwege". In: Joest, E.: Handbuch der speziellen pathologischen Anatomie der Haustiere. 3. Aufl. Bd. 6, S. 178—208. Berlin, Hamburg: Parey 1963.

DOBBERSTEIN, J.: Zum Wesen der vergleichenden Onkologie. Jahreskongr. Fortbildung d. Ärzte mit Gemeinschaftstag von Ärzten und Tierärzten. 1964, 3—7.

DOBBERSTEIN, J.: Die wichtigsten Krankheiten der Feliden. Milu. Wissenschaftl. kulturelle Mitt. Tierpark Berlin. **1**, 266—269 (1964). (Vortrag: Symp. Haltung u. Pflege von Feliden, veranst. Tierpark Berlin, Juli 1963.)

DOBBERSTEIN, J., u. TAMASCHKE, CH.: „Blastome des Darmes". In: Joest, E.: Handbuch der speziellen pathologischen Anatomie der Haustiere. 3. Aufl., Bd. 6, S. 509—529. Berlin, Hamburg: Parey 1964.

DOBBERSTEIN, J.: Die staatliche Tierseuchenbekämpfung bei den Tieren der zoologischen Gärten. Wien. tierärztl. Mschr. **52**, 344—352 (1965).

DOBBERSTEIN, J.: Seuchenzüge einst und jetzt. In: Die Straßen der Tiere. Hrsg. v. Hediger, H. u. H. Rotta, Braunschweig: Vieweg (im Druck).

DOBBERSTEIN, J., u. TAMASCHKE, CH.: „Blastome der Knochen". In: Joest, E.: Handbuch der speziellen pathologischen Anatomie der Haustiere. 3. Aufl. Berlin, Hamburg: Parey (im Druck).

Buchveröffentlichungen

DOBBERSTEIN, J.: Richtlinien für die Sektion der Haustiere. Berlin: Schoetz 1936.

DOBBERSTEIN, J.: 2. Aufl. 1940.

DOBBERSTEIN, J.: 3. Aufl. 1941.

DOBBERSTEIN, J.: 4. Aufl. 1943.

DOBBERSTEIN, J.: 5. Aufl. 1946.

DOBBERSTEIN, J.: 6. Aufl. 1947.

DOBBERSTEIN, J.: 7. Aufl. 1950.

DOBBERSTEIN, J.: 8. Aufl. Berlin, Hamburg: Parey 1957.

DOBBERSTEIN, J. [Bearb.]: Joest, E.: Handbuch der speziellen pathologischen Anatomie der Haustiere. Hrsg. von W. Frei. Bd. 2. Berlin: Schoetz 1937.

DOBBERSTEIN, J. [Bearb.]: Allgemeine Pathologie für Tierärzte und Studierende der Tiermedizin. Hrsg. von W. Frei. Berlin: Schoetz 1940.

DOBBERSTEIN, J.: 2. Aufl. 1942.

DOBBERSTEIN, J.: 3. Aufl. 1944.

DOBBERSTEIN, J.: 4. Aufl. Berlin, Hamburg: Parey 1955.

DOBBERSTEIN, J.: 5. Aufl. Berlin, Hamburg: Parey 1963.

DOBBERSTEIN, J. [Bearb.]: Fröhner, E.: Lehrbuch der gerichtlichen Tierheilkunde. 8. Aufl. Berlin: Schoetz 1942.

DOBBERSTEIN, J.: 9. Aufl. 1948.

DOBBERSTEIN, J.: 10. Aufl. 1951.

DOBBERSTEIN, J.: 11. Aufl. Berlin, Hamburg: Parey 1955.

DOBBERSTEIN, J., PALLASKE, G. u. H. STÜNZI [Herausgeber]: JOEST, E.: Handbuch der speziellen pathologischen Anatomie der Haustiere. 3. Aufl. Berlin, Hamburg: Parey (Erscheint seit 1962 in Einzellieferungen).

DOBBERSTEIN, J., u. KOCH, T.: Lehrbuch der vergleichenden Anatomie der Haustiere. Bd. 1—3. Leipzig: Hirzel 1953—1958.

DOBBERSTEIN, J., u. HOFFMANN, G.: Lehrbuch der vergleichenden Anatomie der Haustiere. 2. Aufl. Bd. 1—3. Leipzig: Hirzel 1961—1964.

DOBBERSTEIN, J.: Die Tuberkulose in der forensischen Veterinärmedizin. Hannover: Schaper 1956.

Das Institut für Vergleichende Pathologie

Der vergleichenden Pathologie als einer eigenständigen Forschungsrichtung zum Durchbruch zu verhelfen, so daß sie ebenbürtig neben den seit langem bestehenden Disziplinen der allgemeinen Pathologie, der speziellen pathologischen Anatomie und der experimentellen Pathologie den ihr zukommenden Platz einnehmen möge, ist ein Gedanke, der Professor Dr. Johannes DOBBERSTEIN während seiner gesamten über Jahrzehnte währenden Forschungsarbeit bewegt hat. Dabei war es sein Ziel, mit Hilfe einer vergleichend orientierten Krankheitsforschung dem pathologischen Geschehen im Organismus sowohl in morphologischer als auch in funktioneller Hinsicht auf breiter Basis nachzugehen, um auf diese Weise zu einer weiteren Klärung der großen Zusammenhänge beitragen zu können. Ihren ersten Niederschlag fanden diese Gedanken in einer Abhandlung über „Die Bedeutung der pathologischen Anatomie unserer Haustiere für die vergleichende pathologische Anatomie", die im Jahre 1938 in Virchows Archiv erschienen ist, sowie in einem von DOBBERSTEIN am 9. November 1942 im Rahmen der Berliner Tierärztlichen Gesellschaft gehaltenen Vortrag über „Wesen und Ziele einer vergleichenden Pathologie", in dem die Zielsetzung und Methoden einer vergleichend-pathologischen Forschung im engeren Sinne ausführlich dargelegt wurden. Dabei wurde es als eine wesentliche Aufgabe der vergleichenden Pathologie bezeichnet, ein bestimmtes Krankheitsbild in allen seinen Erscheinungsformen und Modifikationen bei möglichst vielen verschiedenen Tierarten zu studieren und die Ergebnisse miteinander sowie unter sorgfältiger Berücksichtigung der beim Menschen erhobenen Befunde vergleichend zu interpretieren. Eine in dieser Weise angelegte Forschungsarbeit würde die Möglichkeit bieten, die stets wiederkehrenden Grundzüge im Ablauf eines Krankheitsgeschehens ableiten und das Wesentliche eines bestimmten Krankheitsprozesses unserem Verständnis näher bringen zu können. Auch auf die praktische Bedeutung einer unter vergleichend-pathologischen Aspekten durchgeführten Forschung wurde hingewiesen und am Beispiel des Tierversuches erläutert, daß dessen richtige Deutung und Auswertung ohne Kenntnisse auf dem Gebiet der vergleichenden Pathologie häufig gar nicht möglich ist.

Bereits während seiner Tätigkeit als Ordinarius für Veterinärpathologie an der Berliner Universität hat DOBBERSTEIN eine Anzahl von Arbeiten verfaßt, die sich mit Teilproblemen der vergleichenden Pathologie beschäftigen. Im Vordergrund standen zunächst Arbeiten über die vergleichende Pathologie der Geschwülste der Haussäugetiere und des Hausgeflügels. Hier sind beispielsweise die Arbeiten „Der Krebs der Haussäugetiere" (1937), „Ziele und Aufgaben einer vergleichenden Pathologie" (1942), „Die Geschwülste der Tiere" (1949) sowie — zusammen mit MATTHIAS — die Arbeit „Über das Mammakarzinom bei der Hündin" (1942) zu nennen. Dazu kommt eine Reihe von Dissertationen, die unter der Anleitung von DOBBERSTEIN angefertigt wurden und ebenfalls dem Geschwulstproblem bei Tieren gewidmet sind. In diese Periode gehören die Dissertationen von ABELS (1928), REINUS (1931), ADAMEK (1934), GRÜN (1936), BRUNS (1943), DUDZUS (1943), DIETRICH (1947), BRAEMER (1951), FLIR (1952), MESSOW (1952) und TAMASCHKE (1952).

Der Gedanke, ein eigens der Forschung auf dem Gebiet der vergleichenden Pathologie gewidmetes Institut zu errichten, hat sich erst allmählich entwickelt. Richtungweisend war die

Überlegung, daß eine intensiv betriebene Forschungsarbeit auf diesem für die gesamte Medizin so bedeutsamen Gebiet nur im Rahmen einer den besonderen Belangen dieser Fachrichtung entsprechend angepaßten Forschungsstätte erfolgreich durchgeführt werden könnte. Die anfangs mehr allgemeinen Vorstellungen nahmen von Jahr zu Jahr klarere Gestalt an, bis sie schließlich zu konkreten und in sämtlichen Details durchdachten Plänen herangereift waren. Dies war der Zeitpunkt, zu dem DOBBERSTEIN in einem Referat über „Wesen und Aufgaben einer vergleichenden Pathologie" — gehalten am 30. November 1950 vor dem Plenum der Deutschen Akademie der Wissenschaften zu Berlin — seine Konzeption einer vergleichend-pathologischen Grundlagenforschung ausführlich darlegte und zugleich erstmalig anregte, ein Institut für vergleichende Pathologie zu gründen, dessen räumliche und personelle Struktur sowie technische Ausrüstung er gleichfalls kurz umriß.

Als wesentlichen Gesichtspunkt beim Aufbau eines Instituts dieser Art erachtete es DOBBERSTEIN, bei der fachlichen Besetzung neben dem sich zwanglos ergebenden Schwerpunkt in der Pathologie eine möglichst breite biologisch-medizinische Grundlage anzustreben. Seiner weitblickenden Initiative ist es daher zu verdanken, daß bereits bei der Konzeption eine strukturelle Verknüpfung verschiedener Fachrichtungen, wie Pathologie, Mikrobiologie, Anatomie und Biochemie, vorgesehen war, um auf diese Weise die denkbar günstigsten Voraussetzungen für eine fruchtbare, auch im Sinne einer funktionellen Pathologie orientierte Teamarbeit zu schaffen.

Am 1. Juli 1952 wurde eine Arbeitsgruppe für vergleichende Pathologie an der Deutschen Akademie der Wissenschaften gegründet. Die zunächst erfolgte Unterbringung der Arbeitsgruppe in einigen mietweise überlassenen Räumen des Veterinärpathologischen Instituts der Humboldt-Universität zu Berlin erwies sich für die Anfangszeit als sehr günstig. Die Vereinigung der Leitung beider Einrichtungen in der Hand von DOBBERSTEIN sowie die räumliche Nachbarschaft mit dem Veterinärpathologischen Institut wirkten sich in jeder Hinsicht förderlich auf den Aufbau aus. Die anfangs nur aus drei Mitarbeitern bestehende Arbeitsgruppe wurde nach Durchführung der erforderlichen technischen Vorarbeiten in den folgenden Jahren systematisch weiter aufgebaut, so daß sehr bald auch die ersten wissenschaftlichen Arbeiten aufgenommen werden konnten.

Hierzu gehörten die ersten Sammlungsarbeiten, wie sie — in entsprechend größerem Rahmen — auch für die Zukunft als eine wesentliche Aufgabe innerhalb der Institutsarbeit angesehen wurden. Dabei handelte es sich einmal um eine pathologisch-anatomische Arbeitssammlung, in der Organmaterial von bestimmten unter vergleichend-pathologischem Aspekt interessierenden Krankheiten sowie Material von üblicherweise selten zur Sektion gelangenden Tierarten, insbesondere von Zoo- und Wildtieren, gesammelt wurde. Unter den damals noch sehr begrenzten personellen und räumlichen Möglichkeiten der Arbeitsgruppe wurde versucht, einen Anfang zu machen, wobei neben eigenem Einsendungsmaterial auch geeignete Fälle aus dem Sektionsgut des Veterinärpathologischen Instituts herangezogen werden konnten. Zum anderen fiel der Arbeitsgruppe die Aufgabe zu, einen ersten Grundstock zu legen, für die später einzurichtende umfassende Bibliothek für vergleichende Pathologie. Neben den für ein pathologisches Institut unerläßlichen Standardwerken an Lehr- und Handbüchern mußten auch die Fachbereiche der künftig noch zu entwickelnden Abteilungen — Mikrobiologie, Anatomie und Chemie sowie in gewissem Umfang auch Zoologie — bei der Auswahl der Anschaffungen nach Möglichkeit mitberücksichtigt werden. Weiterhin wurden Archivreihen aus Antiquariatsbeständen übernommen, die über den damaligen Entwicklungsstand hinaus auch für die künftige Arbeit der Abteilungen von Bedeutung sein würden. Außerdem war von Anfang an die speziell vergleichend-pathologisch orientierte Literatur — soweit vorhanden — zu berücksichtigen, bzw. solche Literatur, die in diesem Sinne als Grundlage dienen konnte, wie z. B. Monographien, die das Krankheitsgeschehen bei bestimmten Tierarten zum Gegenstand haben.

Neben diesen Arbeiten von allgemeinem Charakter wurden in der Arbeitsgruppe auch bald die ersten Forschungsarbeiten aufgenommen. Vorrangig behandelt wurden zunächst die Tumoren der Tiere aus vergleichend-onkologischer Sicht. Die Arbeiten im Rahmen dieser Thematik stellten auch in den folgenden Jahren einen wesentlichen Bestandteil der Institutsarbeit dar. Neben morphologischen Untersuchungen zur Histologie und Histogenese der Geschwülste bei Tieren wurden auch experimentelle Untersuchungen zur Frage der Kanzerogenese bei niederen Tieren durchgeführt.

Mit der Einstellung eines zweiten wissenschaftlichen Mitarbeiters konnte als weiteres Forschungsthema die Bearbeitung der vergleichenden Pathologie der Tuberkulose der Tiere in Angriff genommen werden. Neben geeigneten Sektionsfällen diente vom Berliner Schlachthof stammendes Material als Grundlage für eingehende morphologische Studien über den Feinbau des tuberkulösen Granulationsgewebes bei den verschiedenen Tierarten. Aus der Bearbeitung dieses Themas ergaben sich jedoch auch mikrobiologische Fragestellungen, die eine Zusammenarbeit zwischen Morphologen und Bakteriologen erforderlich machten. Mit der Einstellung eines Bakteriologen und zwei weiterer technischer Kräfte wurde die Einrichtung eines bakteriologischen Laboratoriums in die Wege geleitet und damit gleichzeitig der Grundstock für die künftige mikrobiologische Abteilung geschaffen. Von diesem Zeitpunkt an wurden — soweit die räumlichen Gegebenheiten es zuließen — in zunehmendem Umfang auch Infektionsversuche mit dem Mycobacterium tuberculosis bei verschiedenen Tierarten aufgenommen. Die mikrobiologischen Forschungsarbeiten beschäftigten sich vornehmlich mit der Bedeutung der Lipase im Stoffwechselgeschehen eines an Tuberkulose erkrankten Organismus, wobei die bei Tieren gewonnenen Ergebnisse mit den beim Menschen erhobenen Befunden in Vergleich gesetzt wurden.

Im Hinblick auf den günstigen Verlauf ihrer bisherigen Entwicklung und unter Berücksichtigung des positiven Widerhalls, den die Tätigkeit der Arbeitsgruppe bei in- und ausländischen Fachkreisen gefunden hatte, wurde sie im Jahre 1954 auf Grund eines Präsidiumsbeschlusses in den Status eines Akademieinstitutes erhoben. Gleichzeitig wurde mit der Bewilligung zum Bau eines eigenen Institutsgebäudes der Weg für die endgültige Entwicklung eines Instituts für vergleichende Pathologie freigegeben. Nachdem zunächst verschiedene Projekte geprüft worden waren, die sich aber aus räumlichen oder anderweitigen Gründen als unzureichend erwiesen hatten, wurde schließlich mit dem Grundstück Berlin-Friedrichsfelde, Wilhelmstraße 4, ein allen Ansprüchen gerecht werdendes Baugelände gefunden. Es handelte sich um ein etwa 17000 m^2 umfassendes, im Besitz der BVG befindliches Gartengelände, das von Kleingärtnern genutzt wurde. Auf dem Gelände, das in früheren Zeiten zu dem Gebiet der Grafen von Treskow gehört hatte, war noch ein völlig baufällig gewordenes, jedoch unter Denkmalschutz stehendes Gebäude, das ehemalige Kavalierhaus, erhalten geblieben.

Nach Abschluß der Übereignungsformalitäten und der Projektierung konnte 1957 mit den Bauarbeiten begonnen werden. Zunächst wurde die Ruine des sogenannten Kavalierhauses abgerissen und unter Wahrung der Belange des Denkmalschutzes, d. h. unter annähernder Einhaltung der ursprünglichen Proportionen, das unmittelbar an der Wilhelmstraße gelegene, 25 Arbeitsräume enthaltende Gebäude errichtet. Außer den Räumen des Direktors enthält dieses Gebäude noch die Arbeitsräume und Laboratorien einer der beiden pathologischen Abteilungen des Instituts, ferner die Photoabteilung einschließlich Bildarchiv sowie die Verwaltungsräume. Zum Zeitpunkt der Fertigstellung (1958) wurde das gesamte damals aus 15 Mitarbeitern bestehende Institut provisorisch in diesem Gebäude untergebracht.

Im Anschluß daran entstand auf dem Gelände ein größeres zweigeschossiges Gebäude, das aus zwei rechtwinklig zusammenlaufenden Gebäudeflügeln besteht und insgesamt 100 Räume enthält. Außer den Arbeitsräumen und Laboratorien für vier Fachabteilungen des Instituts (Pathologie, Mikrobiologie, Anatomie, Biochemie) sind in diesem Gebäude zwei Sektionshallen, ein großer Sammlungsraum, eine Feinmechanikerwerkstatt, die Bibliothek und der Kultur- und Vortragsraum untergebracht.

Im letzten Bauabschnitt wurde ein Versuchstierhaus gebaut, das sich durch gewisse Besonderheiten seiner Innenausstattung von den sonst üblichen Versuchstieranlagen unterscheidet;

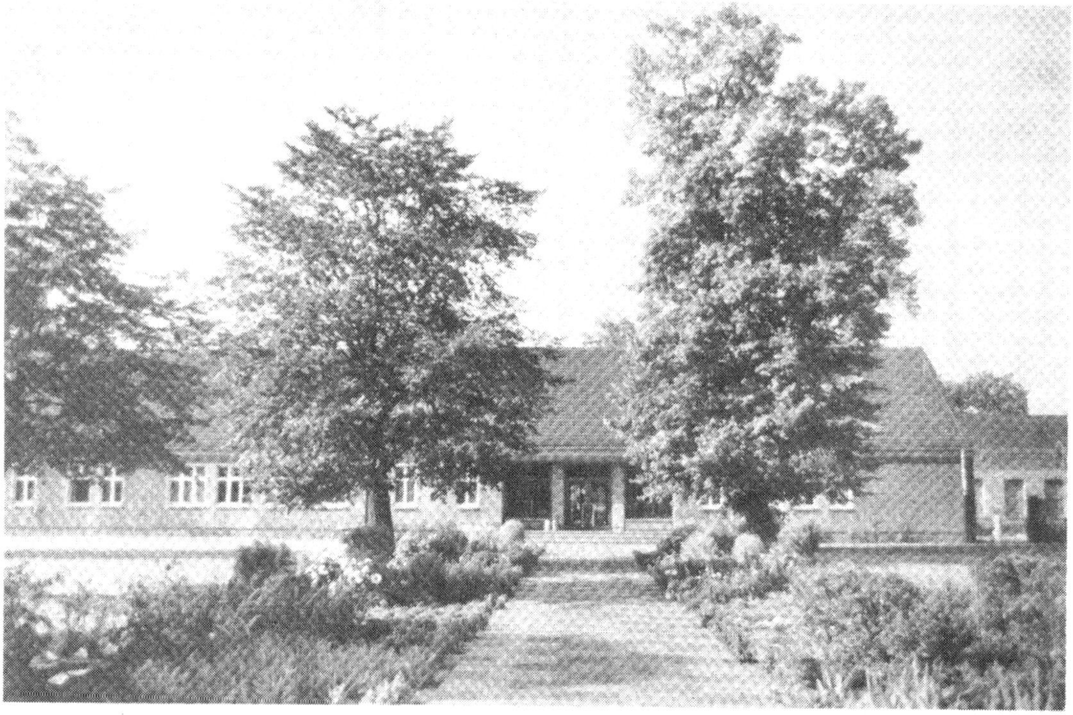

Abb. 1. Das ehemalige „Kavalierhaus" nach dem Wiederaufbau. Blick auf die Gartenfront

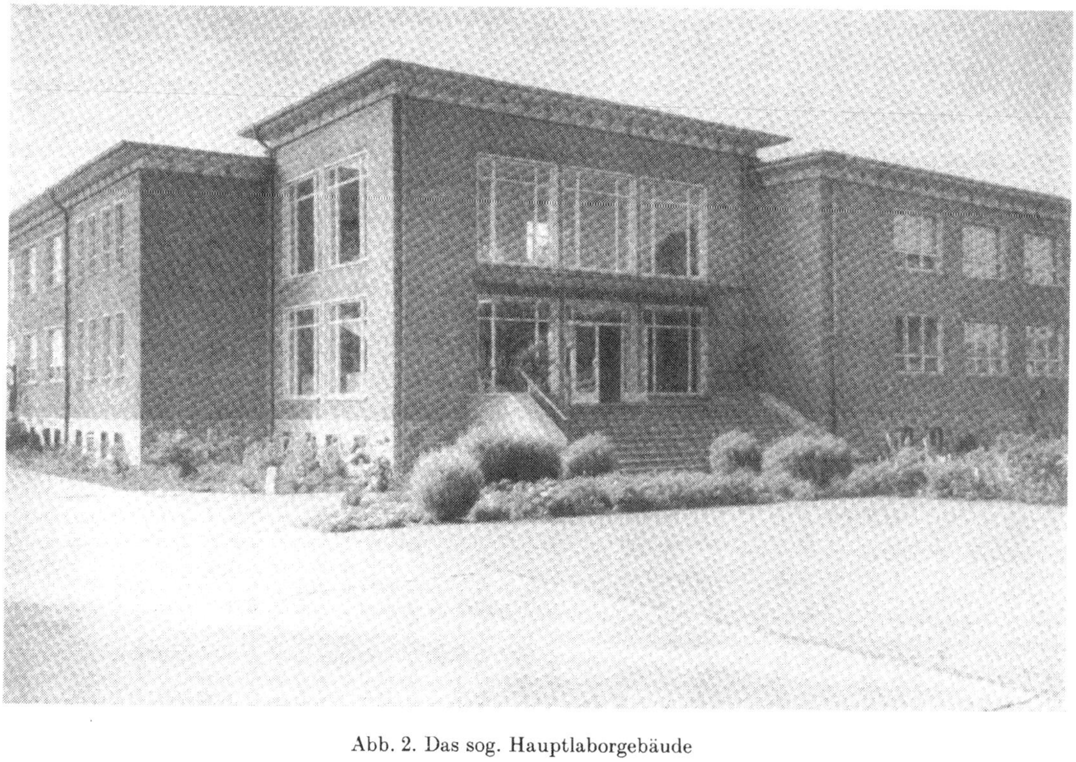

Abb. 2. Das sog. Hauptlaborgebäude

es soll außer der Unterbringung von gebräuchlichen Laboratoriumstieren auch gegebenenfalls der Haltung von wesentlich anspruchsvolleren Tierarten, wie beispielsweise kleinen Raubtieren, Vögeln, Reptilien, Amphibien und Fischen, dienen. Da es sich dabei aber nur um während eines gewissen Zeitraumes zu haltende Versuchstiergruppen handelt, wurde Wert darauf gelegt, die Versuchstierräume so zu gestalten, daß sie mit möglichst geringem Arbeitsaufwand den unterschiedlichen Bedürfnissen der verschiedenen Tierarten entsprechend umgestaltet werden können. Zu der Versuchstieranlage gehört außerdem ein Gewächshaus, das die Haltung gewisser tropischer Tierarten erleichtern soll.

Erst nach dem Abschluß des Baugeschehens waren die räumlichen Vorbedingungen geschaffen, um den endgültigen Aufbau der einzelnen Fachabteilungen durchführen zu können. Die Arbeiten auf dem Gebiet der Pathologie einschließlich der Mikrobiologie waren schon zu einem Zeitpunkt aufgenommen worden, zu dem aus räumlichen und personellen Gründen noch nicht an eine Einteilung des Instituts in mehrere Abteilungen gedacht werden konnte. Mit der Übersiedlung nach Friedrichsfelde im Jahre 1958 begann sich eine erste Aufgliederung in drei Abteilungen abzuzeichnen, und zwar eine Pathologische Abteilung, eine Pathologisch-onkologische Abteilung und eine Mikrobiologische Abteilung. Diese Entwicklung fand mit der im April 1959 erfolgten Ernennung von drei wissenschaftlichen Mitarbeitern zu Abteilungsleitern ihre offizielle Bestätigung. Eine optimale Besetzung der vorhandenen Abteilungen sowie der Aufbau der noch fehlenden Abteilungen für Anatomie und Biochemie waren jedoch erst durchführbar, nachdem das zweite Institutsgebäude, das sogenannte Hauptlaborgebäude, im Jahre 1961 bezugsfertig geworden war. Mit der Verlegung der Pathologischen und der Mikrobiologischen Abteilung in ihre endgültigen Räumlichkeiten im Hauptlaborgebäude konnte die in dem an der Wilhelmstraße gelegenen Gebäude verbleibende Pathologisch-onkologische Abteilung nunmehr als Abteilung des Direktors die frei gewordenen Räume übernehmen. Im Laufe desselben Jahres konnten nach Einstellung weiterer Mitarbeiter nun auch die Abteilung für Anatomie und die Abteilung für Biochemie eingerichtet werden.

Nachdem der Aufbau der einzelnen Abteilungen im Jahre 1964 einen vorläufigen Abschluß gefunden hatte, gehörten zum Mitarbeiterstab des Instituts außer dem Institutsdirektor noch 14 wissenschaftliche Mitarbeiter, 28 wissenschaftlich-technische Mitarbeiter, 3 Mitarbeiter in der Verwaltung und 17 Mitarbeiter als Betriebspersonal. Das Institut gliedert sich in fünf Fachabteilungen und eine Abteilung Verwaltung. Zu den Fachabteilungen gehören die Abteilung des Direktors, die Abteilung für Pathologie, die Abteilung für Mikrobiologie, die Abteilung für Anatomie und die Abteilung für Biochemie. Die Bibliothek wird von einer wissenschaftlichen Fachbibliothekarin verwaltet. Die Abteilung für Photographie und Graphik wird von einer wissenschaftlichen Graphikerin geleitet und ist der Abteilung des Direktors angegliedert. Das Versuchstierhaus wird von einem Obertierpfleger und drei Tierpflegern betreut und ist der Abteilung für Pathologie unterstellt.

Abteilung des Direktors

In der Konzeption des Instituts war von vornherein vorgesehen, daß eine der beiden Pathologischen Abteilungen als Abteilung des Direktors fungieren würde, wobei von Professor Dobberstein als vorrangig zu behandelndes Arbeitsgebiet die vergleichende Pathologie der Geschwülste bei Tieren ausgewählt worden war. Die Abteilung war zunächst mit einer wissenschaftlichen Mitarbeiterin, der späteren Abteilungsleiterin, und einer medizinisch-technischen Assistentin besetzt, bis sie im Jahre 1962 um die Stelle eines wissenschaftlichen Oberassistenten und 1964 um die Stelle einer zweiten medizinisch-technischen Assistentin erweitert werden konnte.

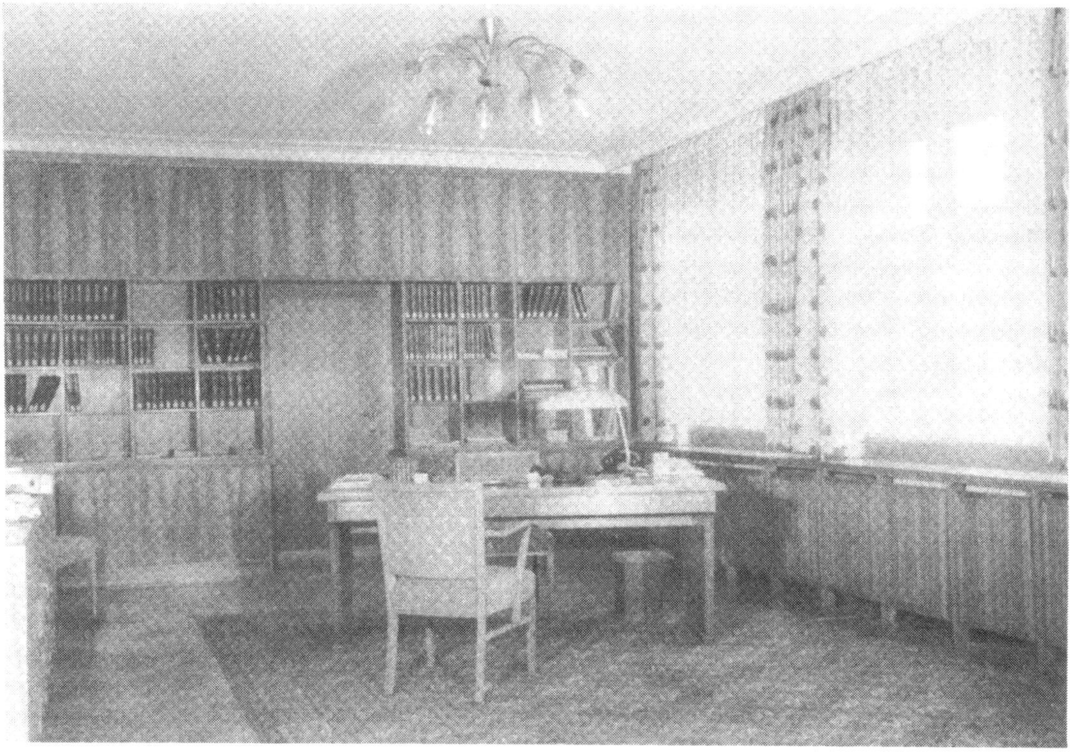

Abb. 3. Das Arbeitszimmer des Institutsdirektors

Zu den Aufgaben der Abteilung gehört die routinemäßige Bearbeitung der zur Diagnosestellung eingesandten Tumorfälle. Das auf diese Weise gewonnene Sektionsmaterial dient einerseits dem Aufbau einer Tumorsammlung und bildet zum anderen die Grundlage für morphologische Forschungsarbeiten zur Histologie und Histogenese tierischer Tumoren. Diese Untersuchungen wurden unter dem Gesichtspunkt durchgeführt, das Vorkommen und die histologischen Charakteristika von Spontangeschwülsten in verschiedenen Organen bzw. Organsystemen bei Tieren sowie das Auftreten und die Organfrequenz von Geschwülsten bei bestimmten Tierarten näher zu studieren. So waren beispielsweise die Spontantumoren der kleinen Laboratoriumssäugetiere und die Geschwülste der Vögel Gegenstand von Forschungsthemen. Es wurden ferner die Nebennierengeschwülste, die Geschwülste der oberen Atmungswege und die Knochengeschwülste bei Tieren bearbeitet. Ein weiteres Forschungsthema beschäftigte sich mit den präkanzerösen Veränderungen unter besonderer Berücksichtigung des Magenkarzinoms beim Pferd. Die Ergebnisse dieses Themenkomplexes fanden ihren Niederschlag in zahlreichen Vorträgen und Publikationen des Institutsdirektors, in denen teils grundsätzliche Probleme der vergleichenden Pathologie teils vergleichend-onkologische Fragen abgehandelt wurden, sowie in Veröffentlichungen der wissenschaftlichen Mitarbeiter einschließlich der im Rahmen der Abteilung betreuten Doktoranden, in denen spezielle Fragen aus dem Gebiet der vergleichenden Onkologie zur Darstellung kamen. Als weiteres Ergebnis sind mehrere Handbuchbeiträge zu erwähnen, die im Handbuch über die Pathologie der Laboratoriumstiere sowie in der dritten Auflage des Joest'schen Handbuches der speziellen pathologischen Anatomie der Haustiere erschienen sind.

Neben den onkologischen Arbeiten wurden vergleichend-histologische Untersuchungen auf tierexperimenteller Grundlage zur Phylogenese der Entzündung der Wirbeltiere durchgeführt.

Auf experimentellem Gebiet wurde der Frage einer künstlichen Kanzerogenese bei niederen Tieren, speziell bei Wirbellosen, besondere Aufmerksamkeit gewidmet. Als Beitrag zu einem sowohl in vergleichend-medizinischer als auch in volkswirtschaftlicher Hinsicht besonders aktuellen Thema wurden Tierversuche zum Problem der zellfreien Übertragbarkeit der Rinderleukose aufgenommen. In letzter Zeit sind Untersuchungen zur vergleichenden Pathologie der nicht entzündlichen Angiopathien bei Tieren in Angriff genommen worden, wobei das so überaus vielseitige Sektionsgut des Instituts die unerläßliche Materialgrundlage bietet.

Auch für die künftige Arbeit der Abteilung dürften die beiden sich zur Zeit abzeichnenden Hauptthemen, Onkologie und Angiopathie, ihre vorrangige Bedeutung behalten.

Abteilung für Pathologie

Im Strukturplan des Instituts war festgelegt, daß eine der beiden Pathologischen Abteilungen neben ihren Forschungsaufgaben die Sektionstätigkeit durchzuführen haben würde. Die Arbeit der Pathologischen Abteilung läßt sich in ihrem Ursprung bis in die Anfangszeit der Arbeitsgruppe zurückverfolgen. Erst mit der Bereitstellung der erforderlichen Räumlichkeiten und der danach möglich gewordenen Einstellung weiterer Mitarbeiter waren jedoch die Voraussetzungen für die Gründung der Abteilung für Pathologie gegeben. Nach der Übersiedelung des Instituts nach Friedrichsfelde im Jahre 1958 wurde die Arbeit der Abteilung zunächst noch unter der unmittelbaren Leitung des Institutsdirektors weitergeführt. Im April 1959 erfolgte die Ernennung von Herrn Dr. med. vet. Rudolf Ippen zum Abteilungsleiter. Im Jahre 1961 konnte mit der Übersiedlung der Abteilung in ihre endgültigen Räumlichkeiten im Hauptlaborgebäude eine optimale personelle Besetzung vorgenommen werden.

Der Schwerpunkt der Abteilungsarbeit liegt auf der Durchführung von Forschungsarbeiten. Daneben werden routinemäßige Arbeiten ausgeführt, die jedoch die unmittelbare Grundlage für die Forschungsarbeiten des Instituts darstellen und sich somit von den Routineuntersuchungen üblicher Art grundsätzlich unterscheiden dürften. Zu den Routineaufgaben der Abteilung gehört die Durchführung von Sektionen. Das Sektionsgut besteht fast ausschließlich aus Säugetieren, Vögeln sowie niederen Wirbeltieren aus zoologischen Gärten und aus der freien Wildbahn. Die Einsendung von Sektionsmaterial erfolgt aus mehreren europäischen Ländern. Sämtliche Sektionsfälle werden nach Abschluß der Diagnostik in eine Arbeitssammlung eingeordnet, die karteimäßig erfaßt ist und jedem Interessenten, auch gastweise am Institut tätigen Wissenschaftlern anderer Institutionen, die Möglichkeit zur Bearbeitung bestimmter Fragenkomplexe bieten soll. Es haben auch bereits mehrfach in- und ausländische Gäste für einige Zeit am Institut gearbeitet. Eine jährlich wiederkehrende Aufgabe besteht in der Vorbereitung und Ausgestaltung des „Internationalen Symposiums über die Erkrankungen der Zootiere". Der durch diese Zusammenkünfte herbeigeführte enge Kontakt zu den Tierärzten zahlreicher in- und ausländischer zoologischer Gärten bildet eine wesentliche Voraussetzung für eine optimale Materialbeschaffung und stellt darüber hinaus mit eine unerläßliche Grundlage für die Bearbeitung von Forschungsthemen auf dem Gebiet der Zoo- und Wildtierkrankheiten dar.

Die Forschungsarbeiten waren in den zurückliegenden Jahren zunächst ausschließlich auf die Tuberkuloseforschung ausgerichtet. Auf dem morphologischen Sektor wurden umfassende histologische Untersuchungen über den Bau des tuberkulösen Granulationsgewebes durchgeführt. Die einzelnen Komponenten der Tuberkelbildung, wie z. B. die Riesenzellbildung, die Epitheloidzellbildung, die Verkäsung und Verkalkung im Tuberkel sowie die Neubildung von Fasern wurden bei zahlreichen Tierarten studiert und unter vergleichend-pathologischen Gesichtspunkten ausgewertet. Weitere Untersuchungen befaßten sich mit der Tuberkulose des Igels unter besonderer Berücksichtigung des Krankheitsgeschehens während des Winterschlafes und mit der tuberkulösen Entzündung bei Nagetieren, speziell beim Sumpfbiber. Auf der Grundlage von Infektionsversuchen wurde die Tuberkulose der niederen Wirbeltiere sehr eingehend bearbeitet. In letzter Zeit wurde die Entwicklung des miliaren Tuberkels bei verschiedenen Tierarten untersucht.

Im Rahmen eines weiteren Forschungsgebietes wurden vergleichend-pathologische Untersuchungen über die Krankheiten der wildlebenden und der in zoologischen Gärten gehaltenen Tiere aufgenommen. Neben kasuistischen Beiträgen über einzelne Krankheitsfälle, die sich aus der diagnostischen Arbeit ergaben, wurden eingehende Untersuchungen über die Amöbendysenterie bei Reptilien, ferner über die Lungen- und Luftsackmykose verschiedener Vogelarten sowie über die Toxoplasmose der Säugetiere durchgeführt. Da in dem Sektionsgut eine verhältnismäßig große Anzahl von Reptilien enthalten war, konnte eine erste Auswertung der bei dieser Tiergruppe vorkommenden Krankheiten vorgenommen werden. Als Beispiel für ein unmittelbar praxisbezogenes Thema sind serienmäßige Untersuchungen pathologisch veränderter Organe von Rehen aus der freien Wildbahn anzuführen. Bei sämtlichen zur Sektion eingesandten Tieren wird eine sorgfältige Untersuchung des Gehirns durchgeführt, um auf der Grundlage des vielseitigen Sektionsmaterials neue Erkenntnisse zur vergleichenden Pathologie des Zentralnervensystems bei Tieren erarbeiten zu können. Als erstes Ergebnis auf diesem Gebiet ist eine ausführliche Bearbeitung mehrerer Fälle von Gehirnmykose anzuführen.

In der künftigen Aufgabenstellung der Abteilung wird die Grundlagenforschung zur weiteren Aufklärung der Pathogenese bestimmter Infektionskrankheiten mit breitem Infektionsspektrum sowie gewisser nichtinfektiöser Organkrankheiten, deren Bearbeitung unter vergleichend-pathologischen Aspekten besonders erfolgversprechend erscheint, im Vordergrund stehen. Dabei werden sowohl morphologische als auch tierexperimentelle Methoden zur Anwendung kommen.

Abteilung für Mikrobiologie

Die Perspektivplanung des Instituts sah von Anfang an die Gründung einer Mikrobiologischen Abteilung vor, da die vielfältigen pathologisch-anatomischen Aufgaben und Forschungsziele, die sich das Institut gesetzt hatte, nur bei gleichzeitiger Möglichkeit zur Durchführung mikrobiologischer Untersuchungen verwirklicht werden konnten. Die Abteilung für Mikrobiologie, die durch die Benennung von Herrn Dr. med. vet. L. Stoll zum Abteilungsleiter im April 1959 selbständigen Charakter erhielt, bestand anfangs nur aus einem kleinen Stamm von Mitarbeitern, und zwar einer medizinisch-technischen Assistentin und einem Nährbodenkoch, da räumliche Schwierigkeiten einer Erweiterung der Abteilung vorerst entgegenstanden. Mit der Fertigstellung des Hauptlaborgebäudes im Jahre 1961 standen der Mikrobiologischen Abteilung 13 Laborräume einschließlich Assistentenzimmer zur Verfügung, so daß auch die personelle Besetzung auf den vorgesehenen Stand gebracht werden konnte. Nach dem Ausscheiden des damaligen Abteilungsleiters wurde die Leitung der Abteilung für Mikrobiologie mit Wirkung vom 1. Januar 1962 Herrn Dr. med. vet. K. D. Jentzsch übertragen, der schon ein Jahr als wissenschaftlicher Arbeitsleiter im Institut tätig war. Außerdem wurden die Stellen eines wissenschaftlichen Assistenten und im Jahr 1963 eines wissenschaftlichen Oberassistenten besetzt. Gleichzeitig wurde die Zahl des mittleren medizinischen Personals auf 5 Personen vergrößert, wobei die langjährig bewährte Fachkraft, Fräulein Ch. Beduhn, die von Anfang an zum Stamm der Mikrobiologischen Abteilung gehört hatte, als leitende medizinisch-technische Assistentin tätig wurde.

Die Aufgabenstellung der Abteilung umfaßt einerseits die routinemäßigen bakteriologischen Untersuchungen von Sektionsmaterial, das in den Pathologischen Abteilungen des Instituts anfällt, und die damit im Zusammenhang stehenden Arbeiten der Differenzierung, Typisierung und Stammerhaltung der isolierten Mikroorganismen sowie die Bereitstellung von Kulturmaterial, das zur Durchführung von Tierversuchen im Rahmen der Forschungsaufträge der anderen Abteilungen benötigt wird.

Andererseits obliegen der Abteilung für Mikrobiologie eigene Forschungsaufgaben, die entweder selbständig oder in Zusammenarbeit mit anderen Abteilungen des Instituts durchgeführt werden. Der Schwerpunkt der Thematik lag in den ersten Jahren auf der Tuberkuloseforschung, wobei zunächst die Frage der Begleitbakterien bei der Lungentuberkulose der Haustiere eingehend studiert wurde. Außerdem wurden vergleichende Untersuchungen zum Problem der Resistenz und natürlichen Immunität der Säuger bei der Tuberkulose durchgeführt.

Außer Arbeiten, die der reinen Grundlagenforschung dienten, wie beispielsweise die Studien über den Verlauf immunbiologischer Reaktionen bei Kaltblütern, zielten die Untersuchungen auf Maßnahmen und Methoden zur Verbesserung der Diagnostik von Infektionskrankheiten der Haustiere, insbesondere von Zoonosen, hin. In diesem Zusammenhang ist besonders auf die Untersuchungen zur Epizootologie der Listeriose hinzuweisen. Vor allem durch Erarbeitung und Verbesserung der fluoreszenz-serologischen Untersuchungstechnik konnte wesentlich zu einer Verfeinerung der mikrobiellen oder serologischen Diagnostik der Brucellose, Leptospirose und in neuerer Zeit der Tollwut beigetragen werden. Diese wissenschaftlich interessante und volkswirtschaftlich bedeutungsvolle Forschungsrichtung lenkte die Aufmerksamkeit vieler anderer human- und veterinärmedizinischer Einrichtungen auf die Tätigkeit der Abteilung. Seit Beginn des Jahres 1963 hospitierten 22 Human- und Veterinärmediziner, darunter 10 Ausländer, und 4 medizinisch-technische Assistentinnen in der Mikrobiologischen Abteilung, um sich über die Technik der Immunofluoreszenz zu unterrichten bzw. in das Verfahren einzuarbeiten. An einer im vergangenen Jahr in den Räumen des Instituts veranstalteten „Arbeitstagung über fluoreszierende Antikörper“ nahmen 123 Wissenschaftler aus human- und veterinärmedizinischen Einrichtungen der DDR teil.

Das zukünftige Forschungsprogramm soll dem Wesen des Institutes entsprechen, also der Grundlagenforschung dienen, gleichzeitig aber auch elastisch genug sein, um praxisverbundene und volkswirtschaftlich wichtige Themen je nach Dringlichkeit und Notwendigkeit aufnehmen zu können. Im Mittelpunkt werden weiterhin Bemühungen um eine Verbesserung und Beschleunigung der Diagnostik von Infektionskrankheiten der Haus-, Zoo- und Wildtiere stehen, wobei den fluoreszenz-serologischen Nachweisverfahren eine besondere Bedeutung zukommen dürfte. Das Schwergewicht wird sich dabei mehr und mehr auf die Diagnostik von Virusinfektionen verlagern. Daneben sollen aber auch pathogenetische und immunologische Untersuchungen die ihnen zukommende Berücksichtigung finden.

Abteilung für Anatomie

Bereits bei der Gründung des Instituts war im Strukturplan verankert, daß eine der zu entwickelnden Fachabteilungen die normalanatomischen Belange wahrzunehmen haben würde. Es war vorauszusehen, daß sowohl die vielfältige Zusammensetzung des Sektionsmaterials als auch die Einbeziehung von sonst selten zu Versuchszwecken benutzten Tierarten in die experimentellen Untersuchungen die Mitwirkung einer Anatomischen Abteilung bei der Lösung der Forschungsaufgaben des Instituts unbedingt erforderlich machen würde. Neben einer engen Zusammenarbeit mit den anderen Fachabteilungen bei der Bearbeitung komplexer Fragestellungen war von vornherein ein breiter Spielraum für Grundlagenforschungen auf dem morphologisch-funktionellen Sektor vorgesehen. Die Abteilung für Anatomie wurde mit Wirkung vom 1. Oktober 1961 gegründet. Ihre wissenschaftliche Leitung übernahm (nebenamtlich) der damalige Prosektor und Leiter der Histologischen Abteilung am Institut für Veterinär-Anatomie der Humboldt-Universität zu Berlin, Prof. Dr. med. vet. habil. H. SAJONSKI. Neben der Einrichtung und technischen Ausstattung der Abteilung gehörte die Anlage einer Sammlung histologischer Schnittpräparate zu den ersten Aufgaben der Mitarbeiter. Diese Sammlung umfaßt inzwischen ein — teilweise sehr wertvolles — Material von 540 Tieren und bildet die Grundlage mehrerer wissenschaftlicher Abhandlungen über histomorphologische Fragen.

Nach einer kurzen Vorbereitungszeit wurden von den wissenschaftlichen Mitarbeitern der Abteilung eigene Forschungsaufgaben übernommen, die die vergleichende Morphologie und Morphokinese des Hypothalamus-Hypophysensystems, der Nebenniere und der Schilddrüse zum Inhalt haben. Im Rahmen der erstgenannten Thematik werden licht- und elektronenmikroskopische Untersuchungen am Hypophysenhinterlappen des Schweines unter besonderer Berücksichtigung der Neurosekretausschwemmung durchgeführt. Weiterhin wird der Frage der Lokalisation hypothalamischer „Zentren" der die „Erfolgsorgane" Nebennierenrinde und Keimdrüsen umfassenden Regelkreise besondere Aufmerksamkeit gewidmet. Auf dem Gebiet der Nebennierenforschung sind vergleichende Untersuchungen zur Morphokinese der Nebennierenrinde sowie Untersuchungen zur Orthologie und Morphokinese des Nebennierenmarks der Wiederkäuer aufgenommen worden. Ein drittes Forschungsgebiet hat vergleichende Untersuchungen zur Orthologie und Morphokinese der Schilddrüse zum Inhalt.

In Zukunft soll darüber hinaus auch der Inselapparat der Bauchspeicheldrüse in den Kreis der Untersuchungen über die Morphokinese des Endokriniums mit einbezogen werden. In diesem Zusammenhang ist zunächst beabsichtigt, die Bedeutung der neuroinsulären Komplexe im Rahmen der funktionellen Verknüpfung der LANGERHANSschen Inseln aufzuklären. Um zu einer größeren Aussagefähigkeit zu gelangen, sollen neben den licht- und elektronenmikroskopischen sowie karyometrischen Untersuchungsmethoden in Zukunft auch stereotaktische sowie biochemische Verfahren Anwendung finden.

Abteilung für Biochemie

Am 1. Mai 1961 wurde Herr Dipl.-Chemiker J. AXT mit dem Aufbau einer Biochemischen Abteilung beauftragt. Mit der Gründung dieser Abteilung war die unerläßliche Voraussetzung für die Einbeziehung funktioneller Gesichtspunkte bei der Erforschung pathologischer Prozesse gegeben, wie sie dem Wesen der Institutsarbeit entsprechend von vornherein angestrebt wurde. Die erforderlichen baulichen Veränderungen, die Beschaffung von Geräten und Chemikalien sowie die Einrichtung der Laboratorien konnten bis zum Ende des Jahres 1963 abgeschlossen werden; inzwischen ist die Abteilung mit den wichtigsten Einrichtungen einer modernen biochemischen Arbeitstechnik ausgerüstet. Sie arbeitet mit einem promovierten Diplom-Chemiker, einem Diplom-Biologen sowie vier chemisch- und medizinisch-technischen Assistenten.

Im Rahmen der Forschungsarbeiten des Instituts kommen der Abteilung mehrere Aufgaben zu, deren Schwerpunkt auf vergleichend-biochemischen Untersuchungen pathologischer Prozesse liegt. Hierbei nimmt die Zusammenarbeit mit anderen Abteilungen des Instituts einen breiten Raum ein; so konnten beispielsweise bereits biochemische Beiträge zur Fluoreszenz-Immunobiologie, zu Untersuchungen des Krankheitsverlaufes von Cutis verticis gyrata sowie zu Sektionsbefunden in Form von Konkrementanalysen geliefert werden. Im Rahmen eines eigenen Forschungsauftrages „Vitamin-, Ferment- und Metabolitbestimmungen" wurden spezielle Reaktionen des anaeroben Hexose-Abbaues verfolgt. Hierbei wurden Abweichungen vom Embden-Meyerhof-Weg untersucht, neue Eigenschaften des „Entkopplers" 2,4-Dinitrophenol ermittelt, Strukturaufklärungen an einem von OHLMEYER gefundenen Glykolyse-Coferment durchgeführt und festgestellt, daß die Transphosphorylierungsreaktionen des anaeroben Glukoseabbaues statt vom ADP-ATP-System auch von anderen Purin- und Pyrimidin-Nucleotiden bestritten werden können. Eine große Anzahl vergleichender Vitamin-C-Bestimmungen zeigte, daß sich der Serum-Ascorbinsäurespiegel von Säugetieren bei infektiösen aber auch physischen Belastungen in Form charakteristischer Maxima und Minima erheblich verändert. Biochemische Arbeiten auf dem Gebiet der Leukoseforschung sind im Gange, daneben — im Rahmen eines ebenfalls eigenen Forschungsauftrages „Lipoide" — auch Untersuchungen über den Einfluß von Fettsäuren auf den Zellstoffwechsel.

Auch in der künftigen Arbeit der Biochemischen Abteilung wird die Teamarbeit in Gemeinschaft mit den anderen Fachabteilungen zur Lösung komplexer Fragestellungen einen breiten Raum einnehmen, dabei jedoch außerdem die selbständige Bearbeitung von vergleichend-biochemischen Forschungsthemen die ihr zukommende Berücksichtigung erfahren.

Vorträge und Veröffentlichungen aus dem Institut für Vergleichende Pathologie

Vorträge

AXT, J.: Spezielle Reaktionen der zellfreien Gärung. *Verteidigungsrede* anläßl. Promotion Humboldt-Universität Berlin (September 1964).

AXT, J.: Fettsäure-Stoffwechsel und Biosynthese höher ungesättigter Fettsäuren. *Kolloqu.* Dtsch. Akad. Wissenschaften, Inst. Med. Biol., Berlin-Buch (Oktober 1964).

AXT, J.: Ein Beitrag zum Mechanismus des anaeroben Kohlenhydrat-Stoffwechsels. *Vortrag:* Sitzung Arb.-gem. theoret. Vet. med. Sekt. Vet. med. Dtsch. Akad. Landwirtchaftswissenschaften, Berlin (April 1965).

DOBBERSTEIN, J.: Wesen und Aufgaben einer vergleichenden Pathologie. *Vortrag:* Tierärztetag der DDR, Leipzig (März 1953).

DOBBERSTEIN, J.: Vergleichende Pathologie und innere Medizin. *Vortrag:* 59. Tag. Dtsch. Ges. inn. Med., Wiesbaden (April 1953).

DOBBERSTEIN, J.: Vergleichende Pathologie der Geschwülste. *Vortrag:* 3. Tag. Arb.-gem. Vet.-Pathologen, Marburg (Mai 1953).

DOBBERSTEIN, J.: Die Bedeutung der Veterinärmedizin für die vergleichende Pathologie. *Festvortrag* anläßl. 175-Jahrfeier Tierärztl. Hochschule Hannover (Juli 1953).

DOBBERSTEIN, J.: Über Wesen und Aufgaben einer vergleichenden Pathologie. *Vortrag:* 15. internat. tierärztl. Kongr., Stockholm (August 1953).

DOBBERSTEIN, J.: Zur vergleichenden Pathologie des Kreislaufs. *Vortrag:* Dtsch. Akad. Wissenschaften Berlin (Oktober 1953).

DOBBERSTEIN, J.: Zur vergleichenden Pathologie der Infektionskrankheiten. *Vortrag:* Kongr. Vet.-med. Ungar. Akad. Wissenschaften, Budapest (März 1954).

DOBBERSTEIN, J.: Die Krankheiten von Mensch und Tier in ihrer Bedeutung für eine vergleichende Krankheitslehre. *Vortrag:* Dtsch. Akad. Wissenschaften Berlin (April 1954).

DOBBERSTEIN, J.: Kritische Betrachtungen zur vergleichenden Onkologie. *Vortrag:* Tag. Med.-wissenschaftl. Ges. theoret. Med., Jena (April 1954).

DOBBERSTEIN, J.: Der Krebs der Tiere im Vergleich zum Krebs des Menschen. *Vortrag:* Dtsch. Krebskongr., Hamburg (Mai 1954).

DOBBERSTEIN, J.: Die Domestikationskrankheiten unserer Haustiere. *Vortrag:* Dtsch. Akad. Landwirtschaftswissenschaften Berlin (Mai 1954).

DOBBERSTEIN, J.: Die Währschaftsgesetze beim Viehhandel vom Standpunkt der forensischen Veterinärmedizin. *Vortrag:* Tag. Stuttgart. Tierärztl. Ges., Suttgart-Bad Cannstatt (Juni 1954).

DOBBERSTEIN, J.: Vergleichende Pathologie des Krebses. *Vortrag:* Fortbildungslehrgang Geschwulstkrankh. Zentralinst. Sozial- u. Gewerbehyg., Berlin-Rummelsburg (November 1954).

DOBBERSTEIN, J.: Die Domestikationskrankheiten unserer Haustiere. *Vortrag:* Berliner Wissenschaftl. Ges. Tierärzte, Berlin (Januar 1955).

DOBBERSTEIN, J.: Domestikation und Krankheitsgeschehen. *Vortrag:* Dtsch. Ges. Säugetierkd., Berlin (April 1955).

DOBBERSTEIN, J.: Betrachtungen zur vergleichenden Onkologie. *Festvortrag* anläßl. 75. Geburtstag v. Prof. Poppe, Rostock (Mai 1955).

Dobberstein, J.: Die Tumorerkrankungen der Tiere als Wachstumsstörungen und ihre Bedeutung für die vergleichende Pathologie. *Vortrag:* 7. internat. Kongr. Vergl. Path., Lausanne (Mai 1955).

Dobberstein, J.: Die Geschwülste der Vögel. *Vortrag:* 39. Tag. Dtsch. Ges. Path., Zürich (Juni 1955).

Dobberstein, J.: Der Tierarzt im Strafrecht. *Vortrag:* Fortbildungskursus Tierärzte, Halle (November 1955).

Dobberstein, J.: Die Tuberkulose bei Nutz- und Zuchtrindern vom Standpunkt der gerichtlichen Tierheilkunde. *Festvortrag:* 110-Jahrfeier Berliner Wissenschaftl. Ges. Tierärzte, Berlin (März 1956).

Dobberstein, J.: Über die Rindertuberkulose. *Vortrag:* Dtsch. Akad. Wissenschaften Berlin (September 1956).

Dobberstein, J.: Die Tuberkulose nach dem neuesten Stande der Forschung. *Vortrag:* Dtsch. Tierärztetag 1956, Bingen (September 1956).

Dobberstein, J.: Überblick über die Leukoseforschung beim Tier. *Vortrag:* 7. Tag. Arb.-gem. Vet.-Pathologen, Bad Nauheim (April 1957).

Dobberstein, J.: Die Bedeutung der vergleichenden Onkologie für die Ätiologie der Tumoren. *Vortrag:* Tag. med. naturwissenschaftl. Ges., Jena (Juni 1957).

Dobberstein, J.: Die forensische Beurteilung der Tuberkulose bei Rindern. *Vortrag:* Fortbildungslehrgang Tierärzte, Trier (August 1957).

Dobberstein, J.: Zum Problem der Latenz und Malignität. *Vortrag:* Berliner Wissenschaftl. Ges. Tierärzte (November 1957).

Dobberstein, J.: Die pathologisch-anatomischen Grundlagen der Tuberkulosebekämpfung. *Vortrag:* Tag. Wissenschaftl. Ges. Vet. med. DDR, Gera (November 1957).

Dobberstein, J.: Die Bedeutung der Tuberkulosebekämpfung beim Rind für die forensische Beurteilung der Tuberkulose. *Vortrag:* Tierärzteversamml., Osterode (August 1958).

Dobberstein, J.: Die Krankheiten der Zootiere. *Vortrag:* Gemeinsch. Förderer Tierpark Berlin (November 1958).

Dobberstein, J.: Zur Phylogenese der Entzündung. *Vortrag:* Berliner Pathologenvereinig., Berlin (März 1959).

Dobberstein, J.: Überblick über Ziele und Aufgaben regelmäßiger Zusammenkünfte der Zootierärzte und anderer an den Erkrankungen der Zootiere interessierter Kreise sowie Vorschläge über die wissenschaftliche und technische Durchführung derartiger Zusammenkünfte. *Vortrag:* 1. Internat. Symp. Erkrank. Zootiere, Berlin-Friedrichsfelde (März 1959).

Dobberstein, J.: Untersuchungen zur Entwicklungsgeschichte der Entzündung der Wirbeltiere. *Vortrag:* Berliner wisssenschaftl. Ges. Tierärzte, Berlin (Mai 1959).

Dobberstein, J.: Der Entwicklungsgedanke in der Veterinärmedizin. *Vortrag:* 4. Festsitzung u. wissenschaftl. Tag. anläßl. achtjähr. Bestehens d. Dtsch. Akad. Landwirtschaftswissenschaften Berlin (Oktober 1959).

Dobberstein, J.: Die Entwicklungsgeschichte der Entzündungen bei den Säugetieren. *Vortrag:* Dtsch. Ges. f. Säugetierkd., Berlin (November 1959).

Dobberstein, J.: Probleme der Ätiologie und Pathogenese der spontanen Leukose der Tiere. *Vortrag:* Berliner Symp. über Fragen d. Carcinogenese, Berlin (Dezember 1959).

Dobberstein, J.: Zur Phylogenese der Entzündung. *Vortrag:* Dtsch. Akad. Wissenschaften Berlin (Januar 1960).

Dobberstein, J.: Zur Sektionsdiagnose der Rinderleukose und Betrachtungen zur experimentellen Leukoseforschung. *Vortrag:* Tag. Sekt. Vet. med. Dtsch. Akad. Landwirtschaftswissenschaften Berlin u. Arb.-gem. Klin. Vet. med., Insel Riems (Mai 1961).

Dobberstein, J.: Die Bedeutung der vergleichenden Pathologie für human- und veterinärmedizinische Forschungen. *Vortrag:* Jahreskongr. ärztl. Fortbildung mit Gemeinschaftstag von Ärzten u. Tierärzten, Leipzig (Oktober 1961).

Dobberstein, J.: Zur vergleichenden Pathologie der Knochentumoren. *Vortrag:* Dtsch. Akad. Wissenschaften, Berlin (März 1962).

Dobberstein, J.: Probleme der neuzeitlichen Tierseuchenbekämpfung. *Vortrag:* 175-Jahr-Feier Budapester Vet. med. Universität, Budapest (September 1962).

Dobberstein, J.: Die wichtigsten Krankheiten der Feliden. *Vortrag:* Symp. Haltung u. Pflege von Feliden, veranst. Tierpark Berlin, Berlin-Friedrichsfelde (Juli 1963).

Dobberstein, J.: Vergleichende Pathologie der Leukose der Tiere. *Vortrag:* Institutskolloqu. Pathol. Inst. d. Med. Fak. d. Universität Hamburg (November 1963).

Dobberstein, J.: Grundprobleme der vergleichenden Pathologie. *Vortrag:* 13. Tag. Arb.-gem. f. Vet.-Pathologen, Salzburg (März 1964).

Dobberstein, J.: Seuchen und Zoonosen in Zoologischen Gärten. *Vortrag:* 6. Internat. Symp. Erkrank. Zootiere, Wien (Mai 1964).

Dobberstein, J.: Zum Wesen der vergleichenden Onkologie. *Vortrag:* Jahreskongr. ärztl. Fortbildung mit Gemeinschaftstag von Ärzten u. Tierärzten, Leipzig (September 1964).

Hilgenfeld, M.: Über Toxoplasmose bei Zootieren. *Vortrag:* Konf. Anthropozoonosen im Rahmen d. Freundschaftsvertr. zwischen d. Humboldt-Universität Berlin u. d. Karls-Universität Prag, Berlin (Juni 1962).

Hilgenfeld, M.: Die Toxoplasmose bei Känguruhs. *Vortrag:* Fortbildungslehrgang f. Zootierärzte DDR, Berlin (März 1963).

HILGENFELD, M.: Globidiose bei sibirischen Steinböcken. *Vortrag:* Fortbildungslehrgang f. Zootierärzte DDR, Berlin (März 1963).

HILGENFELD, M.: Über das Auftreten von Verkalkungen bei der Toxoplasmose der Tiere. *Vortrag:* 3. Tag. Arb.-gem. Morphol. DDR, Rostock (Oktober 1963).

HILGENFELD, M.: Über Quellen und Wege der Toxoplasmainfektion der Känguruhs. *Vortrag:* 6. Internat. Symp. Erkrank. Zootiere, Wien (April 1964).

HILGENFELD, M.: Über den Nachweis der Toxoplasmose durch histologische Methoden sowie durch Tierversuch. *Vortrag:* Tag. vet. med. wissenschaftl. Nachwuchses DDR, Berlin (Juni 1964).

HILGENFELD, M.: Zur epidemiologischen Bedeutung der Tiertoxoplasmose. *Vortrag:* Jahreskongr. Fortbildung Ärzte mit Gemeinschaftstag. d. Tierärzte, Leipzig (September 1964).

HILGENFELD, M.: Toxoplasmose. *Vortrag:* Betriebsakad. Städt. Klinikum, Berlin-Buch (Februar 1965).

HILGENFELD, M.: Toxoplasmose der weiblichen Geschlechtsorgane. *Vortrag:* 7. Internat. Symp. Erkrank. Zootiere, Zürich u. Basel (April 1965).

HILGENFELD, M.: Beitrag zur Frage toxoplasmotischer Zuchtschäden bei Tieren. *Vortrag:* Kongr. Geburtsh. Gynaekol., Berlin (Juni 1965).

HILGENFELD, M.: Toxoplasmose aus veterinärmedizinischer Sicht. *Vortrag:* Gemeins. Tag. „Tierärzte-Ärzte" d. Wissenschaftl. Ges. Vet. med. DDR, Berlin (Dezember 1965).

IPPEN, R.: Vergleichende Pathologie der Tbk-Riesenzellen. *Vortrag:* Tag. med.-wissenschaftl. Ges. theoret. Med., Jena (April 1955).

IPPEN, R.: Zur vergleichenden Pathologie der Riesenzellen im Tbk-Granulationsgewebe. *Vortrag:* 5. Tag. Arb.-gem. Vet. Pathologen, Zürich (Juni 1955).

IPPEN, R.: Vergleichende Pathologie der Verkalkungen bei der Tuberkulose bei den verschiedenen Tierarten. *Vortrag:* Tag. med.-wissenschaftl. Ges. theoret. Med., Jena (April 1956).

IPPEN, R.: Zur vergleichenden Pathologie der Faserbildung im Tbk-Granulationsgewebe. *Vortrag:* Tag. med.-naturwissenschaftl. Ges., Jena (Juni 1957).

IPPEN, R.: Zur vergleichenden Pathologie der Tuberkulose der Nagetiere. *Vortrag:* 8. Tag. Arb.-gem. Vet. Pathologen, Wien (April 1958).

IPPEN, R.: Zur vergleichenden Pathologie der Tuberkulose. Die Tuberkulose des Igels. *Vortrag:* Berliner Pathologenvereinigung, Berlin (Februar 1958).

IPPEN, R.: Die Amöbenruhr der Reptilien. *Vortrag:* Berliner Pathologenvereinigung, Berlin (Februar 1959).

IPPEN, R.: Amöbendysenterie der Schlangen. *Vortrag:* 1. Internat. Symp. Erkrank. Zootiere, Berlin (März 1959).

IPPEN, R.: Richtlinien über Einsendung von Material. *Vortrag:* 1. Internat. Symp. Erkrank. Zootiere, Berlin (März 1959).

IPPEN, R.: Die Tuberkulose des Sumpfbibers. *Vortrag:* Internat. Tuberkulose-Tag., Budapest (September 1959).

IPPEN, R.: Nekrobazillose als Folge hochgradiger Konstitutionsschwächung bei Saigaantilopen. *Vortrag:* 2. Internat. Symp. Erkrank. Zootiere, Warschau (Juni 1960).

IPPEN, R.: Über die Aspergillose bei verschiedenen Vogelarten in Zoologischen Gärten. *Vortrag:* 3. Internat. Symp. Erkrank. Zootiere, Köln (April 1961).

IPPEN, R.: Betrachtungen zur vergleichenden Pathologie der Tuberkulose. *Vortrag:* Dtsch. Akad. Wissenschaften, Berlin (März 1962).

IPPEN, R.: Die spontane Tuberkulose bei Kaltblütern. *Vortrag:* 4. Internat. Symp. Erkrank. Zootiere, Kopenhagen (Mai 1962).

IPPEN, R.: Die Bedeutung der Mykosen in der Veterinärmedizin unter besonderer Berücksichtigung der Aspergillose der Vögel. *Vortrag:* Landwirtschaftl.-Tierärztl. Hochschule, Kopenhagen (Juni 1962).

IPPEN, R.: Die spontane Tuberkulose bei Kaltblütern. *Vortrag:* Landwirtschaftl.-Tierärztl. Hochschule, Kopenhagen (Juni 1962).

IPPEN, R.: Die anatomischen Kennzeichen der Entzündung. *Probevorlesung* im Rahmen d. Habilitationsverfahrens Vet.-med. Fakultät Humboldt-Universität Berlin (Juni 1962).

IPPEN, R.: Über vergleichend pathologische Untersuchungen der Tuberkulose der wechselwarmen Wirbeltiere. *Vortrag:* 2. Tag. Arb.-gem. Morphol. DDR, Leipzig (September 1962).

IPPEN, R.: Die spontane und experimentelle Tuberkulose der Kaltblüter. *Vortrag:* Tuberkulose-Tag., Budapest (Januar 1963).

IPPEN, R.: Die Kaltblütertuberkulose. *Vortrag:* Inst. Vet.-Pathologie, Budapest (Januar 1963).

IPPEN, R.: Bilddemonstration einiger interessanter Zootier-Sektionsfälle. *Vortrag:* Fortbildungslehrgang Zootierärzte, DDR, Berlin-Friedrichsfelde (März 1963).

IPPEN, R.: Vergleichende Untersuchungen über den morphologischen Aufbau des Tuberkels der Wirbeltiere. *Vortrag:* 12. Tag. Arb.-gem. Vet. Pathologen, Basel (Juni 1963).

IPPEN, R.: Fragen und Probleme der vergleichenden Pathologie. *Vortrag:* Vet.-med. Fakultät Universität Bern (Juni 1963).

IPPEN, R.: Erkrankungsbilder durch Mykobakterien bei Tieren. *Vortrag:* Fortbildungslehrgang für Lungenfachärzte, Berlin-Buch (Juni 1963).

IPPEN, R.: Vergleichende Untersuchungen über die Entwicklung des tuberkulösen Granuloms bei verschiedenen Tierarten. *Vortrag:* 3. Tag. Arb.-gem. Morphol. DDR, Rostock (Oktober 1963).

IPPEN, R.: Zur Pathologie der niederen Wirbeltiere. *Vortrag:* 13. Tag. Arb.-gem. Vet. Pathologen, Salzburg (März 1964).

IPPEN, R.: Vergleichende Untersuchungen über die Entwicklung des tuberkulösen Granuloms bei verschiedenen Tierarten. *Vortrag:* Wiener Tierärztl. Ges., Wien (Mai 1964).

IPPEN, R.: Die Tuberkulose der in Zoologischen Gärten gehaltenen Tiere. *Vortrag:* 6. Internat. Symp. Erkrank. Zootiere, Wien (Mai 1964).

IPPEN, R.: Durch Mycobakterien bedingte Krankheitsbilder bei Tieren. *Vortrag:* Jahreskongr. Fortbildung Ärzte mit Gemeinschaftstag. d. Tierärzte, Leipzig (September 1964).

IPPEN, R.: Reptilienerkrankungen. *Vortrag:* 7. Internat. Symp. Erkrank. Zootiere, Zürich u. Basel (April 1965).

IPPEN, R.: Knochenerkrankungen bei Reptilien. *Vortrag:* 14. Tag. Arb.-gem. Vet. Pathologen, Saarbrücken (Juni 1965).

JENTZSCH, K. D.: Die Schrägdurchleuchtung von Plattenkulturen mit konstanten Bedingungen, eine wertvolle Untersuchungsanordnung für den Listeriennachweis bei der bakteriologischen Fleischuntersuchung. *Vortrag:* Herbsttag. Dtsch. Vet. med. Ges., Freudenstadt (Oktober 1961).

JENTZSCH, K. D.: Die Bedeutung von fluoreszierenden Antikörpern für Diagnostik und Forschung. *Referate*-Nachmittag vet. med. Inst. Jena (Oktober 1962).

JENTZSCH, K. D.: Fluoreszierende Antikörper. *Vortrag:* Sitzung Arb.-gem. theoret. Vet. med. Sekt. Vet. med. Dtsch. Akad. Landwirtschaftswissenschaften Berlin (Oktober 1962).

JENTZSCH, K. D.: Das Blutserum als ausschlaggebender Faktor der unspezifischen Keimabwehr. *Vortrag:* Fortbildungslehrgang Zootierärzte DDR, Berlin-Friedrichsfelde (März 1963).

JENTZSCH, K. D.: Serodiagnostik mit fluoreszierenden Antikörpern. *Vortrag:* Dtsch. Akad. Wissenschaften, Berlin (November 1963).

JENTZSCH, K. D.: Bekämpfung der Tollwut in der DDR. *Vortrag:* Institutskolloqu. Inst. für Poliomyelitis u. Virusencephalitiden, Moskau (November 1963).

JENTZSCH, K. D.: Arbeitsweise und Bedeutung der Immunfluoreszenz. *Vortrag:* Arbeitstag. fluoreszierende Antikörper, Inst. für Vergl. Pathologie, Dtsch. Akad. Wissenschaften, Berlin (Juni 1964).

JENTZSCH, K. D.: Zur Diagnostik der Tollwut mit fluoreszierenden Antikörpern. *Vortrag:* Arbeitstag. fluoreszierende Antikörper. Inst. für Vergl. Pathologie, Dtsch. Akad. Wissenschaften, Berlin (Juni 1964).

JENTZSCH, K. D.: Serodiagnostik der Brucellose mit fluoreszierenden Antikörpern. *Vortrag:* Arbeitstag. fluoreszierende Antikörper. Inst. für Vergl. Pathologie, Dtsch. Akad. Wissenschaften, Berlin (Juni 1964).

JENTZSCH, K. D.: Diagnostik von Krankheitserregern mit fluoreszierenden Antikörpern. *Vortrag:* Tag. vet. med. wissenschaftl. Nachwuchses DDR, Berlin (Juni 1964).

JENTZSCH, K. D.: Über die Bedeutung der fluoreszierenden Antikörper zum Nachweis der Tollwut. *Vortrag:* Sitzung Arb.-gem. theoret. Vet. med. Sekt. Vet. med. d. Dtsch. Akad. Landwirtschaftswissenschaften, Berlin (Juni 1964).

JENTZSCH, K. D.: Über die Anwendungsmöglichkeiten fluoreszierender Antikörper in der Mikrobiologie. *Vortrag:* Inst. für Med. Mikrobiol. u. Epidemiol. Humboldt-Universität Berlin (Juli 1964).

JENTZSCH, K. D.: Zur Tollwutdiagnostik mit fluoreszierenden Antikörpern. *Vortrag:* 9. Tag. Österreich. Ges. Mikrobiol. u. Hyg., Graz (September 1964).

JENTZSCH, K. D.: Die L-Form der Bakterien. *Probevorlesung* im Rahmen d. Habilitationsverfahrens Vet. med. Fakultät Humboldt-Universität Berlin (September 1964).

JENTZSCH, K. D.: Serologische Diagnostik der Brucellose. *Vortrag:* Vet. med. Untersuchungsstelle d. Ministeriums für Landwirtschaft d. DRV, Hanoi (Oktober 1964).

JENTZSCH, K. D.: Bekämpfung der Brucellose in der DDR. *Vortrag:* Staatl. Komitee d. Wissenschaften d. DRV, Hanoi (Oktober 1964).

JENTZSCH, K. D.: Technik und Anwendung der Immunofluoreszenz. *Vortrag:* Inst. für Hyg. u. Epidemiol., Hanoi (Oktober 1964).

JENTZSCH, K. D.: Fluoreszierende Antikörper und ihre Anwendungsgebiete. *Vortrag:* Tuberkuloseforschungsinst., Hanoi (Oktober 1964).

JENTZSCH, K. D.: Tollwut — ihre Diagnostik und Bekämpfung. *Vortrag:* Vet. med. Fakultät, Hanoi (Oktober 1964).

JENTZSCH, K. D.: Isolierung und Typisierung der Brucellen. *Vortrag:* Vet. med. Untersuchungsstelle d. Ministeriums für Landwirtschaft d. DRV, Hanoi (November 1964).

JENTZSCH, K. D.: Die infektiöse Pneumonie der Ferkel und ihre Bekämpfung. *Vortrag:* Vet. med. Untersuchungsstelle d. Ministeriums für Landwirtschaft der DRV, Hanoi (November 1964).

JENTZSCH, K. D.: Grundlagen der Immunofluoreszenz. *Vortrag:* Staatl. Komitee d. Wisssenschaften d. DRV, Hanoi (November 1964).

JENTZSCH, K. D.: Listeriose bei Mensch und Tier. *Vortrag:* Staatl. Komitee d. Wissenschaften d. DRV Hanoi (November 1964).

JENTZSCH, K. D.: Wechselbeziehungen zwischen Rinder- und menschlicher Tuberkulose. *Vortrag:* Tuberkuloseforschungsinst. Hanoi (November 1964).

JENTZSCH, K. D.: Bericht über eine Studienreise in die DR Vietnam. *Referate*-Nachmittag Vet.-untersuchungs- u. Tiergesundh.-amt, Jena (April 1965).

JENTZSCH, K. D.: Als Tierarzt in der DR Vietnam. *Vortrag:* Zusammenkunft d. Tierärzte d. Produktionsleitung d. Kreislandwirtschaftsrates, Hainichen (Mai 1965).

JENTZSCH, K. D.: Verbesserung der Tollwutdiagnostik durch Anwendung fluoreszierender Antikörper. *Vortrag:* Jahreskongr. Ges. Seuchenschutz der DDR, Leipzig (September) 1965.

JENTZSCH, K. D.: Tollwutdiagnostik mit fluoreszierenden Antikörpern und ihre Auswirkungen auf den Gesundheitsschutz des Menschen. *Vortrag:* Kongr. Psychiatr. Neurolog. Ges., Dredsen (Oktober 1965).

JENTZSCH, K. D.: Zur Differentialdiagnose bei der Tollwutdiagnostik mit fluoreszierenden Antikörpern. *Referate*-Nachmittag Vet.-untersuchungs- u. Tiergesundh.-amt, Jena (November 1965).

KARASEK, E.: Die Verbreitung der Bornaschen Krankheit in Thüringen. *Referate*-Nachmittag vet. med. Inst., Jena (September 1963).

KARASEK, E.: Zur Herstellung von Gewebeschnitten für die Immunhistologie. *Vortrag:* Arbeitstag. fluoreszierende Antikörper. Inst. für Vergl. Pathologie, Dtsch. Akad. Wissenschaften, Berlin (Juni 1964).

KARASEK, E.: Der Nachweis von Brucellen mit fluoreszierenden Antikörpern. *Vortrag:* Tag. wissenschaftl. Nachwuchs Vet.-med. Fakultät, Berlin (April 1965).

KARASEK, E.: Der Nachweis von Brucellen und Brucella-Antikörpern mit fluoreszierenden Antikörpern. *Vortrag:* Jahreskongr. Ges. Seuchenschutz der DDR, Leipzig (September 1965).

KRIEG, K.: Zum Vorkommen nicht entzündlicher Arteriopathien bei Zootieren. *Vortrag:* Tag. vet. med.-wissenschaftl. Nachwuchses DDR, Berlin (Juni 1964).

KRIEG, K.: Zur vergleichenden Pathologie der Atherosklerose des Tieres. *Vortrag:* 4. Tag. Arb.-gem. Morphol. DDR, Leipzig (Oktober 1964).

KRIEG, K.: Vorkommen und Morphologie nicht entzündlicher Arteriopathien bei Haus- und Zootieren. *Vortrag:* Jahreskongr. 1965 Fortbildung Ärzte, Zahnärzte, Apotheker, Leipzig (Oktober 1965).

KRIEG, K.: Teil- und Vollbilder der Arteriosklerose bei Tieren. *Vortrag:* Institutskolloqu. Patholog. Inst. Karl-Marx-Univers., Leipzig (November 1965).

POLZIN, H.: Ergebnisse der reihenmäßigen Untersuchung des erlegten Rehwildes aus dem Wildforschungsgebiet Hakel bei Gatersleben. *Vortrag:* 7. Tag. Arb.-gem. Jagd- u. Wildforsch., Gatersleben (Januar 1961).

SAJONSKI, H.: Zur Topographie des Magen-Darmtraktus des Rindes. *Vortrag:* Tag. Bezirkssekt. Frankfurt/Oder Wissenschaftl. Ges. Vet. med. DDR, Frankfurt/Oder (Mai 1962).

SAJONSKI, H.: Licht- und elektronenmikroskopische Untersuchungen am Hypophysenhinterlappen des Schweines unter besonderer Berücksichtigung der Neurosekretausschwemmung. *Vortrag:* Dtsch. Akad. Wissenschaften, Berlin (November 1963).

SAJONSKI, H.: Licht- und elektronenmikroskopische Untersuchungen am Hypophysenhinterlappen des Schweines unter Berücksichtigung der Neurosekretausschwemmung. *Vortrag:* Sitzung Arb.-gem. theoret. Vet. med. Sekt. Vet. med. Dtsch. Akad. Landwirtschaftswissenschaften, Berlin (Februar 1964).

SCHRÖDER, H.-D.: Ein Beitrag zur Tuberkulose-Diagnostik bei Zootieren. *Vortrag:* Fortbildungslehrgang Zootierärzte DDR, Berlin (März 1963).

SCHRÖDER, H.-D.: Über das Vorkommen von Salmonellen bei Zootieren. *Vortrag:* 6. Internat. Symp. Erkrank. Zootiere, Wien (Mai 1964).

SCHRÖDER, H.-D.: Zur Serodiagnostik der Leptospirose mit fluoreszierenden Antikörpern. *Vortrag:* Arbeitstag. fluoreszierende Antikörper. Inst. für Vergl. Pathologie, Dtsch. Akad. Wissenschaften, Berlin (Juni 1964).

SCHRÖDER, H.-D.: Cutis verticis gyrata bei Rhesusaffen. *Vortrag:* 7. Internat. Symp. Erkrank. Zootiere, Zürich u. Basel (April 1965).

SCHRÖDER, H.-D.: Zur Verbreitung der Leptospirose bei Zootieren. *Vortrag:* 7. Internat. Symp. Erkrank. Zootiere, Zürich u. Basel (April 1965).

SCHRÖDER, H.-D.: Laboratoriumsdiagnostik der Leptospirosen mit fluoreszierenden Antikörpern. *Vortrag:* Jahreskongr. Ges. Seuchenschutz der DDR, Leipzig (September 1965).

SCHUBARTH, H.: Jahreszeitliche Schwankungen der Schädelhöhe bei der Waldspitzmaus. *Vortrag:* Dtsch. Ges. Säugetierkd., Berlin (März 1959).

SMOLLICH, A.: Zur Histomorphologie der Nebennierenrinde von Myocastor coypus. *Vortrag:* 2. Tag. Arb.-gem. Morphol. DDR, Leipzig (September 1962).

SMOLLICH, A.: Entwicklung und Bau des Nephrons. *Probevorlesung* im Rahmen d. Habilitationsverfahrens Vet. med. Fakultät Humboldt-Universität Berlin (Januar 1963).

SMOLLICH, A.: Zum Funktionsformwandel der Nebennierenrinde. *Vortrag:* Sitzung Arb.-gem. theoret. Vet. med. Sekt. Vet. med. Dtsch. Akad. Landwirtschaftswissenschaften, Berlin (Februar 1964).

SMOLLICH, A.: Zur Orthologie und Morphokinese des Nebennierenmarks der Wiederkäuer. *Vortrag:* Sitzung Arb.-gem. theoret. Vet. med. Sekt. Vet. med. Dtsch. Akad. Landwirtschaftswissenschaften, Berlin (Februar 1965).

SMOLLICH, A.: Zur Orthologie und Morphokinese des Nebennierenmarks. VIII. Internat. Anatomenkongr., Wiesbaden (August 1965).

STOLL, L.: Zur Resistenz und Immunität der Tuberkulose. *Vortrag:* Arbeitskreis Tuberkulose Forschungsrat DDR, Berlin-Buch (Juli 1959).

STOLL, L.: Unspezifische Infektionskrankheiten bei Zootieren im Zusammenhang mit der Ernährung. *Vortrag:* 2. Internat. Symp. Erkrank. Zootiere, Warschau (Juni 1960).

STOLL, L.: Über den Esterasegehalt von menschlichem Normalserum und Serum von Patienten mit rezidivierender Tuberkulose. *Vortrag:* Internat. Tuberkulosekonf., Budapest (November 1960).

STOLL, L.: Über den Nachweis von Hemmfaktoren im Serum bei Säugetier-Tuberkulose. *Vortrag:* 34. Internat. Tuberkulosekongr., Budapest (September 1961).

STOLL, L.: Experimentelle Infektionen mit Keimen der Salmonella- und Arizona-Gruppe bei Schlangen. *Vortrag:* 4. Internat. Symp. Erkrank. Zootiere, Kopenhagen (Mai 1962).

TAMASCHKE, CH.: Über die Geschwülste der kleinen Laboratoriumstiere. *Vortrag:* Tag. med. wissenschaftl. Ges. theoret. Med., Jena (April 1954).

TAMASCHKE, CH.: Über die Nebennierengeschwülste des Hundes. *Vortrag:* 4. Tag. Arb.-gem. Vet. Pathologen, Hamburg (August 1954).

TAMASCHKE, CH.: Praecancerosen beim Tier unter besonderer Berücksichtigung des Magenkrebses beim Pferd. *Vortrag:* 7. Internat. Kongr. Vergl. Pathologie, Lausanne (Mai 1955).

TAMASCHKE, CH.: Latenzzeit und Malignität der Geschwülste vom Standpunkt der vergleichenden Pathologie. *Vortrag:* Dtsch. Akad. Wissenschaften Berlin (Oktober 1957).

TAMASCHKE, CH.: Übersicht über die Milchdrüsengeschwülste bei Tieren. *Vortrag:* 8. Tag. Arb.-gem. Vet. Pathologen, Wien (April 1958).

TROLLDENIER, H.: Zur Diagnostik der Tuberkulose bei Affen in Zoologischen Gärten. *Vortrag:* Jahreskongr. Fortbildung Ärzte mit Gemeinschaftstag. d. Tierärzte, Leipzig (September 1964).

TROLLDENIER, H.: Die Tuberkulinreaktion und ihre Nebenwirkungen bei Rhesusaffen. 7. Internat. Symp. Erkrank. Zootiere, Zürich u. Basel (April 1965).

ZIPPER, J.: Ein Beitrag zu den Endomykosen bei Zootieren. *Vortrag:* Fortbildungslehrgang Zootierärzte DDR, Berlin (März 1963).

Veröffentlichungen

AXT, J.: Abweichungen des zellfreien Hexose-Abbaus vom EMBDEN-MEYERHOF-Weg. Acta biol. med. germ. **14**, 119 bis 127 (1965).

AXT, J.: Einfluß von 2,4-Dinitrophenol auf den zellfreien Hexose-Abbau. Acta biol. med. germ. **14**, 476—481 (1965).

AXT, J.: Purin- und Pyrimidin-Nukleotide als Phosphatüberträger des zellfreien Hexose-Abbaus. Acta biol. med. germ. **15**, 216—221 (1965).

AXT, J.: Untersuchungen eines von OHLMEYER gefundenen Cofermentes der Gärung und Glykolyse. Biol. Rdsch. (im Druck).

AXT, J.: Gewinnung eines reproduzierbaren Mazerationssaftes mit austauschbarem Nucleotid-System. Nahrung (im Druck).

AXT, J., u. JENTZSCH, K. D.: Nachweis von Brucellen mit fluoreszierenden Antikörpern. 1. Mitteilung: Markierung von Immunglobulinen mit 1-Dimethylaminonaphthalin-5-sulfochlorid. Arch. exper. Vet. med. **16**, 1309—1316 (1962).

BULLING, D.: Die primären Knochengeschwülste der Haussäugetiere. Diss. Berlin 1961. In: Wiss. Zschr. Humboldt-Univ. Berlin, Math.-Naturwiss. Reihe, **11**, 463—503 (1962).

DJAKOFF, L.: Progressierende Calcinosis universalis bei einem jungen Brillenbären (Tremarctos ornatus). Zool. Garten (im Druck).

DOBBERSTEIN, J.: 60 Jahre Veterinär-Pathologie. Dtsch. tierärztl. Wschr. **60**, 11—13 (1953).

DOBBERSTEIN, J.: Wesen und Aufgaben einer vergleichenden Pathologie. Proc. 15. internat. tierärztl. Kongr. Stockholm 1953. **2**, 146—152 (1954).

DOBBERSTEIN, J.: Die Obduktion in der forensischen Veterinärmedizin. Schweiz. Arch. Tierheilkd. **95**, 510—517 (1953).

DOBBERSTEIN, J.: Zur Statistik der Geschwülste bei Tieren. Sitzungsber. Dtsch. Akad. Wissenschaften Berlin; Klasse Med. 1951, Nr. 3. Berlin: Akad.-Verl. 1953.

DOBBERSTEIN, J.: Die Währschaftsgesetze beim Viehhandel vom Standpunkt der forensischen Veterinärmedizin. Sitzungsber. Dtsch. Akad. Wissenschaften Berlin; Klasse Med. 1952, Nr. 2. Berlin: Akad.-Verl. 1953.

DOBBERSTEIN, J.: Vergleichende Pathologie und innere Medizin. Verh. Dtsch. Ges. inn. Med. **59**, 506—511 (1953).

DOBBERSTEIN, J.: Vergleichende Pathologie der Geschwülste. Zschr. Krebsforsch. **59**, 600—610 (1953).
DOBBERSTEIN, J.: A fertözö betegségek összehasonlító patológiája. Magyar Tudományos Akadémia Közleményei **5**, 127—132 (1954).
DOBBERSTEIN, J.: Die Domestikationskrankheiten unserer Haustiere. Sitzungsber. Dtsch. Akad. Landwirtschaftswissenschaften Berlin. Bd. 3, H. 10. Leipzig: Hirzel 1954.
DOBBERSTEIN, J.: Die Krankheiten von Mensch und Tier in ihrer Bedeutung für eine vergleichende Krankheitslehre. Wiss. Ann. **3**, 431—438 (1954).
DOBBERSTEIN, J.: Zur vergleichenden Pathologie des Kreislaufs. Abhandlg. Dtsch. Akad. Wissenschaften Berlin; Klasse Med. 1954, Nr. 1. Berlin: Akad.-Verl. 1955.
DOBBERSTEIN, J.: Die forensische Bedeutung der Tuberkulose bei Nutz- und Zuchtrindern. Dtsch. tierärztl. Wschr. **62**, 457—460 u. 485—489 (1955).
DOBBERSTEIN, J.: Betrachtungen zur Währschaftsgesetzgebung beim Viehhandel. Jahresber. Stuttgart. Tierärztl. Ges. Folge 2/3. Stuttgart: Enke 1955.
DOBBERSTEIN, J.: Die Tumorerkrankungen der Tiere als Wachstumsstörungen und ihre Bedeutung für die vergleichende Pathologie. Rapports 7. internat. Kongr. Vergl. Pathologie, Lausanne 1955. **1**, 197—207 (1955).
DOBBERSTEIN, J.: Der Krebs der Tiere im Vergleich zum Krebs des Menschen. Strahlenther. **96**, 259—265 (1955).
DOBBERSTEIN, J.: Die Geschwülste der Vögel. Verh. Dtsch. Ges. Path. **39**, 320—323 (1955).
DOBBERSTEIN, J.: Die pathologisch-anatomischen Veränderungen bei der Tuberkulose des Rindes. In: „Rindertuberkulose — hilf mit bei der Tilgung!". Leipzig: Hirzel 1956.
DOBBERSTEIN, J.: Die Tuberkulose bei Nutz- und Zuchtrindern vom Standpunkt der gerichtlichen Tierheilkunde. Mhefte Vet. med. **11**, 321—324 (1956).
DOBBERSTEIN, J.: Der Tierarzt im Strafrecht. Mhefte Vet. med. **11**, 603—610 (1956).
DOBBERSTEIN, J.: Aufgaben und Bedeutung der Pathologie in der Veterinärmedizin. Dtsch. tierärztl. Wschr. **64**, 118 bis 119 (1957).
DOBBERSTEIN, J.: Der Fleischbeschautierarzt und die bakteriologische Fleischuntersuchung. Eine Rundfrage. Unter Mitarb. von . . . zsgest. von J. Dobberstein. Mhefte Vet. med. **12**, 314—319, 382—388 u. 452—455 (1957).
DOBBERSTEIN, J.: Vergleichende Onkologie. Ther. Ber. **29**, 271—275 (1957).
DOBBERSTEIN, J.: Zur Frage der Gewährleistung bei der Tuberkulose des Rindes. Mhefte Tierheilkd. **9**, 211—218 (1957).
DOBBERSTEIN, J.: Trauerfeier für Prof. Müssemeier. Mhefte Vet. med. **12**, 326—328 (1957).
DOBBERSTEIN, J.: Überblick über die Leukoseforschung beim Tier. Mhefte Vet. med. **13**, 259—264 (1958).
DOBBERSTEIN, J.: Der Entwicklungsgedanke in der Veterinärmedizin. Ber. u. Vortr. Dtsch. Akad. Landwirtschaftswissenschaften Berlin. 4. 1959. Berlin 1960.
DOBBERSTEIN, J.: Zur Phylogenese der Entzündung. Dtsch. Gesd.wes. **15**, 1195—1199 (1960).
DOBBERSTEIN, J.: Beiträge zur Phylogenese der Entzündung der Wirbeltiere. Abhandlg. Dtsch. Akad. Wissenschaften Berlin; Klasse Med. 1960, Nr. 4. Berlin: Akad.-Verl. 1960.
DOBBERSTEIN, J.: Probleme der Ätiologie und Pathogenese der spontanen Leukose der Tiere. Abhandlg. Dtsch. Akad. Wissenschaften Berlin; Klasse Med. 1960, Nr. 3, Berlin: Akad.-Verl. 1960.
DOBBERSTEIN, J.: Wesen und Aufgaben einer vergleichenden Pathologie. In: Forschen und Wirken. Festschr. 150-Jahr-Feier Humboldt-Universität Berlin Bd. 2, S. 699—707. Berlin: Dt. Verl. d. Wiss. 1960.
DOBBERSTEIN, J.: Ernst Mangold †. Forsch. Fortschr. **35**, 381—382 (1961).
DOBBERSTEIN, J.: Zur Sektionsdiagnostik der Rinderleukose und Betrachtungen zur experimentellen Leukoseforschung. Tagungsber. Dtsch. Akad. Landwirtschaftswissenschaften Berlin. **49**, 9—19 (1961).
DOBBERSTEIN, J.: Nachruf Ernst Mangold. Jahrb. Dtsch. Akad. Wissenschaften Berlin. 1961, 895—896.
DOBBERSTEIN, J.: Betrachtungen zur staatlichen Tierseuchenbekämpfung. Mhefte Vet. med. **17**, 12—16 (1962).
DOBBERSTEIN, J.: Probleme neuzeitlicher Tierseuchenbekämpfung. Tierärztl. Umsch. **18**, 216—223 (1963).
DOBBERSTEIN, J.: Zum Wesen der vergleichenden Onkologie. Jahreskongr. Fortbildung d. Ärzte mit Gemeinschaftstag. d. Tierärzte. 1964, 3—7.
DOBBERSTEIN, J.: Die wichtigsten Krankheiten der Feliden. Milu. Wissenschaftl. kulturelle Mitt. Tierpark Berlin. **1**, 266—269 (1964).
DOBBERSTEIN, J.: Die staatliche Tierseuchenbekämpfung bei den Tieren der zoologischen Gärten. Wien. tierärztl. Mschr. **52**, 344—352 (1965).
DOBBERSTEIN, J.: Seuchenzüge einst und jetzt. In: Die Straßen der Tiere. Hrsg. v. Hediger, H. u. H. Rotta, Braunschweig: Vieweg (im Druck).
DOBBERSTEIN, J., u. JENTZSCH, K. D.: Möglichkeiten der „Schnelldiagnostik" bedeutsamer Zooanthroponosen mit fluoreszierenden Antikörpern. Berliner Münchener tierärztl. Wschr. **76**, 407—411 (1963).
DOBBERSTEIN, J., u. TAMASCHKE, CH.: Kapitel „Tumoren". In: Cohrs/Jaffé/Meessen: Pathologie der Laboratoriumstiere. Bd. 2, S. 470—598. Berlin, Göttingen, Heidelberg: Springer 1958.
DOBBERSTEIN, J., u. TAMASCHKE, CH.: „Blastome des Herzens". In: Joest, E.: Handbuch der speziellen pathologischen Anatomie der Haustiere. 3. Aufl. Bd. 2, S. 167—180. Berlin, Hamburg: Parey 1962.

DOBBERSTEIN, J., u. TAMASCHKE, CH.: „Blastome der Lymphknoten". In: Joest, E.: Handbuch der speziellen pathologischen Anatomie der Haustiere. 3. Aufl. Bd. 2, S. 495—498. Berlin, Hamburg: Parey 1963.

DOBBERSTEIN, J., u. TAMASCHKE, CH.: „Blastome der Leber und Gallenwege". In: Joest, E.: Handbuch der speziellen pathologischen Anatomie der Haustiere. 3. Aufl. Bd. 6, S. 178—208. Berlin, Hamburg: Parey 1963.

DOBBERSTEIN, J., u. TAMASCHKE, CH.: „Blastome des Darmes". In: Joest, E.: Handbuch der speziellen pathologischen Anatomie der Haustiere. 3. Aufl., Bd. 6, S. 509—529. Berlin, Hamburg: Parey 1964.

DOBBERSTEIN, J., u. TAMASCHKE, CH.: „Blastome der Knochen". In: Joest, E.: Handbuch der speziellen pathologischen Anatomie der Haustiere. 3. Aufl. Berlin, Hamburg: Parey (im Druck).

FLIR, K., u. IPPEN, R.: Atypische Tuberkulose mit Riesenzellbildung beim Hund. Zbl. Vet. med. 2, 468—482 (1955).

HEINZE, W., u. SAJONSKI, H.: Zur Anatomie der Elefantenlunge. Zool. Jb. Anat. **81**, 17—26 (1963).

HEINZE, W., u. SAJONSKI, H.: Odontoma simplex partiale in der Schmelzeinstülpung eines Pferdemolaren. Zbl. allg. Path. **105**, 479—486 (1964).

HILGENFELD, M.: Toxoplasmose bei Zootieren — eine mögliche Infektionsquelle für den Menschen. Zschr. ges. Hyg. **9**, 576—586 (1963).

HILGENFELD, M.: Zur epidemiologischen Bedeutung der Tiertoxoplasmose. Jahreskongr. Fortbildung d. Ärzte mit Gemeinschaftstag d. Tierärzte. 1964, 53—63.

HILGENFELD, M.: Toxoplamose bei Zootieren. Zool. Garten (NF) **30**, 262—270 (1965).

HILGENFELD, M.: Globidiose bei Sibirischen Steinböcken (Capra sibirica). Angew. Parasit. (im Druck).

HILGENFELD, M., u. KRIEG, K.: Beitrag zur Leukose des Schafes. Mhefte Vet. med. **20**, 266—270 (1965).

IPPEN, R.: Zur vergleichenden Pathologie der LANGHANS'schen Riesenzelle im tuberkulösen Granulationsgewebe. Mhefte Vet. med. **11**, 217—224 (1956).

IPPEN, R.: Zur vergleichenden Pathologie der Verkalkungen im tuberkulösen Granulationsgewebe. Zbl. allg. Path. **96**, 71—83 (1957).

IPPEN, R.: Zur vergleichenden Pathologie der Faserbildung im tuberkulösen Granulationsgewebe. Beitr. Klin. Tuberk. **117**, 514—528 (1957).

IPPEN, R.: Zur vergleichenden Pathologie der Tuberkulose. Die Tuberkulose des Igels. Beitr. Klin. Tuberk. **119**, 259—271 (1958).

IPPEN, R.: Zur vergleichenden Pathologie der Tuberkulose der Nagetiere. Dtsch. tierärztl. Wschr. **66**, 42—47 (1959).

IPPEN, R.: Die Amöbendysenterie der Reptilien. Kleintierpraxis **4**, 131—137 (1959).

IPPEN, R.: Die Tuberkulose des Sumpfbibers (Myocastor coypus) als diagnostisches Hilfsmittel zur Typendifferenzierung. Zbl. Bakt.-Abt. I. Orig. **178**, 195—202 (1960).

IPPEN, R.: Über eine Einrichtung für fotografische Aufnahmen in medizinischen Instituten. Zschr. med. Labortechn. **1**, 239—242 (1960).

IPPEN, R.: Nekrobazillose als Folge hochgradiger Konstitutionsschwächung bei Saiga-Antilopen. 2. międzynarodowe sympozjum patologii zwierzat ogrodów zoologicznych. Warszawa, 10. 6.—14. 6. 1960. S. 87—89.

IPPEN, R.: Die spontane Tuberkulose bei Kaltblütern. Proc. 4. Internat. Symposium on Diseases in Zoo-Animals, Copenhagen 27.—30. May 1962. Nord. Vet. Med. **14**, Suppl. 1, 183—192 (1962).

IPPEN, R.: Vergleichende pathologische Untersuchungen über die spontane und experimentelle Tuberkulose der Kaltblüter. Hab. Schrift 1964. In: Abhandlg. Dtsch. Akad. Wissenschaften Berlin; Klasse Med. 1964, Nr. 1.

IPPEN, R.: Durch Mycobakterien bedingte Krankheitsbilder bei Tieren. Jahreskongr. Fortbildung d. Ärzte mit Gemeinschaftstag. d. Tierärzte. 1964, 80—85.

IPPEN, R.: Über Sektionsbefunde bei Reptilien. Zbl. allg. Path. **107**, 520—529 (1965).

IPPEN, R., u. HILGENFELD, M.: Ergebnisse der reihenmäßigen Untersuchung des erlegten Rehwildes aus dem Wildforschungsgebiet Hakel bei Gatersleben. Tagungsber. Dtsch. Akad. Landwirtschaftswissenschaften Berlin; **37**, 49—52 (1961).

IPPEN, R., u. KAST, A.: Metastasierender Speicheldrüsenmischtumor mit Riesenzellbildung beim Hunde. Zbl. allg. Path. **99**, 377—382 (1959).

IPPEN, R., u. POLZIN, H.: Über die Mykosen der in Zoologischen Gärten gehaltenen Vögel. Zool. Garten **29**, 14—27 (1964).

IPPEN, R., u. STOLL, L.: Salmonellaenzootie bei asiatischen Steinböcken. Mhefte Vet. med. **14**, 284—286 (1959).

IPPEN, R., u. STOLL, L.: Pasteurella pseudotuberculosis bei einem Virginiahirsch. Berliner Münchener tierärztl. Wschr. **72**, 439—440 (1959).

IPPEN, R., u. STOLL, L.: Enzootischer Nekrobazilloseverlauf bei Saigaantilopen. Arch. exper. Vet. med. **14**, 1220 bis 1227 (1960).

JENTZSCH, K. D.: Zur Technik der Schrägdurchleuchtung von Plattenkulturen. Zbl. Bakt.-Abt. I. Orig. **183**, 410 bis 416 (1961).

JENTZSCH, K. D.: Vergleichende kulturelle, biochemische und serologische Untersuchungen an Pasteurella multocida-Stämmen aus gesunden und entzündeten Schweinelungen. Zbl. Vet. med. 8, 1158—1169 (1961).

JENTZSCH, K. D.: Zur Frage der Pathogenität von Listeria monocytogenes für Kaltblüter. Arch. exper. Vet. med. **16**, 315—326 (1962).

JENTZSCH, K. D.: Amphibien als Salmonellenausscheider. Mhefte Vet. med. **17**, 25—27 (1962).

JENTZSCH, K. D.: Die Schrägdurchleuchtung von Plattenkulturen mit konstanten Bedingungen, eine wertvolle Untersuchungsanordnung für den Listeriennachweis bei der bakteriologischen Fleischuntersuchung. Fleischwirtschaft **14**, 523—525 (1962).

JENTZSCH, K. D.: Über die Komplement-Wirksamkeit der Blutseren der Kaltblüter, insbesondere der Schildkröte. Zbl. Vet. med. **9**, 600—614 (1962).

JENTZSCH, K. D.: Die Bedeutung der fluoreszierenden Antikörper für Diagnostik und Forschung. Mhefte Vet. med. **18**, 123—128 (1963).

JENTZSCH, K. D.: Nachweis von Brucellen mit fluoreszierenden Antikörpern. 3. Mitteilung: Der „indirekte Nachweis" von Brucella-Antikörpern in Rinderseren mit Fluorescein-Konjugaten. Arch. exper. Vet. med. **17**, 921—935 (1963).

JENTZSCH, K. D.: Nachweis von Brucellen mit fluoreszierenden Antikörpern. 4. Mitteilung: Die „Komplementfärbung" zur Feststellung komplementbindender Brucella-Antikörper in Rinderblutseren. Arch. exper. Vet. med. **18**, 968—979 (1964).

JENTZSCH, K. D.: „Fluoreszenz-Coombs-Test" zum Nachweis inkompletter Brucella-Antikörper. Zbl. Bakt.-Abt. I. Orig. **192**, 262—264 (1964).

JENTZSCH, K. D.: Nachweis von Negrischen Körperchen und Tollwutvirus-Aggregaten mit fluoreszierenden Antikörpern. Mhefte Vet. med. **19**, 561—564 (1964).

JENTZSCH, K. D.: Zur Technik und volkswirtschaftlichen Bedeutung der Tollwutdiagnostik mit fluoreszierenden Antikörpern. Mhfte Vet. med. **20**, 550—554 (1965).

JENTZSCH, K. D.: Beitrag zur Anwendung von fluoreszierenden Antikörpern in der medizinischen Mikrobiologie. Hab.-Schrift Berlin 1964 (im Druck).

JENTZSCH, K. D.: Nachweis von Brucellen mit fluoreszierenden Antikörpern. 5. Mitteilung: Der „kombinierte Fluoreszenztest" zur Feststellung von Agglutininen, inkompletten und komplementbindenden Antikörpern in Blutseren. Arch. exper. Vet. med. (im Druck).

JENTZSCH, K. D., u. AXT, J.: Nachweis von Brucellen mit fluoreszierenden Antikörpern. 2. Mitteilung: Prüfung der Spezifität der markierten Antiseren. Arch. exper. Vet. med. **17**, 173—180 (1963).

JENTZSCH, K. D., u. PITZSCHKE, H.: Vergleichende Untersuchungen über die Anwendung des Sellers-Quetsch-Präparates, des Tierversuches und von fluoreszierenden Antikörpern bei der Diagnose der Tollwut. Mhefte Vet.med. **20**, 17—20 (1965).

KARASEK, E.: Die Empfindlichkeit von Listerien gegenüber einigen Antibiotika im Reihenverdünnungstest. Arch. exper. Vet. med. **18**, 767—773 (1964).

KARASEK, E.: Untersuchungen zur Gewebeschnittherstellung für die Immunhistologie. Arch. exper. Vet. med. **19**, 113—121 (1965).

KARASEK, E.: Einfluß der Fäulnis auf den Nachweis von Brucellen mit fluoreszierenden Antikörpern. Mhfte Vet. med. **20**, 323—326 (1965).

KARASEK, E.: In-vitro-Untersuchungen über den Einfluß von Antibiotika auf den Nachweis von Brucellen mit fluoreszierenden Antikörpern. Mhfte Vet. med. **20**, 767—770 (1965).

KARASEK, E., u. JENTZSCH, K. D.: Nachweis von Brucellen mit fluoreszierenden Antikörpern. 6. und letzte Mitteilung: Darstellung von Brucellen im Gewebe experimentell infizierter Versuchstiere. Arch. exper. Vet. med. (im Druck).

KARASEK, E., u. SCHRÖDER, H.-D.: Die Empfindlichkeit aus Zootieren isolierter Salmonella-Stämme gegenüber einigen Antibiotika. Kleintierpraxis **9**, 132—134 (1964).

KAST, A.: Die spontanen Geschwülste der Vögel. Diss. Berlin 1955. In: Wiss. Zschr. Humboldt-Univ. Berlin, Math.-Naturwiss. Reihe **5**, 29—64 (1955/56).

KRIEG, K.: Darmsarkome bei Tieren. Zbl. Vet. med. **2**, 151—162 (1964).

KRIEG, K.: Mediaxanthomatose und Atherosklerose bei einem Hund. Arch. exper. Vet. med. **18**, 251—266 (1964).

KRIEG, K.: Zusammenfassende Betrachtungen über Wesen und Bedeutung der Einschlußkörperchen in heutiger Sicht. Arch. exper. Vet. med. (im Druck).

KRIEG, K., u. SCHRÖDER, H.-D.: Metastasierendes Schilddrüsenkarzinom bei einem Rotfuchs (Vulpes vulpes). Kleintierpraxis **9**, 76—83 (1964).

KUCHLING, E.: Zur vergleichenden Pathologie der Talkumserositis der Vögel. Zbl. allg. Path. **102**, 348—355 (1961).

MICKWITZ, C.-U. v.: Beitrag zum Vorkommen kongenitaler Maul- und Klauenseuche beim Schwein. Mhfte Vet. med. **20**, 774—778 (1965).

NOACK, P.: Die Geschwülste der oberen Atmungswege bei den Haussäugetieren. Diss. Berlin 1956. In: Wiss. Zschr. Humboldt-Univ. Berlin, Math.-Naturwiss. Reihe **6**, 293—314 u. 373—391 (1956/57).

SAJONSKI, H.: Normalanatomische Vorbemerkungen zu „Muskeln". In: Joest, E.: Handbuch der speziellen pathologischen Anatomie der Haustiere, 3. Aufl., Bd. 1. Berlin, Hamburg: Parey 1962.

SAJONSKI, H.: Normalanatomische Vorbemerkungen zu „Herz". In: Joest, E.: Handbuch der speziellen pathologischen Anatomie der Haustiere, 3. Aufl., Bd. 2. Berlin, Hamburg: Parey 1962.

SAJONSKI, H.: Normale Anatomie und Physiologie der Hypophyse. In: Joest, E.: Handbuch der speziellen pathologischen Anatomie der Haustiere, 3. Aufl., Bd. 3. Berlin, Hamburg: Parey 1963.

SAJONSKI, H.: Normalanatomische Vorbemerkungen zu „Sehnen und Sehnenscheiden". In: Joest, E.: Handbuch der speziellen pathologischen Anatomie der Haustiere, 3. Aufl., Bd. 1. Berlin, Hamburg: Parey 1963.

SAJONSKI, H.: Normalanatomische Vorbemerkungen zu „Schleimbeutel". In: Joest, E.: Handbuch der speziellen pathologischen Anatomie der Haustiere, 3. Aufl., Bd. 1. Berlin, Hamburg: Parey 1963.

SAJONSKI, H.: Normalanatomische Vorbemerkungen zu „Mundhöhle und Speicheldrüsen". In: Joest, E.: Handbuch der speziellen pathologischen Anatomie der Haustiere, 3. Aufl., Bd. 5. Berlin, Hamburg: Parey 1963.

SAJONSKI, H.: Normalanatomische Vorbemerkungen zu „Darm". In: Joest, E.: Handbuch der speziellen pathologischen Anatomie der Haustiere, 3. Aufl., Bd. 6. Berlin, Hamburg: Parey 1964.

SAJONSKI, H.: Normalanatomische Vorbemerkungen zu „Zähne". In: Joest, E.: Handbuch der speziellen pathologischen Anatomie der Haustiere. 3. Aufl., Bd. 5, Berlin, Hamburg: Parey (im Druck).

SAJONSKI, H.: Normalanatomische Vorbemerkungen zu „Vormagen der Wiederkäuer". In: Joest, E.: Handbuch der speziellen pathologischen Anatomie der Haustiere, 3. Aufl., Bd. 5. Berlin, Hamburg: Parey (im Druck).

SAJONSKI, H.: Normalanatomische Vorbemerkungen zu „Magen". In: Joest, E.: Handbuch der speziellen pathologischen Anatomie der Haustiere, 3. Aufl., Bd. 5. Berlin, Hamburg: Parey (im Druck).

SAJONSKI, H.: Normalanatomische Vorbemerkungen zu „Bauchfell". In: Joest, E.: Handbuch der speziellen pathologischen Anatomie der Haustiere, 3. Aufl., Bd. 7. Berlin, Hamburg: Parey (im Druck).

SAJONSKI, H.: Normalanatomische Vorbemerkungen zu „Knochen". In: Joest, E.: Handbuch der speziellen pathologischen Anatomie der Haustiere, 3. Aufl., Bd. 1. Berlin, Hamburg: Parey (im Druck).

SAJONSKI, H., u. SCHULZ, V.: Die Innervation der LANGERHANSschen Inseln des Sumpfbibers unter Berücksichtigung der neuroinsulären Komplexe. Mhfte Vet. med. **20**, 412—417 (1965).

SAJONSKI, H., u. SMOLLICH, A.: Zur Frage der Signalübermittlung von der Nebennierenrinde zum Hypothalamus. I. Karyometrische Untersuchungen am Nucleus ventromedialis des Hypothalamus von Sumpfbiber und Frettchen. Arch. exper. Vet. med. 18, 745—752 (1964).

SAJONSKI, H., u. SMOLLICH, A.: Zur Frage der Signalübermittlung von der Nebennierenrinde zum Hypothalamus. II. Karyometrische Untersuchungen am Nucleus hypothalamicus ventromedialis des Meerschweinchens. Arch. exper. Vet. med. **19**, 351—354 (1965).

SAJONSKI. H., SMOLLICH, A., u. SUCKOW, K.: Beitrag zur quantitativen Organentwicklung (Herz, Lunge, Leber, Milz, Niere) des Schweines während der Fetalzeit. Mhfte Vet. med. **20**, 696—703 (1965).

SAJONSKI, H., SMOLLICH, A., u. TROLLDENIER, H.: Zur Frage der Signalübermittlung von der Nebennierenrinde zum Hypothalamus. III. Das Verhalten des Zellkernvolumens der Nuclei hypothalamici ventromediales nach unilateraler Adrenalektomie. Arch. exper. Vet. med. **19**, 813—817 (1965).

SCHRÖDER, H.-D.: Über den fluoreszenz-serologischen Nachweis von Leptospirenantikörpern. Mhefte Vet. med. **19**, 469—472 (1964).

SCHRÖDER, H.-D.: Ein Beitrag zur Diagnostik der Tuberkulose bei Zootieren. Zool. Garten (N. F.) **30**, 244—247 (1965).

SCHRÖDER, H.-D.: Zum Nachweis von Leptospiren mit fluoreszierenden Antikörpern. Mhte Vet. med. **20**, 631—634 (1965).

SCHRÖDER, H.-D., u. AXT, J.: Ein Beitrag zur Cutis verticis gyrata beim Rhesusaffen (Macaca mulatta). Kleintierpraxis (im Druck).

SCHUBARTH, H.: Zur makroskopischen und mikroskopischen Anatomie der Rückendrüse vom Halsbandpekari (Dicotyles torquatus Cuvier, 1817). Zool. Jb. Anat. **80**, 489—499 (1963).

SCHUBARTH, H.: Vergleichende histologische Untersuchungen über die Milz der Vertebraten als erythrocytenabbauendes und erythrocytenspeicherndes Organ. Diss. Berlin 1964.

SMOLLICH, A.: Zur makroskopischen und mikroskopischen Anatomie der Nebenniere des Sumpfbibers [Myocastor coypus (MOLINA)]. Hab. Schrift Berlin 1962. In: Arch. exper. Vet. med. **16**, 763—838, 839—886 (1962).

SMOLLICH, A.: Zur Morphologie und Genese der sog. dunklen Zellen der Nebennierenrinde von Myocastor coypus (MOLINA). Zschr. Zellforsch. **58**, 94—106 (1962).

SMOLLICH, A.: Über den Sexualdimorphismus der Nebenniere von Myocastor coypus (MOLINA). Acta anat. **51**, 298 bis 312 (1962).

SMOLLICH, A.: Der Einfluß der DCA- und ACTH-Behandlung auf die Kerngröße der Nebennierenrinde des Sumpfbibers. Zschr. mikrosk.-anat. Forsch. **70**, 315—329 (1963).

SMOLLICH, A.: Der Harn- und Geschlechtsapparat (Apparatus urogenitalis). In: Koch, T.: Lehrbuch der Veterinär-Anatomie, Bd. 2. Jena: Fischer 1963.

SMOLLICH, A.: Die regressiven Veränderungen der Nebennierenrinde beim Sumpfbiber. Acta anat. **56**, 281—296 (1964).

SMOLLICH, A.: Karyometrische Untersuchungen an der Nebennierenrinde des formolgestressten Frettchens (Mustela putorius furo L.) Zschr. mikrosk.-anat. Forsch. **71**, 198—206 (1964).

SMOLLICH, A.: Anatomie und Physiologie. In: Ritze, W.: Schweine. Zucht, Haltung, Fütterung. Berlin: Dt. Landwirtschaftsverl. 1964. 2. Aufl. 1965.

SMOLLICH, A. Zur Artspezifität des morphokinetischen Effekts der Nebennierenrinde. Endokrinologie (Leipzig) **46**, 270–280 (1964).

SMOLLICH, A.: Das Herz. In Koch, T.: Lehrbuch der Veterinär-Anatomie, Bd. 3. Jena Fischer 1965.

SMOLLICH, A. Knochenbildungen in der Nebennierenrinde eines Lamas. Zbl. allg. Path. **107**, 214–217 (1965).

SMOLLICH, A. Die Follikel des Nebennierenmarks der Wiederkäuer. Path. vet. **2**, 161–174 (1965).

SMOLLICH, A., u. HÜHN, U: Eine geeignete Technik zur Darstellung argyrophiler Fasern. Anat. Anz. **112**, 69–71 (1963).

STOLL, L.: Zur Begleitflora bei der Lungentuberkulose der Säugetiere. Zschr. Tuberk. **110**, 100–103 (1957).

STOLL, L.: Zur Bedeutung der Lipase bei der Tuberkulose. Beitr. Klin. Tuberk. **119**, 439–445 (1958/59).

STOLL, L.: Untersuchungen zur Wirksamkeit der Lungenlipase von Pferd und Rind auf das Mykobakterium tuberculosis. Naturwissenschaften **46**, 209–210 (1959).

STOLL, L.: Atypische Corynebakterien in der Milch. Berliner Münchener tierärztl. Wschr. **73**, 270–272 (1960).

STOLL, L.: Zur Bakteriologie der miliaren Lebernekrose des Kalbes. Berliner Münchener tierärztl. Wschr **73**, 304–308 (1960).

STOLL, L.: Lipasebestimmung bei rezidivierender Tuberkulose. Beitr Klin. Tuberk. **124**, 379–383 (1961).

STOLL, L.: Egészségesek és visszaesö gümökórosok vérsavójának esterase tartalmáról (ungarisch). Tuberkolózis **14**, 206–209 (1961)

STOLL, L.: Papierelektrophoretische Bestimmung der Serumlipoproteine bei leukoseverdächtigen Rindern. Arch. exper Vet. med. **16**, 205–209 (1962).

STOLL, L.: Über unspezifische Infektionen bei Zootieren und ihre Beziehungen zur Ernährung. 2. międzynarodowe sympozjum patologii zwierzat ogrodów zodogicznych. Warszawa, 10. 6.–14. 6. 1960. S. 127–132.

STOLL, L. Experimentelle Infektionen mit Keimen der Salmonella- und Arizona-Gruppe bei Schlangen. Proc. 4. Internat. Symposium on Diseases in Zoo-Animals, Copenhagen 27.–30. May 1962. Nord. Vet. Med. **14**, Suppl. 1, 225–232 (1962).

TAMASCHKE, Ch.: Die Spontantumoren der kleinen Laboratoriumssäuger in ihrer Bedeutung für die experimentelle Onkologie. Strahlenther. **96**, 150–168 (1955).

TAMASCHKE, Ch.: Über die Nebennierengeschwülste des Hundes. Virchows Arch. path. Anat. **327**, 480–489 (1955).

TAMASCHKE, CH.: Präcancerosen beim Tier unter besonderer Berücksichtigung des Magenkrebses beim Pferd. Arch. Geschwulstforsch. **12**, 205–226 (1958).

TROLLDENIER, H. Multiple Mißbildungen mit Gesichtsspalten beim Deutschen Veredelten Landschwein. Fortpfl. Besam. Aufz. Haustiere. **1**, 55–72 (1964).

TROLLDENIER, H: Zur Diagnostik der Tuberkulose bei Affen in zoologischen Gärten Jahreskongr. Fortbildung d. Ärzte mit Gemeinschaftstag. d. Tierärzte. 1964, 86–91.

TROLLDENIER, H Zur Klinik, Diagnostik und Therapie der Tuberkulose der Affen. Zbl. Vet. med. **11**, 337–361 (1964)

TROLLDENIER, H: Zur Anatomie der Schilddrüse des Sumpfbibers [Myocastor coypus (MOLINA)]. Anat. Anz. **116**, 182–195 (1965).

TROLLDENIER, H: Zur Tuberkulosediagnostik bei subhumanen Primaten. Beitr. Klin. Tuberk. **130**, 335–346 (1965).

TROLLDENIER, H. Elektronenmikroskopische Untersuchungen der Schilddrüse des Sumpfbibers. Zschr. mikr.-anat. Forsch. **73**, 438–461 (1965).

Red. v. CH. TAMASCHKE

Aus der Abteilung des Direktors

Zum Vorkommen nichtentzündlicher Arteriopathien bei Zootieren

von

K. Krieg

Die bei Zootieren vorkommenden nichtentzündlichen Arteriopathien sind bisher nur in geringem Maße Gegenstand intensiverer Untersuchungstätigkeit gewesen. Im diesbezüglichen Schrifttum finden sich neben Mitteilungen über Einzelbeobachtungen (Hamerton, 1935, 1936, 1937; Lindsay, Skahen und Chaikoff, 1956; Lindsay und Chaikoff, 1957; Zarzewski, 1959; Kadziolka und Teuscher, 1964) auch umfangreichere Darstellungen (Fox, 1920, 1923, 1933, 1939; Gillman und Gilbert, 1957; Lloyd, 1959; Rigg, Finlayson, Symons Hill und Fiennes, 1960; Grünberg, 1961; Finlayson, Symons und Fiennes, 1962), in denen zusammengenommen eine ganze Reihe von Vogel- und Säugetierarten aufgeführt ist.

Die in diesen Arbeiten beschriebenen nichtentzündlichen Arteriopathien sind zum großen Teil dem Arteriosklerosekomplex zugerechnet worden. Bei den vorwiegend in der Aorta und in den Koronararterien lokalisierten Prozessen handelte es sich im wesentlichen um Intimasklerosen, Mediaverkalkungen und Arterio- bzw. Atherosklerosen, von denen die letztgenannten eine noch immer umstrittene Gruppe darstellen.

Im Gegensatz zu der im deutschsprachigen Schrifttum fühlbaren Zurückhaltung in der Deutung arteriosklerotischer Prozesse bei Tieren, werden in der angelsächsischen Literatur die verschiedenartigsten Intimaerkrankungen der Arteriosklerose zugerechnet. Die Gründe für diese unterschiedlichen Auffassungen liegen nach Dahme (1962) vor allem in der uneinheitlichen Definition des Arteriosklerosebegriffes. Während Marchand (1904) bei der Arteriosklerose des Menschen die Lipoidose in den Mittelpunkt stellte und den Begriff der Atherosklerose prägte, ergaben sich im Verlaufe der Aufklärung ihrer Pathogenese neue Gesichtspunkte, die zu einer Aberkennung der primären Bedeutung der Lipide bei diesen Prozessen führten. Durch diese neue Richtung in der Betrachtungsweise des Arterioskleroseproblems zeichnen sich nach Dahme (1962) Möglichkeiten ab, die zu einem auch auf das Tier anwendbaren Arteriosklerosebegriff führen können. So können nach diesem Autor dem Arteriosklerosekomplex sowohl die echte Atherosklerose wie auch die Intimasklerose mit und ohne degenerativen Hyalinosen, Lipoidosen und Verkalkungen bei älteren Tieren, die Intimasklerose im großen und kleinen Kreislauf infolge Hypertonien, die hypertonischen Arteriolosklerosen und schließlich — mit gewisser Zurückhaltung — die Mediaverkalkung zugeordnet werden. Der Begriff „Atherosklerose" sollte nach Dahme (1962) nur noch dort Anwendung finden, wo tatsächlich Sklerosen und Lipidphanerosen in der Intima nebeneinander vorliegen. Die Atherosklerose würde damit eine der möglichen Varianten der Arteriosklerose darstellen.

Eine derartige Neuorientierung hinsichtlich der Begriffsbestimmung und Einteilung arteriosklerotischer Angiopathien bei Tieren erscheint unumgänglich, da in der experimentellen Medizin, insbesondere aber auf dem Gebiete der Arterioskleroseforschung, der Beurteilung und vergleichenden Betrachtung der auftretenden pathomorphologischen Gefäßwandstrukturen bei den verschiedensten Versuchstierarten ein einheitlicher Bewertungsmaßstab zugrunde liegen muß.

Daß aber auch auf dem Gebiet der Arteriosklerose des Menschen nach neuen Wegen gesucht wird, geht aus einer Arbeit von Sir George Pickering (1963) hervor, in der festgestellt wird, daß die Begriffe Atherosklerose und Arteriosklerose eine große Reihe von Veränderungen umfassen, die sich in Arterien von sehr unterschiedlicher Größe abspielen, verschiedene Arterienwandschichten befallen und keine einheitliche Ätiologie haben. Das Fehlen einer allgemein anerkannten Definition der in Frage stehenden Begriffe führe zum „intellektuellen Chaos“.

Die vorstehend gemachten Bemerkungen schienen uns auf Grund der noch bestehenden Uneinheitlichkeit der Begriffe und zum besseren Verständnis der mitzuteilenden eigenen Beobachtungen sowie als Grundlage für eine Diskussion derselben notwendig.

Eigene Untersuchungen

Unsere Untersuchungen wurden an bisher 200 Säugetieren und 50 Vögeln, die aus verschiedenen Zoologischen Gärten stammten* und dem laufenden Sektionsgut entnommen wurden, durchgeführt.

Zur Untersuchung gelangten in den meisten Fällen die gesamte Aorta sowie verschiedene Gewebeproben aus Herz, Niere und Lunge. Im Vordergrund unserer Betrachtungen stand jedoch im Rahmen dieser Untersuchungen das zentrale arterielle Kreislaufgebiet.

Die Aorten wurden zunächst im Nativzustand auf das Vorliegen makroskopischer Veränderungen untersucht und anschließend, wie auch die Organproben, in 10%igem Neutralformol fixiert. Sie wurden dann einer Ganzfärbung mit Scharlachrot unterworfen. Zum makroskopischen Nachweis von Verkalkungen bzw. zu ihrer besseren Darstellung wurde erstmals eine Anfärbung mit Hämatoxylin versucht. Nach Begutachtung der so deutlicher hervortretenden Veränderungen der Aortenwand wurden verschiedene Gewebeproben aus ihr entnommen und zusammen mit Proben aus den makroskopisch unveränderten Aorten sowie den Organproben folgenden histologischen Färbemethoden und histochemischen Nachweisverfahren unterworfen:

1. Hämatoxylin-Eosin-Färbung
2. Elastika-v. Gieson-Färbung
3. Fettfärbung mit Scharlach R.
4. Fettfärbung mit Sudan III
5. PAS-Reaktion nach HOTCHKISS
6. Kalknachweis nach KOSSA
7. Turnbull-Blau-Reaktion
8. Cholesterinnachweis nach SCHULTZE

Gleichzeitig wurden Gefrierschnitte im polarisierten Licht untersucht.

Pathologisch-anatomische und histologische Befunde

Von den 250 untersuchten Säugetieren und Vögeln zeigten 65 Tiere, das sind 26%, die verschiedensten und in ihrer Intensität sehr variierenden Gefäßwandveränderungen. In etwa der Hälfte dieser Fälle ließen sich bereits makroskopisch pathologische Prozesse in der Aortenwand nachweisen. Betrachtet man Säuger und Vögel für sich, so zeigten erstere in 23,5% der untersuchten Tiere, letztere in 36% derartige Veränderungen. Die beobachteten Gefäßwandprozesse ließen sich zwanglos in folgende Gruppen einteilen:

1. Intimasklerosen
2. Intimasklerosen mit Neutralfettabscheidungen

---

* Herrn Prof. Dr. DATHE, Direktor des Tierparkes Berlin, sowie Herrn Dr. KLÖS, Direktor des Zoologischen Gartens Berlin, sei für die Überlassung des Untersuchungsmaterials bestens gedankt.

3. Intimasklerosen mit Neutralfett- und Lipoidabscheidungen
4. Mediaverkalkungen

In vereinzelten Fällen fanden sich in der Aortenwand verschiedene Veränderungen nebeneinander, so z. B. Mediaverkalkungen und Intimasklerosen, wobei letztere auch durch Neutralfett- oder Lipoidabscheidungen kompliziert sein konnten.

Nachfolgend soll auf die verschiedenen Gruppen ausführlicher eingegangen werden.

Intimasklerosen

Die zu den häufigsten Arterienwandveränderungen zählenden Intimasklerosen, die sich durch eine mehr oder weniger umfangreiche fibrös-elastische Proliferation im Bereiche der subendothelialen Fasernetzschicht auszeichnen, konnten wir bei 21 jüngeren und älteren Tieren, und zwar bei 20 Säugern und einem Vogel beobachten. Dieses Tiermaterial setzte sich wie folgt zusammen:

Primates

1 Rhesusaffe (Macaca mulata)
1 Mantelpavian (Comopithecus hamadryas)

Carnivora

2 Löwen (Panthera leo)
1 Bengaltiger (Panthera tigris)
1 Nebelparder (Panthera Neofelis nebulosa)
1 Rotfuchs (Vulpes vulpes)
1 Eisbär (Thalarctos maritimus)
1 Wickelbär (Potos flavus)
1 Mähnenrobbe (Otaria byronia)
1 Kegelrobbe (Halichoerus grypus)

Artiodactyla

1 Kamerunschaf (Ovis musimon f. aries)
1 Schaf (Ovis musimon)
1 Sibirisches Reh (Capreolus capreolus pygargus)
1 Elenantilope (Taurotragus oryx)
1 Hirschziegenantilope (Antilope cervicapra)
1 Muntjak (Muntiacus muntjac)
1 Zebu (Bos indicus)
1 Kamel (Camelus dromedarius)

Marsupialia

1 Rotes Riesenkänguruh (Macropus rufus)

Falconiformes

1 Affenadler (Pithecophaga jefferyi)

In 19 Fällen fanden sich die sklerosierenden Prozesse in der Aortenintima und traten bei 6 Tieren bereits makroskopisch in Erscheinung. Bei dem *Kamel* (Camelus dromedarius) konnten gleichzeitig Intimasklerosen verschiedener größerer Koronararterien beobachtet werden, während bei einem *Löwen* (Panthera leo) nur die Koronararterien derartige Veränderungen aufwiesen.

In der Aorta waren die Intimasklerosen vorwiegend im Endabschnitt zu finden. In wenigen Fällen traten sie jedoch auch im Arcus aortae (*Hirschziegenantilope*-Antilope cervicapra) bzw. in der Aorta theoracica (*Kamerunschaf*-Ovis musimon f. aries, *Muntjak*-Muntiacus muntjac) auf.

Der Form nach handelte es sich hierbei sowohl um diffuse als auch umschriebene, knotige Veränderungen. Während bei den Säugetieren die sklerosierenden Prozesse sich durch fibrös-elastische Proliferationen auszeichneten, fehlte bei der Intimasklerose des *Affenadlers* (Pithecophaga jefferyi) die elastische Komponente. Bei den sklerosierenden Prozessen in der Aortenintima des *Rhesusaffen* (Macaca mulata) und des *Affenadlers* (Pithecophaga jefferyi) zeigten die inneren elastischen Lamellen der Media regressive Veränderungen in Form einer Aufsplitterung und eines körnigen Zerfalles.

Der Grad der Aortensklerose variierte in den meisten Fällen erheblich. Die an den Koronararterien beobachteten Sklerosen betrafen nur größere Gefäßäste, bei denen eine erhebliche Einengung der Lumina nicht nachzuweisen war. Es handelte sich hierbei um umschriebene Veränderungen, die kissenartig in die Gefäßlichtung hineinragten.

Intimasklerosen mit Neutralfettabscheidungen

Durch Neutralfettabscheidungen komplizierte Intimasklerosen der Aorta konnten bei einer Gruppe von 24 Tieren (15 Säuger, 9 Vögel) beobachtet werden, die sich wie folgt zusammensetzte:

Primates

2 Rhesusaffen (Macaca mulata)
2 Blaumaulmeerkatzen (Cercopithecus cephus)

Carnivora

1 Löwe (Panthera leo)
1 Bengalkatze (Prionailurus bengalensis)
1 Hyäne (Crocuta crocuta)
1 See-Elefant (Mirounga angustirostris)

Artiodactyla

1 Gebirgsziege (Capra aegagrus)
1 Mähnenschaf (Ammotragus lervia)
1 Rentier (Rangifer tarandus)
1 Mufflon (Ovis musimon musimon)
1 Axishirsch (Rusa axis)
1 Elenantilope (Taurotragus oryx)
1 Säbelantilope (Oryx algazel)

Falconiformes

1 Bartgeier (Gypaetus barbatus)
1 Sekretär (Sagittarius serpentarius)

Galliformes

2 Fasane (Chrysolophus pictus)
2 Truthühner (Meleagris gallopavo)

Anseriformes

1 Höckerschwan (Cygnus olor)

Ciconiformes

1 Rosa-Flamingo (Phoenicopteri ruber)

Rheiformes

1 Nandu (Rhea americana)

Makroskopisch traten an den mit Scharlachrot gefärbten Aorten neben mehr diffusen oder streifenförmigen roten Herden, insbesondere im Brustabschnitt, und dann vor allem in der Peripherie abzweigender Arterienäste (*Rhesusaffe*-Macaca mulata, *Mufflon*-Ovis musimon musimon), die umschriebenen, plaqueförmigen Prozesse merklich in den Vordergrund. Letztere fanden sich im Arcus aortae (*Gebirgsziege-Capra* aegagrus, *Nandu*-Rhea americana), in der Aorta thoracica (*See-Elefant*-Mirounga angustirostris, *Rentier*-Rangifer tarandus, *Gebirgsziege*-Capra aegagrus, *Truthahn*-Meleagris gallopavo) sowie in der Aorta abdominalis (*Löwe*-Panthera leo, *Rentier*-Rangifer tarandus, *Elenantilope*-Taurotragus oryx, *Nandu*-Rhea americana), wobei sie vereinzelt oder zahlreich auftraten. Ihre Ausdehnung variierte erheblich und reichte von Stecknadelkopf- bis etwa Pfenniggröße. In der Aorta abdominalis des *Rentieres* (Rangifer tarandus) beispielsweise erreichten die rundlichen Plaques sogar Erbsengröße und zeigten darüber hinaus verschiedentlich Konfluenz zu noch umfangreicheren Gebilden (Abb. 1).

Histologisch ließen sich in allen Fällen, d. h. sowohl in den bereits makroskopisch ermittelten als auch in den erst feingeweblich nachgewiesenen, gering- bis hochgradige, diffuse oder herdförmige (Abb. 2) bindegewebige Proliferationen in der Intima nachweisen, die feinstaubige bis feintropfige Neutralfettabscheidungen enthielten. Die sowohl intra- als auch extrazellulär

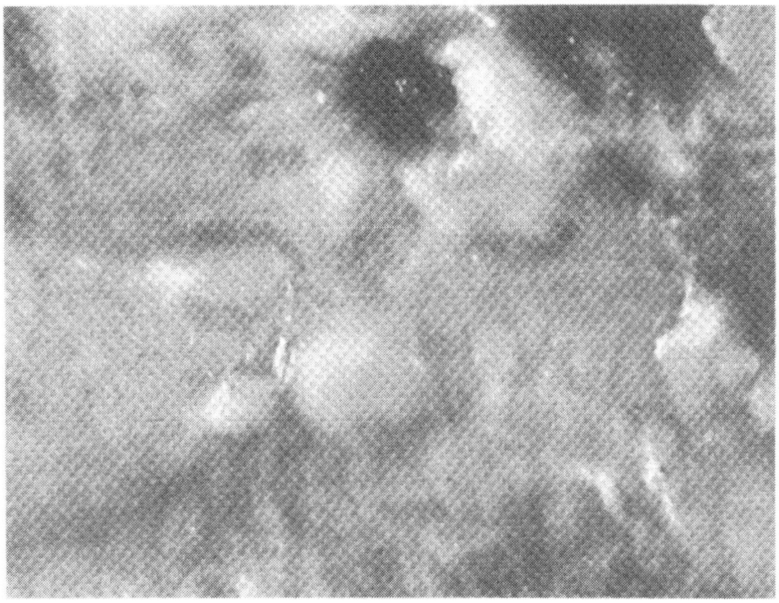

Abb. 1. Knotige Intimasklerose der Aorta abdominalis eines Rentieres (Rangifer tarandus)

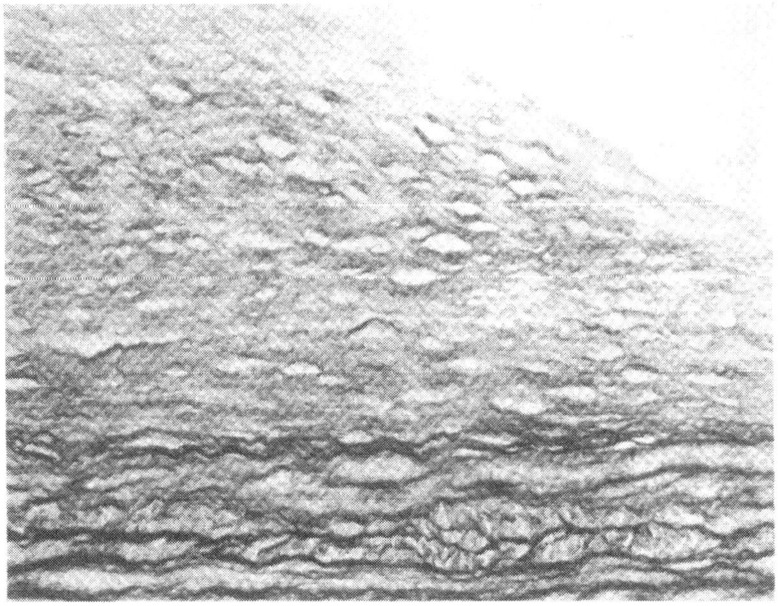

Abb. 2. Histologisches Bild der in Abb. 1 dargestellten Veränderungen. Elastika-van Gieson-Färbung. Obj. 16; Ok. 10

abgelagerten Lipide bildeten häufig im Bereiche der Basis der Plaques, mitunter aber auch in deren oberen Schichten regelrechte Fettherde. Die beschriebenen herdförmigen Intimaveränderungen ragten kissenartig in das Gefäßlumen hinein.

Bei dem *Rentier* (Rangifer tarandus) konnten in derartigen Plaques neben den Neutralfettabscheidungen weiterhin auch eisenhaltige Niederschläge sowie Kalk nachgewiesen werden.

Die inneren elastischen Lamellen der Media zeigten nur in wenigen Fällen regressive Veränderungen.

Während diese Prozesse im ascendierenden Teil der Aorta zumeist nur begrenzt auftraten, neigten sie in derem Endteil zu größerer Ausdehnung und zu intensiverer Ausbildung.

Intimasklerosen mit Neutralfett- und Lipoidabscheidungen (Atherosklerosen)

Die in der vergleichenden Gefäßpathologie zu den interessantesten und wichtigsten nichtentzündlichen Arteriopathien zählenden Atherosklerosen konnten, wie aus der nachfolgenden Aufstellung ersichtlich ist, bei insgesamt 14 Tieren, und zwar bei 6 Säugern und 8 Vögeln, beobachtet werden.

Primates

1 Anubis-Pavian (Papio doguera)
1 Javaneraffe (Macaca irus)

Artiodactyla

2 Wildschweine (Sus scrofa scrofa)*
1 Bucharahirsch (Cervus elaphus bactrianus)
1 Lama (Lama glama)

Anseriformes

1 Höckerschwan (Cygnus olor)

Struthioformes

1 Blauhalsstrauß (Struthio camelus molybdophanes)

Falconiformes

1 Affenadler (Pithecophaga jefferyi)
1 Bartgeier (Gypaetus barbatus)

Galliformes

1 Trappe (Otis tarda)

Rheiformes

2 Nandus (Rhea americana)

Casuariformes

1 Emu (Dromaus novaehollaindiae)

Aus Gründen der großen vergleichend-pathologischen Bedeutung gerade dieser Gruppe von Arteriopathien sollen nachfolgend die einzelnen Befunde eingehender dargestellt werden. Die atherosklerotischen Gefäßwandprozesse ließen sich in fast allen Fällen bereits makroskopisch in der Aortenintima nachweisen. Die Scharlachrot-Färbung zeichnete deutlich das Muster der z. T. umfangreichen Veränderungen.

Von den Säugetieren fanden sich so beispielsweise bei dem *Anubis-Pavian* (Papio doguera) in der Aorta abdominalis streifenförmige rotgefärbte Intimaherde geringeren Ausmaßes.

Histologisch konnten eine gering- bis mittelgradige Intimasklerose sowie fein- bis großtropfiges Lipidmaterial, von dem ein Teil Doppelbrechung zeigte, nachgewiesen werden.

Im Aortenbogen des *Javaneraffen* (Macaca irus) befanden sich stecknadelkopfgroße Intimaknötchen.

Auch hier konnten neben einer Intimasklerose tropfige, extrazelluläre Fettsubstanzen, die herdförmig stark angereichert waren und den Veränderungen einen atheromatösen Charakter verliehen, festgestellt werden, wobei es sich bei einem Teil dieser Lipide ebenfalls um Cholesterin handelte.

* Zu diesen Fällen wird im Rahmen einer Arbeit über das Vorkommen der Arteriosklerose bei Haus- und Wildschweinen Stellung genommen.

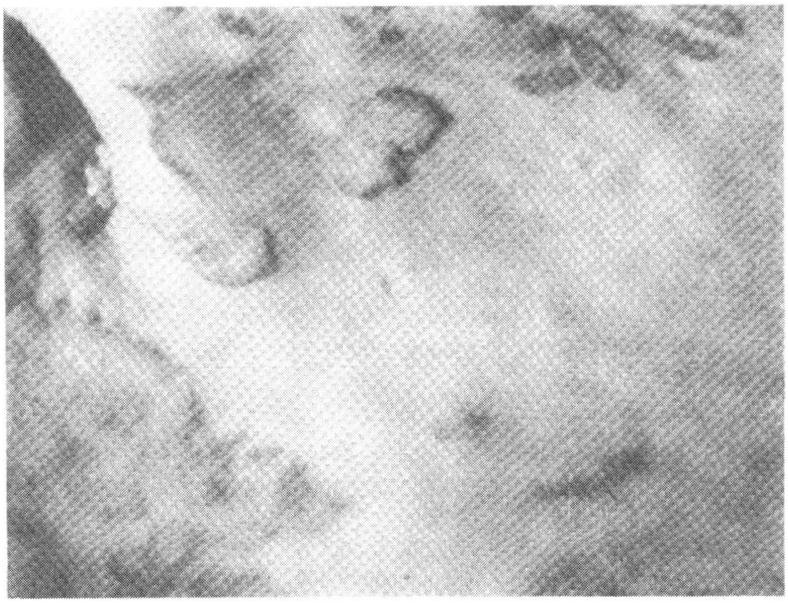

Abb. 3. Atherosklerotische Plaques in der Aorta thoracica eines Lama (Lama glama). Scharlachrot-Färbung

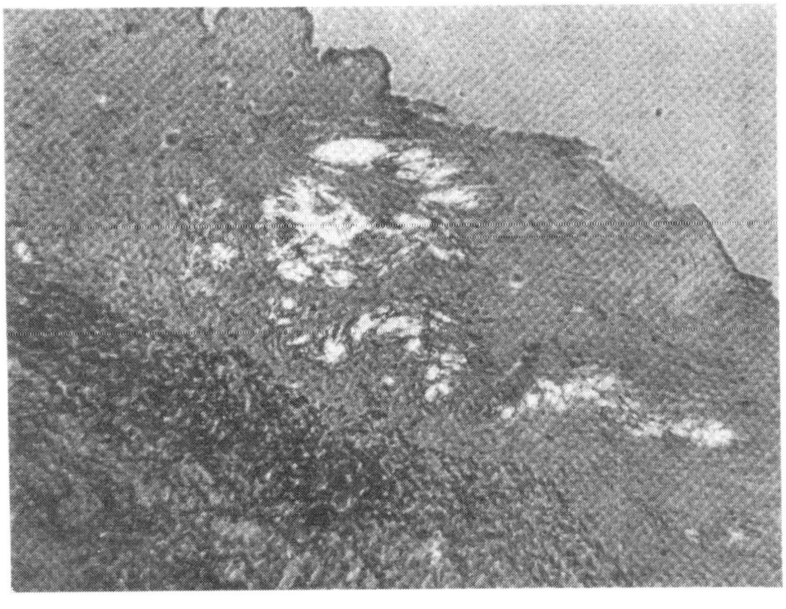

Abb. 4. Atherosklerose der Aorta eines Lama (Lama glama). Polarisationsmikroskopische Aufnahme. Obj. 16; Ok. 10

Wesentlich umfangreicher hinsichtlich ihrer Ausdehnung und Intensität waren die atherosklerotischen Plaques in der Aortenintima des *Lama* (Lama glama). Insbesondere im Brustabschnitt wurde nach der Scharlachrot-Färbung das Verteilungsmuster der Veränderungen besonders deutlich (Abb. 3). Es handelte sich hierbei um rotgefärbte rundliche, längliche oder unregelmäßig geformte, z. T. fingerförmige beetartige Intimaveränderungen.

Histologisch dominierten ausgeprägte Intimasklerosen sowie Neutralfett- und Lipodabscheidungen. Letztere fanden sich herdförmig sowohl in Form kleiner Tröpfchen als auch in Form von Kristallen. Es hatten sich hierbei regelrechte atheromatöse Herde gebildet (Abb. 4).

Bei einem *Bucharahirsch* (Cervus elaphus bactrianus) enthielt der Aortenbogen fleckige bis streifige rote Intimaherde. Im thorakalen Abschnitt der Aorta fanden sich derartige Veränderungen insbesondere im Bereich der Interkostalarterien. Darüber hinaus zeigte die Aortenwand in diesen Abschnitten napf- und tafelförmige Wandstrukturen, die ein Ausmaß von 7 × 1,5 cm erreichten. Sie setzten sich, an Intensität zunehmend, nach kaudal fort. Auch der intimale Fettgehalt nahm im Bereich der Aorta abdominalis zu. Vor der Endaufteilung dieses Aortenabschnittes traten regelrechte Intimaplaques auf.

Histologisch konnten bei diesem Tier im Aortenbogen eine herdförmige ödematöse Auflockerung der Intima sowie geringgradige Fettinfiltrationen im oberen Mediadrittel nachgewiesen werden. Im thorakalen Aortensegment waren die unterschiedlichsten Grade einer Mediaverkalkung zu beobachten, die mit einer verstärkten Azidophilie der Grundsubstanz begannen und von feinkörnigen Kalkniederschlägen an den elastischen Fasern bis zur Verkalkung ganzer Gewebebezirke reichten. Intimasklerosen waren verschiedengradig ausgebildet und erreichten lokal ein beträchtliches Ausmaß. In den basalen Abschnitten der sklerotischen Intimaherde fand sich eine in ihrer Intensität variierende kleintropfige Fettinfiltration, in der herdförmig doppeltbrechende Substanzen auffielen. Die Intimaveränderungen traten in den Gebieten mit umfangreicher Mediaverkalkung im allgemeinen etwas zurück (Abb. 5), während andererseits in Gebieten mit stark ausgeprägten Intimaprozessen die Mediaveränderungen vielfach fehlten. In der Aorta abdominalis überwogen die atherosklerotischen Wandveränderungen.

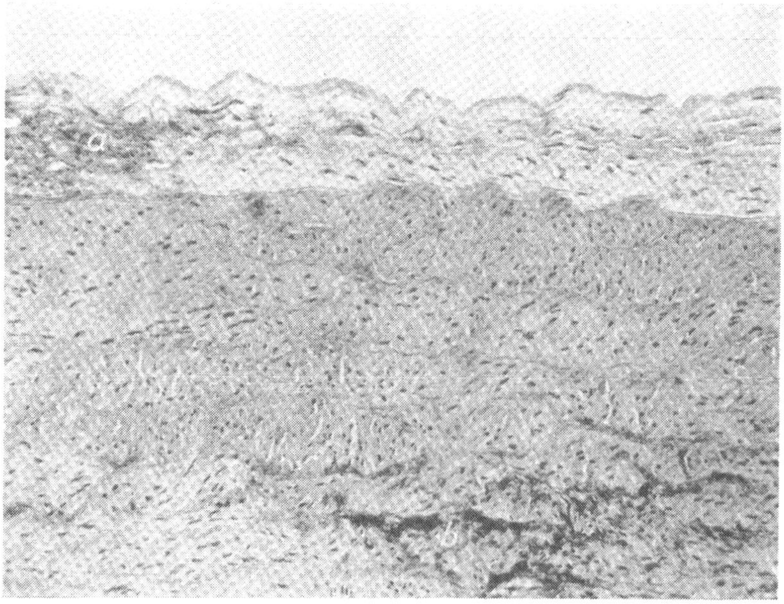

Abb. 5. Atherosklerose (a) und Mediaverkalkung (b) der Aorta eines Bucharahirsches (Cervus elaphus bactrianus). Sudan-III-Färbung. Obj. 16; Ok. 10

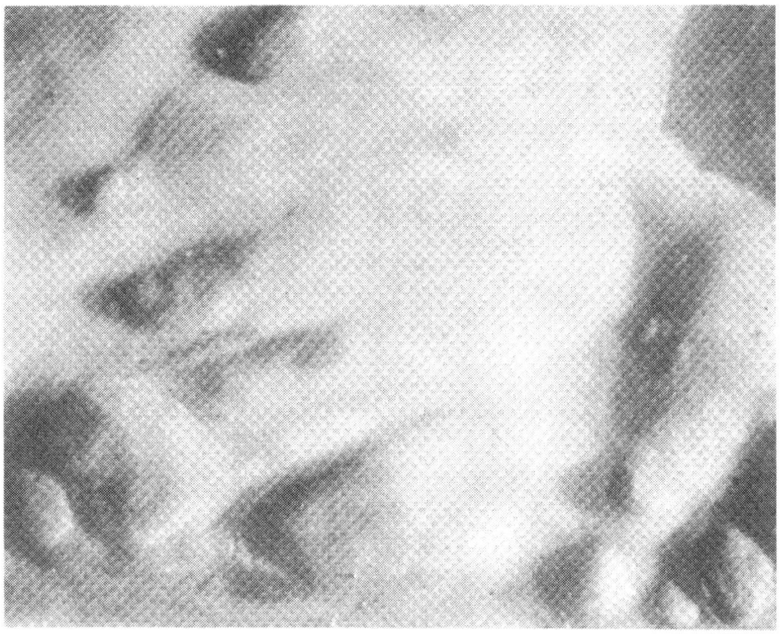

Abb. 6. Atherosklerotische Plaques in der A. brachiocephalica eines Blauhalsstraußes (Strutaiochmelus molybdophanes)

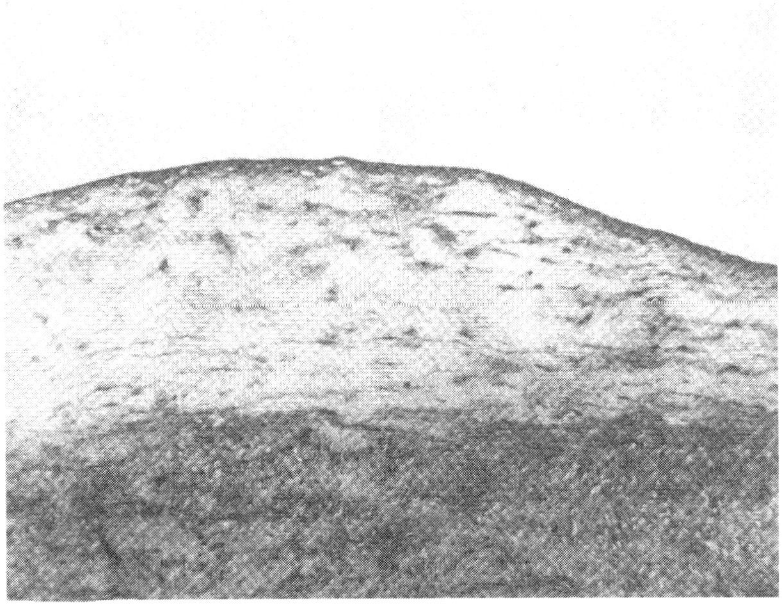

Abb. 7. Atherosklerose der Aorta eines Blauhalsstraußes (Struthio camelus molybdophanes). Hämatoxylin-Eosin-Färbung. Obj. 20; Ok. 10

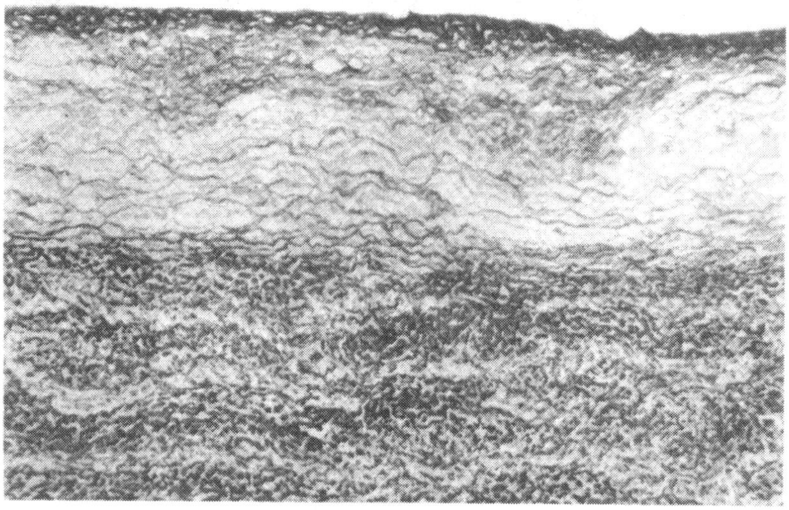

Abb. 8. Atherosklerose der Aorta eines Blauhalsstraußes (Struthio camelus molybdophanes). Elastika-van Gieson-Färbung. Obj. 20; Ok. 10

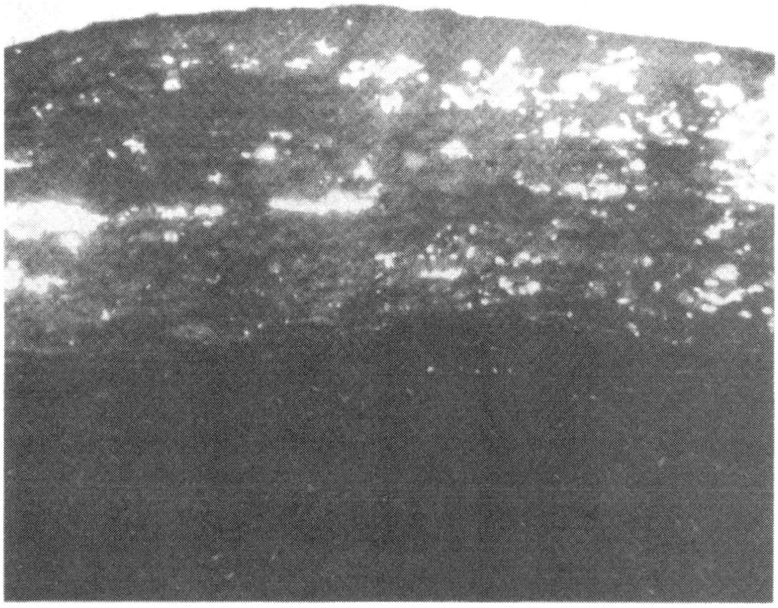

Abb. 9. Atherosklerose der Aorta eines Blauhalsstraußes (Struthio camelus molybdophanes.) Polarisationsmikroskopische Aufnahme. Obj. 20; Ok. 10

Ausgeprägte und durch ihre relative Häufigkeit auffallende Atherosklerosen ließen sich bei den Vögeln nachweisen.

So konnten bei einem erwachsenen weiblichen *Blauhalsstrauß* (Struthio camelus molybdophanes) bereits in den Sinus Valsalvae aller Aortenklappen herdförmige bis diffuse, gelbe, bei Scharlachrot-Färbung intensiv angefärbte Intimaherde beobachtet werden. In der Intima der A. brachiocephalica waren zahlreiche stecknadelkopf- bis linsengroße, rundliche bis ovale Plaques auffallend (Abb. 6). In der Aorta thoracica erreichten diese Intimaplaques ein Ausmaß von 3 × 1 cm, wobei es sich hierbei um zahlreiche konfluierende kleine Knötchen handelte. Weitere Intimaherde befanden sich in den kaudalen Aortenabschnitten, und zwar insbesondere in der Peripherie abzweigender arterieller Gefäße.

Histologisch lagen den beschriebenen Veränderungen unterschiedlich ausgebildete sklerosierende Intimaprozesse zugrunde (Abb. 7). Die Intima zeigte lumenseitig eine Strukturverdichtung und in ihren tieferen, medianahen Schichten eine Auflockerung, wobei feine kollagene und elastische Fasern ein Netzwerk bildeten (Abb. 8). Zwischen den Bindegewebszellen und kollagenen Fasern waren in kleintropfiger Form Lipide eingelagert, von denen ein Teil sich als doppeltbrechend erwies (Abb. 9). Im abdominalen Bereich der Aorta konnten in der Intima auch kristallförmige Cholesterinablagerungen nachgewiesen werden. Bei der Untersuchung der Koronararterien fiel an einem größeren extramuralen Gefäßast eine umschriebene, kissenförmige Intimasklerose auf, während die Lam. elast. int. in diesem Bereich regressiv verändert war.

In ihrem makroskopischen Aussehen ähnlich gestaltete Veränderungen fanden sich weiterhin in den Aorten zweier *Nandus* (Rhea americana), wobei hauptsächlich die abdominalen Abschnitte betroffen waren.

Histologisch konnten auch hier Intimasklerosen, regressive Vorgänge an den elastischen Membranen sowie diffuse kleintropfige, Cholesterin enthaltende Lipidabscheidungen beobachtet werden. Mitunter enthielten die Intimaplaques körnige basophile Substanzen, die eine positive Turnbull-Blau-Reaktion ergaben.

Die Aortenintima des *Emu* (Dromaius novaehollandiae) ließ nach Anfärbung mit Scharlachrot in allen ihren Abschnitten fleckförmige oder streifige Intimaherde erkennen, die histologisch das gleiche morphologische Bild boten. Im Gegensatz zu den Befunden bei den Nandus handelte es sich jedoch bei den hier ebenfalls vorgefundenen körnigen Niederschlägen um Kalksubstanzen, wie die positive Kossa-Reaktion auswies.

In der Aorta abdominalis des *Affenadlers* (Pithecophaga jefferyi), etwa 5 cm vor ihrer Endaufteilung, befanden sich in der Intima stecknadelkopfgroße, rundliche bis längliche, z. T. konfluierende gelbgraue Intimaknötchen, die sich ebenfalls mit Scharlachrot stark anfärbten.

Das feingewebliche Bild entsprach den oben beschriebenen Veränderungen.

Außerordentlich instruktive Aortenveränderungen fanden sich bei einem *Bartgeier* (Gypaetus barbatus). In diesem Fall hatte die Intima in ihrer Gesamtheit eine gelblichweiße Farbe, war etwa 0,5 mm dick, besaß eine feste Konsistenz und ließ sich ohne Mühe von der Media abziehen.

Histologisch konnten in diesem Fall eine stark ausgeprägte diffuse Intimasklerose sowie umfangreiche intra- und extrazelluläre Lipidablagerungen beobachtet werden. Diese Lipidabscheidungen verdichteten sich lokal, insbesondere in den basalen Schichten der sklerotischen Intima, zu atheromatösen Herden. Im polarisierten Licht traten große Mengen doppeltbrechender Substanzen in Erscheinung, die eine positive Cholesterinreaktion ergaben. Mit der Kossa-Reaktion ließen sich feinverteilte Kalkniederschläge nachweisen.

Auch bei einer *Trappe* (Otis tarda) und einem *Höckerschwan* (Cygnus olor), bei denen makroskopisch eine geringgradige umschriebene Anfärbung der Intima mit Scharlachrot festzustellen war, wurden histologisch umschriebene Sklerosen sowie Lipidablagerungen nachgewiesen. Letztere befanden sich bei dem *Höckerschwan* (Cygnus olor) vor allem in den basalen Anteilen der Plaques und enthielten ebenfalls zum Teil doppeltbrechende Substanzen. Darüber hinaus fanden sich auch in diesem Fall Kalkniederschläge. Bei der *Trappe* (Otis tarda) enthielten auch die oberen Mediaschichten diffus verteiltes Lipidmaterial.

Mediaverkalkungen

Diese Veränderungen der arteriellen Gefäßwand konnten im Gegensatz zu den bisher beschriebenen Prozessen nur bei Säugetieren beobachtet werden. Es handelte sich hierbei um je einen Vertreter der nachfolgend aufgeführten Tierarten:

Artiodactyla

1 Schweinshirsch (Rusa porcinus)
1 Bucharahirsch (Cervus elaphus bactrianus)
1 Nilghau (Boselaphus tragocamelus)
1 Weißbartgnu (Connochaetes taurinus albojubatus)
1 Ziege (Capra aegagrus f. hircus)

Carnivora

1 Silberfuchs (Vulpes vulpes argentata)
1 Brillenbär (Tremarctos ornatus)

Die beobachteten Verkalkungsprozesse ließen sich ihrem Charakter nach in zwei Gruppen einteilen, und zwar in die dystrophische und die metastatische Form. Hierbei war auffällig, daß sich bei den Herbivoren nur dystrophische Verkalkungen im Bereich der Aortenmedia vorfanden, wobei sich in mehreren dieser Fälle noch Veränderungen der Intima hinzugesellten, während es sich bei den Carnivoren um metastatische Verkalkungsprozesse handelte, die in der Aorta, im peripheren arteriellen Kreislaufgebiet sowie in verschiedenen Organparenchymen auftraten.

Im einzelnen handelte es sich hierbei um folgende Beobachtungen:

Die Aortenwand des *Schweinshirsch* (Rusa porcinus) enthielt dicht oberhalb der Semilunarklappen eine ca. pfenniggroße, rundliche, napfförmige Wandverdickung von harter Konsistenz und in ihrem abdominalen Bereich zahlreiche stecknadelkopf- bis linsengroße, dicht beieinander liegende grauweiße Knötchen, von denen die größeren ebenfalls eine napfförmige Eindellung aufwiesen. Bei der Anfärbung mit Hämatoxylin nahmen diese Herde eine dunkelblaue Farbe an.

In den histologischen Präparaten ließen sich die einzelnen Stadien der Mediaverkalkung deutlich verfolgen. In den nur geringgradig veränderten Gebieten fand sich bei der Hämatoxylin-Eosin-Färbung eine verstärkte Azidophilie der mesenchymalen Grundsubstanz, der, wie die PAS-Reaktion zeigte, ein gehäuftes Auftreten von PAS-positiven Substanzen zugrunde lag. Die z. T. unveränderten, z. T. bereits regressive Prozesse aufweisenden elastischen Fasern, insbesondere in der inneren Mediahälfte, zeigten feinkörnige Kalkabscheidungen an ihrer Oberfläche. Diese Prozesse nahmen lokal an Intensität zu und führten zu einer hochgradigen Verkalkung des zwischenelastischen Gewebes. In den entstandenen starren Kalkplatten der Media verliefen die elastischen Fasern gestreckt, während sie in der Peripherie der Kalkherde, also im nichtverkalkten Gewebe, eine starke Schlängelung aufwiesen. In den betroffenen Wandabschnitten zeigten die elastischen Fasern Aufquellung, Zerfall und schließlich Untergang.

In den beschriebenen Aortenabschnitten beschränkte sich die Verkalkung lediglich auf die Media. In der über diesen Herden befindlichen Intima fanden sich geringgradig ausgebildete Sklerosen. Die bei dem Schweinshirsch beschriebenen Vorgänge ließen sich auch in den anderen

Fällen nachweisen, wobei lediglich deren Umfang und Grad gewissen Schwankungen unterworfen waren.

So traten derartige dystrophische Verkalkungsherde bei einem *Nilghau* (Boselaphus tragocamelus) im Bogen und im Brustabschnitt der Aorta in Form linsengroßer, grauweißer, gut abgesetzter Platten hervor (Abb. 10). Hierbei handelte es sich um schmale Verkalkungsherde dicht unter der Intima, wobei letztere eine Sklerose vermissen ließ (Abb. 11).

Im Gegensatz hierzu konnten bei einem *Weißbartgnu* (Connochaetus taurinus albojubatus), bei dem im Aortenbogen sowie in der Aorta ascendens vereinzelte stecknadelkopf- bis linsengroße Verkalkungsherde der Media festgestellt wurden, im Bereiche dieser Veränderungen Sklerosierungen der Intima beobachtet werden.

Neben diesen mit einfachen Intimasklerosen einhergehenden dystrophischen Mediaverkalkungen fanden sich aber auch Fälle, in denen es in der Intima gleichzeitig zu Ablagerungen von Neutralfetten gekommen war oder in denen ausgeprägte atherosklerotische Prozesse vorlagen.

Der erstere Zustand konnte bei einer *Ziege* (Capra aegagrus) beobachtet werden, bei der sich in der Aorta abdominalis z. T. dicht aneinanderliegende, bis ca. erbsgroße, tafel- und napfförmige Verkalkungsherde der Media fanden und bei der die Intima in diesen Bereichen neben einer Sklerose auch feinstaubige Neutralfettabscheidungen aufwies, die z. T. bis in die inneren Mediaschichten reichten.

Mit einer Atherosklerose vergesellschaftete Mediaverkalkung der Aorta fand sich bei einem *Bucharahirsch* (Cervus elaphus bactrianus). Dieser Fall wurde bereits ausführlich dargestellt.

Abschließend sei noch auf die beiden Fälle mit metastatischer Verkalkung eingegangen.

Es handelte sich hierbei einmal um einen 17jährigen männlichen *Silberfuchs* (Vulpes vulpes argentata), bei dem in der Aorta abdominalis umfangreiche napf- und tafelförmige Verkalkungsherde festzustellen waren (Abb. 12), die der Aortenwand eine starre, pergamentähnliche Konsistenz verliehen.

Histologisch fanden sich in den mittleren und inneren Mediaschichten der Brustaorta feinstaubige bis feinkörnige Kalkniederschläge, während in den oben beschriebenen abdominalen Abschnitten umfangreiche Verkalkungsherde dominierten (Abb. 13), wobei die gestreckt verlaufenden elastischen Fasern morphologisch noch unversehrt erschienen. Die Intima zeigte verschiedentlich umschriebene Sklerosen geringeren Ausmaßes.

Von den peripheren Abschnitten des arteriellen Kreislaufgebietes zeigten insbesondere die Koronararterien häufig Verkalkungen der Media bzw. mitunter sogar der Intima. Die Nierenarterien schienen hingegen frei von derartigen Veränderungen zu sein. Dafür fanden sich in diesen Organen jedoch dicke Kalkmäntel im Bereich der Glomerula bzw. der Bowmanschen Kapsel. In der Lunge waren Kalkniederschläge in umfangreicher Form im Alveolarinterstitium zu beobachten. Die in der Leber vereinzelt in Erscheinung tretenden Kalkniederschläge fanden sich fast ausschließlich in den Zellen des RHS.

Der zweite von uns beobachtete Fall betraf hingegen einen 6 Wochen alten *Brillenbären* (Tremarctos ornatus), bei dem vermutlich eine Überdosierung mit Vitamin D die entsprechenden morphologischen Veränderungen hervorgerufen hatte. In der ebenfalls bereits makroskopisch auffällig veränderten Aortenwand fanden sich histologisch neben einer geringgradigen Intimasklerose eine Auflockerung der oberen Mediaschichten sowie starke Kalkniederschläge an den elastischen Fasern (Abb. 14), wobei letztere vielfach einen scholligen oder körnigen Zerfall zeigten. Gefäßwand- und Parenchymverkalkungen fanden sich weiterhin in einer ganzen Reihe von Organen. Eine ausführliche Darstellung dieses Falles wird von L. Djakov gegeben.

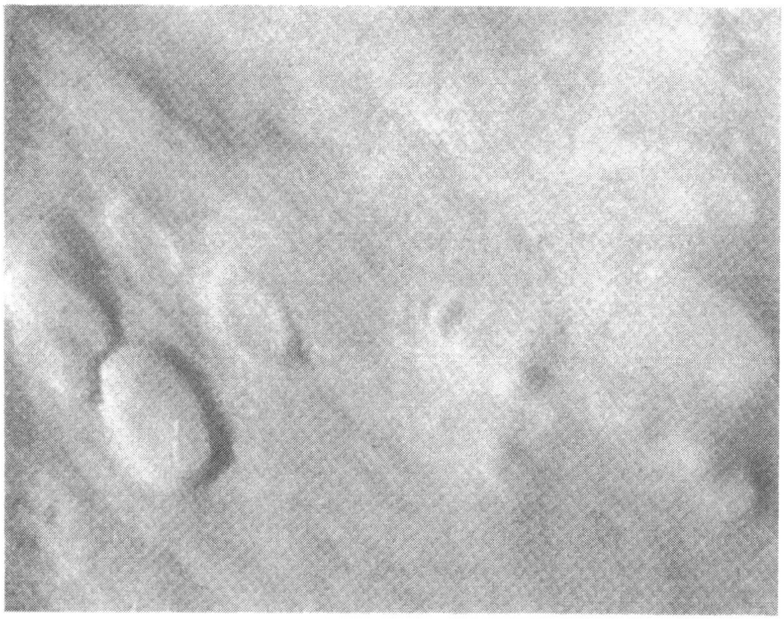

Abb. 10. Mediaverkalkung der Aorta thoracica eines Nilghau (Boselaphus tragocamelus)

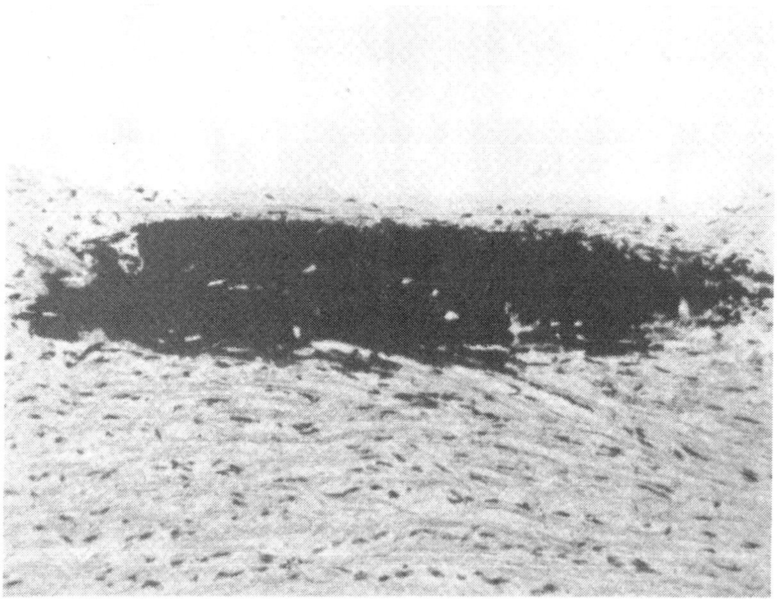

Abb. 11. Histologisches Bild der in Abb. 10 dargestellten Mediaverkalkung. Obj. 16; Ok. 10

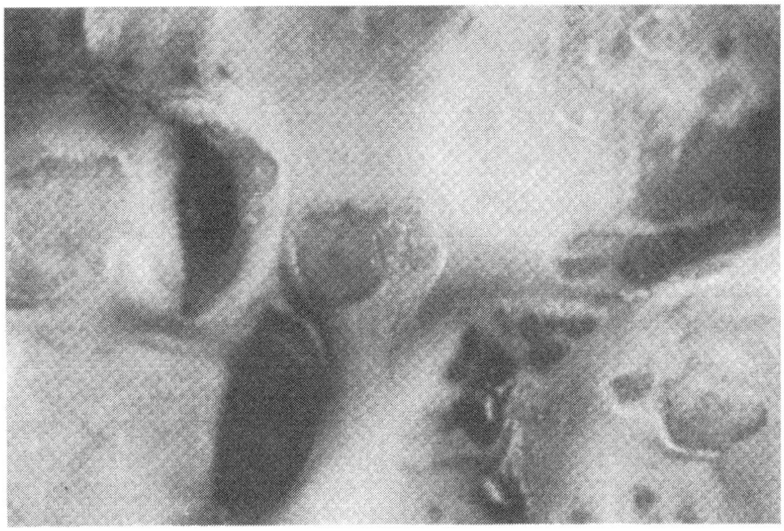

Abb. 12. Mediaverkalkung der Aorta abdominalis eines Silberfuchses (Vulpes vulpes argentata). Hämatoxylin-Färbung

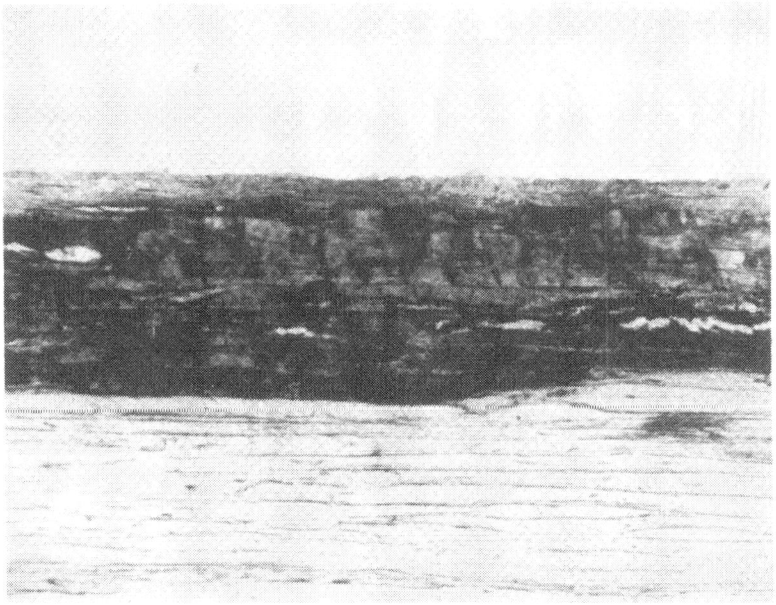

Abb. 13. Mediaverkalkung der Aorta eines Silberfuchses (Vulpes vulpes argentata). Hämatoxylin-Färbung. Obj. 16; Ok. 10

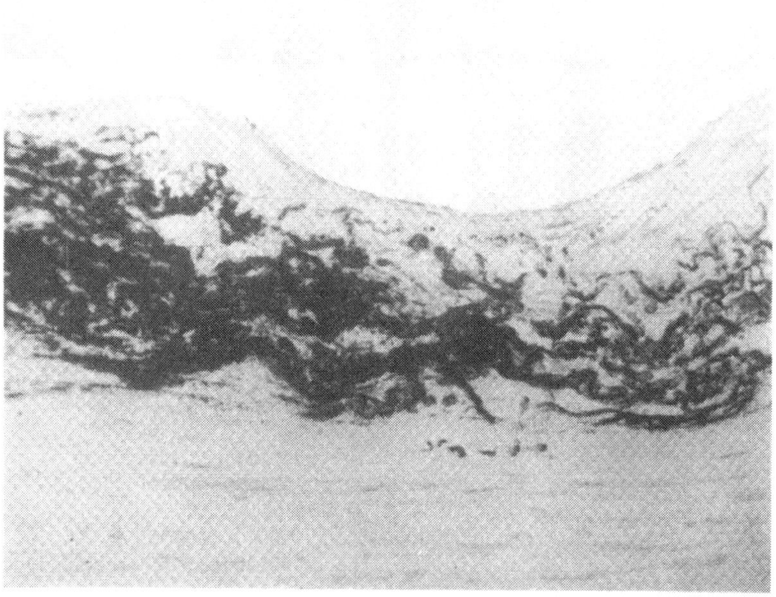

Abb. 14. Mediaverkalkung der Aorta eines Brillenbären (Tremarctos ornatus). Kossa-Färbung. Obj. 16; Ok. 10

Diskussion

Die dem Begriff „Zootiere" subsummierten Tiere stellen eine Gruppe dar, die sich von den Haustieren u. a. durch eine geringe Gesamtzahl ihrer Individuen, verbunden mit einem großen Artenreichtum unterscheidet. Damit sind einerseits statistischen Auswertungen gewisse Grenzen gesetzt; andererseits ergeben sich jedoch Möglichkeiten für vergleichend-morphologische Untersuchungen, wie sie sich bei den Haustieren in diesem Maße nicht bieten.

Die im Verlaufe unserer Untersuchungen bei zahlreichen Vogel- und Säugetierarten beobachteten nichtentzündlichen Arteriopathien lassen übereinstimmend mit den Angaben des Schrifttums erkennen, daß derartige Prozesse in der arteriellen Gefäßwand des Tieres keineswegs zu den seltenen Vorkommnissen zählen. Diese Feststellung führt zwangsläufig zu der Notwendigkeit einer den strukturellen Gegebenheiten gerecht werdenden Bezeichnung und Einordnung dieser Veränderungen. Der von DAHME (1962) gegebenen Empfehlung folgend, die, den neueren Anschauungen in der Arteriosklerosefrage des Tieres Rechnung tragend, die Basis einer einheitlichen Betrachtungsweise sein könnte, glauben wir nicht fehlzugehen, wenn wir die von uns bei Zootieren festgestellten und beschriebenen Gefäßveränderungen dem Arteriosklerosekomplex im weitesten Sinne zurechnen.

Nach den Ergebnissen unserer Untersuchungen zu urteilen, stellen auch bei den Zootieren die mit und ohne Neutralfettabscheidungen vorkommenden Intimasklerosen fraglos die häufigsten Arterienveränderungen dar. Sie treten mit unterschiedlicher Lokalisation und Intensität vorwiegend in der Aorta auf, wobei sie bei Tieren aller Altersstufen zu finden sind. Bei alten Individuen sind sie jedoch stets zu beobachten. Ein Teil der von uns festgestellten Intimasklerosen der Aorta dürfte damit den Physiosklerosen zuzurechnen sein. Das trifft jedoch keineswegs in den Fällen zu, in denen sklerosierende Prozesse größeren Umfangs vorliegen und wobei es neben Neutralfettabscheidungen eventuell noch zu Ablagerungen eisen- oder kalkhaltiger Verbindungen gekommen ist, wie wir es beispielsweise bei einem *Rentier* (Rangifer tarandus) beobachtet haben. In derartigen Fällen dürfte es sich um Veränderungen handeln, die an der Grenze zwischen Sklerose und Atherosklerose stehen, wenngleich die für letztere charakteristischen Lipoide nicht nachzuweisen sind.

Während beim Tier raumfordernde Prozesse, wie sie Intimasklerosen darstellen, im Bereich der Aorta kaum einmal Anlaß zu klinischen Erscheinungen geben, können sie im peripheren Kreislaufgebiet die Blutversorgung bestimmter Organe oder Organteile durchaus in Frage stellen.

Die nach der Intimasklerose nächst häufigere nichtentzündliche Gefäßerkrankung war bei unserem Untersuchungsmaterial die Atherosklerose. Sie wird definiert als ein fortschreitender, deformierender Wandprozeß, der aus einer infiltrativ-degenerativen und einer hyperplastischen Komponente besteht und bei dem es zur Ablagerung bestimmter Stoffwechselprodukte — insbesondere Cholesterin — kommt. Es handelt sich hierbei um ein langfristiges Krankheitsgeschehen, bei dem es infolge eines pathologischen Reizes und der Einwirkung hämodynamischer Faktoren zu einer entsprechenden Reaktion der Gefäßwand kommt (FLORIO, LABROUSSE und LAPRAS, 1962). Derartige atherosklerotische Gefäßwandprozesse treten bei Tieren wesentlich häufiger auf, als man bisher angenommen hatte. Nicht nur bei bestimmten Vogelarten (GRÜNBERG, 1961), insbesondere Papageien (WOLKOFF, 1925; NIEBERLE, 1930; PALLASKE, 1930; BENEKE, 1931), sondern darüber hinaus auch bei zahlreichen Säugern können Spontanveränderungen dieser Art beobachtet werden (FOX, 1923; GILLMAN und GILBERT, 1957; RIGG, FINLAYSON, SYMONS, HILL und FIENNES, 1960). Die in der vergleichenden Betrachtung der Blutgefäßerkrankungen lange Zeit vorherrschende Meinung, daß es bei Tieren eine der menschlichen Atherosklerose vergleichbare spontane Arterienerkrankung nicht gibt, läßt sich jedoch auf Grund der vorliegenden Untersuchungsergebnisse keineswegs mehr aufrechterhalten. Bei Vögeln, insbesondere bei Vertretern größerer Arten, sind Atherosklerosen relativ häufig, während sie bei den Säugetieren wesentlich seltener zu finden sind und nur beim Schwein eine gewisse Rolle zu spielen scheinen (GOTTLIEB und LALICH, 1954; SKOLD und GETTY, 1961; DAHME, 1963).

Die Frage nach ihrer Identität mit der Atherosklerose des Menschen ist auch heute noch nicht befriedigend zu beantworten. Eine völlige Identität der morphologischen Bilder darf wohl auch kaum zu erwarten sein, da neben artbedingten Unterschieden für die Genese der Atherosklerose des Menschen zahlreiche Faktoren mitbestimmend sind, die beim Tier nicht oder nur bedingt in Erscheinung treten. Für das Tier können folgende kausale Faktoren in den Vordergrund gestellt werden, und zwar spezifische Gefäßwandstrukturen, Lipoidstoffwechselstörungen, Haltung und Ernährung sowie das Alter (DAHME, 1962), wobei gerade den letzteren eine größere Bedeutung zukommen dürfte. So findet man ausgeprägte Atherosklerosen vielfach nur bei älteren bzw. alten Tieren. Auch in dieser Hinsicht sind gerade die Zootiere ein wertvolles Untersuchungsmaterial, da sie im allgemeinen bis an ihr natürliches Lebensende gehalten werden.

Die letzte Gruppe der von uns festgestellten Gefäßwandveränderungen, die nur bei Säugern zur Beobachtung kam, stellen die Mediaverkalkungen dar, die sowohl pathologisch-anatomisch als auch histologisch mit den von den Haustieren bekannten Bildern übereinstimmten. In den Fällen von dystrophischer Verkalkung, die nur bei Vertretern der Artiodactyla zu finden war, mußte die kausale Genese ungeklärt bleiben. Den bei *Silberfuchs* (Vulpes vulpes argentata) und *Brillenbär* (Tremarctos ornatus) hingegen festgestellten metastatischen Verkalkungsprozessen lagen allgemeine Kalkstoffwechselstörungen zugrunde.

Die Mediaverkalkung beim Tier ist ähnlich wie die Mönckebergsche Sklerose des Menschen nicht selten mit Intimasklerosen kombiniert. Die von uns in einem Fall beobachtete Kombination mit einer Atherosklerose (Bucharahirsch) kann wohl als Seltenheit angesehen werden. Die Mediaverkalkung wird von DAHME (1962), allerdings mit einer gewissen Zurückhaltung, dem Arteriosklerosekomplex zugeordnet, insbesondere wenn sie mit Intimasklerosen vergesellschaftet ist.

Über Mediaverkalkungen bei Zootieren finden sich im Schrifttum Mitteilungen von Fox (1923), RIGG und Mitarbeiter (1960), NOBACK (1927) sowie LINDSAY, SKAHEN und CHAIKOFF (1956).

Vergleicht man abschließend die pathomorphologischen Bilder der verschiedenen bei Tieren vorkommenden Gefäßwanderkrankungen mit denen beim Menschen, so lassen sich vielfache Parallelen ziehen. Man geht sicherlich nicht fehl, wenn man der Meinung beipflichtet, daß sich die ganze Fülle der nichtentzündlichen Arterienveränderungen, die man beim Menschen beobachtet, auch bei Tieren vorfindet (JUBB und KENNEDY, 1963).

Zusammenfassung

In der vorliegenden Arbeit wurde über das Vorkommen und die Morphologie nichtentzündlicher Arteriopathien bei 250 Zootieren berichtet. Es handelte sich hierbei um 200 Säuger und 50 Vögel, von denen 65 Tiere die verschiedensten und in ihrer Intensität sehr variierenden Gefäßwandveränderungen zeigten. Im Vordergrund der Betrachtungen standen die in der Aorta lokalisierten Prozesse, die in etwa der Hälfte der Fälle bereits makroskopisch in Erscheinung traten. Die von uns beobachteten Arteriopathien ließen sich in folgende Gruppen einordnen: Intimasklerosen, Intimasklerosen mit Neutralfettabscheidungen, Intimasklerosen mit Neutralfett- und Lipoidabscheidungen (Atherosklerosen) und Mediaverkalkungen.

Literaturverzeichnis

ARNOLD, R. M.: Manchester Wasting Disease, a disease of ruminants manifested by metastatic calcification especially of cordiovascular system. West Indian Med. J. **3**, 1—8 (1954).

BAUER, J. M., and FREYBERG, R. H.: Vitamin D intoxication with metastatic calcification. J. Amer. Med. Ass. **130**, 1208—1215 (1964).

BENEKE, R.: Grundlagen der Atherosklerose, I. Reine Fibrose (Meningea media), II. Reine Lipoidose (Papageienatherom). Beitr. path. Anat. **87**, 285—313 (1931).

Das Tierreich nach BREHM. Leipzig, Jena: URANIA-Verl., 1963.

DAHME, E.: Blutgefäße. In: Hdb. der spez. path. Anatomie der Haustiere v. E. JOEST. Berlin, Hamburg: Parey, 1962.

DAHME, E.: Die Bedeutung der nichtexperimentellen Arteriosklerose des Schweines für die vergleichende Pathologie. Verh. Dtsch. Ges. Path. **47**, 382—387 (1963).

DJAKOV, L.: Progressierende Calcinosis universalis bei einem jungen Brillenbären (Tremarctos ornatus). Der Zoologische Garten (im Druck befindlich).

FINLAYSON, R., SYMONS, C., and FIENNES, R. N. T.-W.: Atherosclerosis, a comparative study. Brit. Med. J. 1962 I 501—507.

FLORIO, R., LABROUSSE, A., et LAPRAS, M.: Sur l'athérosclérose animale, spontanée et expérimentale: son intérêt en pathologi comparée. Écon. Méd. animales, **3**, 238—308 (1962).

FOX, H.: Arteriosclerosis in wild animals. Amer. J. Med. Sc. **159**, 821—825 (1920).

FOX, H.: Disease in captive wild mammals and birds. Philadelphia: Lippincott, 1923.

FOX, H.: Arteriosclerosis in lower mammals and birds; Its relation disease in man; A survey of the problem. In: Arteriosclerosis v. E. V. Cowdry. New York: McMillan 1933.

FOX, H.: Some comments on arteriosclerosis in wild mammals and virds. Bull. N. Y. Acad. Med., Ser. 2, **15**, 748—756 (1939).

GILLMAN, J., and GILBERT, C.: Atheriosclerosis in the baboon (Papio ursinus). Its pathogenesis and etiology. Exper. Med. Surg. **15**, 181—221 (1957).

GOTTLIEB, H., and LALICH, J.: Occurence of arteriosclerosis in the aorta of swine. Amer. Path. **30**, 851—855 (1954).

GRÜNBERG, W.: Arteriosklerose beim Vogel. Berliner Münchener tierärztl. Wschr. **74**, 487 (1961).

HAMERTON, A. E.: Report on the deaths occuring in the Society's Gardens during the year 1934. Proc. Zool. Soc. London (1935) 443—474.

HAMERTON, A. E.: Report on the deaths occuring in the Society's Gardens during the year 1935. Proc. Zool. Soc. London (1936) 659–686.

HAMERTON, A. E.: Report on the deaths occuring in the Society's Gardens during the year 1936. Proc. Zool. Soc. London (1937) 443–474.

KADZIOLKA, A., u. TEUSCHER, E.: Arteriosklerose beim Schimpansen. Schweiz. Arch. Tierheilkd. **106**, 522–529 (1964).

LINDSAY, S., SKAHEN, R., and CHAIKOFF, I. L.: Arteriosclerosis in the elephant. Arch. Path. **61**, 207–218 (1956).

LINDSAY, S., and CHAIKOFF, I. L.: Arteriosclerosis in the baboon. Arch. Path. **63**, 460–471 (1957).

LLOYD, H. E. D.: Arteriosclerosis in certain wild animals dying in captivity. J. Comp. Path. **69**, 98–104 (1959).

MARCHAND: Über Arteriosklerose. Verh. 21. Kongr. inn. Med. **23**, 1904.

MÖNCKEBERG, J. G.: Mediaverkalkung und Atherosklerose. Virchows Arch. path. Anat. **216**, 408–416 (1914).

MÖNCKEBERG, J. G.: Über Arterienverkalkung. Münch. med. Wschr. **67**, 365–368 (1920).

NIEBERLE, K.: Über Atherosklerose beim Papagei. Verh. Dtsch. Ges. Path. **25**, 291–295 (1930).

NOBACK, C. V.: Report of the veterinarian. 31th Ann. Rep. N. Y. Zool. Soc. 52–63 (1927).

PALLASKE, G.: Atherosklerose beim Papagei. Frankf. Zschr. Patn. **40**, 64–80 (1930).

PICKERING, Sir George: Arteriosclerosis and atherosclerosis. The need for clear thinking. Amer. J. Med. **34**, 7–18 (1963).

RATCLIFFE, H. L., and CRONIN, M. T. I.: Changing Frequency of Arteriosclerosis in mammals and birds at the Philadelphia Zoological Garden. Circulation **18**, 41–52 (1958).

RIGG, K. J., FINLAYSON, R., SYMONS, C., HILL, K. R., and FIENNES, R. N. T.-W.: Degenerative arterial disease of animals in captivity with special reference to the comparative pathology of atherosclerosis. Proc. Zool. Soc. London **135**, 157–164 (1960).

SCHEIDEGGER, S.: Arteriosklerose bei Vögeln. Tag. Schweiz. Ges. Gerontologie. Ref. in: Schweiz. Med. Wschr. **84**, 1322 (1954).

SKOLD, B. H., and GETTY, R.: Spontaneous atherosclerosis of swine. J. Amer. Vet. med. Ass. **139**, 655–660 (1961).

WANG, H., and TCHENG, K.: Spontaneous atherosclerosis in the Rhesus monkeys. Acta Zool. Sinica, Peking, **14**, 459–463 (1962).

WOLKOFF, K.: Über die Atherosklerose beim Papagei. Virchows Arch. path. Anat. **256**, 751–759 (1925).

ZAKRZEWSKI, A.: Atherosklerose bei einer Chapman-Zebrastute? Mhefte Vet. med. **14**, 11–15 (1959).

Aus der Pathologischen Abteilung

Beitrag zur Pathologie seltener angeborener Herzfehler bei Schwein und Rind

von

P. SCHMIDT* und C.-U. v. MICKWITZ

Das Herz mit seiner komplizierten embryonalen Entwicklung bietet zahlreiche Möglichkeiten für Entwicklungsfehler. In einer früheren Arbeit (SCHMIDT und v. MICKWITZ, 1964) wurde an Hand eines umfangreichen Sektionsmaterials über 55 angeborene Herzfehler bei Schweinen und Rindern unter besonderer Berücksichtigung der prozentualen Häufigkeit innerhalb der verschiedenen Altersklassen berichtet. Einige beim Menschen relativ häufig festgestellte Herzmißbildungen wurden nach Aussage des uns zugänglichen einschlägigen Schrifttums bei Tieren sehr selten oder noch nicht beobachtet. Hierzu gehören das *Cor triloculare biventriculare*, der *subpulmonale Septumdefekt* mit überreitender A. pulmonalis, der *Lutembacher-Komplex* und die *Coarctatio aortae*. Diese vier Mißbildungsformen sind Gegenstand vorliegender Arbeit.

Nach GODGLÜCK (1962) ist das Cor triloculare biventriculare bei Tieren bislang nicht festgestellt worden, VAN NIE (1961) beobachtete bei Schweinen drei Fälle eines Cor triloculare monoatrium, bei denen gleichzeitig andere Herzfehler vorhanden waren, und HERZOG (1961) beschreibt ein Cor triloculare biventriculare beim Kalb, das er als sehr seltenen Fall bezeichnet. Die Zahl der wenigen in der Literatur erfaßten subpulmonalen Septumdefekte ist schwer abzuschätzen, da die Ventrikelseptumdefekte vielfach nicht näher klassifiziert wurden und eine nachträgliche Einordnung auf Grund der Beschreibung oder der Abbildungen selten gelingt. Eindeutige Angaben über subpulmonal gelegene Septumdefekte macht HERZOG (1961), der sie bei zwei Kälbern beobachtete und von einer Linksverlagerung der Pulmonalis (Überreiten des Defektes) spricht. Über die beim Menschen als Lutembacher-Komplex bekannte Krankheit (echter Vorhofseptumdefekt bei gleichzeitiger Mitralstenose bzw. mangelhaft funktionierender linker Kammer) konnten wir keine Veröffentlichungen ermitteln; gleiches gilt für die dem Lutembacher-Komplex verwandte Kombination eines Vorhofseptumdefektes mit einer hypoplastischen, völlig funktionslosen linken Kammer. Die Coarctatio aortae wurde bei Tieren ebenfalls nicht beschrieben. KREDIET (1962) weist darauf hin, daß beim Schwein weder die Aortenisthmusstenose noch deren ausgeprägteste Form — die Koarktation — vorkommen kann, da an der Aorta des Schweines kein Isthmus vorhanden ist. Bei einem Kalb stellte KREDIET (1962) eine Isthmusstenose fest und erörtert auf Grund dieser Feststellung und unter Berücksichtigung der entwicklungsgeschichtlichen Gegebenheiten die Möglichkeit des Vorkommens der Coarctatio aortae in Verbindung mit einem offenen Ductus BOTALLI beim Rind.

Die Beschreibung der Herzen erfolgt stets unter Annahme einer korrigierten Herzstellung, wobei das Herz als senkrecht auf der Spitze stehender Kegel mit sagittal verlaufendem Septum angenommen wird. Zur Gruppe Cor triloculare biventriculare wurden Herzen gezählt, bei denen das Vorhofseptum vollständig fehlte, unabhängig davon, ob gleichzeitig ein Ventrikelseptumdefekt vorlag oder nicht. Als Kriterien für die Einstufung der subpulmonalen Septumdefekte wurden angesehen: Angrenzen des Defektes an die Vorderwand im Bereich der vorderen Längsfurche; Mündung im rechten Ventrikel in der Ausströmungsbahn bzw. vor der Crista supraventricularis; Lage des Defektes von der linken Kammer aus betrachtet vor der rechten Semilu-

* Tierärztlicher Hygienedienst Berlin (Leiter: Vet.-Rat Dr. W. PLASCHKE).

nartasche der Aorta (bzw. vor der Ursprungsstelle der rechten Kranzarterie) und Sinistroposition der A. pulmonalis, sobald der Defekt eine bestimmte Mindestgröße erreicht. Größere Defekte liegen z. T. auch unterhalb der Aorta und werden als Übergangsformen aufgefaßt. Bei der Einstufung der Coarctatio aortae werden als Hauptmerkmale dieser Gruppe die ausgeprägte Isthmusstenose der Aorta und die im Gegenbogen verlaufenden prä- und poststenotischen Abschnitte derselben angesehen.

Das Einteilungsprinzip der hohen Ventrikelseptumdefekte in subpulmonale, subaortale und subatriale entsprechend der Lage zu den arteriellen Gefäßstämmen und der Vorkammerscheidewand (SCHMIDT und v. MICKWITZ, 1964) wird in der vorliegenden Arbeit beibehalten. Die Bezeichnungen „subpulmonal" und „subatrial" sind als dem allgemein gebräuchlichen „subaortal" analoge organtopographische Begriffe aufzufassen, die außerdem bestimmte typische Kombinationen von Herzfehlern als Ganzes erkennen lassen.

Die nachfolgend beschriebenen Herzmißbildungen werden unter der Fall-Nummer der mißgebildeten Herzen unserer Sammlung beschrieben.

Beschreibung und Besprechung der einzelnen Fälle der vier Gruppen

Cor triloculare biventriculare

Fall 1 stammt von einem etwa 6 Monate alten, 35 kg schweren weiblichen Schwein, das infolge einer Streptokokken-Septikämie gestorben war. Neben den mittelgradig zyanotischen Schleimhäuten deutete eine ausgeprägte Stauungsleber auf intravital gestörte Kreislaufverhältnisse hin. Ein Vorbericht fehlt.

Das Herz wiegt 290 g. Der Herzumfang an der Kranzfurche beträgt 25 cm, die Höhe der vorderen Längsfurche 9 cm, die der hinteren 7 cm, die linke Kammerwand ist 18 mm, die rechte und das Septum sind jeweils 19 mm dick.

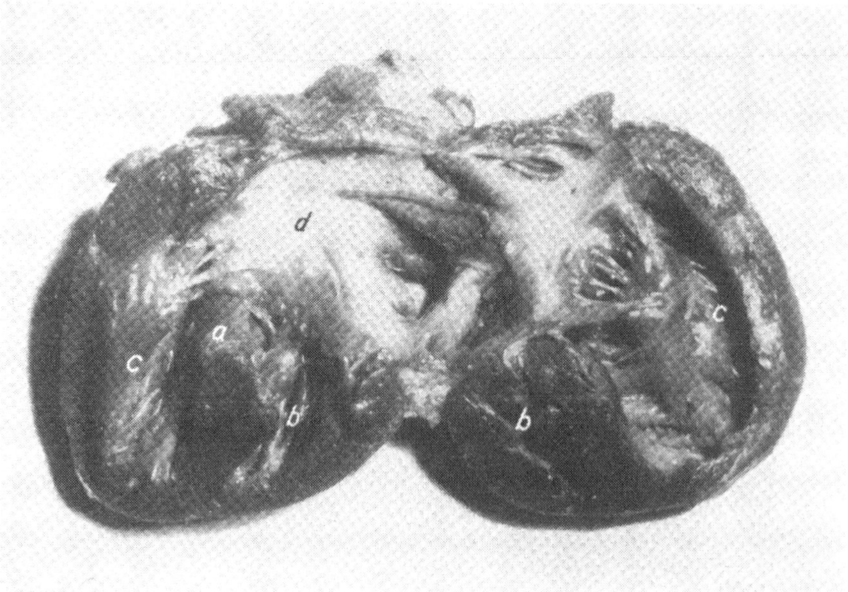

Abb. 1. Cor triloculare biventriculare (Fall 1, Schwein). (Schnittführung senkrecht zum Ventrikelseptum)

a — nur von Endokard überzogener, freier oberer Rand des unvollständigen Ventrikelseptums; b — rechte Kammer; c — linke Kammer
d — gemeinsamer Vorhof

Das Herz (Abb. 1) wirkt relativ zu groß und plump. Der linke Ventrikel ist erheblich dilatiert, die Wand des kleineren rechten Ventrikels hypertrophisch. Die Längsfurchen sind nur andeutungsweise vorhanden, die Kranzfurche ist deutlich ausgeprägt. Das Vorhofseptum fehlt vollständig. Der gemeinsame Vorhofabschnitt setzt sich über dem linken und rechten Ventrikel in die Herzohren fort. Die Lungen- und Hohlvenen sowie Aorta und Pulmonalis zeigen keine Besonderheiten. Der Ductus BOTALLI ist verschlossen. Der Mittelteil des oberen konkaven Randes der Scheidewand ist nur von Endokard überzogen und frei von Klappenteilen. Für beide Ventrikel besteht ein gemeinsames Atrioventrikularostium, dessen Klappe durch drei große Segel gebildet wird, von denen das vordere vorhangartig aus einer Kammer in die andere zieht und für beide Kammern eine gewisse Trennung zwischen Ein- und Ausströmungsbahn schafft. Das Ventrikelseptum ist relativ schwach gekrümmt. Im Bereich des Abgangs der Aorta und Pulmonalis ist die Trennung der beiden Herzhälften vollständig, d. h. das Bulbusseptum hat sich mit dem Trunkusseptum vereinigt. Der subatriale Septumdefekt schließt an das fehlende Vorhofseptum an, dadurch besitzt das Herz ein Ostium atrioventriculare commune.

Bei dem Fall 1 handelt es sich um ein echtes Cor triloculare biventriculare mit einem Ostium atrioventriculare commune persistens. Ähnliche Mißbildungen bei Tieren wurden bisher nur von VAN NIE (1961) und HERZOG (1961) beschrieben, während Veröffentlichungen über diese Mißbildungsform an Herzen des Menschen häufiger vorliegen. So berichten CSONTAI und JELLINEK (1959) über 5 Fälle eines Cor triloculare biventriculare unter 114 festgestellten Herzmißbildungen. Die Entstehung derartiger Mißbildungen läßt sich mit der formalen Genese des Herzens ohne Schwierigkeiten in Einklang bringen: im Vorhofabschnitt ist der Entwicklungszustand vor der Bildung des Septum primum erhalten geblieben. Als Ursache für solche Kongenitalfehler gibt BARTHEL (1960) erhöhte Viskosität der zwischen Endothel und Muskelmantel des embryonalen Herzens befindlichen Gallertschicht, Mangel an Gallertmasse oder verringerte Einstülpungskräfte am Myokardschlauch an.

Funktionell führt die einfache Vorhofhöhle zur Mischblutbildung, die eine Zyanose verursachen kann. Der subatriale Ventrikelseptumdefekt erlaubt unter normalen Druckverhältnissen einen Links-Rechts-Shunt, der aber im vorliegenden Falle durch Shuntumkehr entgegengesetzt gerichtet gewesen sein dürfte, wofür die Hypertrophie der rechten Ventrikelwand und die Dilatation der linken Kammer sprechen. Diese schwere Herzmißbildung kann als Wegbereiter der Streptokokken-Infektion angesehen werden.

Bei einem wenige Stunden alten, 1 kg schweren männlichen Ferkel wurde ein weiteres Cor triloculare biventriculare festgestellt (Fall 10). Bei ihm ist das Kammerseptum vollständig ausgebildet, und es bestehen getrennte Atrioventrikularostien für beide Ventrikel. Ferner ist der Ductus BOTALLI offen.

Subpulmonaler Ventrikelseptumdefekt

Fall 2 stammt von einem 7 Tage alten, 36 kg schweren schwarzbunten männlichen Kalb, das im Anschluß an eine Nabelinfektion infolge einer Septikämie gestorben war. Ein allgemeines Ödem deutete auf intravital gestörte Kreislaufverhältnisse hin. Ein verwertbarer Vorbericht fehlt.

Das Herz wiegt 295 g. Der Herzumfang an der Kranzfurche beträgt 23 cm, die Höhe der vorderen Längsfurche 11 cm, die der hinteren 6,5 cm, die linke Kammerwand ist 12 mm, die rechte 8 mm und das Septum 12 mm dick.

Bei der äußeren Betrachtung erscheint die A. pulmonalis etwas nach links verschoben. Die Längsfurchen sind durch Ödematisierung verwischt. Der Ductus BOTALLI ist offen. Lungen und Hohlvenen zeigen keine Besonderheiten. Unmittelbar unter der linken Semilunartasche der

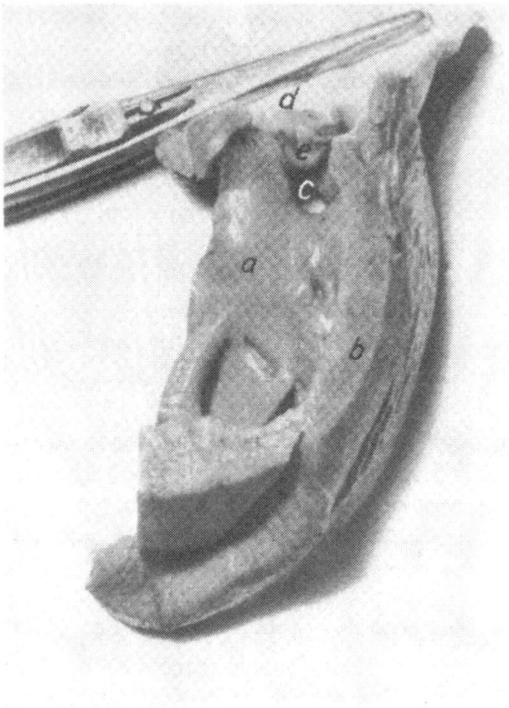

Abb. 2. Subpulmonaler Ventrikelseptumdefekt (Fall 2, Kalb). Aufsicht auf den vorderen Teil des Septums von der rechten Kammer

a — Ventrikelseptum; b — Querschnitt durch rechte Kammerwand; c — Septumdefekt; d — A. pulmonalis; e — linke Semilunartasche der Pulmonalis

A. pulmonalis befindet sich ein pfenniggroßer Septumdefekt (Abb. 2), über dem das Gefäß „reitet“ (Sinistroposition der Pulmonalis). Der Defekt wird von der Vorderwand begrenzt. Die Sinistroposition der Pulmonalis wird durch die Erweiterung der Recessus über den Semilunartaschen (Aneurysma der Sinus Valsalvae) verstärkt. An der hinteren Grenze des Defektes verläuft die Crista supraventricularis. Die Aorta entspringt hinter dem Defekt; ihre Stellung wird durch ihn nicht beeinflußt.

Im Fall 2 liegt ein subpulmonaler Septumdefekt mit einer Sinistroposition der Pulmonalis vor, die der Dextroposition der Aorta beim subaortalen Septumdefekt analog ist. Entwicklungsgeschichtlich sind subpulmonale Defekte als Entwicklungsstörungen des Bulbusseptums aufzufassen. Nach BARTHEL (1960) entstehen derartige Defekte durch Aberration von Blutströmen ins benachbarte Strombett, wobei die Übertrittsstelle bei der Scheidewandbildung ausgespart wird. Die Aberration kommt durch irregulären Ablauf der ersten Bajonettknickung des Herzschlauches zustande; eine flüchtige Hemmung des Myokardwachstums verursacht von der normalen Hantelform abweichende Knickstellen.

Funktionell ziehen solche Defekte einen Links-Rechts-Shunt nach sich, der dem venösen Blut der rechten Kammer ständig arterielles Blut zuführt.

Eine mit Fall 2 weitgehend übereinstimmende Mißbildung fanden wir bei einem 80 kg schweren weiblichen Schlachtschwein (Fall 16). Er unterscheidet sich von Fall 2 lediglich dadurch, daß der Ductus BOTALLI obliteriert ist.

Bei einem 85 kg schweren männlichen Schlachtschwein beobachteten wir einen Defekt, der zwar vor der Crista supraventricularis liegt, sich aber von den Fällen 2 und 16 erheblich unterscheidet. Der 3 mm große Defekt (*Fall 31*, Abb. 3) liegt zwischen den linken und rechten Semilunartaschen von Pulmonalis und Aorta und ist bindegewebig abgegrenzt. Eine Sinistro-

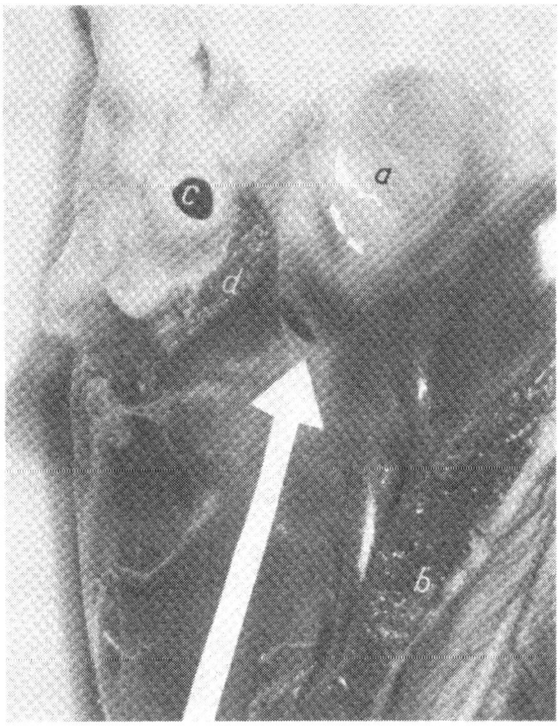

Abb. 3. Subpulmonaler Septumdefekt — Übergangsform (Fall 31, Schwein) (weißer Pfeil — zeigt auf den Defekt)
a — linke Semilunartasche der Pulmonalis; b — Querschnitt durch rechte Kammerwand; c — Querschnitt durch A. coronaria dextra; d — Querschnitt durch Crista supraventricularis

position der Pulmonalis liegt nicht vor. Bei diesem Defekt handelt es sich um eine Zwischenform zwischen subaortalem und subpulmonalem Defekt, der funktionell einen geringfügigen Links-Rechts-Shunt verursacht. Entwicklungsgeschichtlich zählen wir ihn trotz der bindegewebigen Begrenzung zu den Defekten im Bulbusseptum, da die Semilunarklappen als Gebilde des Bulbus — hervorgegangen aus den distalen Bulbuswülsten (ZIETZSCHMANN und KRÖLLING, 1955) — normal ausgebildet sind.

Lutembacher-Komplex (mit funktionsloser linker Kammer)

Fall 14 stammt von einem wenige Stunden alten, 40 kg schweren schwarzbunten männlichen Kalb. Bei der Sektion wurden Stauungserscheinungen und Zyanose der Schleimhäute festgestellt. Ein Vorbericht fehlt.

Das Herz wiegt 515 g. Der Herzumfang an der Kranzfurche beträgt 29,5 cm, die Höhe der vorderen Längsfurche 8,7 cm, die der hinteren 4,2 cm, die linke Kammerwand ist 20 mm, die rechte 10 mm und das Septum 20 mm dick.

Die Längsfurchen des relativ zu großen Herzens sind nur andeutungsweise vorhanden. Der rechte Ventrikel bildet etwa $^2/_3$ der Oberfläche im Bereich der Kammern, während die linke Kammer zwischen den dicht zusammenliegenden Längsfurchen klein wirkt. Der Ductus BOTALLI ist offen. Vor dem Abgang des Ductus BOTALLI entspringt aus der A. pulmonalis ein dem Tr. brachiocephalicus entsprechendes Gefäß, während die Aorta keinen größeren Gefäßstamm entsendet. In der Klappe des offenen Foramen ovale befinden sich mehrere bis 4 mm große

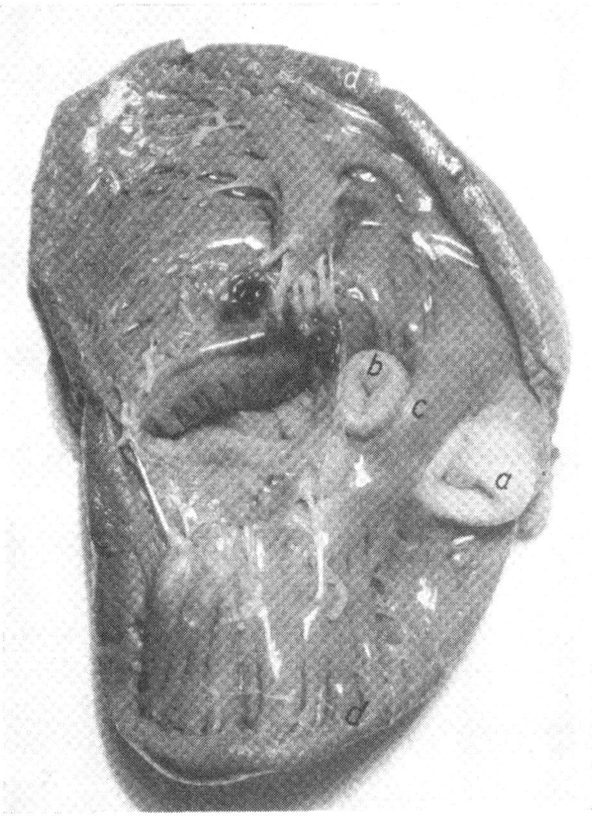

Abb. 4. Lutembacher Komplex [modifiziert] (Fall 14, Kalb). Eröffneter rechter Ventrikel mit nach oben geklappter Außenwand

a — Pulmonalis; b — Aorta (beide Gefäße zur Darstellung etwa 2 cm in die rechte Kammer eingestülpt!); c — Crista supraventricularis; d — Querschnitt durch Wand der rechten Kammer

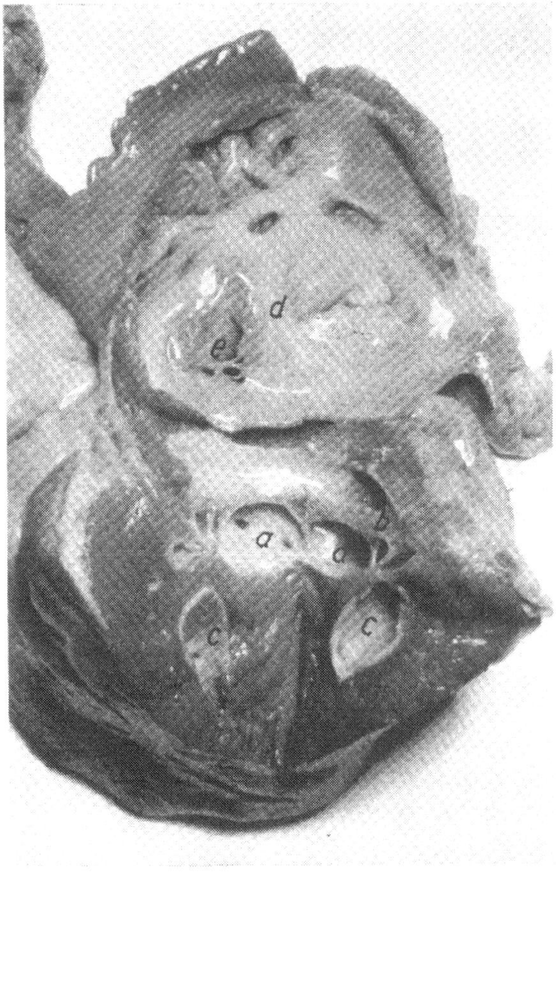

Abb. 5. Lutembacher-Komplex [modifiziert] (Fall 14, Kalb). Aufsicht auf eröffnete linke Herzhälfte

a — hypoplastische linke Kammer; b — angeschnittene Mitralis mit Sehnenfäden; c — intramuskuläre Gefäßäste; d — Vorhofseptum; e — Foramen ovale mit zusätzlichen Öffnungen in der Klappe

Öffnungen. Aorta und Pulmonalis entspringen hintereinander aus der rechten Kammer (Abb. 4). Die A. pulmonalis liegt vor der Crista supraventricularis, die Aorta unmittelbar hinter ihr. Zwischen Aorta und linkem Ventrikel besteht keine Kommunikation. Die Tricuspidalklappe ist von normaler Beschaffenheit. Unter dem Aortenursprung liegt ein kirschkerngroßes häutiges Säckchen, das sich in die rechte Kammer wölbt. Der Hohlraum der linken Kammer hat eine Höhe von 1 cm (Abb. 5) und eine Breite von 1,5 cm. Das linke Atrioventrikularostium ist bis auf 2 etwa 3 mm große Öffnungen verschlossen, deren Verbindungslinie parallel zum Septum verläuft. Die Papillarmuskeln und Chordae tendineae sind hypoplastisch. Die kleinen segelartigen Gebilde und die beiden Öffnungen bieten das Bild einer stenotischen Mitralis. Aus dem linken Ventrikel führt ein bleistiftstarker Gang in das im rechten Ventrikel liegende häutige Säckchen, das in das vordere Segel der Tricuspidalis übergeht. Das Ventrikelseptum verläuft fast gerade. Aus der linken Kammer führen mehrere 1 mm große Öffnungen in der Kammerscheidewand in ein Gangsystem, das mit der linken Kranzarterie in Verbindung steht und sich in der Wand der linken Kammer zu einem Hohlraum von 8 mm Durchmesser erweitert (Abb 5c).

Während der echte Vorhofseptumdefekt (zusätzliche Öffnungen in der Klappe des Foramen ovale), die Mitralstenose und die Hypoplasie der linken Kammer zu den Fehlern des Lutembacher-Komplexes gehören, wird durch die vollständige Verlagerung der Aorta und durch die Funktionslosigkeit der linken Kammer eine modifizierte Form dieser Fehlbildung bewirkt. Das häutige Säckchen unterhalb der Aorta kann als Septum membranaceum angesehen werden, das durch den hohen Druck in der blinden linken Kammer in die rechte Kammer gedrückt wurde. Funktionell verursacht die blinde linke Kammer eine Stauung im linken Vorhof und einen Links-Rechts-Shunt innerhalb der Vorhöfe durch die zusätzlichen Klappenöffnungen am Foramen ovale. Zwangsläufig muß in solchen Fällen das arterialisierte Blut nahezu vollständig dem rechten Vorhof zugeführt werden. Dies ist einer der seltenen Fälle, bei denen ein Links-Rechts-Shunt eine echte Mischblutbildung verursacht.

Coarctatio aortae (Aortenisthmusstenose)

Fall 20 stammt von einem kurz nach der Geburt gestorbenen 43 kg schweren schwarzbunten weiblichen Kalb, bei dem eine geringgradige Zyanose der Schleimhäute für intravital gestörte Kreislaufverhältnisse sprach. Ein verwertbarer Vorbericht fehlt.

Das Herz wiegt 680 g. Der Herzumfang an der Kranzfurche beträgt 34 cm, die Höhe der vorderen Längsfurche 13 cm, die der hinteren 10 cm, die linke Kammerwand ist 14 cm, die rechte 11 mm und das Septum 14 mm dick.

Das Herz wirkt in seiner Form plump (Abb. 6). Die Längsfurchen sind nicht ausgeprägt. Der rechte Ventrikel ist erweitert. Die Aorta entspringt als hypoplastisches Gefäß, das die Koronararterien abgibt und im wesentlichen den Truncus brachiocephalicus bildet. Vom Abgang des Tr. brachiocephalicus bis zum Aortenisthmus ist die Aorta bleistiftstark. Am Isthmus aortae schwenkt der hypoplastische Stamm bogenförmig herzwärts, um nach dem Isthmus als wesentlich stärkeres Gefäß wieder bogenförmig kaudal zu laufen. Durch diesen Doppel- oder Gegenbogen (Coarctatio) entspricht der Aortenverlauf in diesem Abschnitt andeutungsweise einer geschriebenen Drei. An der Einziehungsstelle am Isthmus verengt sich das Lumen des Gefäßes auf 3 mm. Unmittelbar hinter der Isthmusstenose nimmt die Aorta den 13 mm weiten, offenen Ductus Botalli auf und läuft dann mit etwa normaler Wandstärke und normalem Lumen einer Aorta weiter. Die Wandstärke der Aorta beträgt vor der Stenose 1,5 mm und nach ihr 3 mm. Die Pulmonalis stellt bis zum Abgang des D. Botalli ein starkwandiges (Wandstärke 3 mm) Gefäß dar und besitzt nach seinem Abgang die Wandstärke einer normalen A. pulmonalis (1 mm). Die Wand des D. Botalli ist 3 mm dick. Das Foramen ovale ist offen

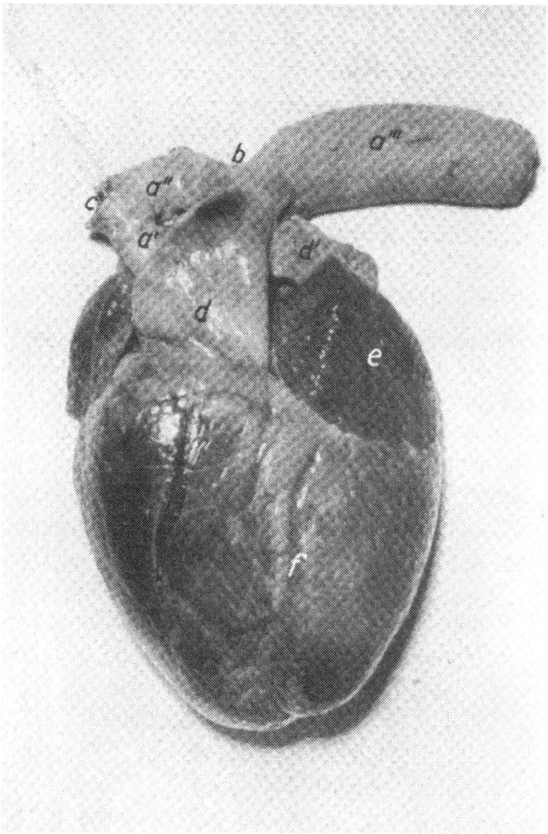

Abb. 6. Coarctatio aortae (Fall 20, Kalb)

a' – hypolpastische Aorta; a'' – prästenotischer Aortenabschnitt; a''' – poststenotischer Aortenabschnitt; b – Einziehung im Gebiet der Isthmusstenose; c – Abgang des Truncus brachiocephalicus mit eingeführtem Glasstab in Aorta; d – A. pulmonalis; d' – Ast der Pulmonalis nach Abgang des Ductus BOTALLI; e – linkes Herzohr; f – vordere Längsfurche

Unterhalb der Aortenwurzel befindet sich ein 2 cm großer subaortaler Septumdefekt. Die Aorta ist nach rechts verlagert.

Die Isthmusstenose dehnt sich auf einen Aortenabschnitt von 15 mm aus und steht damit dem „infantilen Typ“ der Koarktation des Menschen näher als dem „adulten Typ“, der sich durch Stenose eines sehr kurzen Gefäßabschnittes auszeichnet. Der Ductus BOTALLI bildet den Kollateralkreislauf.

Neben einem Rechts-Links-Shunt in den Vorhöfen ist ein Links-Rechts-Shunt in den Ventrikeln wahrscheinlich. Die Aorta versorgt im wesentlichen die Koronararterien und den Tr. brachiocephalicus. Der Hauptanteil des Blutes für die kaudale Körperhälfte gelangt über die A. pulmonalis und den Ductus BOTALLI in die Aorta descendens. Demnach wird die kraniale Körperhälfte mit sauerstoffreicherem Blut versorgt als die kaudale. Beim Menschen wird in der Regel eine Hypertonie der oberen Körperhälfte und eine Hypotonie der unteren beobachtet (FONÓ und LITTMANN, 1957).

Bei einem männlichen und einem weiblichen Kalb, die ebenfalls bald nach der Geburt starben (Fall 6 und Fall 9), wurden mit Fall 20 übereinstimmende Befunde erhoben. Der Fall 6 wird dadurch kompliziert, daß bei normaler Lage von Aorta und Pulmonalis beide Gefäße aus der kranial und links liegenden Kammer entspringen, die mit einer Trikuspidalklappe ausgestattet ist. Ihre Verbindung mit der kaudal rechts liegenden „linken“ Kammer wird durch einen Ventrikelseptumdefekt hergestellt. Der Septumverlauf ist gegenüber der Norm um 90° gedreht. Es liegt demnach ein unvollständiger Situs inversus vor.

Zusammenfassend kann gesagt werden, daß die bisher in der Literatur als selten bezeichneten Formen von Herzmißbildungen bei Tieren vermutlich häufiger vorkommen und die meisten bislang nur beim Menschen beobachteten Fehlbildungen sich in gleicher oder ähnlicher Form auch bei der Entwicklung des Herzens bei Tieren einstellen.

Zusammenfassung

Es werden 9 im Schrifttum bisher noch nicht oder sehr selten mitgeteilte Fälle von Herzmißbildungen bei Schwein und Rind beschrieben, die zu folgenden Mißbildungsformen gehören: Cor triloculare biventriculare, subpulmonaler Septemdefekt, Lutembacher-Komplex und Coarctatio aortae. Entwicklungsgeschichtliche Aspekte und mögliche funktionelle Folgen werden erörtert.

Literaturverzeichnis

BARTHEL, H.: Mißbildungen des menschlichen Herzens — Entwicklungsgeschichte und Pathologie. Stuttgart: Thieme 1960.

BELLING, Th. H.: Ventricular Septal Defect in the Bovine Heart — Report of 3 Cases. J. Amer. Vet. Med. Ass. **138**, 595—598 (1961).

CALLENSEE, W.: Statistische Untersuchungen über angeborene Angiokardiopathien. Mschr. Kinderheilkd. **106**, 1—8 (1958).

COHRS, P.: in: NIEBERLE-COHRS, Lehrbuch der speziellen patholog. Anatomie d. Haustiere, 4. Aufl. Jena: Fischer 1961.

CORDY, D. R., u. RIBELIN, W. E.: Six Congenital Cardiac Anomalies in Animals. Cornell Vet. **40**, 249—256 (1950).

CSONTAI, A., u. JELLINEK, H.: Über die Häufigkeit der Herzentwicklungsanomalien und ihre Entstehungsfaktoren. Zbl. allg. Path. **99**, 194—197 (1959).

DETWEILER, D. K.: Wesen und Häufigkeit von Herzkrankheiten bei Hunden. Zbl. Vet. med. **9**, 317—356 (1962).

DOLOWY, W. C., LOPEZ-BELLO, M., JULIAN, O. C., u. GROVE, W. J.: Congenital Malformations of the Heart and Great Vessels in Dogs — A Report of Three Cases. J. Amer. Vet. Med. Ass. **130**, 521—524 (1957).

DYBAN, A. P.: Pathologische Embryologie des Menschen. Jena: Fischer 1962.

FONÓ, R., u. LITTMANN, I.: Die kongenitalen Fehler des Herzens und der großen Gefäße ... hrsg. von W. Schmitt. Leipzig: Barth 1957.

GODGLÜCK, G.: in: DOBBERSTEIN-PALLASKE-STÜNZI, Handbuch der Speziellen Pathologischen Anatomie der Haustiere. Berlin, Hamburg: Parey 1962.

GOERTTLER, K.: Über die Blutstromwirkung als Gestaltungsfaktor für die Entwicklung des Herzens. Beitr. path. Anat. **115**, 33—56 (1955).

GRAHAM, G. R.: Angeborene Herzfehler. Dtsch. med. Wschr. **84**, 320 (1959).

HERZOG, A.: Zur pathologischen Anatomie der Herzmißbildungen bei Tieren. Vet. med. Diss. Gießen 1961.

HERZOG, A.: Über einen kombinierten Herzfehler mit Klappenmißbildung beim Kalb. Berliner Münchener tierärztl. Wschr. **76**, 138—140 (1963).

JENTZSCH, K. D.: Eine außergewöhnliche Herzmißbildung bei einem Schwein. Mhefte Vet. med. **13**, 400—403 (1959).

KITCHELL, R. L., STEVENS, C. E., u. TURBES, C. C.: Cardiac and Aortic Arch Anomalies, Hydrocephalus and other Abnormalities in Newborn Pigs. J. Amer. Vet. Med. Ass. **130**, 453—457 (1957).

KREDIET, P.: Anomalies of the Arterial Trunks in the Thorax and their Relation to Normal Development. Vet. med. Diss. Utrecht 1962.

LILLEENGEN, K.: Hjärtmißbildningar hus djuren. Scand. Vet. Tidskr. **24**, 493 (1934).

MÖNCKEBERG, J. G.: in: HENKE-LUBARSCH, Handbuch der speziellen patholog. Anatomie und Histologie. Berlin: Springer 1924.

VAN NIE, C. J.: Congenitale hartmisformingen bij. het varken. Vet. med. Diss. Utrecht 1961.

PREISZ, H.: Über angeborene Herzfehler bei Haustieren. Zschr. Tiermed. 2. Bd. 169 (1898).

PUFF, A.: Der funktionelle Bau der Herzkammern, Heft 8 der zwanglosen Abhandlungen aus dem Gebiet der normalen und pathologischen Anatomie. Stuttgart: Thieme 1960.

PUSCH, J.: Angeborene Herzmißbildung eines Kalbes. Berliner Münchener tierärztl. Wschr. **69**, 275—276 (1956).

RITTENBACH, P.: Zwei Fälle kongenitaler Herzmißbildung beim Pferd. Mhefte Vet. med. **18**, 61—63 (1963).

RYCHTER, Z., u. LEMEZ, L.: Experimentelle Untersuchungen über die Entstehung sowie über die Lage und Größe von Kammerseptumdefekten am Herzen von Hühnerembryonen. Anat. Anz. Erg.-H. Bd. **104**, 97—102 (1957).

SCHMIDT, P., u. v. MICKWITZ, C.-U.: Zur Häufigkeit und Pathologie der kongenitalen Herzfehler bei Schwein und Rind. Mhefte Vet. med. **19**, 541—546 (1964).

SEIBOLDT, H. R., u. EVANS, L. E.: A Complex Cardiac Anomaly in a Calf. J. Amer. Vet. Med. Ass. **130**, 99—100 (1957).

SHANER, R. F.: Malformations of the Atrioventricular and Endocardial Cushions of the Embryo Pig and its Relation to Defects of the Conus and Truncus Arteriosus. Amer. J. Anat. **84**, 431—455 (1949).

SHANER, R. F.: Malformations of the Truncus Arteriosus in Pig Embryos. Anat. Rec. **118**, 539—560 (1954).

SPÖRRI, H.: Über die Untersuchung der Herzdynamik und ihre diagnostische Bedeutung. Wien. tierärztl Mschr. **47**, 251—268 (1960).

SCHEUNERT-TRAUTMANN: Lehrbuch der Veterinär-Physiologie, 4. Auflage, bearb. von SCHEUNERT, BRÜGGEMANN, HORN und HILL. Berlin, Hamburg: Parey 1955.

ZIETZSCHMANN u. KRÖLLING: Lehrbuch der Entwicklungsgeschichte. 2. Aufl. Berlin, Hamburg: Parey 1955.

ZSCHOCH, H.: Zur Statistik angeborener Herz- und Gefäßmißbildungen. Zbl. allg. Path. **100**, 426—431 (1960).

Aus der Pathologischen Abteilung

Vergleichend-pathologische Untersuchungen über die Entwicklung des Tuberkels bei Schildkröten, Hühnern, Ratten und Meerschweinchen

Von

R. IPPEN*

Die Zahl der Arbeiten, die sich mit der Entwicklung des Tuberkels befassen, ist heute bereits so groß, daß es kaum möglich ist, sie vollständig zu überblicken. Sowohl in den Handbüchern als auch in zahlreichen Einzelveröffentlichungen werden einleitende Übersichten über die bisherigen Erkenntnisse gegeben, so daß hier auf eine erneute Zusammenstellung verzichtet werden kann. Wählt man das Schicksal der Tuberkelbakterien im Gewebe als Ausgangspunkt für derartige Untersuchungen, so bieten die Ausführungen von HONSBERG (1961) einen guten Anhaltspunkt für die in der letzten Zeit erschienenen Arbeiten und Ergebnisse in dieser Richtung. Untersuchungen über die Histogenese des Tuberkels und das frühe morphologische Bild in den verschiedenen Organen war und ist auch heute noch Gegenstand unzähliger Untersuchungen. Neben den grundlegenden Arbeiten von v. BAUMGARTEN (1885, 1902), JOEST und EMSHOFF (1912), PAGEL (1926), HUEBSCHMANN (1928) und zahlreichen anderen ist die Zahl der publizierten Einzeluntersuchungen über die Entwicklung der Tuberkelbildung bei den verschiedenen Versuchstieren gerade in den letzten Jahrzehnten wieder erheblich angestiegen, was in erster Linie auf die ständig wachsende Verwendung der Versuchstiere in der Tuberkuloseforschung für therapeutische Testuntersuchungen zurückzuführen ist. Es sei hier nur auf die Arbeiten über die experimentelle Tuberkulose der weißen Maus, wie z. B. von RALEIGH, G. W., and G. P. YOUMANS (1948), GRÜN und KLINNER (1952), WAGNER (1961), UESAKA (1958), IVANOWA und RASHKINA (1958) u. a. sowie der weißen Ratten von HAGEDORN (1929), KUMASHIRO (1958), MARTINEZ und OCHOA (1960), WAGNER und DITTMAR (1960) u. a. oder auf die neueren Arbeiten über Meerschweinchentuberkulose von SOLTYS and JENNINGS (1950), GOYAL und GUPTA und GUPTA (1959), LEWIKI (1960) u. a. aufmerksam gemacht.

Ein Vergleich der bisher vorliegenden, zum Teil sehr unterschiedlichen Untersuchungsergebnisse von einer oder verschiedenen Versuchstierarten erscheint von vornherein aussichtslos, da in fast allen Fällen unterschiedliche Versuchsbedingungen zugrunde lagen. Selbst bei einer weitgehenden Koordinierung der verschiedenen Versuchsbedingungen kann ein Vergleich der erhaltenen Untersuchungsergebnisse nur einen groben Überblick geben, da weder individuelle noch tierartlich bedingte Unterschiede im Ablauf der Tuberkulose vollständig ausgeschaltet werden können. Ich möchte hier nur auf LETTERER (1951) verweisen, der schreibt: „Nicht nur jede Tierspezies reagiert verschieden (Goldhamster, Meerschweinchen, Kaninchen, Ratte, Maus, Kaltblüter), sondern ihre Reaktionsweise gegenüber den einzelnen Arten der Tuberkuloseerreger (Typus humanus, bovinus, gallinaceus) ist durchaus wechselnd. Läßt sich also nicht direkt vergleichen, so ist doch die Verschiedenheit in der Reaktionsweise insofern von Wert, als Vergleiche der Einzelergebnisse bisherige Lücken in der Kenntnis der Reaktionsweise überhaupt zu schließen gestatten."

Trotz der uns hinreichend bekannten Schwierigkeiten einer vergleichend pathologischen Untersuchung der experimentellen Tuberkulose bei verschiedenen Tierarten wollen wir im nachfolgenden versuchen, derartige Untersuchungen an Kaltblütern, Vögeln und Säugetieren zu

---

* Unter technischer Assistenz von DORIS HENNE

beschreiben und ihre Ergebnisse zu diskutieren. Angeregt durch eine eingehende Bearbeitung der Kaltblütertuberkulose in letzter Zeit (IPPEN 1964) schien uns das Einbeziehen von Schildkröten in die Untersuchungsreihe zur Ermittlung der Entstehung des miliaren Tuberkels, besonders aus phylogenetischer Sicht, von besonderem Interesse, da heute die bei Kaltblütern durch Mykobakterien verursachten Veränderungen durchaus als Tuberkulose im Sinne der Vogel- und Säugertuberkulose angesprochen werden müssen. Als Vertreter der Ordnung der Vögel wurden Haushühner und als Säugetiere Ratten und Meerschweinchen gewählt. Dem Ziel der Versuche entsprechend, die tierartlich spezifische Ausbildung der tuberkulösen Veränderungen zu studieren, war es erforderlich, für die verschiedenen Tierarten jeweils die Mykobakterienart für die Infektion zu wählen, die bekanntlich auch bei Spontantuberkulosen der entsprechenden Tierart isoliert werden kann. Somit wurde kein einheitliches Infektionsmaterial verwendet. Der von zahlreichen Untersuchern herausgestellte Einfluß der Infektionsdosis auf den Ablauf der Tuberkulose konnten wir nur indirekt berücksichtigen, indem wir bei allen Tieren die gleiche Erregerdosis auf dem Blutweg applizierten. Eine Relation von Körpergewicht zu Erregerdosis konnte nicht berücksichtigt werden, da z. B. bei den Schildkröten durch den hohen Gewichtsanteil des Panzers eine ungerechtfertigt hohe Dosierung zustande gekommen wäre. Wir hielten es für unsere Versuchsanordnung in erster Linie für wichtig, eine Erregerdosis zu wählen, die mit Sicherheit ein Angehen der Infektion zur Folge hat. Schließlich bleibt noch das gewählte Alter der Versuchtiere zu erwähnen, das ebenfalls entscheidend auf die Ausbildung der Tuberkulose einwirken kann, worauf JELEW und DJAKOFF (1962) und zahlreiche andere schon vorher verwiesen haben. Bei allen Tierarten wählten wir erwachsene Tiere aus, die bereits geschlechtsreif waren.

Selbstverständlich kann das Ergebnis dieser Untersuchungen nur einen Überblick bieten, da die Befunde innerhalb der einzelnen Gruppen stets nur Aussage über das Verhalten der Mehrzahl der verwendeten Tiere geben. In keiner Gruppe wurden erbreine Tierstämme gehalten; somit müssen von vornherein individuelle Schwankungen mit einkalkuliert werden, die bekanntlich auch bei Inzuchtstämmen nicht völlig auszuschalten sind.

Material und Methode

Für die Untersuchungen wurden vier Gruppen verschiedener Tierarten gewählt.

Als Vertreter der *Reptilien* hielten wir Landschildkröten (Testudo graeca) von einem Durchschnittsgewicht von 1200 g. Die Injektion des Infektionsmaterials erfolgte intracardial, wozu vorher mittels eines Bohrers in der Herzgegend ein Loch in den Bauchpanzer gebohrt und nach der Injektion wieder mit Paraffin verschlossen wurde.

Als Angehörige der *Vögel* verwendeten wir für unsere Versuche Leghorn-Haushühner im Alter von 2 Jahren mit einem Durchschnittsgewicht von 1500 g. Die Injektion wurde in die Oberarmvenen (Venae brachiales) vorgenommen.

Für die Untersuchungen an *Säugetieren* wählten wir für die eine Gruppe weiße *Ratten* im Alter von 6 Monaten von einem Durchschnittsgewicht von 280 g, die wir der eigenen Zucht entnahmen. Die Impfung erfolgte intracardial. Als weitere Gruppe wurden ebenfalls aus eigener Zucht stammende *Meerschweinchen* im Alter von 6 Monaten von einem Durchschnittsgewicht von 400 g herangezogen. Auch bei diesen Tieren applizierten wir die Erregersuspension intracardial.

Als *Infektionsmaterial* wurden die für die jeweilige Tierart pathogenen Mykobakterientypen verwendet. Zur Infektion der Schildkröten diente ein poikilothermer Mykobakterienstamm, der aus einer Spontantuberkulose eines Frosches gezüchtet worden war und als M. bufo bezeichnet wurde. Die Hühner infizierten wir mit Mycobacterium avium (SB 306)) und die Ratten und Meerschweinchen mit Keimen des Mycobacterium bovis (R 3789). Von allen genannten Erregertypen wurden Suspensionen von jeweils 1 mg Feuchtgewicht pro 1 ml physiologischer Kochsalzlösung hergestellt.* Jedem Versuchstier wurden 0,7 ml der genannten Bakterienaufschwemmungen verabreicht.

Die Haltung der Tiere erfolgte jeweils entsprechend den für die verschiedenen Tierarten optimalen Bedingungen, wobei stets unter gleichen Voraussetzungen, jedoch von den Infizierten isoliert, zwei bzw. drei Kontrolltiere bis zum Versuchsabschluß mitgehalten wurden. Die Tötung der Versuchstiere wurde nach vorheriger Äthernarkose in verschiedenen Zeitabständen post inf. durch Dekapitation vorgenommen. Alle Versuchstiere, einschließlich der Kontrollen, wurden unmittelbar nach der Tötung seziert und die Organe Leber, Milz, Lunge, Niere, Herz und Gehirn einer bakteriologischen und pathologisch-anatomischen und histologischen Untersuchung unterzogen. Zur histologischen Untersuchung wurden sowohl Gefrier- als auch Paraffinschnitte angefertigt und wie folgt gefärbt: Hämatoxylin-Eosin, Scharlachrot, Silberimprägnation nach GOMORI sowie Bindegewebsfärbung nach v. GIESON. Zum Nachweis der Mykobakterien im Gewebe wurden neben der ZIEHL-NEELSEN-Färbung eine Auraminfärbung und nachfolgende Fluoreszenzmikroskopie vorgenommen.

Untersuchungsergebnisse

a) Schildkröten

Insgesamt standen 14 Schildkröten im Versuch, von denen 12 Tiere infiziert und 2 Tiere als Kontrollen gehalten wurden. In Abständen von 2 Stunden, 2, 7, 14, 23 und 28 Tagen p. i. erfolgte die Tötung. Über die Untersuchungsergebnisse gibt die Tabelle 1 Auskunft.

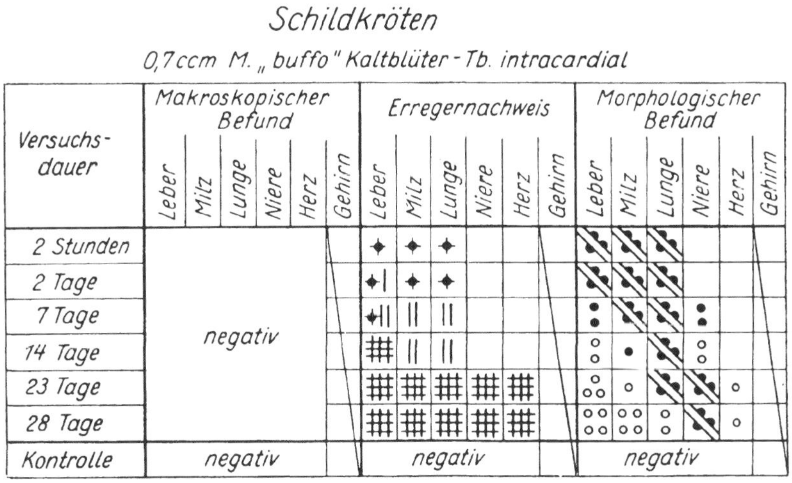

Tab. 1 = Erregernachweis: Bakterienkonglomerate; beginnende Bakterienvermehrung; massenhaft säurefeste Stäbchen

Morphologischer Befund: Bakterien in Kapillaren; Bakterien phagozytiert; submilare Herdbildung; miliare Herdbildung

* An dieser Stelle möchte ich Herrn Dr. KÄPPLER vom Tuberkuloseforschungsinstitut in Berlin-Buch für die Aufbereitung und Überlassung des Impfmaterials meinen besten Dank sagen.

1. Makroskopischer Befund

Bei keiner der untersuchten Schildkröten zeigten sich makroskopisch feststellbare pathologische Veränderungen, die auf die tuberkulöse Infektion zurückgeführt werden konnten.

2. Erregernachweis

Die hierzu wiedergegebenen Untersuchungsergebnisse beziehen sich auf die Auswertung der ZIEHL-NEELSEN-gefärbten histologischen Präparate sowie die fluoreszenzmikroskopisch untersuchten Auramin-gefärbten Schnittpräparate. Zwei Stunden post infectionem konnten in spärlichem Umfang in Leber, Milz und Lunge zusammengeklumpte säurefeste Stäbchen ermittelt werden. Sie lagen sowohl im Lumen der kleinen Kapillaren als auch zum Teil bereits phagozytiert perivasculär in retikulo-histiozytären Zellen. In den ebenfalls genau durchgemusterten Schnitten von Niere und Herz konnten keine säurefesten Stäbchen festgestellt werden. Fast gleichartige Befunde wurden bei den zwei Tage post infectionem getöteten Schildkröten erhoben, wobei jedoch in einem Fall im histiozytären Gewebe der Leber eine geringgradige Vermehrung der säurefesten Stäbchen beobachtet wurde, die sich durch eine weitgehende Auflockerung der vorher dicht verklumpten säurefesten Stäbchen ausdrückte. 7 Tage nach der Infektion konnte dann sowohl in der Leber, der Milz, der Lunge und den Nieren eine beginnende Vermehrung der säurefesten Stäbchen festgestellt werden, die bei den 14 Tagen im Versuch befindlichen Tieren noch deutlicher zum Ausdruck kam und an Stärke zunahm. 23 bis 28 Tage nach Versuchsbeginn konnten in allen Organen, also in Leber, Milz und Lunge sowie auch in den bis dahin negativ befundenen Herzen, massenhaft säurefeste Stäbchen gesehen werden.

3. Morphologischer Befund

In den Hämatoxylin-Eosin-gefärbten Organschnitten der zwei Stunden und zwei Tage nach der Injektion getöteten Tiere konnten keine Gewebsveränderungen beobachtet werden. Wie schon beim Erregernachweis erwähnt, fanden sich lediglich in den perivasculär gelagerten Histiozyten in spärlichem Umfang phagozytierte säurefeste Stäbchen. Eine Vermehrung der Histiozyten lag nicht vor. Erst 7 Tage post infectionem konnten kleinste submiliare Herdbildungen in der Leber beobachtet werden, die sich aus 10—20 blasig-kernigen Zellen zusammensetzten und weder eine Abgrenzung zum Parenchym durch Bindegewebsstrukturen noch irgendwelche nekrotischen Vorgänge aufwiesen. Leukozyten und Lymphozyten konnten nicht ermittelt werden. Zum gleichen Zeitpunkt traten auch in den Nieren stärkere zellige Infiltrationen auf. In den Lebern der 14 Tage nach Versuchsbeginn getöteten Tiere zeigten sich sehr zahlreich miliare Herdbildungen blasig-kerniger Zellen, in die eingelagert in größerer Zahl die bei Reptilien stets zu beobachtenden Pigmentzellen zu finden waren. Daneben traten zu diesem Zeitpunkt in den Leberveränderungen gehäuft eosinophile Granulozyten auf. Gleichzeitig konnten auch in der Milz zahlreich submiliare Herdbildungen von gleichartigem Aufbau wie in der Leber beobachtet werden. Die Herdbildungen in den Nieren hatten sich erheblich vergrößert und wiesen zum Teil eine zentrale Nekrose auf, die von einem Saum randständiger Riesenzellen und Bindegewebe begrenzt war. 23 Tage nach der Infektion fanden sich in der Leber, der Milz, dem Herzen und den Nieren in großer Zahl miliare Granulationsherde, die an Größe gegenüber den vorhergehend beschriebenen zugenommen hatten, jedoch in ihrem zelligen Aufbau von gleicher Struktur waren. In den Lungen konnten auch zu diesem Zeitpunkt nur säurefeste Stäbchen, phagozytiert in perivasculär gelegenen Histiozyten, angetroffen werden. Die 28 Tage nach der

Infektion erhobenen Befunde ließen in Leber und Milz massenhaft miliare Herdbildungen erkennen, so daß die Organschnittpräparate mit Granulomen übersät erschienen. In der Lunge traten recht zahlreich gleichartige miliare Herdbildungen von rein epitheloidzelliger Struktur auf. Die in der Herzmuskulatur ermittelten epitheloidzelligen Herde dürften ausschließlich auf die intracardiale Applikation der Tuberkelbakteriensuspension zurückzuführen sein. Hervorgehoben werden soll zum Schluß, daß es bis zu dem von uns untersuchten Zeitraum von 28 Tagen nach einer Infektion der Schildkröten mit poikilothermen Erregern, mit Ausnahme in den Nieren, in keinem Fall zu nekrotisierenden Vorgängen oder zu einer bindegewebigen Abkapselung der Veränderungen gekommen war. Gleichfalls trat bis zu diesem Zeitpunkt auch keine LANGHANSsche Riesenzellbildung ein, die entsprechend früherer Untersuchungen von uns jedoch durchaus im Verlauf der Tuberkulose bei Schildkröten beobachtet werden kann. Eine Beteiligung der Lymphozyten am Aufbau des frischen miliaren Tuberkels konnten wir nicht feststellen.

b) Hühner

Zur Ermittlung der Entwicklung des Tuberkels beim Geflügel verwendeten wir 24 Leghornhühner, die jeweils in Gruppen von 4 Tieren in Zeitabständen von 2 Stunden, 2, 7, 14 und 28 Tagen getötet wurden. Als Kontrolle wurden unter gleichen Bedingungen 4 nicht infizierte Hühner 28 Tage gehalten und anschließend untersucht Die Ergebnisse der Untersuchungen an Hühnern sind in der Tabelle 2 zusammengefaßt.

Hühner

0,7 ccm M. avium (SB 306) intravenös

Versuchs-dauer	Makroskopischer Befund						Erregernachweis						Morphologischer Befund					
	Leber	Milz	Lunge	Niere	Herz	Gehirn	Leber	Milz	Lunge	Niere	Herz	Gehirn	Leber	Milz	Lunge	Niere	Herz	Gehirn
2 Stunden	negativ						✦	✦	✦				⧅•	⧅•	⧅•			
2 Tage							✦	✦	✦				⧅•	⧅•	⧅•			
7 Tage							✦ ||	✦ |	||				● ●	●	⧅•			
14 Tage							#	#	||				● ● ○	● ● ○ ○	○			
28 Tage							#	#	||				○ ○ ○ ○	● ● ⬯	● ○			
Kontrolle	negativ						negativ						negativ					

Tab. 2 = Erregernachweis:

Bakterienkonglomerate	✦
beginnende Bakterienvermehrung	||
massenhaft säurefeste Stäbchen	#

Morphologischer Befund:

Bakterien in Kapillaren	⧅
Bakterien phagozytiert	⧅•
submiliare Herdbildung	●
miliare Herdbildung	○
Konglomeratherde	✿
diffuse Zellinfiltrate	⬯

1 Makroskopischer Befund

Genau wie bei den untersuchten Schildkröten konnten makroskopisch bei den infizierten Hühnern bis zum Zeitpunkt von 28 Tagen post infectionem keine sichtbaren Veränderungen an den Organen festgestellt werden.

2. Erregernachweis

In den histologischen Schnittpräparaten der untersuchten Organe zeigten sich sowohl zwei Stunden als auch zwei Tage nach der Infektion lediglich in der Leber, Milz und Lunge zusammengeklumpte säurefeste Stäbchen in den Kapillarlumen und vereinzelt vom perivasculären Retikulum phagozytiert säurefeste Stäbchen. Erst 7 Tage nach der Infektion trat eine offensichtliche Vermehrung ein, wobei auch zu diesem Zeitpunkt noch in den feinen Kapillaren der Leber und der Milz Bakterienkonglomerate der verimpften Suspension angetroffen werden konnten. 14 bzw. 28 Tage nach Versuchsbeginn fanden sich nach offensichtlich starker Bakterienvermehrung massenhaft säurefeste Stäbchen in der Leber und der Milz. Die Zahl der säurefesten Stäbchen in der Lunge trat demgegenüber zurück. In den übrigen untersuchten Organen, Niere, Herz und Gehirn, konnten wir trotz genauester Untersuchung in keinem einzigen Fall Erreger nachweisen.

3. Morphologischer Befund

Gleichartig wie bei den vorher beschriebenen Untersuchungen an Schildkröten traten die ersten histologisch feststellbaren submiliaren Herdbildungen 7 Tage post infectionem ein. Die Granulationsherde setzten sich aus etwa 30 blasig-kernigen Zellen zusammen und waren sowohl im Leberparenchym als auch perivasculär im Bereich des GLISSONschen Gewebes gelagert. In der Milz konnten zu diesem Zeitpunkt ebenfalls Ansammlungen von blasig-kernigen Zellen beobachtet werden, in denen stets säurefeste Stäbchen nachzuweisen waren. 14 Tage nach der Infektion nahm die Zahl und die Größe der Herde erheblich zu. Gleichzeitig traten auch in der Lunge deutliche miliare Herdbildungen gleicher Art auf. Vom 28. Tag post infectionem an erwiesen sich die histologischen Schnitte der Leber übersät mit miliaren Herden, und in der Milz konnte neben submiliaren Herdbildungen ein deutliches Konfluieren der größeren blasigkernigen Zellherde festgestellt werden. Eine Verkäsung des Granulationsgewebes oder eine bindegewebige Abgrenzung konnte bei unseren Versuchen bis zum 28. Versuchstag nicht beobachtet werden.

c) Ratten

Für die Untersuchungen verwendeten wir insgesamt 90 Albinoratten, die wir jeweils in Gruppen zu 3 Tieren aufteilten. Neben einer Kontrollgruppe wurden die infizierten Tiere in fortlaufenden Abständen getötet. Die entsprechenden Zeiten sind der Tabelle 3 zu entnehmen. Bei den Versuchen an Ratten wählten wir auch sehr frühe Tötungszeiten nach der Infektion, um so die Möglichkeit zu erhalten, einen Vergleich mit den von GRÜN und KLINNER erhobenen Untersuchungsergebnissen an Mäusen vornehmen zu können. Untersucht wurden die gleichen Organe wie bei den vorher beschriebenen Versuchen an Schildkröten und Hühnern.

1. Makroskopischer Befund

Im Gegensatz zu den Untersuchungen an Schildkröten und Hühnern konnten bei den Ratten bereits 4 Tage nach Versuchsbeginn makroskopisch sichtbare Veränderungen, bedingt durch die injizierten Tuberkelbakterien, ermittelt werden. In erster Linie trat eine besonders starke Milzvergrößerung hervor. Vom 8. Tag an zeigte sich darüber hinaus regelmäßig eine grauweiße

Ratten

0,7 ccm M. bovis (R. 3789) intracardial

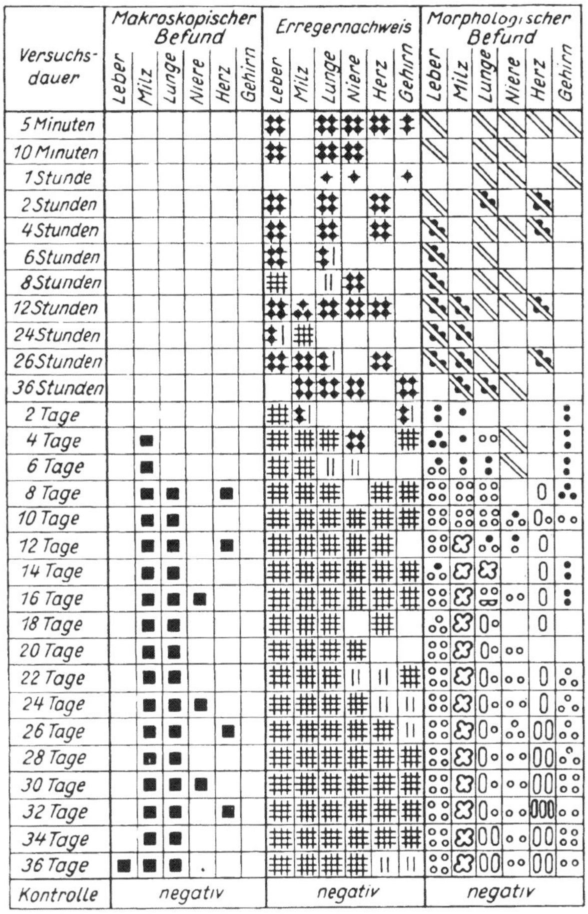

Tab. 3 = Makroskopischer Befund — negativ / positiv

Erregernachweis — Bakterienkonglomerate / beginnende Bakterienvermehrung / massenhafte säurefeste Stäbchen

Morphologischer Befund — Bakterien in Kapillaren / Bakterien phagozytiert / submiliare Herdbildung / miliare Herdbildung / Konglomeratherde / diffuse Zellinfiltrate

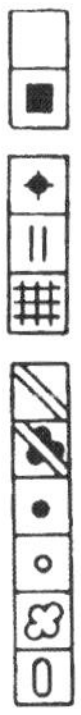

Herdbildung in den Lungen, die bei längerer Versuchsdauer an Ausdehnung stets zunahm. Bedingt durch die intracardiale Injektion konnten in 4 Fällen im Bereich der Einstichstelle an der Herzmuskulatur makroskopisch Veränderungen beobachtet werden. Zeitlich recht unterschiedlich, und zwar 16 Tage, 24 Tage und 30 Tage post infectionem fanden sich auch in den Nieren grauweiße Herdbildungen. Auffällig war, daß die Leber erst ab 36. Versuchstag erstmalig mit dem bloßen Auge zu erkennende Herdbildungen aufwies, obgleich histologisch gerade in der Leber schon zu einem sehr frühen Zeitpunkt tuberkulöse Granulombildungen zu ermitteln waren.

2. Erregernachweis

Bis zu 36 Stunden nach der Infektion konnten im histologischen Schnitt die säurefesten Stäbchen fast ausschließlich in Form zusammengeklumpter Konglomerate nachgewiesen werden. Am häufigsten waren die Erreger aus Schnitten der Leber und Lunge nachzuweisen. In der Milz konnten sie mit Sicherheit erst 12 Stunden post infectionem erstmalig festgestellt werden. Ab 2. Versuchstag setzte in den infizierten Ratten eine deutlich erkennbare Vermehrung der injizierten säurefesten Stäbchen ein. Die zusammengeklumpten Erregerkonglomerate lösten sich überall auf und waren nur noch ganz vereinzelt anzutreffen. Im weiteren Ablauf der Versuche verhielt sich das Auftreten der säurefesten Stäbchen in allen Organen gleichartig.

3. Morphologischer Befund

Eine histologisch nachweisbare zellige Reaktion des Organismus auf die tuberkulöse Infektion setzte zwei Tage post infectionem ein. Bei den früher getöteten Versuchstieren konnte bis zur ersten Stunde nach der Infektion ausschließlich der Nachweis säurefester Stäbchen in den Gefäßen und Kapillaren erbracht werden. Von der 2. bis 36. Stunde nach Versuchsbeginn wurde in Leber und Milz sowie vereinzelt in Lunge und Herz Bakterienphagozytose durch perivasculär gelagerte Histiozyten beobachtet. Zwei Tage post infectionem kam es in Leber und Milz und dem Gehirn zur Ausbildung submiliarer Granulome, die ausschließlich aus blasigkernigen histiozytären Zellelementen gebildet waren. Am 4. Versuchstag nahm die Zahl der submiliaren Herde in der Leber erheblich zu; darüber hinaus kam es bereits zu einer Ausbildung von miliaren Herden in der Lunge. Auffällig war, daß schon zu dieser Zeit in den epitheloidzelligen Lungenveränderungen vereinzelte Riesenzellen auftraten und darüber hinaus eine Kernpyknose im Zentrum einzelner Herde einsetzte. Wichtig erscheint auch, darauf hinzuweisen, daß in den miliaren Lungentuberkeln 4 Tage post infectionem mehrfach in größerer Zahl bereits sogenannte „Schaumzellen", stark vergrößerte, verfettete Monozyten, auftraten, die auch zu späteren Zeiten ausschließlich in den Veränderungen der Lungen anzutreffen waren. Vom 8. Versuchstag an erwies sich die Leber der Tiere stets dicht durchsetzt mit miliaren, meist perivasculär gelegenen Epitheloidzelltuberkeln. Eine Riesenzellbildung in den Leberherden setzte am 12. Versuchstag ein und konnte mit geringgradigen Abweichungen bis zum 36. Tag fast immer beobachtet werden. Sehr ähnlich waren die Befunde an den Milzschnitten, wobei jedoch hervorgehoben werden muß, daß vom 12. Versuchstag an stets ein Konfluieren der epitheloidzelligen Herde eintrat. Die bei allen Versuchstieren zu beobachtenden Lungenveränderungen ließen neben miliaren Herden großräumige Veränderungen erkennen, die trotz größerer Ausdehnung keine Tendenz zur Nekrose aufwiesen. Nierenveränderungen zeigten sich erst verhältnismäßig spät. Zwar fanden sich bereits 5 Minuten nach Applizierung der Erregersuspension säurefeste Stäbchen in den Kapillarschlingen der Glomerula, jedoch kam es bis zum 10. Versuchstag zu keinen sichtbaren Reaktionen des Organismus. Danach wurden gleichbleibend bei allen Tieren miliare epitheloidzellige Herde stets im Bereich der Rindenschicht angetroffen. Zu einer Zusammenlagerung zu Koaglomeratherden oder zur Ausbildung großräumiger Zellinfiltrate kam es jedoch nicht. Die vom 8. Versuchstag an zu beobachtenden Granulationsherde im Bereich der Herzmuskulatur sollen hier nur erwähnt sein. Interessant erscheint die häufige, teils sogar starke Mitbeteiligung des Gehirns. Schon zwei Tage nach der Infektion konnten in einem Einzelfall deutlich im Bereich der Großhirnhemisphäre perivasculär gelagert submiliare Epitheloidzelltuberkel gesehen werden. Vom 22. Versuchstag an trat bei mehreren Tieren eine Granulombildung auf, und ihre Zahl und Größe nahm von da an zu, so daß oft in einem Schnitt 4 bis 5 miliare Tuberkel festzustellen waren.

Zusammenfassend muß auch für die histologischen Untersuchungen der frühen tuberkulösen Veränderungen bei der Ratte ausgesagt werden, daß bis zu einer Zeitdauer von 36 Tagen post infectionem keine typischen Nekrosen und keine bindegewebigen Abgrenzungen der Herde ermittelt werden konnten. Im Gegensatz zu den vorher beschriebenen Tierarten war jedoch die Riesenzellbildung schon zu einem verhaltnismäßig frühen Zeitpunkt zu beobachten.

d) Meerschweinchen

Insgesamt wurden für diese Versuchsserie 14 Versuchstiere in Gruppen von jeweils zwei Tieren gehalten. Die Tötung der Tiere aus den einzelnen Gruppen erfolgte in Zeitabständen von 2 Stunden, 2, 7, 14, 16 und 28 Tagen. Über die erhaltenen Untersuchungsergebnisse gibt die Tabelle 4 Auskunft.

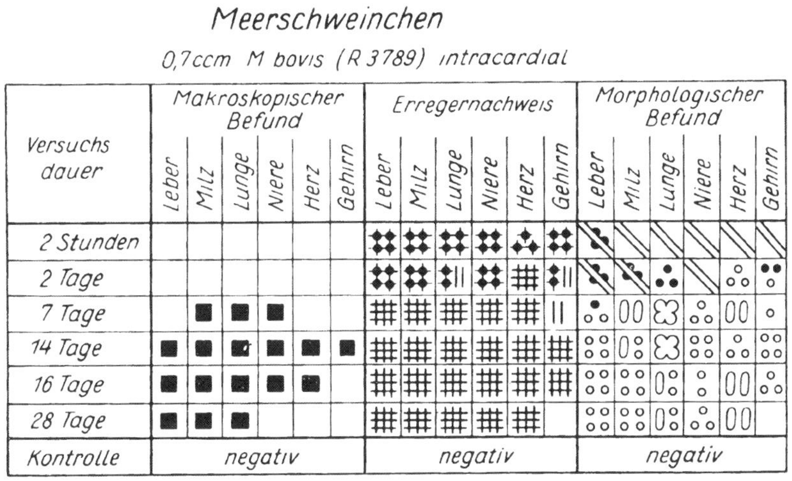

Tab 4 = Makroskopischer Befund	negativ	
	positiv	
Erregernachweis	Bakterienkonglomerate	
	beginnende Bakterienvermehrung	
	massenhaft säurefeste Stäbchen	
Morphologischer Befund	Bakterien in Kapillaren	
	Bakterien phagozytiert	
	submiliare Herdbildung	
	miliare Herdbildung	
	Konglomeratherde	
	diffuse Zellinfiltrate	

1. Makroskopischer Befund

Die ersten makroskopisch sichtbaren Veranderungen konnten bereits zu einem verhältnismäßig frühen Zeitpunkt, d. h. 7 Tage post infectionem, festgestellt werden. Es ist anzunehmen, daß derartige Beobachtungen auch schon zu einem noch früheren Zeitpunkt — wie etwa bei den Ratten nach 4 Tagen — gemacht werden können, worüber jedoch durch die von uns gewählten Tötungszeiten jetzt keine bindende Aussage gemacht werden kann. Wie bei den Ratten traten auch bei den Meerschweinchen als erstes Milzschwellungen auf. Gleichzeitig zeigte sich eine mit dem bloßen Auge sichtbare weißliche Herdbildung von Stecknadelkopf- bis Linsengröße in den Lungen und den Nieren. Bereits 14 Tage post infectionem wiesen alle von uns untersuchten Organe durch die Infektion bedingte Veränderungen auf, die sich mehr oder weniger gleichartig durch scharf abgegrenzte grauweiße Herdbildungen dokumentierten. Die mitaufgeführten Herzveränderungen sind auf die intracardiale Injektion zurückzuführen Im weiteren Verlauf der Impftuberkulose trat eine deutliche Vergrößerung der Herdbildungen in den Organen auf, wobei die Veränderungen in der Lunge und der Milz oftmals zu flächenförmigen Prozessen konfluierten. Häufig kam es zu Verklebungen des Herzbeutels mit der Pleura.

2. Erregernachweis

Zwei Stunden nach der Injektion konnten wir in allen von uns untersuchten Organen in reichlicher Anzahl, stets in zusammengeklumpter Form in den Kapillaren gelagert, säurefeste Stäbchen in den histologischen Schnitten nachweisen. In der Leber ließen sich zu diesem Zeitpunkt bereits öfter phagozytierte Stäbchen in KUPFFERschen Sternzellen ermitteln. Zwei Tage nach der Injektion trat in der Lunge und dem Gehirn bereits eine Auflösung der zusammengeklumpten Bakterienkonglomerate und eine Vermehrung der Stäbchen ein. Im Bereich des Einstichkanals in der Herzmuskulatur fanden sich massenhaft einzelnliegende säurefeste Stäbchen. Vom 7. Versuchstag an wurde dann in allen Organen eine mehr oder weniger starke Vermehrung der säurefesten Stäbchen beobachtet, so daß in den histologischen Präparaten mühelos reichlich Tuberkelbakterien aufzufinden waren.

3. Morphologischer Befund

Die ersten durch die Tuberkelbakterien bedingten zelligen Reaktionen konnten in der Lunge und dem Gehirn zwei Tage post infectionem gesehen werden. Die submiliaren Herde wurden ausschließlich aus Epitheloidzellen gebildet. Im Bereich der Herde anzutreffende lymphozytäre Zellelemente wiesen eine deutliche Kerndegeneration auf. 7 Tage nach Versuchsbeginn konnte dann in allen untersuchten Organen eine deutliche miliare Herdbildung festgestellt werden. In den epitheloidzelligen, nicht bindegewebig abgegrenzten miliaren Herden der Leber wurde zu diesem Zeitpunkt eine Ausbildung von LANGHANSschen Riesenzellen beobachtet. Bemerkenswert war auch die gleichzeitig einsetzende Karyorrhexis im Zentrum der epitheloidzelligen Miliartuberkel der Leber. In der Milz fanden sich diffus flächenförmig Epitheloidzelleninfiltrationen, die keinerlei Begrenzung gegenüber dem Parenchym erkennen ließen. Auch in der Lunge wurden neben miliaren Herdbildungen schon größere konfluierende Prozesse ermittelt. Die Nierenveränderungen entsprachen den Beobachtungen, die wir am Rattenmaterial erheben konnten. Die miliaren Tuberkel wurden ausschließlich in der Rindenschicht festgestellt und zeigten oftmals einen direkten Zusammenhang mit den Glomerula. Die zum Teil schon recht zahlreich auftretenden miliaren Herdbildungen im Gehirn waren stets perivaskulär angeordnet und wiesen keinerlei Abgrenzungsvorgänge auf. Im weiteren Ablauf der Impftuberkulose kam es zu einer ständigen Vergrößerung der Granulome. Vom 16. Tag an setzte fast in allen Organen eine deutliche Verkäsung der zentralen Partien der Tuberkel ein. Lediglich im Gehirn und den Nieren wurde eine zentrale Nekrose der Tuberkel erst ab 28. Versuchstag beobachtet. LANGHANSsche Riesenzellen wurden in der Milz ab 14. und in den übrigen Organen ab 16. Versuchstag beobachtet. Eine bindegewebige Abgrenzung konnte bis zum Versuchsabschluß 28 Tage post infectionem nicht festgestellt werden. Gleichfalls fehlten auch jegliche Verkalkungsprozesse in den zum Teil schon stark nekrotischen Partien der großflächigen tuberkulösen Veränderungen.

Wie schon in der Einleitung zum Ausdruck gebracht wurde, kann ein Vergleich der von uns erhaltenen Untersuchungsergebnisse nur einen großen Überblick geben und keine für die einzelnen Tierarten zutreffende endgültige Aussage über die Entwicklung des Tuberkels darstellen. Die Ergebnisse basieren auf einer bei gleicher Applikationsart vorgenommenen Infektion mit jeweils für die Tierart spezifischen Erreger von gleicher Impfdosis.

Hinsichtlich des Verbleibs der auf hämatogenem Wege injizierten Erreger kann festgestellt werden, daß nach zwei Stunden bereits bei allen verwendeten Tierarten eine Verbreitung über den ganzen Organismus stattgefunden hatte. Damit bestätigen sich auch für die intravenöse Injektion die Angaben von L. STRÖM (1951), nach denen tierexperimentell radioaktiv markierte Tuberkelbakterien innerhalb von zwei Stunden über den ganzen Organismus gelangen, gleichgültig, ob sie intrakutan, subkutan oder intratracheal appliziert wurden. Daß in unseren Fällen bei den Schildkröten und Hühnern zunächst in Niere und Herz bzw. Gehirn keine säurefesten Stäbchen nachzuweisen waren, möchten wir auf die unzureichende Nachweismethode im Schnittpräparat durch die ZIEHL-NEELSEN-Färbung bzw. Fluoreszenzmikroskop zurückführen. Eine Vermehrung der verimpften Bakterien im Organismus der verschiedenen Tierarten setzte nach unseren Untersuchungen stets mit dem Beginn der zelligen Reaktion in den Organen ein. Diese Feststellung bezieht sich wiederum auf die histologisch an ZIEHL-NEELSEN-gefärbten Präparaten erhobenen Befunde, d. h., daß zu diesem Zeitpunkt die säurefesten Stäbchen nicht mehr in Konglomeraten wie unmittelbar nach der Verimpfung in den Gefäßen oder phagozytiert in Histiozyten angetroffen wurden, sondern in größerer Zahl, meist einzelnliegend, im Bereich der Zellinfiltrate gelagert waren. Nach Angaben von WOODRUFF und KELLY (1940) setzt bei Meerschweinchen, die mit humanen Tuberkelstämmen infiziert wurden, das Wachstum am 6. Tag nach der Beimpfung ein. Bei allen vier verwendeten Versuchstierarten konnte im weiteren Verlauf stets eine kontinuierliche Zunahme der anzutreffenden säurefesten Stäbchen in den Organen festgestellt werden.

Die Aussagen über die makroskopischen Befunde sind sehr unterschiedlich. Sowohl bei den Schildkröten als auch bei den Hühnern ließen sich bis zur Versuchsdauer von 28 Tagen an keinem Organ sichtbare Veränderungen feststellen. Demgegenüber setzte bei den Ratten bereits am 4. Tag eine deutlich wahrnehmbare Milzschwellung ein. Als Vergleich hierzu sei auf die Feststellung von GRÜN und KLINNER (1952) verwiesen, nach der die Milz infizierter Mäuse schon wenige Stunden nach der Injektion vergrößert und dunkelrot ist und ihr unterer Pol nach einigen Wochen nicht selten die Blasengegend erreicht und eine Größen- und Gewichtszunahme um das 10fache aufweist. Neben der auch bei den Ratten stets größer werdenden Milz konnte nach 8 Tagen erstmalig eine sichtbare submiliare Herdbildung in den Lungen beobachtet werden, die von diesem Zeitpunkt ab kontinuierlich bis zum Versuchsabschluß, stets in der Ausdehnung größer werdend, auftrat. Sichtbare Herdbildungen in den Nieren traten nur sporadisch auf und können nicht als markante Anzeichen gewertet werden. Auffällig war das Ausbleiben makroskopisch sichtbarer Herdbildungen in der Leber, die erst ab 36. Versuchstag auftraten. Auch hierzu sei auf die Ausführungen von GRÜN und KLINNER (1952) verwiesen, die berichten, daß die Leber infizierter Mäuse frühestens nach zwei Wochen etwas vergrößert erscheint und eine deutliche Läppchenzeichnung aufweist. Knötchen sind auch in den Mäuselebern mit freiem Auge nicht erkennbar. Bei den Meerschweinchen konnten wir nach dem 7. Versuchstag sowohl eine Milzschwellung als auch eine Herdbildung in Lunge und Niere ermitteln. Ob derartige Veränderungen auch bereits wie bei den Ratten 4 Tage post infectionem auftreten, kann wegen den von uns gewählten Tötungszeiten von 2 und 7 Tagen bei Meerschweinchen nicht ausgesagt werden. Ab 14. Tag konnten wir dann bei den Meerschweinchen makroskopisch in allen Organen Herdbildungen feststellen.

Zum Vergleich der morphologischen Befunde haben wir die bei den vier Versuchstierarten gleichgewählten Tötungszeiten in der Tabelle 5 zusammengestellt, die einen vergleichenden Überblick über den zeitlichen Ablauf der Entwicklung des Tuberkels bietet.

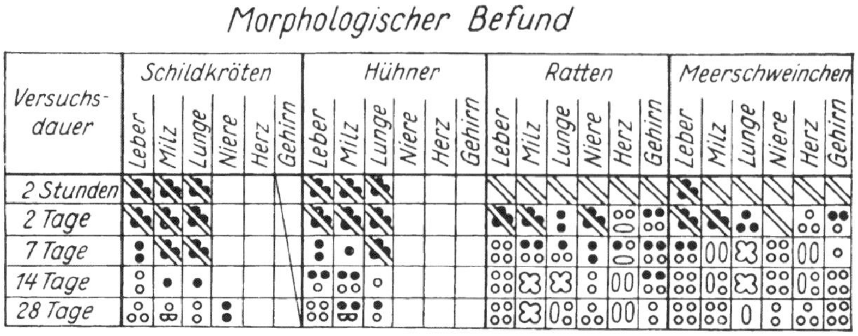

Tab 5 =

Bakterien in Kapillaren
Bakterien phagozytiert
submiliare Herdbildung
Konglomeratherde
diffuse Zellinfiltrate

Grundsätzlich ergibt sich daraus, daß bei Schildkröten und Hühnern die Ausbildung submiliarer und miliarer Herde erst später als bei Ratten und Meerschweinchen einsetzt und auch dann in ihrer Zahl und Ausdehnung gegenüber den letztgenannten Tierarten weit zurücksteht. Auffällig ist eine sehr frühzeitig beginnende und fast vollständige Phagozytose der säurefesten Stäbchen durch perivasculär gelegene Histiozyten bei den Schildkröten und Hühnern, wohingegen wir bei den Ratten und Meerschweinchen die verimpften Bakterien zwei Stunden post infectionem fast ausschließlich als Konglomerate im Lumen der feinen Organkapillaren antrafen. Gleichartige kompakte Tuberkelhaufen bzw. Bakterienembolie wie bei den Ratten und Meerschweinchen fanden auch GRÜN und KLINNER (1952) bei der Mäusetuberkulose ab 15 Minuten nach der Injektion, wobei sie jedoch nach 60 bis 90 Minuten schon eine deutliche Aufsplitterung feststellten, so, als ob sie durch die sich ansammelnden Leukozyten zersprengt würden. Derartige Beobachtungen machten wir nicht. Geht man bei der vergleichenden Betrachtung der morphologischen Veränderungen von den Organen aus, so zeigt sich, daß gleichbleibend bei allen vier Tierarten die Leber, die Milz und die Lunge deutliche Herdbildung erkennen ließen. Demgegenüber fehlte bzw. setzte erst zu einem späteren Zeitpunkt die Ausbildung tuberkulöser Veränderungen in Niere, Herz und Gehirn bei den Schildkröten und Hühnern ein. Die ersten histologisch erkennbaren Veränderungen bestanden aus Zellansammlungen blasig-kerniger Zellen in unmittelbarer Umgebung der perivaskulär gelegenen säurefesten Stäbchen. Mit längerem Bestehen des tuberkulösen Infektes vergrößerten sich die Zellansammlungen zu miliaren Herden von meist gleichförmigem Aufbau ohne bindegewebige Abgrenzungsvorgänge. 28 Tage post infectionem fanden sich bei allen Tierarten massenhaft miliare Herdbildungen im Leberparenchym, die jedoch fast niemals miteinander konfluierten. Eine Riesenzellbildung in den Leberveränderungen konnte bei den Schildkröten und Hühnern überhaupt nicht, beim Meerschweinchen ab 7. Tag und bei den Ratten ab 12. Tag festgestellt werden. Die Milzveränderungen ließen ebenfalls eine weitgehende Ähnlichkeit in ihrem Aufbau erkennen, jedoch lag der Zeitpunkt der ersten submiliaren Herdbildung bei der Schildkröte bei 14 Tagen im Gegensatz zu den anderen Tieren, bei denen sie schon nach 7 Tagen auftraten. Auch die Zahl der anzutreffenden submiliaren Herde in der Milz war bei den Schildkröten und

Hühnern stets weit geringer als bei den Ratten und Meerschweinchen. Die rein epitheloidzellig gebauten submiliaren Herde enthielten reichlich säurefeste Stäbchen und neigten bei allen vier Tierarten stark zum Konfluieren, so daß — besonders bei den Ratten — in den Milzen 14 bis 28 Tage nach der Infektion in allen Fällen ineinander übergehende miliare Herde festgestellt werden konnten. Auch in der Milz fehlten jegliche bindegewebige Abgrenzungsvorgänge bis zur Versuchsdauer von 28 Tagen. Eine Riesenzellbildung konnte nur bei Ratten und Meerschweinchen in den Milztuberkeln nach dem 14. Versuchstag festgestellt werden. In den Lungen fanden sich die ersten und ausdehnungsmäßig sehr geringen tuberkulösen Veränderungen bei Schildkröten und Hühnern erst nach 14 Tagen im Gegensatz zu den Ratten und Meerschweinchen, bei denen schon nach zwei Tagen submiliare Zellansammlungen anzutreffen waren. Diese Tatsache dürfte mit auf den andersgearteten anatomischen Aufbau der Schildkröten- und Hühnerlunge sowie auf das andersartige physiologische Verhalten der genannten Tierarten gegenüber den Säugetieren beruhen. Offensichtlich bietet das Lungengewebe der Schildkröten und Hühner auch den tierartspezifischen Tuberkelbakterientypen nicht das optimale Milieu. Diese bei der experimentellen Tuberkulose gemachten Feststellungen finden ihre Bestätigung in den bei Spontantuberkulosen zu erhebenden Befunden bei Schildkröten und Hühnern, bei denen die Lungen bei einer generalisierten Tuberkulose ebenfalls nur gelegentlich, und dann meist nur geringgradig, tuberkulöse Prozesse aufweisen. Bei den Ratten und Meerschweinchen hingegen konnten bereits nach 7 Tagen größere miliare Herde sowie später konfluierende tuberkulöse Zellinfiltrate festgestellt werden. Bei den Ratten zeigte sich neben den von anderen Autoren für Ratten und Mäuse häufiger beschriebenen Schaumzellen sehr frühzeitig auch eine Riesenzellbildung. Die Ausbildung tuberkulöser Veränderungen in den Nieren fehlte bei den von uns untersuchten 24 Hühnern vollständig. Bei der Schildkröte traten die ersten Veränderungen, genau wie bei den Ratten und Meerschweinchen, 7 Tage nach der Infektion erstmalig auf. Bei den Schildkröten und Ratten waren die tuberkulösen Nierenveränderungen stets nur recht geringgradig im Gegensatz zu den Meerschweinchen, bei denen die Nieren genauso stark tuberkulös verändert waren wie alle anderen Organe.

Will man auf Grund der von uns erhaltenen Untersuchungsergebnisse eine vergleichende Aussage über die Art der morphologischen tuberkulösen Frühveränderungen machen, so kann festgestellt werden, daß die retikulo-histiozytäre Zellreaktion der verschiedenen Organe stets die erste morphologisch sichtbare Antwort des Organismus auf eine Tuberkuloseinfektion darstellt. Sie muß somit wohl als die phylogenetisch älteste Reaktion auf den Tuberkuloseinfekt angesprochen werden. Riesenzellbildungen, Verkäsungen, Verkalkungen und bindegewebige Abgrenzungen treten erst im späteren Verlauf der tuberkulösen Erkrankungen auf und lassen tierartspezifisch sowohl hinsichtlich des Zeitpunktes als auch hinsichtlich der Stärke ihres Auftretens erhebliche Unterschiede erkennen. Die frühesten zelligen Reaktionen des Organismus der von uns verwendeten verschiedenen Tierarten zeigten sich tierartlich unterschiedlich zwischen 2. und 7. Versuchstag.

Zusammenfassung

In der vorliegenden Arbeit werden die Untersuchungsergebnisse auf hämatogenem Wege infizierter Schildkröten, Hühner, Ratten und Meerschweinchen wiedergegeben. Als Infektionsmaterial dienten tierartspezifische Mykobakterienstämme. Für die verschiedenen Tierarten werden getrennt der makroskopische Befund, der im histologischen Schnitt durch Ziehl-Neelsen-Färbung und durch Fluoreszenzmikroskopie erbrachte Erregernachweis sowie die morphologische Befundsbeschreibung wiedergegeben. Im Rahmen einer vergleichend pathologischen Betrachtung werden die Untersuchungsergebnisse bei den vier Tierarten gegenübergestellt.

Literaturverzeichnis

v. BAUMGARTEN: Experimentelle und pathologisch-anatomische Untersuchungen über Tuberkulose. I. Über die Histogenese der tuberkulösen Prozesse. Zschr. klin. Med. IX und X (1885).

v. BAUMGARTEN: Über die pathologisch-histologische Wirkung und Wirksamkeit des Tuberkelbazillus. Verh. Dtsch. Path. Ges. **4**, 2—30 (1902).

GOYAL, R. K., Dr. GUPTA, P., and GUPTA, O. P.: An investigation into the relative susceptibility to tuberculosis of guinea-pigs from different parts of India. Indian J. Tuberc. **6**, 127—132 (1959).

GRÜN, H., u. KLINNER, W.: Die experimentelle Tuberkulose der weißen Maus. Virchows Arch. path. Anat. Bd. **322**, 311—335 (1952).

HAGEDORN, K.: Versuch an Ratten über den Einfluß des Vitaminmangels auf den Verlauf der Tuberkulose. Beitr. Klin. Tuberk. **72**, 1 (1929).

HONSBERG, Alfredo: Das Schicksal der Tuberkelbakterien im Gewebe. Beitr. Klin. Tuberk. **124**, 359—372 (1961).

HUEBSCHMANN, P.: Pathologische Anatomie der Tuberkulose. Berlin: Springer 1928.

IPPEN, R.: Vergleichende pathologische Untersuchungen über die spontane und experimentelle Tuberkulose der Kaltblüter. Abhandlg. Dtsch. Akad. Wiss. Berlin, Klasse Med. Jahrgang **1964** Nr. **1**.

IVANOVA, N. M., et RASHKINA, E. Z.: Du cours de la tuberculose expérimentale chez les couris blanches après l'infection sous-cutanèe. Probl. Tuberk. **36**, H 2, 95—102 mit franz. Zusammenfassung (1958). (Russ.)

JELEW, W., u. DJAKOW, L.: Altersbesonderheiten der morphologischen Veränderungen in den Organen von Meerschweinchen, die mit Tuberkelbakterien Typus bovinus infiziert wurden. Wissenschaftliche Werke des höchsten veterinärmedizinischen Instituts Sofia Bd. **11**, 1962.

JOEST, E., u. EMSHOFF, E.: Studien über die Histogenese des Lymphdrüsentuberkels und die Frühstadien der Lymphdrüsentuberkulose. Virchows Arch. path. Anat. **210**, 188—247 (1912).

KUMASHIRO, Akiko: Study on the susceptibility of rats to various strains of mycobacteria. II. Histological examination of rats infected with various strains of mycobacteria. Acta Tuberc. Jap. 8, 10—21 (1958).

KUMASHIRO, Akiko: Study on the susceptibility of rats to various strains of mycobacteria. III. The humoral devensive power of rats against mycobacteria. Acta Tuberc. Jap. 8, 22—31 (1958).

LETTERER, E., in: Die Tuberkulose, ihre Erkennung und Behandlung. DEIST, Hellmuth und Hermann KRAUSS, Stuttgart: Enke 1951.

LEWICKI, Zdzislaw: Certain aspects of pathogenesis of expérimental tuberculosis: I. Investigations on the occurrence and sequelae of bacillary bacteriaemia. Gruzlica 28, 535—555 mit engl. Zusammenfassung (1960). (Polnisch.)

MARTINEZ, Matias, y OCHOA, Manuel: Tuberculosis experimental en la rata. Sem. méd. (B. Aires) **117**, 686—688 (1960).

PAGEL, W.: Untersuchungen über die Histologie des tuberkulösen Primäraffektes der Meerschweinchenlunge. Beiträge zur Pathohistologie der Meerschweinchentuberkulose. 2. Mitteilung. Beitr. Klin. Tuberk. **61**, 678—688 (1925).

RALEIGH, G. W., and YOUMANS, G. P.: The use of mice in experimental tuberculosis. II Pathology and pathogenesis. J. infect. Dis. **82**, 205 (1948).

SOLTYS, M. A., and JENNINGS, A. R.: The Dissemination of Tubercle Bacilli in Experimental Tuberculosis in the Guinea Pig. Amer. Rev. Tuberc. **61**, 399—406 (1950).

STRÖM, L.: Studies of tubercle bacilli Calmette vaccine, labelled with radioactive phosphorus. Acta paediat. (Stockh.) Suppl **83**, (1951).

UESAKA, Ichiro: Studies on experimental tuberculosis in mice. II. Relationship between age and susceptibility from the viewpoint of survival time. Jap. J. Tuberc. **6**, 10—20 (1958).

WAGNER, W.-H.: Infektionsresistenz und Gewebsreaktion bei der experimentellen Tuberkulose der Maus. Beitr. Klin. Tuberk. **123**, 256—268 (1961).

WAGNER, W.-H., u. DITTMAR, W.: Der Einfluß 6-α-Methylprednisolon auf den Ablauf der experimentellen Mäuse- und Rattentuberkulose. Beitr. Klin. Tuberk. **122**, 292—304 (1960).

WOODRUFF, C. Eugene, and KELLY, Ruby Green: Growth of tubercle bacilli in tissues of normal and allergic guinea pigs. Amer. Rev. Tuberc. **42**, 782—794 (1940).

Aus der Pathologischen Abteilung

Zur Häufigkeit, Pathogenese und Pathologie zerebraler Schimmelmykosen

Von

J. Zipper

Im humanmedizinischen Schrifttum der letzten eineinhalb Jahrzehnte finden sich zahlreiche Hinweise auf eine zunehmende Häufigkeit schimmelpilzbedingter Endomykosen. Dabei wird in den meisten Fällen durchaus der Tatsache Rechnung getragen, daß den Pilzerkrankungen überhaupt während der vergangenen Jahre ein verstärktes Interesse entgegengebracht wurde und sich nicht zuletzt auch deshalb die diagnostischen Methoden verbessert haben. Es scheint somit eine reelle Zunahme der Mykosen vorzuliegen. Die Frage nach den dafür möglicherweise verantwortlichen Ursachen erfährt insofern eine weitgehend einheitliche Beantwortung, als der auf immer breiterer Basis erfolgenden Anwendung von Antibiotika und Corticosteroiden eine Begünstigung der Pilzinfektionen zugeschrieben wird.

Während Cortison-Präparate infolge ihrer antiphlogistischen Wirkung unter Umständen einer schrankenlosen Ausbreitung von Pilzen im Organismus Vorschub zu leisten vermögen, besteht die Förderung mykotischer Erkrankungen durch Antibiotika nach allgemeiner Ansicht in erster Linie darin, daß pilzhemmende Bakterien völlig ausgeschaltet werden können und damit ein normalerweise im Körper herrschender Gleichgewichtszustand zugunsten der Pilze aufgehoben wird. Verschiedene Autoren nehmen darüber hinaus auch eine direkte Begünstigung des Pilzwachstums durch Antibiotika an. Möglicherweise spielen in diesem Geschehen noch andere Momente eine Rolle.

Gelegentlich wird auch von veterinärmedizinischer Seite darauf hingewiesen, daß sich bezüglich der Häufigkeit viszeraler Schimmelmykosen bei Tieren eine ähnliche Tendenz abzuzeichnen scheint wie beim Menschen. Inwieweit das den tatsächlichen Verhältnissen entspricht und die breite Anwendung moderner Therapeutika in diesem Zusammenhang von Bedeutung ist, muß hier dahingestellt bleiben.

Es ist bemerkenswert, daß Schimmelmykosen trotz des ubiquitären Vorkommens der Pilze in der Umgebung von Mensch und Tieren und der dadurch fortwährend bestehenden Infektionsmöglichkeiten auch heute nur relativ selten auftreten. Für das Zustandekommen einer Erkrankung bedarf es also zweifellos gewisser Voraussetzungen, die z. B. mit der Applikation von Antibiotika oder Cortison-Präparaten allein anscheinend nicht gegeben sind. Wäre es so, dann müßten schimmelpilzbedingte Erkrankungen sowohl beim Menschen als auch bei Tieren wesentlich häufiger beobachtet werden. Im allgemeinen ist es offenbar erforderlich, daß mehrere Faktoren, die von Fall zu Fall durchaus sehr unterschiedlicher Natur sein können, zusammenwirken müssen, um die Bedingungen für das Angehen einer Infektion zu schaffen. Welche Konstellationen in dieser Hinsicht von Bedeutung sind, ist schwer zu sagen, da aus dem Zusammentreffen bestimmter Umstände keineswegs immer gleiche Situationen resultieren und sich außerdem wesentliche Momente oftmals der Beobachtung entziehen. Es steht jedoch außer Zweifel, daß alle Krankheits- und Mangelzustände, welche die Abwehrkräfte eines Organs oder Gesamtorganismus schwächen, zu einer Disposition für Schimmelpilzinfektionen führen können. Wie zahlreiche Untersuchungen zeigen, ist es allerdings auch unter der Voraussetzung schwerer resistenzmindernder Belastungen, selbst bei hohen Infektionsdosen oft nicht möglich, eine Schimmelmykose zu erzeugen. Diese Tatsache ist zweifellos ein Grund dafür, daß unsere

Kenntnisse über die Bedingungen, unter denen es zu Pilzinfektionen kommt, noch immer lückenhaft sind.

Beim Menschen scheinen besonders solche Krankheiten, die mit azidotischen Gewebsreaktionen einhergehen (Diabetes mellitus, Urämie, maligne Tumoren u. a.), die Empfänglichkeit für derartige Infektionen zu erhöhen (REISS, 1954). Das gilt vor allem für den Diabetes mellitus, der anscheinend in erster Linie Phycomyceten begünstigt. So handelt es sich z. B. nach LANDAU und NEWCOMER (1962) bei den in den USA an Mucormykosen erkrankten Patienten in etwa 40% der Fälle um Diabetiker. Welche Bedeutung der Diabetes mellitus für das Zustandekommen und den Verlauf von Schimmelmykosen hat, wurde auch experimentell geprüft (BAUER, FLANAGAN und SHELDON, 1955; BAUER und SHELDON, 1957; SHELDON und BAUER, 1959). Dabei ergab sich, daß diabetische Tiere (Alloxan-Diabetes) für Infektionen mit Phycomyceten wesentlich empfänglicher waren als gesunde und auch schwerer erkrankten. Die betreffenden Autoren führen das auf die diabetische Stoffwechsellage überhaupt sowie verzögert einsetzende und nur eine geringe Intensität erreichende zellige Abwehrreaktionen zurück. Der spontane Diabetes mellitus ist jedoch bei Tieren offenbar zu selten, um vor allem im Hinblick auf die Phycomykosen als begünstigendes Moment in Erscheinung treten zu können. Zudem soll gerade der Hund, bei dem die Zuckerharnruhr bisher am häufigsten beobachtet wurde, für Mucorinfektionen weitgehend unempfänglich sein (PALTAUF, 1885). Dafür scheint auch die sehr kleine Zahl von Mitteilungen über derartige Erkrankungen bei dieser Tierart zu sprechen. So erwähnen z. B. AINSWORTH und AUSTWICK (1959) nur zwei Berichte über insgesamt 3 Fälle.

Bisweilen werden aber sowohl bei Menschen als auch bei Tieren Schimmelmykosen beobachtet, ohne daß ein Zusammenhang mit irgendwelchen prädisponierenden Faktoren erkennbar ist. In solchen Fällen erhebt sich zwangsläufig die Frage, ob die sonst saprophytären Schimmelpilze aus sich heraus eine pathogene Wirksamkeit entfalten können. Eine eindeutige Antwort ist darauf wohl kaum zu geben, da es meistens doch unmöglich sein dürfte, den Beweis dafür zu erbringen, daß keinerlei primäre Schädigungen bzw. keine Schwächung des betroffenen Organismus vorgelegen haben. Gelegentlich mag vielleicht ein über längere Zeit bestehender intensiver Kontakt mit großen Pilzmengen als alleinige Voraussetzung für das Zustandekommen einer Erkrankung genügen.

Von den als Erreger viszeraler Schimmelmykosen bekannten Pilzen spielen der Aspergillus fumigatus und einige Phycomyceten (Mucor-, Rhizopus- und Absidia-Arten) die größte Rolle. Die durch sie, wie auch die weniger bedeutenden Arten verursachten Krankheitsbilder sind in der Regel das Resultat einer Konstellation verschiedenster Faktoren und können deshalb je nach deren Natur, Zahl und Stellung zueinander innerhalb gewisser Grenzen unterschiedlich sein. Sie werden zweifellos durch die Art des Erregers (Fremdkörperwirkung, Toxinbildung u. a.), den Infektionsweg, Eigenschaften des befallenen Gewebes, die allgemeine Reaktionslage des betroffenen Organismus sowie die Krankheitsdauer weitgehend bestimmt.

Was die Ansiedlungsorte der Schimmelpilze betrifft, so ist festzustellen, daß es grundsätzlich in allen Organen zu mykotischen Veränderungen kommen kann. Nach allgemeinen Erfahrungen werden jedoch bestimmte Organe bevorzugt befallen. Das gilt vor allem für den Respirationstrakt. Diese Tatsache spiegelt sich z. B. in einer von TOMPPERT (1940) gegebenen Zusammenstellung besonders deutlich wider. Danach waren in 207 von insgesamt 276 bei Haustieren ermittelten Mykosefällen die Atmungsorgane erkrankt. Die in dieser Hinsicht auch beim Menschen zu beobachtende Vorrangstellung des Respirationsapparates kommt u. a. in einer Übersicht von HUTTER (1959) zum Ausdruck. Die Lungen (bei Vögeln auch die Luftsäcke) scheinen also für die Vermehrung und Entwicklung von Schimmelpilzen im allgemeinen wesentlich günstigere Bedingungen zu bieten als alle anderen Organe. Das ist gewiß vor allem insofern der Fall, als die unmittelbare Sauerstoffzufuhr die Bildung von Sporen ermöglicht und das Pilzwachstum überhaupt fördert. Möglicherweise ist hier auch die chemische Gewebsreaktion vorteilhafter als an anderen Stellen. Außerdem muß in diesem Zusammenhang berücksichtigt werden, daß durch die direkte Verbindung zur Außenwelt, die allerdings auch beim Verdauungskanal besteht, die Möglichkeit einer Infektion in besonderem Maße gegeben ist.

Da die Schimmelpilze, und unter ihnen vor allem die Phycomyceten, nach allgemeinen Erfahrungen eine auffallende Neigung zum Einbrechen in die Blutgefäße besitzen, dürften sie z. B. beim Vorliegen einer Lungen- oder Darmmykose verhältnismäßig häufig auch in die verschiedensten anderen Organe gelangen. Auf Grund des relativ seltenen Auftretens von generalisierenden bzw. metastasierenden Schimmelmykosen muß man jedoch annehmen, daß viele Organe auch unter der Voraussetzung primärer Schädigungen bzw. einer allgemeinen Resistenzminderung für eine Pilzbesiedlung nur wenig disponiert zu sein scheinen. Das mag nicht zuletzt mit dem Sauerstoffbedürfnis der Schimmelpilze zusammenhängen, womit natürlich keineswegs gesagt ist, daß sie zu ihrer Wucherung im Gewebe unbedingt der Zufuhr atmosphärischer Luft bedürften. Diese scheint allerdings für die Bildung von Sporen wesentlich zu sein.

Die Tatsache, daß manche Organe weniger häufig als andere bzw. nur selten oder kaum Sitz mykotischer Veränderungen sind, erklärt sich möglicherweise auch aus den jeweils andersgearteten Stoffwechselverhältnissen sowie strukturellen Eigenheiten. In diesem Zusammenhang darf allerdings auch nicht übersehen werden, daß verschiedene Organe nicht regelmäßig gründlich untersucht werden und auf diese Weise ein falsches Bild über die Häufigkeit ihrer Mitbeteiligung bei den verschiedensten Erkrankungen entstehen kann.

Das Zentralnervensystem gehört offenbar zu den Organen, die nur relativ selten durch Schimmelpilze erkranken, obgleich für deren Eindringen ins Gehirn bzw. seine Hüllen mehrere Möglichkeiten bestehen. So vermögen sich z. B. mykotische Prozesse in der Nasenhöhle bzw. den paranasalen Sinus lymphogen oder durch direkten Einbruch in die Schädelhöhle auf die Meningen und die nervöse Substanz auszudehnen. Ebenso können auch schimmelpilzbedingte Veränderungen der Augen (bzw. des orbitalen Gewebes) und Ohren sowie von Weichteilen (evtl. nach Verletzungen) des Kopfes und Halses (z. B. bei Einbruch in die Arteria carotis) zu zerebralen Mykosen führen. Schließlich kann eine Infektion des Zentralnervensystems auf hämatogenem Wege erfolgen, wobei vor allem Organe der Brust- und Bauchhöhle als Streuherde in Betracht kommen.

Beim Menschen wurden zerebrale Schimmelmykosen bisher offenbar nur relativ selten beobachtet, da die Zahl der Mitteilungen über derartige Erkrankungen verhältnismäßig klein ist. So konnten wir trotz eingehenden Literaturstudiums z. B. nur 36 Publikationen finden, die durch Phycomyceten verursachte Affektionen des Zentralnervensystems zum Gegenstand haben. Dabei handelt es sich insgesamt um 46 Fälle, von denen 39 während der letzten 15 Jahre auftraten und 6 nach angeblich gesicherter klinischer Diagnose geheilt werden konnten.

Betrachtet man diese Mykosen des Zentralnervensystems in ihrer Gesamtheit unter dem Aspekt möglicher Empfänglichkeitsfaktoren, so ist auffallend, daß sie zu mehr als 65% bei Diabetikern vorkamen. Mit Ausnahme von 4 Fällen lag auch sonst jeweils eine Krankheit (Nephritis, Gastroenteritis, Pneumonie, Leukämie u. a.) vor, die allein oder in Verbindung mit bestimmten Therapeutika (Antibiotika, Corticosteroide) eine Disposition für die Pilzinfektion geschaffen haben konnte. Ohne jegliche Bedeutung waren ganz offensichtlich das Alter (3 Wochen bis 75 Jahre), das Geschlecht und die Rasse der Betroffenen.

Die Infektion des Zentralnervensystems dürfte zum größten Teil durch Fortleitung erfolgt sein. Dafür spricht vor allem die Tatsache, daß sich eindeutig pilzbedingte Veränderungen meist nur im Bereich des Kopfes (Orbita, Auge, Gaumen, Nase, Nasennebenhöhlen) fanden und die Lokalisation der mykotischen Prozesse in den Meningen bzw. der nervösen Substanz sehr häufig auf eine derartige Ausbreitung hindeutete. Nur 12mal wurden auch an Organen der Brust- und Bauchhöhle nachweislich durch Phycomyceten verursachte Affektionen festgestellt. Soweit dabei nicht gleichzeitig auch mykotische Veränderungen im Kopfbereich (außer ZNS und Meningen) vorlagen, mag es sich, zumal auch fast immer die Lungen betroffen waren und diese in erster Linie als Streuherde in Betracht kommen, mit großer Wahrscheinlichkeit um eine hämatogene Infektion des Zentralnervensystems gehandelt haben.

Die beschriebenen zerebralen Phycomykosen (Mucormykosen) zeichneten sich größtenteils durch einen sehr schnell zum Tode führenden Verlauf aus. Dementsprechend waren auch die pathologisch-anatomischen Veränderungen in der Mehrzahl der Fälle von akutem Charakter. Sie resultierten meistens zu einem wesentlichen Teil aus der besonderen Affinität der Pilze zu den Blutgefäßen. So wurden fast immer als Folge von Gefäßveränderungen (Thrombosen, Nekrosen, Entzündungen) in mehr oder weniger großem Umfang Hämorrhagien, Erweichungen und Nekrosen festgestellt. In Vergesellschaftung damit fand sich in der Regel eine eitrige Meningitis bzw. Meningoenzephalitis. Ausgesprochen granulomatöse Prozesse bestimmten nur in einigen, weniger akuten Fällen das pathologisch-anatomische Bild.

Um eine seltene Erkrankung handelt es sich offensichtlich auch bei der Aspergillose des Zentralnervensystems. STAMMLER (1961) berichtet von ca. 50 beim Menschen bekannten Fällen. Nach GUISAN (1962) wurden dagegen bisher nur etwa 30 publiziert. Im Rahmen einer Mitteilung über eine von ihm selbst beobachtete chronische Aspergillus-Meningitis hat er 31 Fälle aus der Literatur tabellarisch zusammengestellt. Von diesen wurden 21 allein während der letzten 15 Jahre diagnostiziert, so daß es naheliegend ist, einen Zusammenhang mit der seither auf immer breiterer Basis erfolgenden Anwendung von Antibiotika und Corticosteroiden zu vermuten.

Aspergillus-Infektionen scheinen jedoch auch öfter vorzukommen, ohne daß eine erkennbare Disposition dafür gegeben ist. So sind z. B. in der Zusammenstellung GUISANS von insgesamt 31 zerebralen Aspergillosen 18 als Erkrankung primär Gesunder aufgeführt. Im Unterschied zu den Phycomykosen des Zentralnervensystems ist auch auffallend, daß der Diabetes mellitus als möglicher prädisponierender Faktor überhaupt nicht in Erscheinung tritt.

Hinsichtlich des Infektionsweges unterscheidet GUISAN (1962) zwischen disseminierten und aus der Umgebung auf das Zentralnervensystem übergreifenden Formen. In der ersten Gruppe finden sich 14 Fälle, von denen 11 aus der Zeit nach 1949 stammen und vermutlich auf die Behandlung mit Antibiotika bzw. Corticosteroiden zurückzuführen sind. Das pathologisch-anatomische Bild war in allen Fällen insofern mehr oder weniger das gleiche, als das Gehirn und die Meningen sowie verschiedene andere Organe eitrige Entzündungen bzw. Abszesse aufwiesen. Bei den chronischen Formen manifestierten sich die mykotischen Veränderungen auch in Gestalt von ausgesprochenen Granulomen. Als wahrscheinlichster Streuherd wurde fast immer die Lunge angenommen.

Um ausschließlich chronische Fälle handelte es sich bei den 17 Aspergillosen des Zentralnervensystems, die dem Einteilungsprinzip GUISANS zufolge in die zweite Gruppe (aus der Umgebung auf das ZNS übergreifende Formen) gehören. Sie wurden bis auf zwei Ausnahmen immer bei angeblich primär Gesunden diagnostiziert und sollen ihren Ausgang von den Nasennebenhöhlen, den Siebbeinen oder den Augen genommen haben. Die Veränderungen des Zentralnervensystems waren in diesen Fällen z. T. durch eine dem angenommenen Infektionsweg entsprechende Lokalisation gekennzeichnet. Sie traten in Form von basaler Meningitis, Abszessen und Granulomen in den Frontal- und Temporallappen in Erscheinung. Verschiedentlich bestand auch eine weniger begrenzte chronische Meningitis oder Meningoenzephalitis.

Im veterinärmedizinischen Schrifttum liegen bisher nur sehr wenige Mitteilungen über spontane schimmelpilzbedingte Affektionen des Zentralnervensystems vor. Dabei handelt es sich einmal um solche Fälle, in denen entzündliche Veränderungen der Meningen bzw. des Hirngewebes in eindeutigem Zusammenhang mit Pilzen beobachtet wurden. Zum anderen sind es Berichte, die Gehirnschädigungen zum Gegenstand haben, welche offenbar eine Folge toxischer Fernwirkungen waren und in diesem Sinne auf mykotische Prozesse in anderen Organen zurückgeführt wurden.

Zu den durch unmittelbare Pilzeinwirkung verursachten Entzündungen im Bereich des Zentralnervensystems gehört u. a. die von DOBBERSTEIN (1936) bei einem Elch festgestellte akute eitrig-hämorrhagische Leptomeningitis. Sie war am Frontalpol des Großhirns am stärksten ausgeprägt und im kaudalen Drittel der Hemisphären nicht mehr nachzuweisen. In den veränderten Piabereichen fanden sich zahlreiche vielfach verzweigte Pilzfäden, die häufig in Blutgefäße eingedrungen waren. Am eigentlichen nervösen Gewebe bestanden nur sehr undeutliche Veränderungen. Die Ganglienzellen erschienen vor allem in der Nähe der stärker veränderten Piaabschnitte verwaschen gefärbt, vakuolisiert und in Auflösung begriffen. Von seiten der Glia konnte keine nennenswerte Reaktion beobachtet werden, was nach der Ansicht DOBBERSTEINS wegen des akuten Charakters der Erkrankung auch nicht zu erwarten war. Bezüglich der Pathogenese dieses Falles wird es von DOBBERSTEIN für sicher gehalten, daß die Infektion von der Nasenhöhle ausging, da hier starke geschwürige Prozesse mykotischer Natur vorlagen und die Pia am Frontalpol die schwersten Veränderungen aufwies.

Über eine offenbar ebenfalls durch Fortleitung entstandene zerebrale Mykose berichtet KREMBS (1936). Er fand in der Nasen- und Stirnhöhle eines Rehkitzes geschwulstähnliche Massen, die auch in das Gehirn vorgedrungen waren und außer den Riechkolben beide Stirnlappen weitgehend zerstört hatten. Bei der histologischen Untersuchung erwiesen sich diese Wucherungen als riesenzellreiches Granulationsgewebe, in dem zahlreiche, nicht näher beschriebene Pilzhyphen vorkamen.

BURGISSER (1955) konnte innerhalb eines Jahres bei fünf Rehen Nasenmykosen festellen, wobei in zwei Fällen eine Mitbeteiligung des Gehirns vorlag. Das eine Tier zeigte, sich bis zu den Riechkolben erstreckende purulente Prozesse, die nachweislich pilzbedingt waren. Bei der histologischen Untersuchung fanden sich in den Riechkolben Blutfülle, Nekrosen, Proliferation der Mikroglia, Blutungen, zahlreiche eosinophile Leukozyten und Riesenzellen vom LANGHANSschen Typ, die zum Teil Fragmente der in großer Zahl vorhandenen unseptierten Pilzhyphen enthielten. Im zweiten Fall handelte es sich um ein Reh mit einer etwa kindskopfgroßen Umfangsvermehrung im Bereich der Stirn, der rechten Kaufläche und des Unterkiefers der gleichen Seite. Nach Eröffnung des Schädels zeigte sich, daß ein die Umfangsvermehrung verursachendes „Neubildungsgewebe" auch die Nasenhöhle ausfüllte, über die Siebbeine hinaus vorgedrungen war und die vordere Partie des Gehirns komprimiert hatte. Im histologischen Bild ließen sowohl das tumorartig gewucherte Gewebe als auch die veränderten Hirnabschnitte Blutungs- und Nekroseherde, starke Anhäufungen verschiedenster Entzündungszellen, einschließlich von Riesenzellen sowie massenhaft reich verzweigte, septierte Pilzhyphen erkennen.

Einen ähnlichen, ebenfalls vom Reh stammenden Befund beschreiben RITTENBACH und GÜNTHER (1963). Das Tier zeigte im Bereich der Stirn und des Nasenrückens eine etwa männerfaustgroße Anschwellung, die sich im Medianschnitt des Kopfes nur als Teil einer Gewebswucherung erwies, welche auch die Nasenhöhle sowie die Nasennebenhöhlen weitgehend einnahm und sich bis in die Schädelhöhle erstreckte. Das Gehirn war insofern in Mitleidenschaft gezogen, als die rechte Hemisphäre komprimiert wurde und die mykotischen Prozesse zum Teil auch die Leptomeninx erfaßt hatten. In den gewucherten Gewebsmassen, die ein riesenzellreiches Granulationsgewebe darstellten, fanden sich, wie auch in der weichen Hirnhaut, stark verzweigte, nicht septierte Pilzhyphen.

FANKHAUSER (persönliche Mitteilung) beobachtete bei drei Rehen mucormykotische Veränderungen der Nasen- und Nasennebenhöhlen. In einem dieser Fälle waren die Entzündungsprozesse in die Schädelhöhle eingebrochen und im Bereich des rechten Trigonum olfactorium in die Hirnsubstanz eingedrungen.

Über eine offensichtlich nicht rhinogen entstandene Gehirnmykose berichtet v. SANDERSLEBEN (1959). Er stellte sie bei einem Hund fest, der wegen hochgradiger zentralnervöser Störungen (gesenkte Kopfhaltung, Vor- und Rückwärtstaumeln, Krämpfe, zeitweise Bewußtlosigkeit, Lähmungen) getötet wurde. Das Tier zeigte im Kaudalteil der linken Großhirnhemisphäre einen etwa kirschgroßen Erweichungsherd, der durch einen kleinen Kanal mit dem Seitenventrikel, welcher zähe gelblich-braune, trübe Massen enthielt, in offener Verbindung stand. Die Herdveränderung erwies sich als nekrotisch-eitriger Prozeß, an dessen mykotischer Natur kaum zu zweifeln war, da sich innerhalb des Gewebsdetritus in großer Zahl verzweigte, septierte Pilzhyphen fanden, die v. Sandersleben auf Grund morphologischer Kriterien für Schimmelpilze hielt. Den Erweichungsbezirk umgab eine Zone entzündlicher Demarkation, die vorwiegend aus histiozytären und lymphoblastenähnlichen Elementen bestand und vereinzelt polymorphkernige Leukozyten sowie mehrkernige Riesenzellen aufwies. An einigen Stellen war auch die weiche Hirnhaut zellig infiltriert. Die ganze linke Hemisphäre erschien siebartig durchlöchert; in ihrem Bereich konnten eine Auflockerung der Markfasern und ballonförmige Aufblähungen der Markscheiden beobachtet werden. Die Pathogenese dieses Falles blieb ungeklärt, da eine rhinogene Infektion wegen der Lokalisation der Veränderungen kaum in Betracht kam und andererseits auch sonst im Körper keine mykotischen Prozesse zu finden waren, die als Streuherde hätten angesehen werden können.

Eine metastatische Entstehungsweise dürfte dagegen im Falle der von Schaaf, Weidlich und Sturm (1956) beschriebenen Gehirnmykose außer Frage stehen. Sie fanden bei einer Kuh, die wegen schwerer Bewegungs- und Bewußtseinsstörungen (Kreisbewegungen, Spreizen der Vorderbeine, Schwanken, mit dem Kopf gegen die Wand stoßen) geschlachtet wurde, nicht nur im Gehirn, sondern auch in der Lunge und der Milz eindeutig pilzbedingte (die Pilze sind auf Grund des beschriebenen kulturellen Verhaltens als Schimmelpilze anzusehen) Veränderungen. Das Gehirn zeigte außer Erscheinungen eines Ödems, starker Blutfülle der Piagefäße sowie vermehrter trüb-rötlicher Flüssigkeit in den Seitenventrikeln, einen in der weißen Substanz der linken Hemisphäre, lateral vom Nucleus caudatus befindlichen, etwa walnußgroßen, gelbrötlichen, unscharf begrenzten Erweichungsherd, dessen Umgebung sulzig war und punkt- bzw. streifenförmige Blutungen aufwies. Bei der histologischen Untersuchung präsentierte sich dieser Herd als ein durch Nekrosen, Ganglienzelldegeneration, geringfügige Gliareaktionen, Hyperämie bzw. Blutungen, schwere Gefäßschädigungen (hyaline Entartung, zellige Infiltration) und das Vorkommen von Pilzfäden (im Bereich der Gefäße und auch entfernt von ihnen in der nervösen Substanz) gekennzeichneter Bezirk. In anderen Gehirnabschnitten bot sich das Bild einer hämorrhagischen Leptomeningitis.

Durch Schimmelpilze verursachte Gehirnveränderungen wurden auch bei Vögeln beobachtet. So fand Fankhauser (1955) bei einer Wildente, die klinisch Apathie, Schwimm- und Flugunfähigkeit gezeigt hatte, neben einer ausgedehnten Lungenaspergillose eine schwere, teils diffuse, teils herdförmige, vorwiegend auf das Großhirn beschränkte und mit intensiver Meningitis vergesellschaftete Enzephalitis. Im Bereich der zelligen Infiltrate beherrschten eosinophile Granulozyten das Bild. Die Ganglienzellen waren zum Teil hochgradig geschädigt. Von seiten der Glia lag nur eine geringfügige Reaktion vor. Das nervöse Gewebe wurde besonders entlang der Gefäße von vielfach verzweigten, septierten und teilweise ein dichtes Myzel bildenden Pilzfäden durchwuchert. Makroskopisch waren nur eine Trübung der Meningen und starke Gefäßfüllung erkennbar. Die mykotischen Veränderungen des Gehirns dürften hier durch hämatogene Infektion entstanden sein, wobei die Lunge als Ausgangsort anzusehen ist.

Um Fälle metastatischer Gehirnaspergillose handelt es sich offensichtlich auch bei den von Raines, Kuzdas, Winkel und Johnson (1956) beschriebenen Befunden. Sie sahen bei 18 Tage alten Putenküken, die Tortikollis und Gleichgewichtsstörungen gezeigt hatten, durch Aspergillus fumigatus verursachte Veränderungen in den Lungen, Luftsäcken, der Leber, den Nieren, an der Darmserosa sowie im Groß- und Kleinhirn. Die zerebralen Affektionen traten in Form von makroskopisch deutlich erkennbaren gelblich-weißen Herden in Erscheinung, die sich im histologischen Bild als Nekrosen und von Pilzhyphen durchsetzte granulomatöse Prozesse erwiesen. Von den Verfassern wird eine bereits im Ei erfolgte Infektion dieser Küken für möglich gehalten.

Jungherr und Gifford (1944) sowie Rittenbach und Günther (1963) konnten ebenfalls bei Putenküken schimmelpilzbedingte Gehirnschädigungen feststellen. Es handelte sich dabei jeweils um die einzigen pathologischen Veränderungen, die gefunden wurden, so daß keine Anhaltspunkte für das Zustandekommen der Infektion gegeben waren. JUNGHERR und GIFFORD (1944) beobachteten von Myzelien durchsetzte meningitische Infiltrationen und dem Bild der Enzephalomalazie der Küken entsprechende Ganglienzellschädigungen im Bereich der Kleinhirnrinde. RITTENBACH und GÜNTHER (1963) beschreiben dagegen eine cerebellare Herdveränderung, die durch das Auftreten von Riesenzellen (teils vom Fremdkörper-, teils vom LANGHANS-Typ), Pseudoeosinophilen, gliös-histiocytären Elementen sowie septierten Pilzhyphen gekennzeichnet war. Im Bereich des Kleinhirns bestand außerdem eine diffuse lymphohistiozytäre Meningitis.

Über nachweislich durch unmittelbare Schimmelpilzeinwirkung verursachte Veränderungen am Zentralnervensystem konnten wir in dem uns zugänglichen Schrifttum keine weiteren Mitteilungen finden. Im folgenden sollen deshalb, ohne daß dabei Anspruch auf Vollständigkeit erhoben wird, noch solche aus der Literatur bekannten Fälle erwähnt werden, in denen mit mehr oder weniger großer Wahrscheinlichkeit ein Zusammenhang zwischen neuropathologischen Befunden und eindeutig mykotischen Prozessen in anderen Organen vorzuliegen schien.

Zu ihnen gehört u. a. die Arbeit von ROMANOV (1928), der eine durch Meningitis komplizierte Schimmelpilzerkrankung bei einem Pferd beschreibt. Obwohl weder im Gehirn noch in den Hirnhäuten Pilze gefunden wurden, erschien es hier doch als gerechtfertigt, die Meningitis in ursächlichen Zusammenhang mit den pilzbedingten Veränderungen der Stirnhöhle zu sehen, da bekanntlich zwischen dem lymphatischen Netz der Nasen- bzw. auch Stirnhöhlenschleimhaut und den Subarachnoidalräumen des Gehirns Verbindungen bestehen, so daß eine lymphogene Ausbreitung von Toxinen leicht erfolgen konnte.

Als möglich, jedoch weniger sicher erscheinen Zusammenhänge zwischen Gehirnaffektionen und mykotischen Veränderungen anderer Organe in den von FRAUCHIGER und FANKHAUSER (1957), GLEISER (1953) sowie HOLZ (1953) beschriebenen Fällen. So fanden z. B. FRAUCHIGER und FANKHAUSER (1957) bei einem Hasen, der an einer Lungenaspergillose eingegangen war, im Bereich des Mittelhirns dichte eitrige Entzündungsherde, ohne jedoch Pilzhyphen oder eine mögliche andere Ursache nachweisen zu können.

GLEISER (1953) stellte bei einem Hund mit mucormykotischen, ulzerösen Magenwandläsionen, in der Groß- und Kleinhirnrinde multiple granulomatöse Prozesse (Anhäufungen von Lymphozyten, mononucleären Elementen, Makrophagen, neutrophilen Granulozyten und proliferierten Gliazellen) sowie zum Teil schwere Ganglienzellschädigungen fest und fand im Zentralnervensystem ebenfalls keine Pilze.

Auch HOLZ (1953) konnte bei einem Schwan, der außer einer Lungen- und Luftsackmykose, im Gehirn pseudokalkartige, von eigenartigen Zellgruppen umsäumte Inkrustationsherde zeigte, einen Zusammenhang zwischen den zerebralen Veränderungen und der pilzbedingten Entzündung des Respirationstraktes nur vermuten.

Verschiedentlich wurden bei Küken mit schweren Pneumomykosen, klinisch und histologisch dem Bild der Enzephalomalazie entsprechende Erscheinungen beobachtet (JUNGHERR und GIFFORD, 1944). Wahrscheinlich handelte es sich auch dabei um Folgen toxischer Fernwirkungen.

Es ist bekannt, daß gewisse Schimmelpilze Toxine erzeugen, die gewebszerstörende und entzündungserregende Eigenschaften haben und sich bei hämatogener oder lymphogener Ausbreitung auch an vom Ansiedlungsort der Pilze entfernten Stellen in dieser Weise auszuwirken vermögen. Das gilt auch für solche Fälle, in denen nach Aufnahme stark verschimmelten Futters eine Resorption derartiger Giftstoffe vom Magen-Darm-Kanal aus erfolgt. So sind z. B. in der Literatur Angaben zu finden, wonach die Verfütterung von schimmeligem Stroh, Heu usw. vor allem bei Pferden und Rindern zu schweren Schädigungen des Zentralnervensystems (degenerative und entzündliche Veränderungen) führte (ZELLER, 1955).

Eigene Befunde

Wenn es angesichts der genannten Beobachtungen auch keiner weiteren Beweise mehr dafür bedarf, daß schimmelpilzbedingte Gehirnaffektionen bei Tieren vorkommen, so sind doch aber noch keineswegs alle Fragen geklärt, die sich bezüglich der Pathogenese, der klinischen und pathologisch-anatomischen Erscheinungsbilder oder gar der tatsächlichen Häufigkeit derartiger Erkrankungen ergeben. Auf Grund dieser Tatsache dürfte jede neue Mitteilung über das Vorkommen zerebraler Schimmelmykosen von gewissem wissenschaftlichen Interesse sein. Wir wollen daher an dieser Stelle über fünf von uns beobachtete Gehirnmykosen berichten:

Der erste dieser Fälle wurde bei einem acht Tage alten weiblichen Ren (*Rangifer tarandus*) festgestellt, das laut Vorbericht erst einen Tag vor dem Tode schwere zerebrale Symptome gezeigt haben soll und bis zu deren Auftreten erstaunlicherweise überhaupt keinerlei Krankheitszeichen erkennen ließ. Die zentralnervösen Störungen traten in Form von Dreh- und Ruderbewegungen, Hyperästhesie sowie abnormer Kopfhaltung (nach rechts und hinten gerichtet) in Erscheinung. Wegen des fortgeschrittenen Stadiums und, wie sich allerdings erst später herausstellte, malignen Charakters der Erkrankung, mußte die mit Folgamma, Trivitamin und Calcium gluconicum vorgenommene Behandlung ohne jeglichen Erfolg bleiben. Das Tier starb einen Tag nach der Einlieferung in die Klinik.

Bei der wenige Stunden nach dem Tode durchgeführten Sektion wurden an der Leber, den Nieren, der Lunge, dem Herzen und Gehirn zum Teil schwere pathologisch-anatomische Veränderungen festgestellt. Alle übrigen Organe zeigten wie auch die Körperhöhlen sowie die Nasenhöhle und Nasennebenhöhlen keinen besonderen Befund.

Während die Nieren- und Herzschädigungen rein degenerativer Natur waren, lagen in Lunge und Leber entzündliche Prozesse vor, die sich in Form zahlreicher miliarer bis erbsengroßer, gelblich-grauweißer Knötchen manifestierten. Im histologischen Bild erwiesen sich diese Veränderungen als mykotische Entzündungsherde von teils produktivem, teils exsudativem Charakter, wobei jedoch beide Reaktionsformen keineswegs immer scharf voneinander getrennt werden konnten. So fanden sich oft, ohne daß eine deutliche Gliederung in bestimmte Zellschichten oder Zonen festzustellen gewesen wäre, neben polymorphkernigen Granulozyten, epitheloide Zellen, Histiozyten, Fibroblasten, Plasmazellen, Lymphozyten und vielkernige Riesenzellen (teils vom LANGHANS-, teils vom Fremdkörpertyp). Diese Zellanhäufungen ließen in ihren zentralen Bereichen oftmals mehr oder weniger starke regressive Veränderungen erkennen und waren von zahlreichen unregelmäßig verzweigten, nicht septierten Pilzhyphen durchwuchert. Die Pilze zeigten eine auffallende Neigung zum Eindringen in die Gefäße. An ihrer Peripherie wiesen die mykotischen Herdveränderungen meist ausgeprägte bindegewebige Reaktionen auf. In der Lunge konnten stellenweise auch diffuse, ausgesprochen produktive Entzündungsprozesse beobachtet werden. Die Leber zeigte außer den Pilzgranulomen eine starke degenerative Verfettung.

Am Gehirn schließlich ließen sich folgende Veränderungen feststellen: Die Leptomeninx erschien hyperämisch, sulzig gequollen und mehr oder weniger stark getrübt; in der Gegend des Kleinhirns, der Brücke und des verlängerten Markes befanden sich umfangreiche Blutungsherde. Durch einen auffallend hohen Feuchtigkeitsgehalt zeichnete sich auch das Hirngewebe aus. Auf den stark glänzenden und glasigen Schnittflächen traten zahlreiche feine Blutpunkte in Erscheinung. Die graue Substanz war von relativ dunkler, etwas rötlich-graubraun getönter Färbung, während die weiße Substanz einen rosafarbenen Schimmer aufwies. Im Bereich des Lobus occipitalis der rechten Hemisphäre befand sich ein etwa markstückgroßer, in seiner maximalen Ausdehnung ziemlich die ganze Breite der Hirnrinde einnehmender Erweichungsbezirk.

Das Rückenmark konnte leider nicht untersucht werden.

Bei der histologischen Untersuchung der verschiedensten Abschnitte des Groß-, Stamm- und Kleinhirns bot sich das Bild einer schweren akuten, vorwiegend herdförmigen eitrigen Enzephalitis, die mit einer diffusen, teils ausgesprochen exsudativen, teils mehr produktiven Leptomeningitis vergesellschaftet war.

Die weiche Hirnhaut wies ein mehr oder weniger starkes entzündliches Ödem auf. Ihre Gefäße zeigten, soweit sie nicht mit thrombotisch-eitrigen Massen angefüllt bzw. einer weitgehenden Zerstörung anheimgefallen waren, maximale Hyperämie. Stellenweise lagen ausgedehnte Hämorrhagien vor. Infolge der ödematösen Durchtränkung und der bisweilen hochgradigen zelligen Reaktion hatte die Leptomeninx eine zum Teil beträchtliche Verbreiterung erfahren. Die Zellinfiltrate zeichneten sich an manchen Stellen durch das fast ausschließliche Auftreten von polymorphkernigen Granulozyten aus. Im großen und ganzen dominierten jedoch histiozytäre Elemente. Lymphozyten und Plasmazellen kamen nur in relativ geringer Anzahl vor, während eosinophile Granulocyten und Riesenzellen überhaupt nicht auftraten. Inmitten der Zellansammlungen sowie auch in den Wänden und Lumina von Gefäßen konnten im HE-Schnitt nur schwach angefärbte, jedoch deutlich erkennbare, unregelmäßig verzweigte und nicht septierte Pilzhyphen festgestellt werden.

Verschiedentlich war es zur Zerstörung der Membrana limitans gliae und damit zu einem direkten Übergreifen der meningealen Entzündungsprozesse auf die nervöse Substanz gekommen. Dabei handelte es sich aber immer nur um Vorgänge von sehr begrenzter Ausdehnung. Die das histologische Bild weitgehend beherrschenden entzündlichen Veränderungen des Hirngewebes zeigten dagegen keine Beziehungen zur Pia. Sie fanden sich in Form mehr oder weniger dichter, oftmals konfluierender Leukozytenherde (polymorphkernige Granulozyten) von sehr unterschiedlicher Größe über die graue und weiße Substanz verstreut (Abb. 1). Im Bereich dieser meist nicht gefäßgebundenen „Gewebs"-Infiltrate befanden sich zahlreiche unseptierte Pilzhyphen, die vielfach Degenerationserscheinungen aufwiesen, was unter anderem in mangelhafter Anfärbbarkeit, Blähungen, blasigen und kolbigen Auftreibungen sowie Fragmentationen zum Ausdruck kam. Es konnten deshalb kaum Zweifel darüber bestehen, daß es sich bei der leukozytären Infiltration der nervösen Substanz um eine Abwehrreaktion gegen die in sie eingedrungenen Pilze bzw. eine Folge der durch diese hervorgerufenen Parenchymschädigungen handeln mußte.

Ob die oftmals in unmittelbarer Nachbarschaft der Leukozytenanhäufungen, vielfach jedoch auch unabhängig von diesen beobachteten, vorwiegend herdförmigen Gliaproliferationen ihre Entstehung in erster Linie der direkten Erregereinwirkung (Pilze) verdankten oder hauptsächlich eine Antwort auf Schädigungen des Hirngewebes darstellten, läßt sich nicht ohne weiteres sagen. Für die erste Möglichkeit spricht allerdings die Tatsache, daß sich die gewucherten Gliazellen in der Regel vor allem um Pilzhyphen lokalisierten, diese vielfach palisadenartig umstellten und nicht selten anscheinend auch weitgehend zerstört hatten, während eindeutige Erscheinungen der Neuronophagie kaum festgestellt werden konnten, obgleich sehr viele Ganglienzellen offenbar stark geschädigt waren. So ließen sich an ihnen die verschiedensten Formen regressiver Veränderungen (akute Schwellung, Tigrolyse, Karyolyse, Karyopyknose, allgemeine Schrumpfung, Verflüssigung u. a.) beobachten. Als besonders stark ausgeprägt erwiesen sich diese vor allem im Bereich der leukozytären Infiltrate, wo es in größerem Umfang auch zur völligen Auflösung von Ganglienzellen gekommen war. Hier hatte offensichtlich auch die Glia schwerste Schäden erlitten, da sie an diesen Stellen kaum Anzeichen proliferativer Prozesse erkennen ließ. Soweit nennenswerte gliöse Reaktionen und leukozytäre Infiltrate unmittelbar miteinander verquickt auftraten, waren letztere meist nur relativ schwach.

Obwohl die entzündlichen Veränderungen zum Teil mit einem nicht unbeträchtlichen Gewebszerfall einhergingen, zeigte die proliferierte Glia nur in verhältnismäßig geringen Graden Merkmale von Abräumzellen (Körnchen-, Gitterzellen). Eine Erklärungsmöglichkeit dafür ist wohl in dem Umstand zu sehen, daß es sich bei dem Gewebsuntergang in erster Linie um eitrige Einschmelzungen und insgesamt um doch sehr akute Prozesse handelte, so daß eine starke Phagozytose von seiten der Glia nicht erwartet werden konnte.

Die gewebszerstörende und entzündungserregende Wirkung der ins Gehirn eingedrungenen Pilze erstreckte sich aber keineswegs nur auf die nervöse Substanz, sondern fand vor allem auch in sehr markanter Weise an den Gefäßen ihren Ausdruck. Von den mannigfaltigen Veränderungen waren sowohl arterielle als auch venöse Gefäße der verschiedensten Größenordnungen betroffen. Zahlreiche Arterien und Venen zeigten lediglich eine mehr oder weniger starke fibrinoide Verquellung. Vielfach fanden sich diese Erscheinungen aber auch in Verbindung mit einer lebhaften Proliferation der Endothel- und Adventitiazellen sowie vaskulären (Virchow-Robinsche Räume) und intramuralen Leukozyteninfiltraten. Polymorphkernige Granulozyten füllten nicht selten auch die Lumina von Gefäßen völlig aus. Häufig war es zu partiellen oder totalen Wandnekrosen und Thrombosierungen der Gefäßlichtungen gekommen, wobei jedoch nicht in jedem Falle eine Vergesellschaftung mit entzündlich-zelligen Reaktionen vorzuliegen schien. So zeigten z. B. nicht wenige, vorwiegend kleinere Gefäße eine vollständige Homogenisierung, ohne daß außer Pilzfragmenten auf eine Entzündung hindeutende Erscheinungen zu beobachten gewesen wären. In der Umgebung besonders stark in Mitleidenschaft gezogener Gefäße befanden sich bisweilen größere Blutungsherde.

Auf Grund der Tatsache, daß in unmittelbarer Nachbarschaft bzw. in den Wänden und Lumina der geschädigten Gefäße in der Regel Pilzhyphen anzutreffen waren (Abb. 4, 5, 6), steht die mykotische Natur dieser Veränderungen ebenso außer Zweifel, wie bei denen der nervösen Substanz und der Leptomeninx auch.

Die in der Lunge, der Leber, der Leptomeninx und im Gehirn gefundenen Pilze zeichneten sich, wie bereits erwähnt, durch das Fehlen von Septen aus und traten nur relativ selten in Gestalt ausgesprochener Myzelien (Abb. 3) auf. Sie waren zum größten Teil als nicht miteinander verflochtene Hyphen anzutreffen (Abb. 2), die sehr unregelmäßige Verzweigungen aufwiesen und bisweilen bizarre Formen bildeten. Die Breite der Pilzfäden bewegte sich etwa zwischen 5 und 15 μ, betrug jedoch beim Vorliegen starker Aufblähungen nicht selten mehr als 20 μ. Beträchtliche Unterschiede zeigten die Hyphen hinsichtlich ihrer Länge, was gewiß nicht zuletzt auch darauf zurückzuführen sein dürfte, daß viele zerschnitten worden bzw. auch infolge regressiver Veränderungen zerfallen sind. So ließen sich zwischen 30 und 200 μ liegende Werte ermitteln. Verschiedentlich konnten einigermaßen rund aussehende Pilzelemente beobachtet werden. Es handelte sich dabei sicherlich nicht um Sporen, sondern mit großer Wahrscheinlichkeit um Querschnitte von Hyphen oder umschriebene blasige Auftreibungen. Fruktifikationsorgane wurden nicht festgestellt. Das färberische Verhalten der Pilze war unter anderem durch deutliche Intensitätsunterschiede gekennzeichnet. Bei H. E.-Färbung ließen sich, wenn auch weniger intensiv, ebenso wie bei Anwendung der PAS-Reaktion nach Hotchkiss-McManus, vielfach nur die Konturen der Hyphen deutlich darstellen (Abb. 2). Wesentlich gleichmäßigere und markantere Bilder waren durch die Silber-Imprägnation nach Grocott zu erreichen.

Eine mykologische Bestimmung der Pilze erfolgte leider nicht. Wegen des Fehlens von Septen konnten sie jedoch mit Sicherheit in die Klasse der Phycomyceten eingeordnet werden, so daß schon allein die histologischen Bilder dazu berechtigten, von einer Phycomykose zu sprechen. Da es sich bei den fakultativ menschen- und tierpathogenen Phycomyceten anscheinend fast ausschließlich um Angehörige der Familie Mucoraceae handelt, werden durch unseptierte Pilzhyphen verursachte Erkrankungen im allgemeinen als Mucormykosen bezeichnet. So sind z. B. nach Gloor, Löffler und Scholer (1961) nur etwa 10% der publizierten Mucormykosen kulturell bewiesen, was vor allem darauf zurückzuführen sein dürfte, daß oft erst die histologische Untersuchung über die Natur der Erkrankung Aufschluß gibt und frisches Material dann in der Regel nicht mehr zur Verfügung steht.

Betrachtet man nun den geschilderten Fall einer zerebralen Phyco-(Mucor-)Mykose im Hinblick auf seine Pathogenese, so sprechen die Art und der Verteilungsmodus der eindeutig pilzbedingten Veränderungen ohne Zweifel für eine metastatische Entstehungsweise, wobei

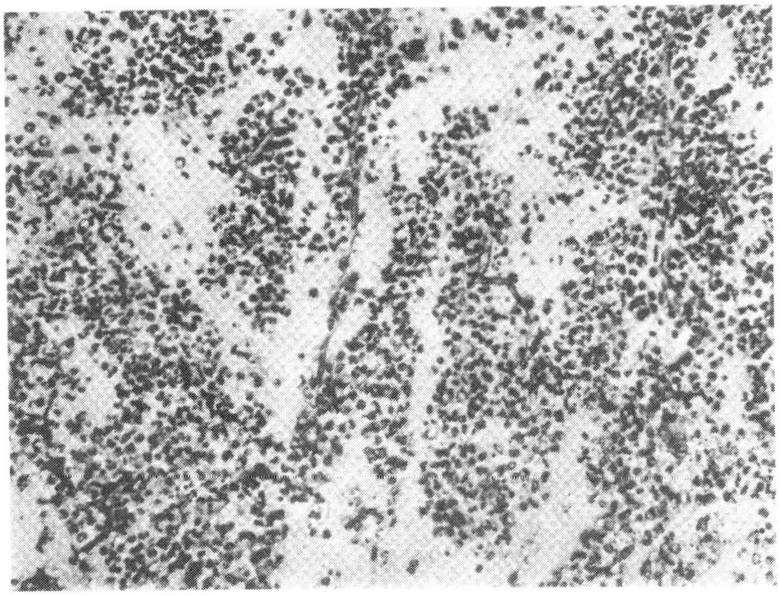

Abb. 1. Ren (*Rangifer tarandus*). Pilzbedingte eitrige Enzephalitis. PAS-Reaktion nach HOTCHKISS-MCMANUS. 211:1

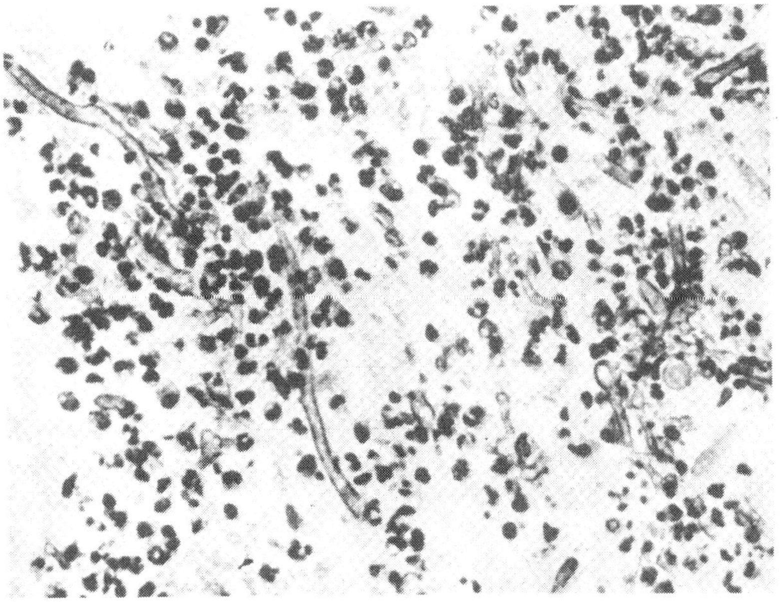

Abb. 2. Ren (*Rangifer tarandus*). Gehirn. Von Leukozyten umgebene, z. T. blasig und kolbig aufgetriebene unseptierte Pilzhyphen. PAS-Reaktion nach HOTCHKISS-MCMANUS. 480:1

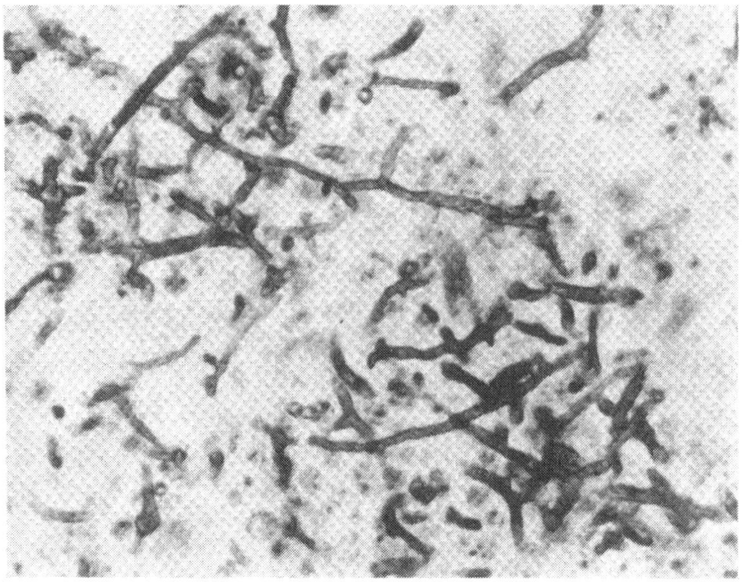

Abb. 3. Ren (*Rangifer tarandus*). Gehirn. Pilzgeflecht in der nervösen Substanz. Silberimprägnation nach GROCOTT und NISSL-Färbung. 528 : 1

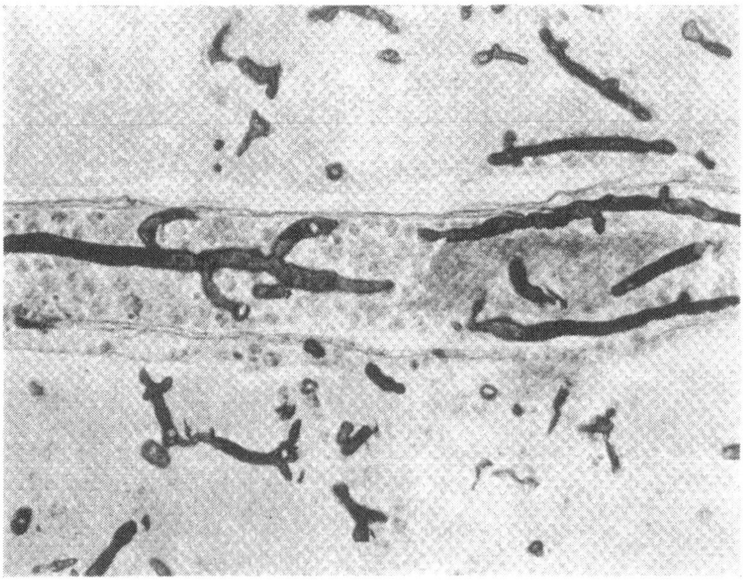

Abb. 4. Ren (*Rangifer tarandus*). Gehirn. Pilzhyphen im Lumen eines Blutgefäßes. Silberimprägnation nach GROCOTT. 482 : 1

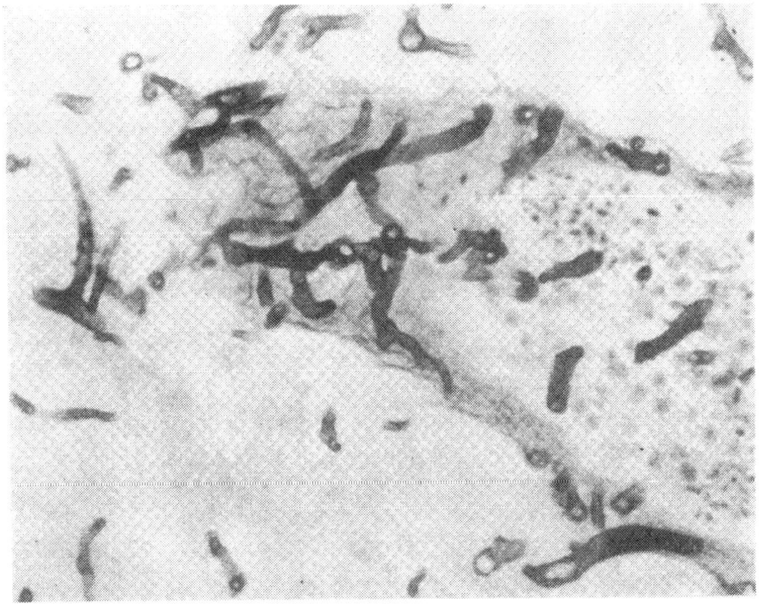

Abb. 5. Ren (*Rangifer tarandus*). Gehirn. Pilzhyphen in der Wand eines Blutgefäßes. Silberimprägnation nach GROCOTT. 544:1

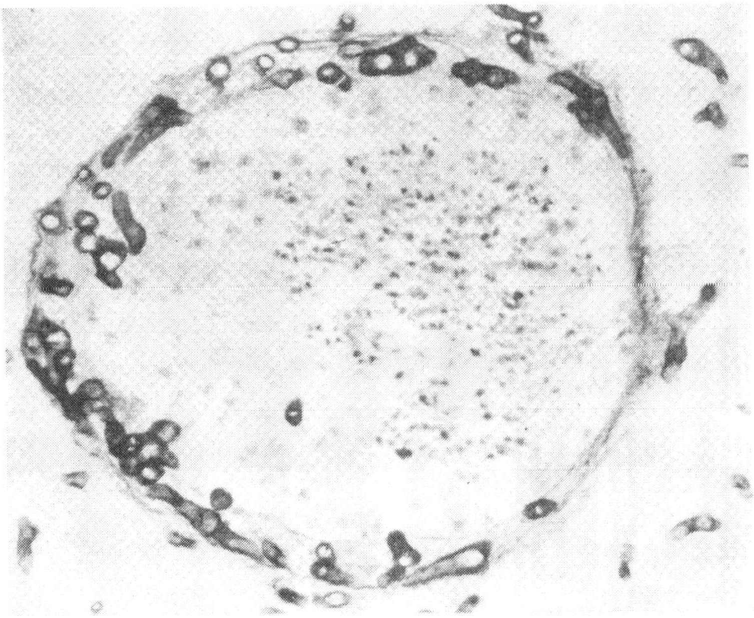

Abb. 6. Ren (*Rangifer tarandus*). Gehirn. Pilzelemente in der Wand eines Blutgefäßes. Silberimprägnation nach GROCOTT. 512:1

die stark mykotisch veränderte Lunge als Streuherd angesehen werden kann. Damit ist jedoch keineswegs gesagt, daß die Infektion des Tieres unbedingt auf aerogenem Wege erfolgt sein müsse. Die Lebensdauer von nur acht Tagen sowie die Miterkrankung der Leber und das histologische Bild der mykotischen Prozesse in dieser und der Lunge lassen eine intrauterine Infektion des Renkalbes durchaus als möglich erscheinen. Weniger naheliegend ist dagegen die Annahme einer (postnatalen) omphalogenen Pilzinvasion, da am Nabel bzw. den umbilikalen Gefäßen keinerlei pathologische Erscheinungen festgestellt werden konnten.

Der gravide Uterus scheint unter gewissen Bedingungen für eine Pilzbesiedlung besonders disponiert zu sein. Das geht jedenfalls aus einer Reihe von Mitteilungen über schimmelpilzbedingte Aborte, Frühgeburten und Veränderungen an Feten und ausgetragenen Früchten (Bendixen und Plum, 1929; Plum, 1932; Baumann, 1935; Weikl, 1957; Hensel, Bisping und Schimmelpfennig, 1961; Weikl, 1964) hervor. So weist z. B. Weikl (1964) darauf hin, daß der Schimmelpilzabortus beim Rind nach dem starken Rückgang bzw. der Tilgung der Brucellose im bayrischen Raum zum Teil die wichtigste infektiös bedingte Verwerfensursache darstellt. Hinsichtlich des Zustandekommens derartiger Infektionen schreibt er in Übereinstimmung mit anderen Autoren der Verwendung verschimmelten Futters die größte Bedeutung zu. Die Pilze gelangen dabei zweifellos vom Verdauungskanal bzw. auch dem Respirationstrakt aus in die Blutbahn und befallen in der Regel anscheinend nur die Plazenta bzw. die Frucht, da eine Erkrankung des Muttertieres in diesem Zusammenhang nie beobachtet wurde.

Im Falle des von uns sezierten Renkalbes wurde die Mutter während der Gravidität in Ermangelung eines bestimmten Mooses mit sogenanntem Pilzmyzel (Rückstände von der Penicillingewinnung, die vermutlich auch in größerer Menge Phycomyceten enthielten) gefüttert. Es liegt auch daher durchaus im Bereich des Möglichen, daß die Infektion des Jungtieres bereits pränatal erfolgte.

Die Frage nach dem Zeitpunkt der Infektion stellte sich auch in drei weiteren Fällen der von uns beobachteten Gehirnmykosen. Es handelte sich dabei um Gänseküken, die nur ein Alter von 6, 8 bzw. 9 Tagen erreicht hatten und deshalb möglicherweise schon im Ei infiziert worden sein konnten. Obwohl eine Pilzinfektion durch die unverletzte Eischale experimentell bewiesen ist (Melchior, 1961) und auch spontane Aspergillosen bei frisch geschlüpften Küken festgestellt wurden (Eggert und Barnhart, 1953), sprach doch in unseren Fällen vor allem die Lokalisation (Lunge, Luftsäcke, Gehirn) der mykotischen Veränderungen — ganz abgesehen von der Tatsache, daß sich bei Vögeln in erstaunlich kurzer Zeit makroskopisch sehr eindrucksvolle Prozesse entwickeln können — mehr für eine postembryonale Infektion.

Was den Ablauf entzündlicher Reaktionen bei Vögeln betrifft, so zeigen u. a. die Untersuchungen von Kuchling (1961) und Weidenmüller und Osthoff (1964), daß für eine Beurteilung nach zeitlichen Gesichtspunkten in der Regel ganz offensichtlich andere Maßstäbe angelegt werden müssen als bei Säugetieren. Das gilt beispielsweise auch für das Auftreten von Riesenzellen, die bei Vögeln unter Umständen schon 24 Stunden nach der Einwirkung eines schädigenden Agens zu finden sind, während sie bei Säugetieren nur sehr selten vor dem 6. Tage in Erscheinung treten. Man darf allerdings in diesem Zusammenhang nicht übersehen, daß die Erscheinungsbilder entzündlicher Prozesse in Abhängigkeit von der Tierart, der allgemeinen Reaktionslage des betroffenen Organismus, dem geschädigten Gewebe sowie der einwirkenden Noxe innerhalb gewisser Grenzen doch sehr unterschiedlich sein können.

Im folgenden soll nun über die von uns bei Vögeln beobachteten Gehirnmykosen kurz berichtet werden. Es handelte sich dabei, wie bereits erwähnt, dreimal um weniger als 10 Tage alte Gänseküken, die verschiedenen Arten angehörten.

Den ersten Fall konnten wir bei einer 8 Tage alten weiblichen Blauen Schneegans (*Anser caerulescens*) feststellen. Das Tier zeigte außer schweren Lungen- und Luftsackveränderungen, die sich in Form miliarer bis erbsengroßer, gelblich-weißer Granulome sowie flacher, etwa linsengroßer, konzentrisch gesichteter Herde manifestierten, im Groß-, Klein- und Stammhirn mehrere scharf abgesetzte, z. T. bröckelig erscheinende, leuchtend weiße Knötchen von Hirse- bis Pfefferkorngröße (Abb. 7). Diese zerebralen Veränderungen erwiesen sich bei der histologischen Untersuchung ebenso wie die Prozesse in der Lunge und den Luftsäcken als eindeutig pilzbedingt (Abb. 8), was durch den kulturellen Nachweis von Aspergillus fumigatus aus den betreffenden Organen nur noch bestätigt werden konnte. Im Gehirn fanden sich neben den schon makroskopisch sehr eindrucksvoll in Erscheinung tretenden Veränderungen kleinere Gebiete, die sich durch herdförmige Gliaproliferationen, Ansammlungen von eosinophilen Granulozyten, eine mehr oder weniger starke lympho-histiozytäre und gigantozelluläre Reaktion sowie das Auftreten von Pilzhyphen auszeichneten. Die großen Herdveränderungen (Abb. 7) präsentierten sich im histologischen Bild keineswegs immer in einer nach ihrem makroskopischen Aussehen zu vermutenden Intensität. Sie stellten kaum in sich geschlossene, scharf abgegrenzte Granulome dar, sondern traten in der Regel als mehr oder weniger große Bezirke in Erscheinung, die durch massive vaskuläre und perivaskuläre bzw. nicht gefäßgebundene Zellinfiltrate (eosinophile Granulozyten, Lymphozyten, histiozytäre Elemente, proliferierte Glia, Riesenzellen vom Fremdkörpertyp u. a.), eine starke Auflockerung der nervösen Substanz, schwere Ganglienzellschädigungen und, besonders die Gefäße betreffende Nekrosen, gekennzeichnet waren. Im Bereich dieser Veränderungen fanden sich in großer Zahl septierte, unregelmäßig verzweigte, jedoch kaum ausgesprochene Geflechte bildende Pilzhyphen, die stellenweise, vor allem in den Gefäßen und deren unmittelbarer Umgebung, angetroffen werden konnten. Vereinzelt kamen Pilzfäden auch in der in den perifokalen Bereichen z. T. stark zellig infiltrierten Leptomeninx vor.

Bei einem 9 Tage alten männlichen Gänseküken (*Anser anser domesticus*), dessen Lunge und Luftsäcke schwere, durch Aspergillus flavus verursachte und den oben bereits beschriebenen Prozessen sehr ähnliche Veränderungen aufwiesen, fanden wir im Kleinhirn einen erst auf der Schnittfläche sichtbaren, etwa erbsengroßen, scharf abgesetzten, derben, weißen Herd (Abb. 9). Dabei handelte es sich, wie die histologische Untersuchung ergab, um ein von septierten Pilzhyphen durchwuchertes Granulom (Abb. 10), das vorwiegend lympho-histiozytärer Natur war. Mehrkernige Riesenzellen konnten überhaupt nicht, und eosinophile Granulozyten nur ganz vereinzelt festgestellt werden. Soweit inmitten dieses Herdes noch Hirngewebe erkennbar war, erwies es sich als stark aufgelockert, ödematisiert oder nekrotisch verändert. Besonders schwere Schädigungen zeigten auch in diesem Falle zahlreiche Gefäße. Die sie betreffenden Veränderungen umfaßten die verschiedensten Grade fibrinoider Verquellung, sehr unterschiedlich starke zellige Reaktionen, Thrombosierungen sowie partielle und totale Wandnekrosen. Mehr oder weniger schwere regressive Erscheinungen ließen auch das Granulationsgewebe und die Pilzhyphen selbst erkennen. An der Peripherie des Granuloms machte sich sehr deutlich die Tendenz einer bindegewebigen Abgrenzung bemerkbar. In den unmittelbar benachbarten Kleinhirnabschnitten fanden sich vor allem im Bereich der Gefäße zum Teil beachtliche proliferative Prozesse, welche jedoch ebenso wie die auf diese Gebiete beschränkten meningealen Infiltrate frei von Pilzhyphen waren. Pilze fehlten auch im Großhirn, wo sich stellenweise herdförmige Gliaproliferationen zeigten und außerdem zahlreiche Ganglienzellen einen mehr oder weniger stark geschädigten Eindruck machten. Besonders deutliche Degenerationserscheinungen wiesen aber vor allem die Purkinje-Zellen des Kleinhirns auf. An keiner Stelle konnte allerdings in eindeutiger Weise das Phänomen der Neuronophagie beobachtet werden. Das gilt auch für die anderen Tiere, bei denen wir in offensichtlichem Zusammenhang mit mykotischen Gehirnveränderungen Ganglienzellschädigungen feststellten.

Im dritten Fall der von uns bei Küken diagnostizierten Schimmelmykosen des Zentralnervensystems handelte es sich um eine 6 Tage alte männliche Saatgans (*Anser fabalis*). Auch dieses Tier zeigte einen schweren Pilzbefall der Lunge und der Luftsäcke, wobei die Veränderungen den bereits beschriebenen weitgehend entsprachen. Als Erreger wurde der Aspergillus fumigatus isoliert. Am Gehirn konnten bei der Sektion keine pathologischen Erscheinungen festgestellt

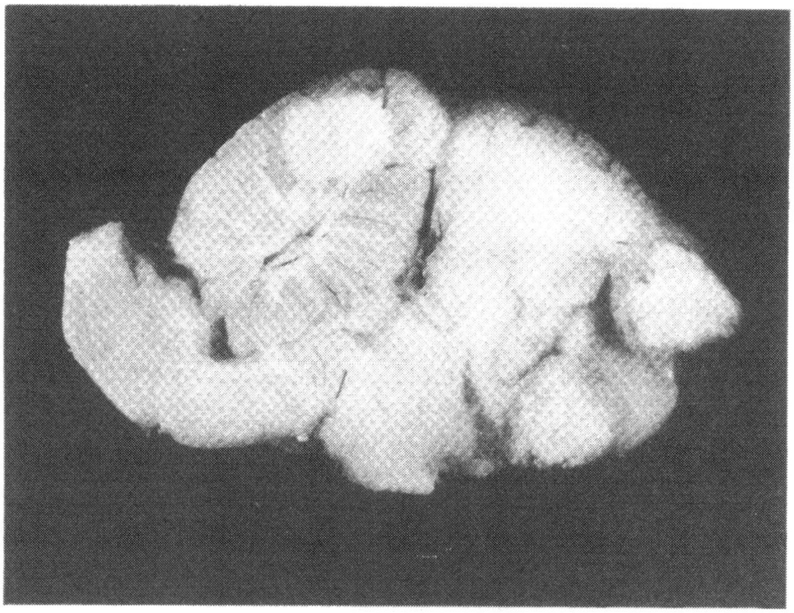

Abb. 7. Blaue Schneegans (*Anser caerulescens*). Zerebrale Aspergillose. Scharf begrenzte, etwa pfefferkorngroße Herdveränderungen

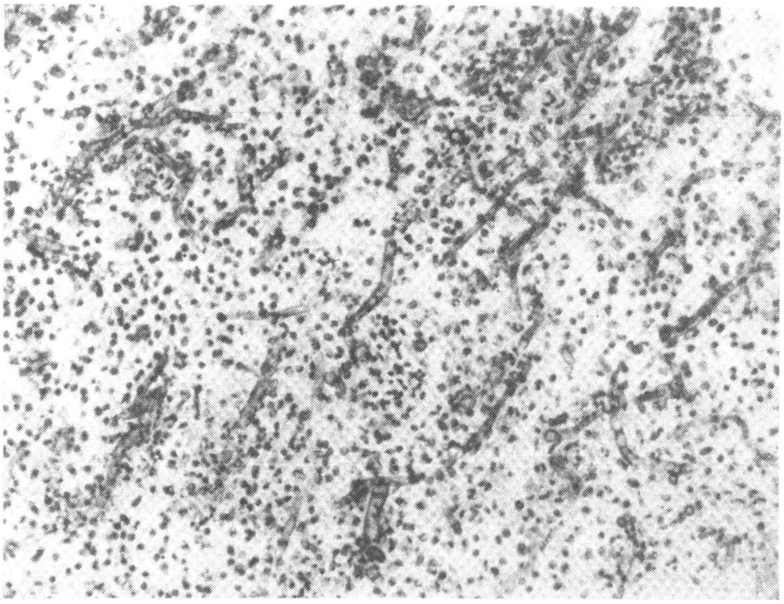

Abb. 8. Blaue Schneegans (*Anser caerulescens*). Gehirn. Nervöse Substanz zellig infiltriert und von Pilzhyphen durchwuchert. PAS-Reaktion nach HOTCHKISS-McMANUS. 370:1

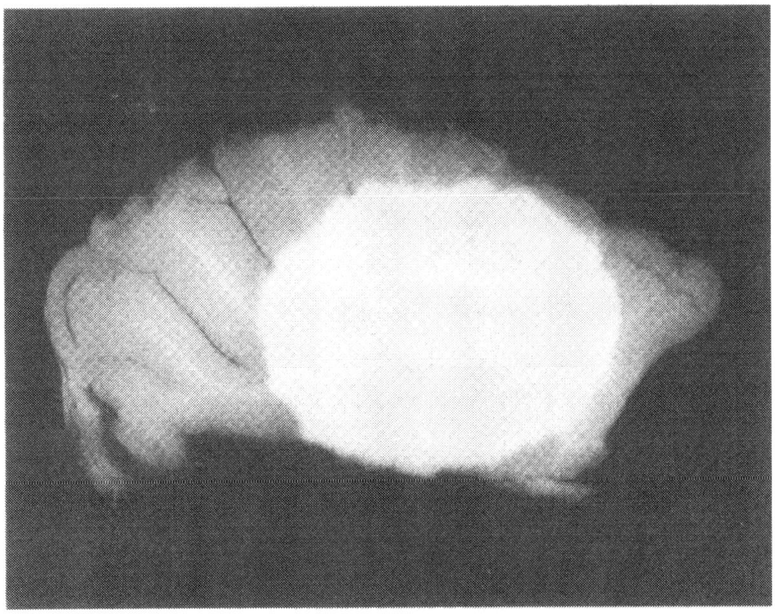

Abb. 9. Gans (*Anser anser domesticus*). Erbsengroßer mykotischer Herd im Kleinhirn

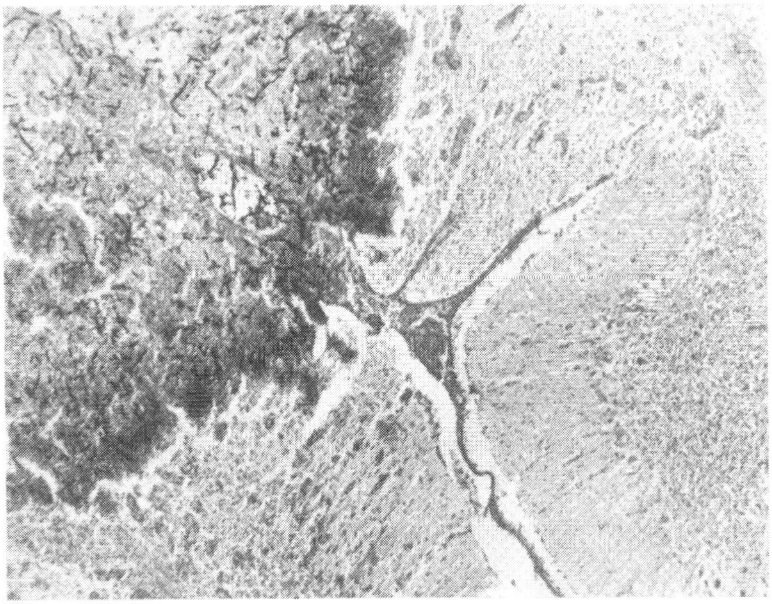

Abb. 10. Gans (*Anser anser domesticus*). Kleinhirn. Scharf begrenztes Pilzgranulom. Hyphen nur im Bereich des Herdes. Silberimprägnation nach GROCOTT, Gegenfärbung mit H. E.; 81:1

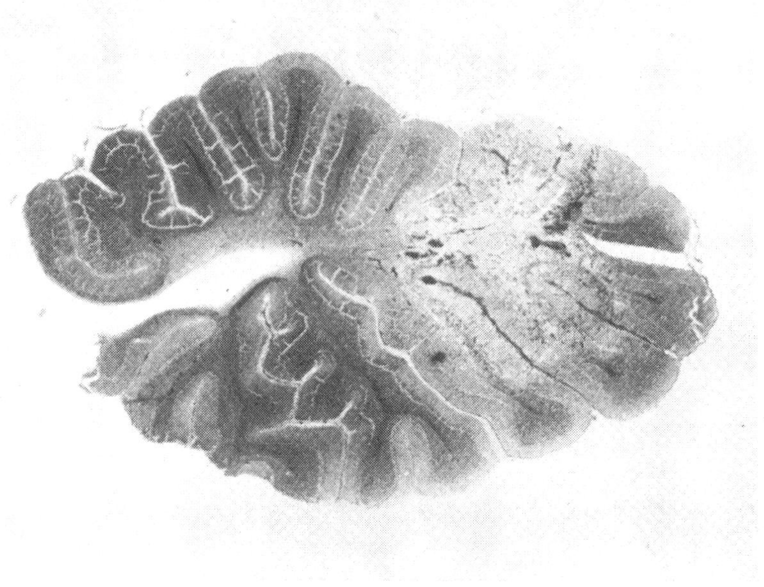

Abb. 11. Saatgans (*Anser fabalis*). Mykotischer Herd im Kleinhirn. Histologischer Schnitt. H. E.-Färbung.

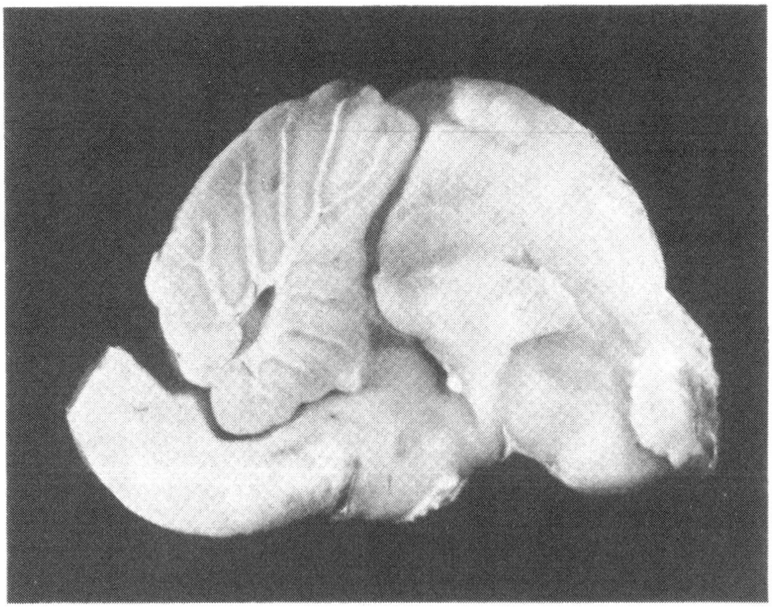

Abb. 12. Rotaugenente (*Netta erythrophthalma*). Tuberkulöser Herd im Bereich des Bulbus olfactorius, der sich von mykotischen Veränderungen nur durch das Fehlen von Pilzelementen unterschied. Im ZIEHL-NEELSEN-Präparat zahllose säurefeste Stäbchen.

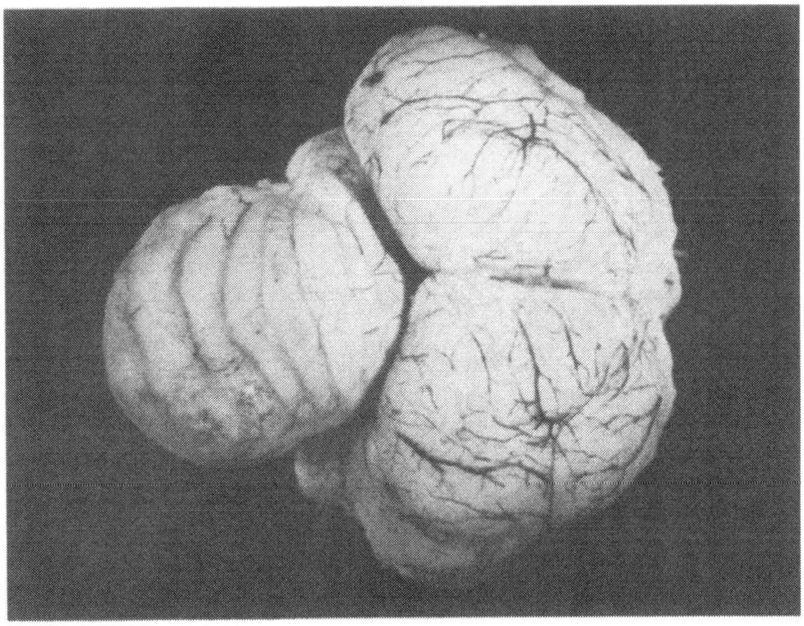

Abb. 13. Graugans (*Anser anser*). Zerebrale Aspergillose. Vergrößertes und durch seine unregelmäßig gestaltete Oberfläche auffallendes Kleinhirn

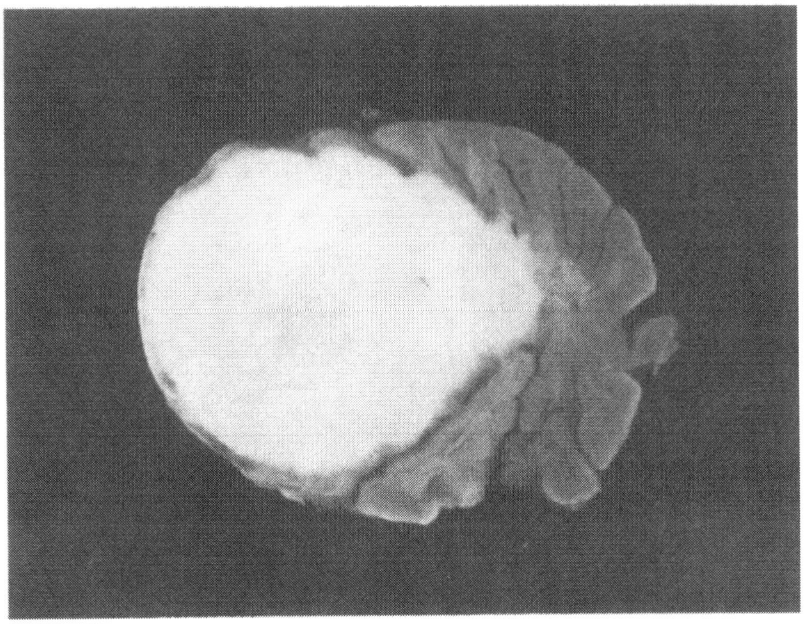

Abb. 14. Graugans (*Anser anser*). Etwa zwei Drittel des gesamten Kleinhirns einnehmender mykotischer Herd

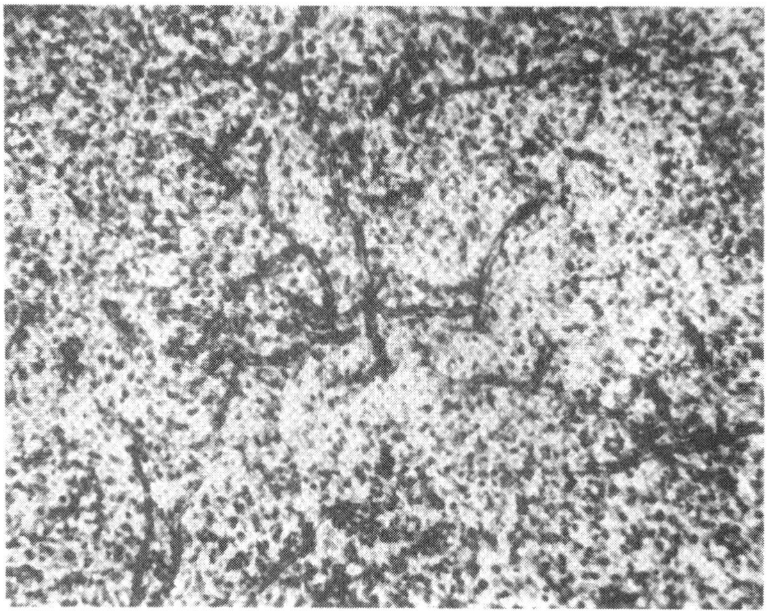

Abb. 15. Graugans (*Anser anser*). Kleinhirn. Von Pilzhyphen durchwuchertes Granulom. PAS-Reaktion nach Hotchkiss-McManus. 384:1

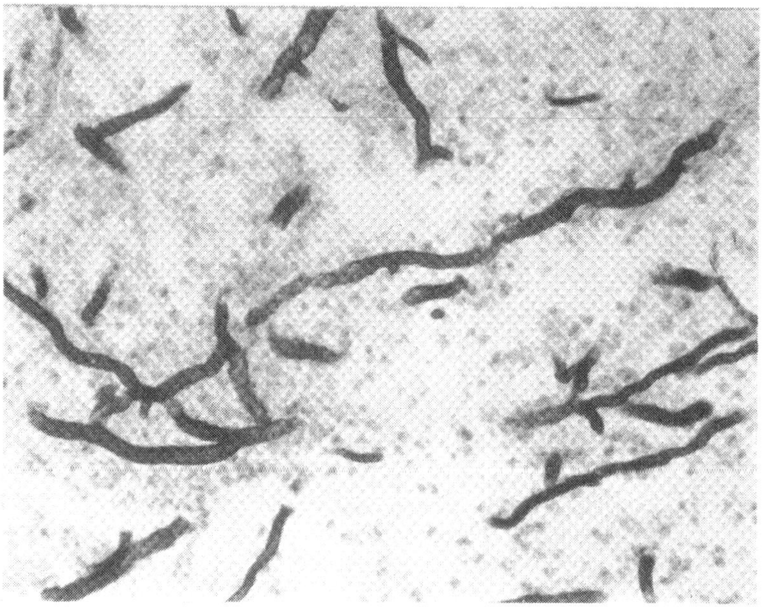

Abb. 16. Graugans (*Anser anser*). Kleinhirn. Von gliös-histiozytären Elementen umgebene septierte Pilzhyphen. Silberimprägnation nach Grocott, Gegenfärbung mit Toluidinblau. 560:1

werden. Erst nach Färbung der histologischen Schnitte fiel im Kleinhirn ein Herd auf, der etwa $^1/_5$ der cerebellaren Fläche einnahm und sich durch seine hellere Farbe sowie die teilweise Zerstörung der Gewebsstruktur deutlich markierte (Abb. 11). Im mikroskopischen Bild erwies sich diese Stelle als eindeutig pilzbedingter Prozeß, der durch eine starke Auflockerung und Nekrosen der nervösen Substanz, herdförmige Gliaproliferationen, entzündliche Infiltrate (nur vereinzelte eosinophile Granulozyten), schwere Gefäßveränderungen (Verquellungen, Thrombosierungen, Nekrosen) und größere Blutungen gekennzeichnet war. Die mykotische Natur dieser Erscheinungen stand völlig außer Zweifel, da die sehr zahlreich vorkommenden Pilzhyphen nur in ihrem Bereich auftraten und außerdem nicht wenige von ihnen von gliös-histiozytären Elementen regelrecht umstellt wurden bzw. einer Phagozytose durch Fremdkörperriesenzellen anheimgefallen waren. Im Groß- und Stammhirn sowie den übrigen Kleinhirnabschnitten konnte lediglich eine relativ starke Hyperämie beobachtet werden.

Der nun noch zu schildernde Fall einer schimmelpilzbedingten Gehirnmykose unterscheidet sich von den bereits beschriebenen vor allem insofern, als er ein schon mehrere Wochen altes Tier (Graugans, *Anser anser*) betraf, bei dem kurze Zeit vor dem Tode schwere zerebrale Symptome festgestellt wurden. Diese Gans war durch breitbeiniges Laufen, ataktische Bewegungen sowie häufiges Hinstürzen aufgefallen und daraufhin mit Vitaminen des B-Komplexes behandelt worden. Der Zustand verschlechterte sich jedoch zusehends, und einen Tag vor dem Exitus lag das Tier, das sich nun kaum noch bewegen konnte, meistens auf dem Rücken. Bei der Sektion fanden wir die Lunge von zahlreichen senfkorn- bis erbsengroßen, sehr derben, auf der Oberfläche gelblich-weißen und im Schnittbild bis auf ein bräunlich-grau schimmerndes Zentrum rein weiß erscheinenden Knötchen durchsetzt. Die Luftsäcke wiesen in wesentlich geringerem Maße ähnliche Veränderungen auf. Bis auf das Zentralnervensystem waren alle übrigen Organe ohne pathologischen Befund. Bei der Herausnahme des Gehirns fielen im cerebellaren Bereich sehr feste Verklebungen mit der Dura auf. Das deutlich vergrößerte Kleinhirn zeigte dann auch eine stellenweise rauhe, höckerige, grau-gelblich gefärbte und insgesamt ziemlich unregelmäßig gestaltete Oberfläche (Abb. 13). Trotz dieser Erscheinungen mußte das sich auf der Schnittfläche bietende Bild überraschen, da etwa zwei Drittel des gesamten Kleinhirns von einem scharf abgesetzten, sehr derben, bis auf ein gelblich-graues Zentrum leuchtend weißen Herd eingenommen wurden (Abb. 14). Wie sich bei der histologischen Untersuchung herausstellte, handelte es sich dabei um ein von septierten Pilzhyphen (Aspergillus flavus) durchwuchertes Granulom von solcher Dichte, daß eine Bestimmung der beteiligten Zellarten kaum möglich war (Abb. 15). In den zentralen Bereichen des Herdes fanden sich mehrere nekrotische Bezirke, während an der Peripherie u. a. starke proliferative Prozesse in Erscheinung traten. Von den hier beobachteten Zellen seien vor allem die z. T. sehr zahlreichen eosinophilen Granulozyten, Histiotyten, Lymphozyten, Gliazellen und Fibroblasten genannt. Vereinzelt kamen auch mehrkernige Riesenzellen vor, die gelegentlich Fragmente von phagozytierten Pilzhyphen enthielten. Die nicht in die Herdveränderung einbezogenen Kleinhirnabschnitte zeigten außer einer mehr oder weniger starken Auflockerung dichte vaskuläre und perivaskuläre Zellmäntel, ausgedehnte meningeale Infiltrate und vor allem die Purkinje-Zellen betreffende Degenerationserscheinungen. Auch im Großhirn lagen stellenweise Ganglienzellschädigungen und eine Leptomeningitis vor. Pilze wurden hier allerdings nicht gefunden.

Betrachtet man nun die bei den vier Gänsen beobachteten Mykosen im Hinblick auf übereinstimmende Merkmale, so fallen, abgesehen von der Tatsache, daß drei Tiere jünger als 10 Tage waren, vor allem zwei Gemeinsamkeiten auf. Dabei handelt es sich einmal um die Beschränkung der mykotischen Veränderungen auf die Lunge, die Luftsäcke und das Zentralnervensystem. Dieser Umstand ist insofern bemerkenswert, als die Pilze in jedem Falle vom Respirationstrakt auf dem Blutwege ins Gehirn gelangt sein dürften und sich daher zwangsläufig die Frage erhebt, warum trotz der hämatogenen Streuung nicht auch andere Organe befallen wurden. Das zweite gemeinsame Moment ist die eindeutige Bevorzugung des Kleinhirns.

Da jedoch im Schrifttum ähnliche Beobachtungen nicht mitgeteilt werden, wäre es allerdings sehr vage, allein auf Grund der vier eigenen Befunde, das Kleinhirn auch nur im Hinblick auf bestimmte Vogelarten als Prädilektionsstelle für mykotische Prozesse im zerebralen Bereich ansehen zu wollen. Solange nicht durch weitere derartige Fälle ein deutlicher Hinweis auf eine vorwiegend cerebellare Lokalisation von Pilzherden gegeben ist, müssen wir als Erklärungsmöglichkeit für unsere Beobachtungen vor allem den Zufall in Betracht ziehen. Ob möglicherweise besondere Gefäßverhältnisse bzw. strukturelle Eigenheiten oder eine bestimmte chemische Gewebsreaktion im Kleinhirn eine Pilzansiedlung begünstigen, muß hier dahingestellt bleiben.

Diskussion

Angesichts der Tatsache, daß über zerebrale Schimmelmykosen bisher nur relativ wenige Mitteilungen vorliegen, erhebt sich zunächst die Frage, ob ein Pilzbefall des Zentralnervensystems (ZNS) tatsächlich so selten ist. Das gilt vor allem für das Vorkommen bei Tieren.

Auf Grund der eigenen Untersuchungen und einiger allgemeiner Faktoren, die im folgenden noch genannt werden sollen, will es uns als ziemlich sicher erscheinen, daß sich in der Zahl der Berichte über schimmelpilzbedingte Gehirnmykosen bei Tieren keineswegs auch nur annähernd deren wirkliche Häufigkeit widerspiegelt. So fanden wir unter nur 35 Tieren (31 Vögel, 4 Säugetiere) mit pilzbedingten Veränderungen des Respirationsapparates allein 5 (4 Vögel, 1 Säugetier), bei denen außerdem auch das Gehirn schwere mykotische Prozesse aufwies. Wenn man diese Befunde nicht gerade als Zufälligkeiten ansehen will, drängt sich zwangsläufig die Vermutung auf, daß ein Schimmelpilzbefall des ZNS bei Tieren wesentlich häufiger vorkommen dürfte, als in Anbetracht der bisher veröffentlichten Fälle angenommen werden könnte. Wir sind daher der Ansicht, daß schimmelpilzbedingte Veränderungen im zerebralen Bereich oftmals nicht erfaßt werden und sehen die Ursachen dafür vor allem in folgenden Momenten:

1. Gelangen sehr viele Tiere, und besonders Vögel, bei denen Schimmelmykosen erfahrungsgemäß am häufigsten vorkommen, nicht zur Sektion.
2. Bleibt das Gehirn bei der Obduktion leider oftmals unberücksichtigt. Das ist besonders dann der Fall, wenn Veränderungen anderer Organe als Todesursache angesehen werden können und keine direkten Hinweise auf eine Erkrankung des ZNS gegeben sind.
3. Liegt im Unterschied zu den Verhältnissen beim Menschen sehr häufig kein ausreichender Vorbericht vor, so daß eine von vornherein gezielte Untersuchung meist nicht möglich ist.
4. Können im ZNS der Tiere unter Umständen schwere pathologische Prozesse vorkommen, ohne daß entsprechende klinische Symptome auftreten und somit auch aus diesem Grunde Hinweise auf zentralnervöse Störungen fehlen.
5. Sind auch größere (mykotische) Herde evtl. nur dann zu finden, wenn eine Zerlegung des Gehirns in mehrere Scheiben erfolgt.
6. Kann ein makroskopisch „normal" erscheinendes Gehirn oder Rückenmark schwerste Veränderungen beherbergen.
7. Müssen aus verschiedenen Regionen des ZNS Schnitte angefertigt werden, wenn man pathologische Erscheinungen mit einer gewissen Sicherheit ausschließen will.
8. Ist die mykotische Natur pathologischer Veränderungen unter Umständen nur durch die Anwendung von Spezialfärbungen zu erkennen.

Betrachtet man die Schimmelmykosen des ZNS im Hinblick auf ihre Pathogenese, so ist zunächst festzustellen, daß die Pilze auf verschiedene Weise dorthin gelangen können. Und zwar vermögen sich einmal mykotische Prozesse im Kopfbereich (Nasenhöhle, Nasennebenhöhlen, Rachenraum, Augen, Ohren u. a.) lymphogen (evtl. auch hämatogen) oder durch direkten Einbruch in die Schädelhöhle auf das Gehirn und seine Hüllen auszudehnen. Die Möglichkeit einer Infektion durch Fortleitung ist natürlich auch beim Rückenmark gegeben. Zum anderen kann das ZNS auf hämatogenem Wege infiziert werden, wobei Organe der Bauch- und Brusthöhle, vor allem aber die Lungen, als Streuherde in Frage kommen.

Während das ZNS im ersten Fall lediglich von einem fortschreitenden Prozeß miterfaßt wird, bedarf es bei der hämatogenen Infektion offenbar gewisser Bedingungen, damit es zu einer Haftung der Pilze kommen kann. Das ist um so wahrscheinlicher, wenn man weiß, daß Schimmelpilze große Kapillargebiete passieren können, ohne die geringsten Spuren zu hinterlassen (REISS, 1954). So stellte sich z. B. auch bei unseren Fällen, in denen bis auf eine Ausnahme, wo vermutlich infolge der intrauterinen Infektion auch die Leber in Mitleidenschaft gezogen war, immer nur der Atmungsapparat (Lunge und Luftsäcke) und das Gehirn mykotische Veränderungen aufwiesen, die Frage, warum trotz der hämatogenen Streuung nicht auch andere Organe erkrankten. Da es sich dabei ausschließlich um Jungtiere handelte, von denen vier jünger als 10 Tage waren, erscheint es uns durchaus als möglich, daß das ZNS in den ersten Lebenstagen und -wochen in wesentlich stärkerem Maße als später für eine Pilzbesiedlung disponiert ist. Ob und inwieweit es ganz bestimmte Momente gibt, die ähnlich wie der Diabetes mellitus beim Menschen, im Hinblick auf einen zerebralen Schimmelpilzbefall als Empfänglichkeitsfaktoren eine besondere Rolle spielen, ist angesichts der wenigen bisher bekannten Fälle nicht zu sagen.

Was nun die Entstehungsweise schimmelpilzbedingter Veränderungen im ZNS betrifft, so dürfte, wie in anderen Organen auch, das Zusammenwirken verschiedener Faktoren von ausschlaggebender Bedeutung sein. In diesem Zusammenhang sind vor allem die drei folgenden Komponenten zu berücksichtigen:

1. Die Fremdkörperwirkung der Pilze, durch welche oftmals eine sehr charakteristische Zellreaktion hervorgerufen wird.
2. Die von den Pilzen erzeugten Toxine, die eine mehr oder weniger starke gewebszerstörende und entzündungserregende Wirksamkeit entfalten und sich bei hämatogener oder lymphogener Ausbreitung auch an vom Ansiedlungsort der Pilze entfernten Stellen in dieser Weise auszuwirken vermögen.
3. Pilzbedingte Schädigungen der Gefäße, die wiederum Erweichungen, Nekrosen u. a. m. zur Folge haben.

Trotz dieser grundsätzlich wirksamen Momente können jedoch die Erscheinungsbilder mykotischer Prozesse in Abhängigkeit von der Pilzart, der Tierart, der Reaktionslage des betroffenen Organismus, dem befallenen Organ, dem Infektionsweg und der Krankheitsdauer mehr oder weniger stark variieren, so daß von spezifischen Veränderungen nicht die Rede sein kann.

Zu den sehr oft zu beobachtenden Merkmalen gehört das Auftreten von mehrkernigen Riesenzellen (z. T. auch vom LANGHANSschen Typ) und eosinophilen Granulozyten. Durch die gigantozelluläre Reaktion und den Aufbau der Granulome überhaupt, ergibt sich nicht selten eine große Ähnlichkeit mit tuberkulösen Prozessen. So fanden wir z. B. im Gehirn einer Rotaugenente (*Netta erythrophthalma*) einen Herd (Abb. 12), der sich sowohl makroskopisch, als auch im histologischen Bild kaum von den bei anderen Tieren beobachteten mykotischen Veränderungen unterschied. Da jedoch keine Hyphen nachzuweisen waren, mußte trotz des vorliegenden Pilzbefalles der Lunge an der mykotischen Natur dieses Granuloms gezweifelt werden. Eine ZIEHL-NEELSEN-Färbung ergab dann auch, daß es sich dabei um einen eindeutig tuberkulösen Prozeß handelte. Dieses Beispiel mag einmal mehr zeigen, daß es unabhängig von allen möglichen Begleitumständen nur dann gerechtfertigt ist, von mykotischen Veränderungen zu sprechen, wenn pathologische Erscheinungen in eindeutigem Zusammenhang mit Pilzelementen festgestellt werden.

Zusammenfassung

Unter Berücksichtigung der im human- und veterinärmedizinischen Schrifttum bisher publizierten Schimmelmykosen des Zentralnervensystems sowie fünf eigener, bei Tieren beobachteter Fälle (4 Vögel, 1 Säugetier), wird zur Häufigkeit, Pathogenese und Pathologie des zerebralen Schimmelpilzbefalls Stellung genommen. Die eigenen Befunde sind insofern interessant, als sie aus der Untersuchung von insgesamt nur 35 Tieren (31 Vögel, 4 Säugetiere) mit mykotischen Veränderungen des Respirationsapparates resultierten und ausschließlich Jungtiere betrafen, von denen 4 (3 Vögel, 1 Säugetier) jünger als 10 Tage waren.

Literaturverzeichnis

AINSWORTH, G. C., and AUSTWICK, P. K. C.: Fungal Diseases of animals. Commonwealth Agricultural Bureaux Farnham Royal-Bucks — England 1959.

BAKER, R. D.: Mucormycosis, a new disease? J. Amer. Med. Ass. **163**, 805 (1957).

BAKER, R. D., and SEVERANCE, A. O.: Mucormycosis, with report of acute mycotic pneumonia. Amer. J. Path. **24**, 716 (1948).

BAUER, H., AJELLO, L., ADAMS, E., and HERNANDEZ, D. U.: Cerebral mucormycosis: Pathogenesis of the disease. Amer. J. Med. **18**, 822 (1955).

BAUER, H., FLANAGAN, J. F., and SHELDON, W. H.: Experimental cerebral mucormycosis in rabbits with alloxan-diabetes. Yale J. Biol. Med. **28**, 29 (1955) ref. in: Ber. allg. spez. Path. **30**, 422 (1956).

BAUER, H., and SHELDON, W. H.: Leukopenia with granulocytopenia in experimental mucormycosis (Rhizopus oryzae infection). J. Exper. Med. **106**, 501 (1957).

BAUMANN, R.: Intrauterin erworbene Allgemeininfektion mit Schimmelpilzen bei einem 3 Tage alten Kalb. Dtsch. tierärztl. Wschr. **43**, 276 (1935).

BENDIXEN, H. Ch., u. PLUM, N.: Schimmelpilze (Aspergillus fumigatus u. Absidia ramosa) als Abortursache beim Rinde. Acta Scand. **6**, 252 (1929).

BORLAND, D. S.: Mucormycosis of the central nervous system. Amer. J. Dis. Child. **97**, 852 (1959).

BRYAN, G. T., READ, C. H., and ZIMMERMAN, G. R.: Disseminated mucormycosis in a child with diabetes mellitus; a case report. J. Iowa Med. Soc. **48**, 193 (1958) zit. nach FERRY, A. P.: Cerebral mucormycosis (phycomycosis) Ocular findings and review of literature. Surv. Ophthal. **6**, 1 (1961).

BURGISSER, H.: Mycoses nasales chez le chevreuil. Schweiz. Arch. Tierheilkd. **97**, 434 (1955).

CLINICAL PATHOLOGICAL CONFERENCE: Med. J. Aust. **2**, 30 (1956) zit. nach FERRY, A. P.: Cerebral mucormycosis (phycomycosis). Ocular findings and review of literature. Surv. Ophthal. **6**, 1 (1961).

DOBBERSTEIN, J.: Beiträge zur Pathologie des Zentralnervensystems bei Tieren. III. Leptomeningitis mykotica bei einem Elch. Berliner tierärztl. Wschr. **52**, 144 (1936).

DOLMAN, C. L., and HERD, J. A.: Acute pancreatitis in pregnancy complicated by renal cortical necrosis and cerebral mucormycosis. Canad. Med. Ass. J. **81**, 562 (1959).

DWYER, G. K., and CHANGUS, G. W.: Rhinomucormycosis resulting in fatal cerebral mucormycosis. Arch. Otolaryng. **67**, 619 (1958).

EGGERT, M. J., and BARNHART, J. V.: A Case of Egg-borne Aspergillosis. J. Amer. Vet. Med. Ass. **912**, 225 (1953): zit. n. WEIDENMÜLLER, H. und OSTHOFF, H.: Ein Beitrag zur Pathogenese der Aspergillose beim Huhn. Festschr. d. Wien. tierärztl. Mschr. z. 70. Geburtstag von Prof. Dr. MICHALKA: 1964, S. 259.

FAILLO, P. S., SUBE, H. P., and ANDERSON, N. H.: Mucormycosis of the paranasal sinuses and the maxilla. Oral Surg. Med. Path. **12**, 304 (1959) zit. nach FERRY, A. P.: Cerebral mucomycosis (phycomycosis). Ocular findings and review of literature. Surv. Ophthal. **6**, 1 (1961).

FANKHAUSER, R.: Neuropathologische Befunde bei Wildtieren. Schweiz. Arch. Tierheilkd. **97**, 53 (1955).

FERRY, A. P.: Cerebral mucormycosis (phycomycosis). Ocular. findings and review of literature. Surv. Ophthal. **6**, 1 (1961).

FOUSHEE, S., and BECK, W. C.: Mucormycosis of the central nervous system: case report. North Carolina Med. J. **17**, 26 (1956).

FRAUCHIGER, E., u. FANKHAUSER, R.: Vergleichende Neuropathologie des Menschen und der Tiere. Berlin, Göttingen, Heidelberg: Springer 1957.

GLEISER, A.: Mucormycosis in Animals, A report of three cases. J. Amer. Vet. Med. Ass. **123**, 441 (1953).

GLOOR, F., LÖFFLER, A., u. SCHOLER, H. J.: Mucormycosen. Path. Microbiol. **24**, 1043 (1961).

GREGORY, J. E., GOLDEN, A., and HAYMAKER, W.: Mucormycosis of the central nervous system; report of three cases. Bull. Johns Hopkins Hosp. **73**, 405 (1943).

GUISAN, M.: Sklerosierende posttraumatische Aspergillus-Meningitis. Schweiz. Arch. Neurol. Psychiat. **90**, 235 (1962).

GUNSON, H. H., and BOWDEN, D. H.: Cerebral mucormycosis. Report of a case. Arch. Path. **60**, 440 (1955).

HARRIS, J. S.: Mucormycosis, Report of a case. Pediatrics **16**, 857 (1955).

HENSEL, L., BISPING, W., u. SCHIMMELPFENNIG, H.: Aspergillusabort beim Pferde. Berliner Münchener tierärztl. Wschr. **74**, 290 (1961).

HOLZ, K.: Aspergillose beim Schwan. Berliner Münchener tierärztl. Wschr. **66**, 111 (1953).

HUTTER, R. V.: Phycomycetous infection (mucormycosis) in cancer patients: a complication of therapy. Cancer, N. Y. **12**, 330 (1959).

JACKSON, J. R., and KARNOUCHOW, P. N.: Mucormycosis of the central nervous system. Canad. med. Ass. J. **76**, 130 (1957).

JOE, L. K., ENG, N. J. T., TJOKRONEGORO, S., SCHAAFSMA, S. J., and EMMONS, C. W.: Phycomycosis of the central nervous system associated with diabetes mellitus in Indonesia. Amer. J. Clin. Path. **32**, 62 (1959).

JUNGHERR, E., and GIFFORD, R.: Three hitherto unreported turkey diseases in Connecticut. Erysipelas-hexamitiasis-mycotic encephalomalacia. Cornell Vet. **34**, 214 (1944).

KEYE, J. D., and MAGEE, W. E.: Fungal diseases in a general hospital; study of 88 patients. Amer. J. Clin. Path. **26**, 1235 (1956) zit. nach Mc BRIDE, A. et al.: Mucormycosis Amer. J. Med. **28**, 832 (1960).

KREMBS, J.: Seltene Schimmelpilzerkrankung bei einem Rehkitz. Dtsch. Jäger **58**, 701 (1936).

KUCHLING, E.: Zur vergleichenden Pathologie der Talkumserositis der Vögel. Zbl. allg. Path. **102**, 348 (1961).

KURREIN, F.: Cerebral mucormycosis. J. Clin. Path. **7**, 141 (1954).

LANDAU, J. W., and NEWCOMER, V. D.: Acute cerebral phycomycosis (mucormycosis). J. Pediat. (St. Luois) **61**, 363 (1962).

LE COMPTE, P. M., and MEISSNER, W. A.: Mucormycosis of the central nervous system associated with haemochromatosis. Report of a case. Amer. J. Path. **23**, 673 (1947).

LONG, E. L., and WEISS, D. L.: Cerebral mucormycosis. Amer. J. Med. **26**, 625 (1959).

MARTIN, F. P., LUKEMAN, J. M., RANSON, R. F., and GEPPERT, L. J.: Mucormycosis of the central nervous system associated with thrombosis of the internal carotid artery. J. Pediat. **44**, 437 (1954).

MCCALL, W., and STROBOS, R. R.: Survival of a patient with central nervous system mucormycosis. Neurology **7**, 290 (1957).

MELCHIOR, G.: Vet. Med. Diss. Gießen 1961; zit. nach WEIDEMÜLLER, H. und OSTHOFF, H.: Ein Beitrag zur Pathogenese der Aspergillose beim Huhn. Festschr. d. Wien. tierärztl. Mschr. z. 70. Geburtstag von Prof. Dr. MICHALKA, S. 159, 1964.

MERRIAM, J. C., and TEDESCHI, C. G.: Cerebral mucormycosis; a fatal fungus infection complicating other diseases. Neurology **7**, 510 (1957).

MURESAN, A.: A case of cerebral mucormycosis diagnosed in life with eventual recovery. J. Clin. Path. **13**, 34 (1960).

NEAME, P., and RAYNER, D.: Mucormycosis. A report on twenty-two cases. Arch. Path. **70**, 261 (1960).

PALTAUF, A.: Mycosis mucorina. Ein Beitrag zur Kenntnis der menschlichen Fadenpilzerkrankungen. Virchows Arch. path. Anat. **102**, 543 (1885).

PLUM, N.: Verschiedene Hyphomyceten-Arten als Ursache sporadischer Fälle von Abortus beim Rind. Acta path. microbiol. Scand. **9**, 150 (1932).

RAINES, T. V., KUZDAS, C. D., WINKEL, F. H., and JOHNSON, B. S.: Encephalitic Aspergillosis in Turkeys. A Case Report. J. Amer. Vet. Med. Ass. **129**, 435 (1956).

REISS, H.-J.: Über Schimmelmykosen (als Beitrag zur Kenntnis der Pilzerkrankungen). Zbl. allg. Path. **91**, 113 (1954).

RITTENBACH, P., u. GÜNTHER, H.: Beiträge zur Pathologie tierischer Mykosen. Mhefte Vet. med. **18**, 887 (1963).

ROMANOV, N. A.: Eine durch Meningitis komplizierte Schimmelpilzerkrankung der Stirnhöhle bei einem Pferde. Arch. Tierheilkd. **58**, 634 (1928).

SANDERSLEBEN, v., J.: Mykotische Herdveränderung im Gehirn eines Hundes. Berliner Münchener tierärztl. Wschr. **72**, 50 (1959).

SCHAAF, J., WEIDLICH, N., u. STURM, G.: Beitrag zur Diagnose und Differentialdiagnose der Tollwut. Mhefte Tierheilkd. 8, 108 (1956).

SHELDON, W. H., and BAUER, H.: The development of the acute inflammatory response to experimental cutaneous mucormycosis in normal and diabetic rabbits. J. Exper. Med. **110**, 845 (1959).

SMITH, M. E., BURNHAM, D. K., and BLACK, M. B.: Cerebral mucormycosis; report of a case. Arch. Path. **66**, 468 (1958).

SMITH, H. W., and KIRCHNER, J. A.: Cerebral mucormycosis; a report of three cases. Arch. Otolaryng. **68**, 715 (1958) zit. n. FERRY, A. P.: Cerebral mucormycosis (phycomycosis). Ocular findings and review of literature. Surv. Ophthal. **6**, 1 (1961).

SMITH, H. W., and YANAGISAWA, E.: Rhinomucormycosis; report of a fatal case. New Engl. J. Med. **260**, 1007 (1959).

STAMMLER, A.: Die Pilzkrankheiten des Nervensystems in: POLEMANN, G., WEGMANN, T., und STAMMLER, A.: Klinik und Therapie der Pilzkrankheiten. Stuttgart: Thieme 1961.

STRATEMEIER, W. P.: Mucormycosis of the central nervous system; report of a case. Arch. Neurol. **63**, 179 (1950).

SUPRUN, H.: Mucormycosis infection. A post mortem case report with a summarised survey of the literature. Israel Med. J. **21**, 40 (1962).

TOMPPERT, H.: Die durch Schimmelpilze (Aspergillus, Mucor, Penicillium) verursachten Erkrankungen unserer Haustiere. Vet. med. Diss. Hannover 1940.

TORACK, R. M.: Fungus infections associated with antibiotic and steroid therapy. Amer. J. Med. **22**, 872 (1957) zit. n. MCBRIDE, A. ET AL.: Mucormycosis. Amer. J. Med. **28**, 832 (1960).

WASSERMANN, A. J., SHIELS, W. S., and SPORN, J. N.: Cerebral mucormycosis. South. med. J. **54**, 403 (1961).

WEIDENMÜLLER, H., u. OSTHOFF, H.: Ein Beitrag zur Pathogenese der Aspergillose beim Huhn. Festschr. d. Wien. tierärztl. Mschr. z. 70. Geburtstag von Prof. Dr. MICHALKA, S. 159 (1964).

WEIKL, A.: Infektiöser Abortus bei Rind und Schaf. Erfahrungen bei Laboruntersuchungen. Mhefte Tierheilkd. **9**, 53 (1957).

WEIKL, A.: Beitrag zum Schimmelpilzabort. Berliner Münchener tierärztl. Wschr. **77**, 1 (1964).

WOLF, A., and COWEN, D.: Mucormycosis of the central nervous system. J. Neuropath. Exper. Neurol. **8**, 107 (1949).

ZELLER, R.: Über Schimmelpilzvergiftungen bei Haustieren. Berliner Münchener tierärztl. Wschr. **68**, 99 (1955).

Aus der Pathologischen Abteilung

Zur pathologischen Anatomie und Histologie der Toxoplasmose beim Känguruh

von

M. Hilgenfeld

In den letzten Jahren ist das Interesse an der Toxoplasmose ständig gestiegen. Dabei wird ihr sowohl beim Menschen als auch bei den verschiedenen Tieren vermehrte Beachtung geschenkt. Nicht unbedeutend sind bezüglich der Erkrankungen die Wechselbeziehungen zwischen Tier und Mensch. Wegen des Zoonosecharakters der Krankheit muß sich daher eine erhöhte Aufmerksamkeit allen jenen Tieren zuwenden, bei denen ein enger Kontakt zum Menschen möglich ist. Hierzu gehören neben den Haus- und Farmtieren verschiedene Wildtierarten und die Zootiere.

Ein enzootisches Auftreten von Toxoplasmose im Känguruhbestand des Tierparks Berlin bot uns Gelegenheit, an zahlreichen Fällen die pathologisch-anatomischen und histologischen Veränderungen dieser Krankheit eingehend zu beobachten. Eine zusammenfassende Darstellung und Auswertung der Befunde erscheint uns notwendig.

Berichte über das Auftreten von Toxoplasmose bei Tieren betreffen vorwiegend Beobachtungen von Einzelfällen. Aber auch enzootische Toxoplasmoseausbrüche sind bei verschiedenen Haus-, Farm- und Wildtierarten bereits beschrieben worden, vom Känguruh liegen entsprechende Mitteilungen unseres Wissens bislang nicht vor. Solitäres Auftreten von Spontantoxoplasmose wurde jedoch bei einer ganzen Reihe von Beuteltierarten bereits festgestellt. Im einschlägigen Schrifttum werden von den verschiedenen Autoren angeführt: Aus der Familie der Beutelmarder die Tafa (*Phascogale tapoatafa*) (Cook, Pope 1959) und der Beutelmarder (*Dasyrus sp.*) (Pope, Bicks, Cook 1957; Cook, Pope 1959); aus der Familie der Beuteldachse der Ohrenbeuteldachs (*Macrotis lagotis*) (Cook, Pope 1957), der Kurznasenbeuteldachs (*Thylacis obesulus*) (Pope, Derrick, Cook 1957; Pope, Bicks, Cook 1957) und der Nasenbeuteldachs (*Perameles nasuta*) (Pope, Bicks, Cook 1957; Cook, Pope 1959); aus der Familie der Kletterbeuteltiere der Fuchskusu (*Trichosurus vulpecula*) (Cook. Pope 1959) und aus der Familie der Wombats schließlich Mitschells Wombat (*Phascolomis mitchelli*) (Coutelen 1932; Hamerton 1934) und das Breitstirnwombat (*Lasiorrhinus [Phascolomis] latifrons*) (Vaccari, Ballarini, Pieresca, Quaglio 1959). Aus der Familie der eigentlichen Känguruhs wurde über Toxoplasmose beim Kurzschwanzkänguruh (*Setonix brachyurus*) (Vaccari, Ballarini, Pieresca Quaglio 1959) beim Bennettkänguruh (*Macropus rufogrisea*) (Ratcliffe 1953; Grünberg 1959; Jaksch 1959; Møller 1962; Bieniek, Encke, Gandras 1964), beim Roten Riesenkänguruh (*Megaleia rufus*) (Hackel, Kinney, Wendt 1953; Biering-Sørensen 1953; Ratcliffe 1953), Bergkänguruh (*Osphranter robustus*) (Ratcliffe 1953) und beim Sumpfwallabi (*Protemnodon bicolor*) (Thompson, Reed 1957) referiert. Im Vergleich zu anderen Zootierarten scheint demnach bei den Marsupialiern eine offensichtlich erhöhte Empfänglichkeit gegenüber der Toxoplasmose vorzuliegen.

Material und Methode

Zur Untersuchung gelangten 37 im Zeitraum von sechs Jahren verendete junge und erwachsene Känguruhs beiderlei Geschlechts:

24 Rote Riesenkänguruhs (*Megaleia rufus*)

12 Bennettkänguruhs (*Macropus rufogrisea*)
1 Graugroßkänguruh (*Macropus gigantea*).

Die Mehrzahl der Tiere kam innerhalb von 2 bis 10 Stunden nach Eintritt des Todes zur Sektion. In Einzelfällen konnte die Sektion erst nach 2, 4 und 14 Tagen durchgeführt werden; bis dahin wurden die Tierkörper bei ca. — 5 °C im Gefrierraum aufbewahrt.

Die Befunderhebung erstreckte sich auf die pathologisch-anatomischen Veränderungen bei der Sektion mit anschließender histologischer Bearbeitung von Organproben. Von allen Tieren wurden Leber, Niere, Milz, Lunge und Enddarm bakteriologisch untersucht*.

Die Diagnose Toxoplasmose wurde durch den morphologischen Nachweis von Toxoplasmen in Gewebeausstrichen, Quetsch- und Schnittpräparaten gesichert. Für die Ausstriche wurden die Gram-, PAS und Feulgenfärbung angewandt. Die histologischen Untersuchungen erfolgten an Gefrier- und Paraffinschnitten von formolfixierten (10%ig, pH 7,0) Organproben. Als Färbeverfahren fanden die Hämatoxylin-Eosin-, PAS-Hämatoxylin-, Giemsa- und Azanfärbung, die Myelinfärbung nach WEIL-WEIGERT, die Silberimprägnation nach GOMORI sowie die Kossa- und die Eisenreaktion Anwendung.

Erregerisolierung

Zur Isolierung der Toxoplasmen und Prüfung ihrer Pathogenität wurden Tierversuche angesetzt. Hierbei erhielten je 5 Mäuse ca. 0,5—1 ml einer Suspension (in 0,9%iger NaCl-Lösung) von Gehirnsubstanz und verdächtig veränderten Organen intraperitoneal verabreicht. Zur Vermeidung bakterieller Infektionen waren auf 100 ml physiologischer Kochsalzlösung 200000 IE Penicillin und 200000 γ Streptomycin zugesetzt worden.

Der Nachweis von Toxoplasmen gelang in zwei Fällen bereits am vierten Tag p. i. aus dem Peritonealexsudat der Versuchstiere. In drei Fällen wurden Erreger zwischen dem 8. bis 14. Tage p. i. bei spontan verendeten oder klinisch kranken und daraufhin getöteten Mäusen nachgewiesen. Wenn die Mäuse nicht klinisch manifest erkrankten, wurden sie spätestens 8 bis 10 Wochen p. i. getötet. Konnten dann in nativen Quetschpräparaten aus Gehirngewebe (ca. 1 mm^3) keine Toxoplasmazysten im Phasenkontrastverfahren nachgewiesen werden, wurde eine Gehirnhälfte histologisch untersucht. Sowohl beim Nachweis von Zysten als auch beim Vorliegen einer unspezifischen Encephalitis wurde mit der anderen Gehirnhälfte eine Subpassage angelegt.

Durch Anwendung dieser Methode gelang es, Toxoplasmen aus bis zu vier Tage altem Sektionsmaterial nachzuweisen. Aus 14 Tage altem Material ließen sich Erreger im Tierversuch nicht mehr züchten, obwohl in den histologischen Schnitten des Ausgangsmaterials Toxoplasmen überaus zahlreich anzutreffen waren.

Zum Nachweis von Toxoplasmazysten bei der mikroskopischen Kontrolle von Suspensionen erwies sich die Akridinorangefluorochromierung methanolfixierter Ausstriche als vorteilhaft. Akridinorange kam dabei in einer Verdünnung von 1:10000 in leicht saurer Phosphatpufferlösung zur Anwendung. Die Färbezeit betrug 15 bis 20 Sekunden. Bei Übersichtsvergrößerungen unter dem Fluoreszenzmikroskop stellten sich die Toxoplasmazysten als scharf konturierte, runde Gebilde von unterschiedlicher Größe dar, die eine bräunlich-gelbe Fluoreszenzfarbe zeigten. Als charakteristisch für Parasitenzysten, im Vergleich z. B. zu Zellen mit karyorrhektischen Kernen, erwies sich das Vorhandensein von relativ dicht gelagerten, gleichgroßen Körperchen, die eine gelbgrüne Fluoreszenz besaßen. Hierbei handelt es sich um die Kerne der Toxoplasmen, die bei der Fluorochromierung mit Akridinorgange ein gelbgrünes Licht

* Die bakteriologischen Untersuchungen wurden in der Mikrobiologischen Abteilung (Leiter: Dr. med. vet. habil. K.-D. JENTZSCH) des hiesigen Instituts durchgeführt.

Verteilung der Toxoplasmoseveränderungen auf bevo

Nr.	Tierart	Geschl.	Alter	verendet am	Ernährungs-zustand	Todesursache	bevorzugt befallene Organe Magen	Duoden.	Kolon
1	Bennett-Känguruh	w	Jgt.*	6. 6. 58	schlecht	Pneumonie			
2	Bennett-Känguruh	w	erw.	29. 7. 58	schlecht	Urämie			
3	Riesen-Känguruh	w	erw.	24. 10. 58	gut	traumatisch			
4	**Riesen-Känguruh**	**w**	**erw.**	**11. 6. 59**	**schlecht**	**Toxoplasmose**	+++	++	+
5	**Bennett-Känguruh**	**w**	**erw.**	**12. 6. 59**	**schlecht**	**Toxoplasmose**	+++	+	+++
6	**Riesen-Känguruh**	**w**	**Jgt.**	**27. 6. 59**	**schlecht**	**Toxoplasmose**	+++	++	+++
7	**Bennett-Känguruh**	**w**	**Jgt.**	**14. 7. 59**	**sehr gut**	**Pyämie**	++		
8	**Riesen-Känguruh**	**w**	**Jgt.**	**8. 8. 59**	**gut**	**traumatisch**	++		
9	Bennett-Känguruh	m	erw.	14. 5. 60	schlecht	Kachexie	⊕		
10	Bennett-Känguruh	m	erw.	27. 6. 60	schlecht	Pyämie			
11	Bennett-Känguruh	m	erw.	9. 7 60	gut	ungeklärt			
12	**Riesen-Känguruh**	**m**	**erw.**	**10. 10. 60**	**gut**	**traumatisch**	++		
13	**Riesen-Känguruh**	**m**	**erw.**	**11. 10. 60**	**gut**	**Toxoplasmose**	+++	+	+
14	**Riesen-Känguruh**	**w**	**erw.**	**12. 10. 60**	**gut**	**Toxoplasmose**	+++	+++	++
15	**Riesen-Känguruh**	**w**	**Jgt.**	**17. 11. 60**	**gut**	**Toxoplasmose**	+++	+++	+
16	**Bennett-Känguruh**	**w**	**erw.**	**2. 1. 61**	**gut**	**Toxoplasmose**	++		
17	**Bennet-Känguruh**	**m**	**erw.**	**11. 1. 61**	**gut**	**Toxoplasmose**	++	++	+
18	**Riesen-Känguruh**	**w**	**Jgt.**	**11. 3. 61**	**gut**	**Toxoplasmose**	+++	+	+++
19	Riesen-Känguruh	m	erw.	25. 3. 61	schlecht	Pyämie			
20	**Riesen-Känguruh**	**m**	**erw.**	**17. 8. 61**	**schlecht**	**Toxoplasmose**	++++	+++	+++
21	**Riesen-Känguruh**	**m**	**Jgt.***	**29. 9. 61**	**schlecht**	**Toxoplasmose**	++	++	
22	**Riesen-Känguruh**	**w**	**erw.**	**6. 10. 61**	**gut**	**traumatisch**			
23	Bennett-Känguruh	m	erw.	13. 11. 61	schlecht	Kachexie	⊕		
24	Riesen-Känguruh	w	Jgt.*	11. 12. 61	schlecht	Pneumonie			
25	Riesen-Känguruh	m	Jgt*	27. 12. 61	schlecht	Pneumonie			
26	Riesen-Känguruh	m	Jgt.*	1. 3. 62	schlecht	Pneumonie			
27	Graugroßkänguruh	m	erw.	3. 5. 62	gut	Urämie			
28	Riesen-Känguruh	m	erw.	24. 9. 62	gut	Enteritis			
29	Bennett-Känguruh	m	Jgt.	16. 11 62	schlecht	Pneumonie			
30	**Riesen-Känguruh**	**w**	**Jgt.**	**21. 1. 63**	**gut**	**Toxoplasmose**	+++	++	
31	Bennett-Känguruh	w	erw.	14. 8. 63	schlecht	Nekrobazillose			
32	**Riesen-Känguruh**	**w**	**Jgt.**	**14. 10. 63**	**schlecht**	**Toxoplasmose**	++	+	+++
33	Riesen-Känguruh	w	Jgt.*	25. 11. 63	schlecht	Pneumonie	⊕	⊕	
34	**Riesen-Känguruh**	**w**	**erw.**	**9. 12. 63**	**schlecht**	**Toxoplasmase**	++++	+++	+++
35	**Riesen-Känguruh**	**m**	**erw.**	**4. 2. 64**	**schlecht**	**Aktinomykose**			
36	Riesen-Känguruh	m	Jgt.	21. 4. 64	gut	Kreislaufkollaps			
37	**Riesen-Känguruh**	**m**	**Jgt.**	**28. 7. 64**	**schlecht**	**Toxoplasmose**	++	+	

Zeichenerklärung: ⊕ = Veränderungen könnten t
+ = Mikroskopischer Erregerna
++ = Mikroskopischer Erregerna
+++ = Makroskopische wahrnehn
++++ = Außergewöhnlich auffällig

* = unreife, nicht behaarte Be

e Organe beim Bennett und Roten-Riesenkänguruh

Herz	ZNS	übrige Organe	Bemerkungen
			–
			–
			–
+	++	**NN** ++++	–
++	++		–
+	++		–
	++++		Rachenphlegmone, Einbruch in den Wirbelkanal. BU: Streptokokken
			Beckenfraktur mit Inkarzeration von Jejunumschlingen
	⊕	NN ⊕	fortgeschrittene Fäulnis
			–
			–
			Hämatome am Kopf, Nasenbeinfraktur (Selbstverstümmelung bei Panik)
+++	++	**Harnblase** ++	geruchloser, blutig-schleimiger Nasenausfluß
		NN +++	
+	++	**Uterus** +++	–
		Vagina +++	
+++	++	**Nasenepithel** ++	Rhinitis, blutig-schleimiger Nasenausfluß
++			Rhinitis, blutig-schleimiger Nasenausfluß
+++	+++	**Nasenepithel** ++	Rhinitis, blutig-schleimiger Nasenausfluß
+++	+++	**Harnblase** +++	Rhinitis, blutig-schleimiger Nasenausfluß
	⊕		–
+		**NN** +++	–
++	++	**NN** ++	–
	++		hochgradiger Blutverlust nach Verletzung am Unterbauch
⊕	⊕		–
			–
			–
			–
			–
			–
			–
+	++	**NN** ++, **Ovar** ++	–
			–
+++	+++	**Harnblase** ++ **Ovar** ++	Gehirn konnte wegen Rattenfraß nicht untersucht werden
++	+++ +	**Euter** ++, **NN** ++ **Vagina** ++	–
			Toxoplasmazysten *nur* in Umgebung eines Aktinomykoseherdes
			–
+++	++	**Harnblase** +++	–

bedingt sein, kein Erregernachweis
Gewebereaktion (Zysten)
ewebereaktionen (Ödem, Nekrobiosen, Nekrosen, Granulome)
derungen (Ödeme, Nekrosen, Erosionen, Ulzera)
gen

emittieren. Eine metachromatische Rotfluoreszenz des Zytoplasmas konnte deutlich nur bei freien Toxoplasmen gesehen werden. Der schmale Zytoplasmasaum der enzystierten Erreger ergab eine nur bei schwächerer Vergrößerung wahrnehmbare geringgradige verwaschenbräunliche Fluoreszenzfarbe.

Die isolierten Toxoplasmastämme wiesen z. T. unterschiedliche biologische Eigenschaften auf. Insbesondere zeigten sich Unterschiede in der Virulenz. Es konnten einige für Mäuse primär hochpathogene Stämme isoliert werden, die auch für andere Tierarten, wie Meerschweinchen, Goldhamster, Kaninchen, Katzen und Frettchen eine hohe Pathogenität besaßen. Diese Tiere verendeten zwischen dem 4. bis 16. Tag nach intraperitonealer Infektion. Bei ihnen bildete sich in geringer Menge seröses Bauchhöhlenexsudat aus, das zahlreiche Toxoplasmen enthielt (im Ausstrich 20 bis 30 Protozoen im Blickfeld, Vergr. 5×20). Die meisten der isolierten Stämme waren für die genannten Tiere wenig pathogen. Sie führten bei Mäusen in der ersten Passage lediglich zu klinisch stummen Encephalitiden mit zahlreichen histologisch nachweisbaren Toxoplasmazysten. Gehirnsuspensionen dieser Tiere führten in der Regel in der zweiten Passage bei Mäusen, Goldhamstern, Meerschweinchen und Kaninchen nach 8 bis 21 Tagen zum Tode. Diese Stämme bildeten reichlich stark zelliges Bauchhöhlenexsudat mit relativ wenigen Toxoplasmen aus (4 bis 10/Blickfeld). Katzen und Frettchen erkrankten mit diesen Stämmen nicht in jedem Fall. Bei erwachsenen Hühnern und bei Haussperlingen konnten mit allen isolierten Stämmen klinisch auffällige Toxoplasmainfektionen nicht erzielt werden.

Sektionsergebnisse

Von 37 sezierten Känguruhs konnte bei 20 Tieren (54%) — 16 Roten Riesenkänguruhs und 4 Bennettkänguruhs — Toxoplasmose diagnostiziert werden. Bei weiteren 5 Tieren sprachen die pathologisch-anatomischen Veränderungen für das Vorliegen dieser Erkrankung, jedoch wurden Erreger nicht nachgewiesen. Von den insgesamt 20 Toxoplasmosefällen war bei 15 Tieren die Toxoplasmose auch als Todesursache anzusehen. Bei 5 Tieren wurde der Tod traumatisch verursacht, durch den Einbruch phlegmonöser Prozesse in den Wirbelkanal oder durch Aktinomykose.

Alle sezierten Känguruhs sind in chronologischer Reihenfolge tabellarisch zusammengestellt, wobei die toxoplasmotischen Tiere zur besseren Wiedergabe des enzootischen Verlaufs der Erkrankung im Schriftbild besonders hervorgehoben wurden (Tab. 1). Lediglich auf diese Tiere wird im folgenden näher eingegangen.

Makroskopischer Sektionsbefund

Der Ernährungszustand der an Toxoplasmose verendeten Känguruhs war bei der Hälfte der Tiere gut, bei den übrigen konnte eine teilweise extreme Abmagerung festgestellt werden. Fast regelmäßig wurde das Vorliegen einer Konjunktivitis gesehen. In vielen Fällen bestand eine deutliche Rhinitis und Sinusitis, oftmals verbunden mit erheblichem blutig-mukoiden oder wäßrigen Nasenausfluß. Die venösen Gefäße waren stärker gefüllt, das Blut hatte eine dunkel- bis schwarzrote Farbe und war meist schlecht geronnen. In fünf Fällen wurden ikterische Veränderungen gesehen.

An den Augen konnten bei einigen Tieren Linsen- und Glaskörpertrübungen sowie partielle Trübungen der Kornea beobachtet werden.

Die *Körperhöhlen* und der Herzbeutel enthielten in wechselnder Menge bernsteingelbes seröses, mitunter blutigseröses Exsudat, dem in Einzelfällen auch Fibrin beigemengt war. Das Bauch- und das Brustfell wiesen, besonders über veränderten Organbezirken, herdförmige fibrinöse Beläge und Ödeme und teilweise Verklebungen auf. Bis handflächengroße bräunlichgelbe, ödematöse Veränderungen, die mit zahlreichen petechialen Blutungen durchsetzt waren, wurden im Mesenterium angetroffen.

Am *Magen-Darm-Kanal* zeigten sich die Toxoplasmoseveränderungen in Form von Wandverdickungen mit diffuser rostbrauner Verfärbung. Subserös liegend konnten grauspeckige bis zehnpfenniggroße Flecken wahrgenommen werden, die von einem deutlichen hyperämischen Hof umgeben waren. Im Magen betrafen die Veränderungen bevorzugt die Pars pylorica (Abb. 1). Die Mukosa war hier verdickt, blutig durchtränkt und in schwer verstreichbare Längsfalten gelegt, die angrenzenden Magenwandbereiche waren ödematös. In den übrigen Abschnitten der katharrhalisch entzündeten Magenschleimhaut waren mehr oder weniger zahlreiche, weiß- bis gelbgraue, derbe, speckige Knötchen von Senfkorn- bis Erbsengröße anzutreffen, die mitunter aber auch beetartige Formen annahmen. Bei einem hohen Prozentsatz der sezierten Tiere fanden sich in der Magenschleimhaut bräunliche Nematodenknötchen (Abb. 2). Ein Teil dieser Wurmknoten, die i. d. R. etwa Erbsengröße besaßen, fielen durch Rötung und ödematöse Durchsaftung auf (Abb. 3). Ferner konnten in der Magenschleimhaut zahlreiche bis zehnpfenniggroße verwaschene Rötungen sowie etwa gleichgroße, wallartig begrenzte und oftmals blutende Geschwüre nachgewiesen werden. In fortgeschrittenen Fällen gingen derartige Defekte in teilweise die Magenwand perforierende Ulzerationen über (Abb. 4). Eine nachfolgende Peritonitis war stets durch Serosaverklebungen kupiert worden. Zumeist kleinere und oberflächliche Ulzerationen konnten auch in den Anfangsabschnitten des *Duodenums* festgestellt werden. Die übrigen Dünndarmabschnitte waren lediglich diffus gerötet. Im Kolon traten neben flächigen Rötungen wieder kleinere Ulzerationen und speckige Knötchen auf.

Die *Leber* hatte bei den meisten Tieren eine auffallend blaß-gelbbraune Farbe und zeigte in vielen Fällen eine ungewöhnlich deutliche Läppchenzeichnung. Die Konsistenz war brüchig. Auf der Oberfläche fanden sich zahlreiche subkapsuläre Blutungen. Ebenfalls zahlreiche subkapsuläre Blutungen wurden in der vorwiegend geringgradig vergrößerten *Milz* angetroffen. Die *Lymphknoten* waren in der Regel ebenfalls vergrößert, derb und häufig blutig durchtränkt. Ihre Schnittflächen erwiesen sich als feucht; nicht selten waren aber auch partielle, gelegentlich sogar totale Nekrosen mit völliger Zerstörung der Lymphknotenarchitektur zu erkennen. Hauptsächlich betroffen waren die Mesenteriallymphknoten, vor allem im Bereich veränderter Abschnitte des Magen-Darm-Traktes.

In den *Harn- und Geschlechtsorganen* beschränkte sich der makroskopische Befund an den Nieren im wesentlichen auf den Nachweis einer stärkeren Blutfülle. In den Harnblasen, die teilweise prall gefüllt waren, konnten mitunter neben punkt- und strichförmigen Blutungen bis stecknadelkopfgroße Erosionen auf den Faltenkämmen der Schleimhaut festgestellt werden. In zwei Fällen wurden Erosionen auch in der Vaginalschleimhaut gesehen. An den *endokrinen Organen* sind petechiale Blutungen und Nekroseherde mit perifokaler Ödembildung zu erwähnen. Betroffen waren hiervon Pankreas, Schilddrüsen und Thymus und in mehreren Fällen die Ovarien. Häufiger konnten nur in der Nebennierenrinde z. T. ausgedehnte, mitunter blutig durchtränkte Nekrosefelder festgestellt werden (Abb. 5).

Die eindrucksvollsten und das Sektionsbild der Känguruhtoxoplasmose beherrschenden Veränderungen wurden im Brustraum angetroffen: Die *Lungen* (Abb. 6) waren voluminös und meist hochgradig hämorrhagisch-ödematös durchtränkt. Subpleural zeigten sich vielfach petechiale oder mehr flächenförmige Blutungen. Das gesamte Lungenparenchym war zugleich von überaus zahlreichen Knötchen durchsetzt, die dem Organ eine derbe Konsistenz verliehen. In den Randpartien fanden sich neben lobulärpneumonischen auch emphysematische Bezirke. Die vorwiegend scharf begrenzten Knötchen erreichten in Ausnahmefällen Erbsengröße,

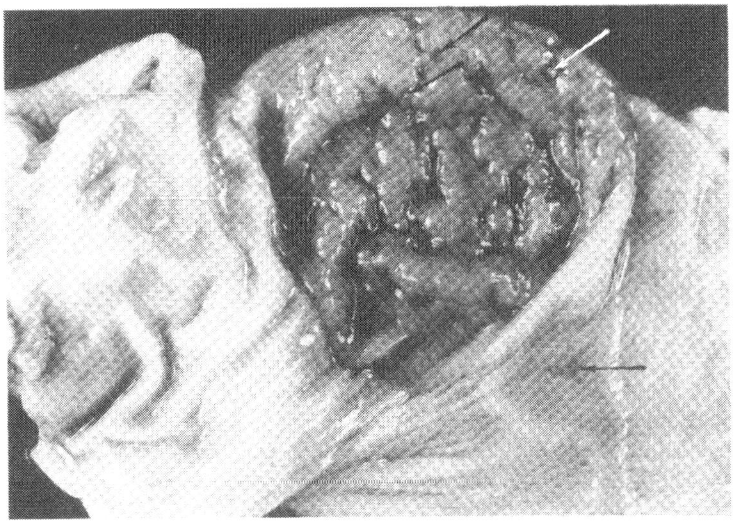

Abb. 1. Magenschleimhaut (Pars pylorica) vom Känguruh bei Toxoplasmose. Mehrere toxoplasmotische Erosionen und Ulzera (↑)

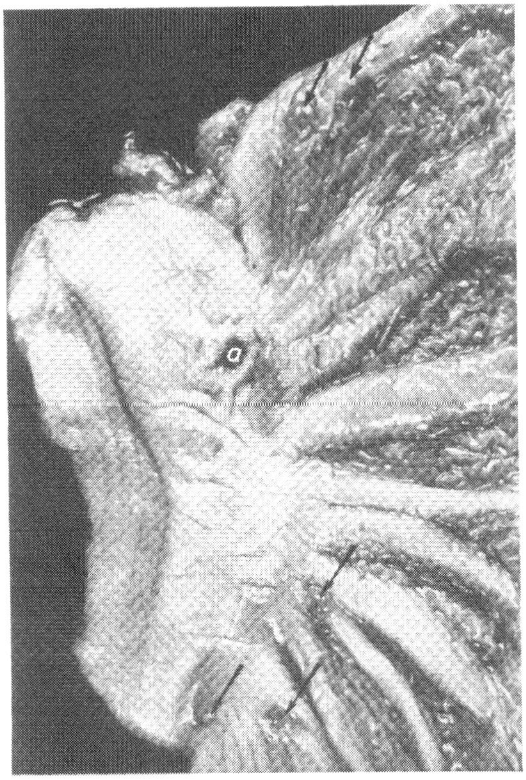

Abb. 2. Magenschleimhaut vom Känguruh. In der Drüsenschleimhaut mehrere Nematodenknötchen (↑). Im kutanen Schleimhautbereich ein Toxoplasmoseulcus mit Wallbildung und blutigem Geschwürsgrund (a). An der Peripherie ramiforme Gefäßinjektion

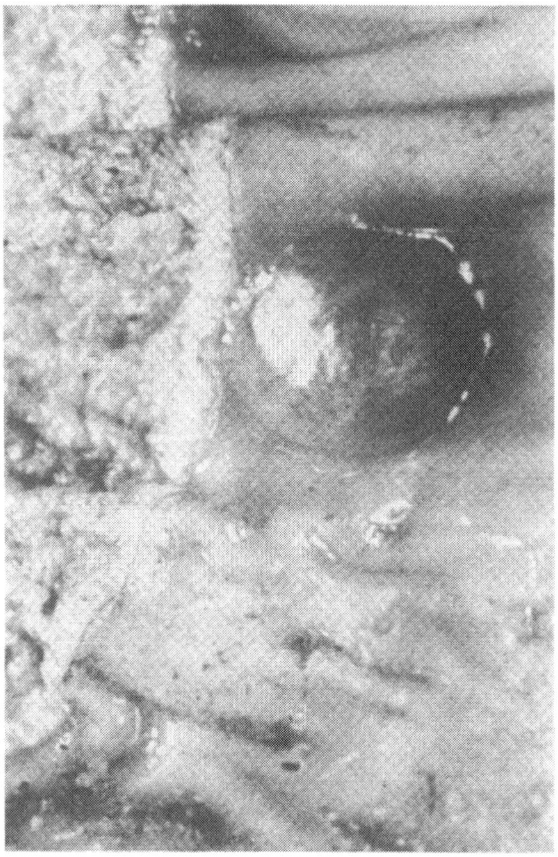

Abb. 3. Durch toxoplasmotische Prozesse entzündlich verändertes Nematodenknötchen in der Magenschleimhaut eines Känguruhs

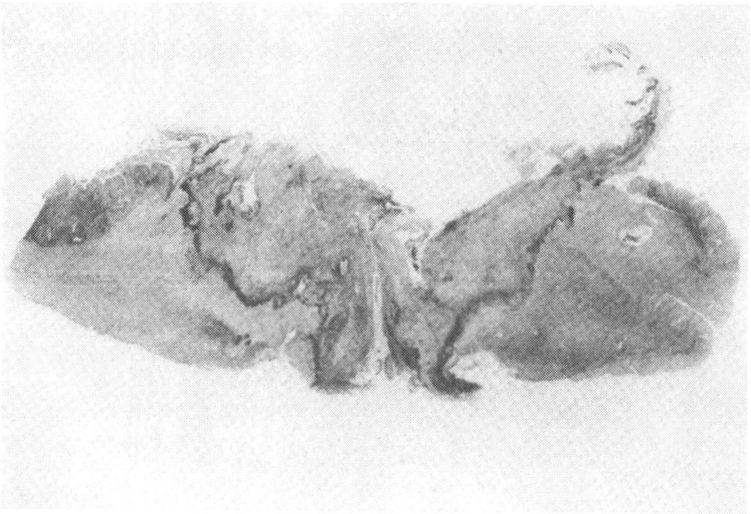

Abb. 4. Perforierendes Magenulcus bei der Känguruhtoxoplasmose (Schnittpräparat, HE, Übersichtsaufnahme)

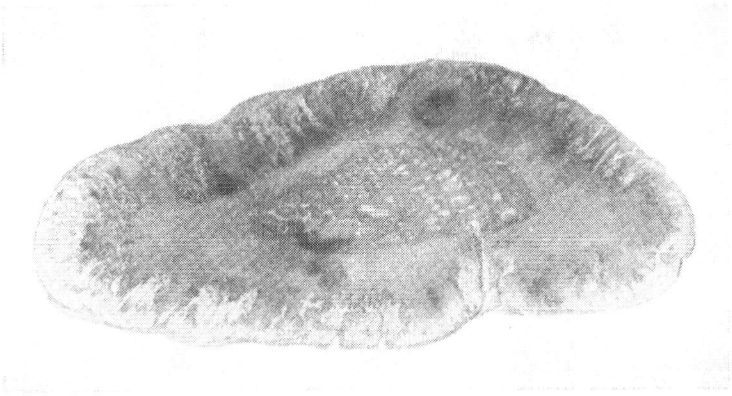

Abb. 5. Ausgedehnte toxoplasmotische Nekrosefelder in der Nebennierenrinde eines Känguruhs (Schnittpräparat, HE, Übersichtsaufnahme)

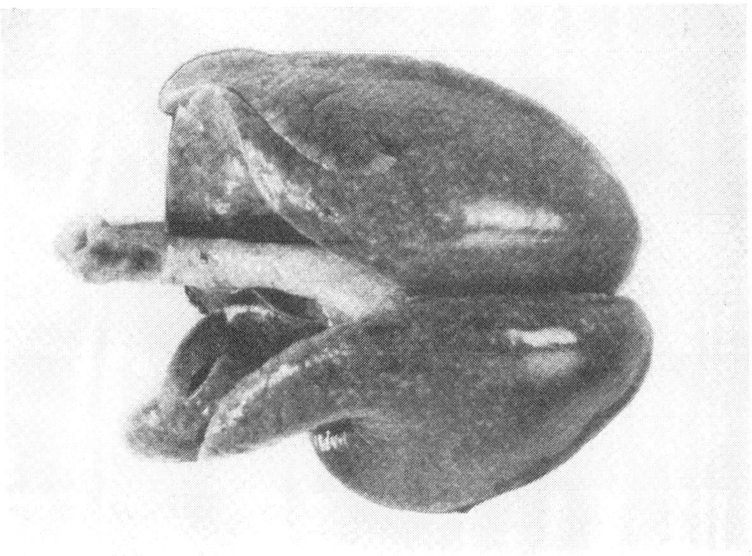

Abb. 6. Toxoplasmosepneumonie vom Känguruh, miliare Form

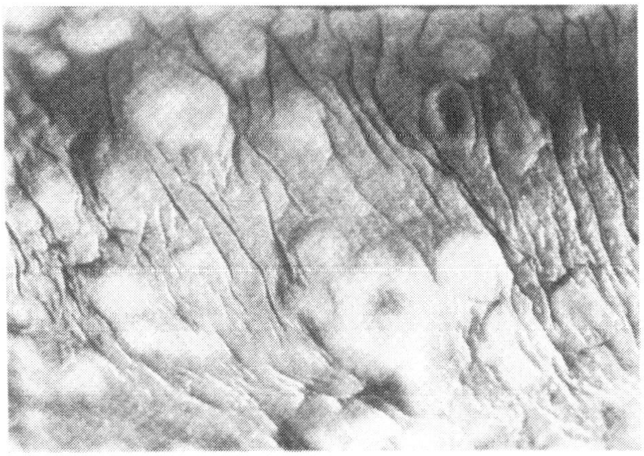

Abb. 7. Toxoplasmosepneumonie vom Känguruh, grobknotige Form (JORES-Präparat)

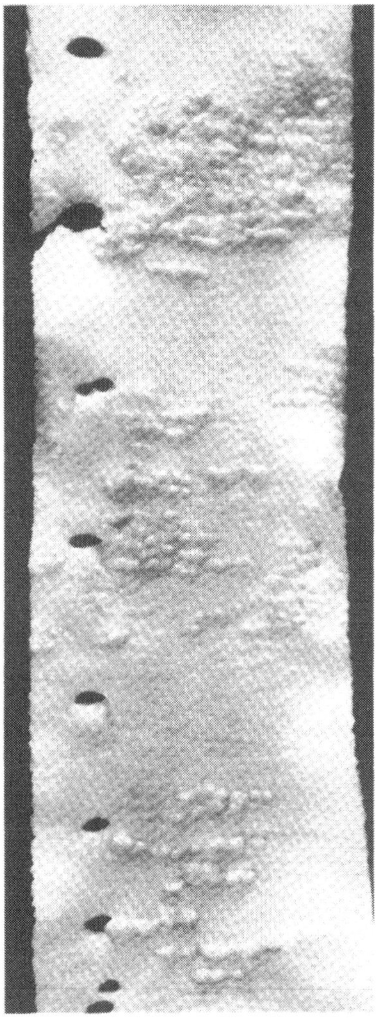

Abb. 8. Leistenartige Aortenverkalkung vom Känguruh mit Toxoplasmose

Abb. 9. Toxoplasmazyste mit deutlicher Membranbildung und spindelförmigen Erregern (Schrägschnitt) im Herzmuskel vom Känguruh (90 × 7, HE)

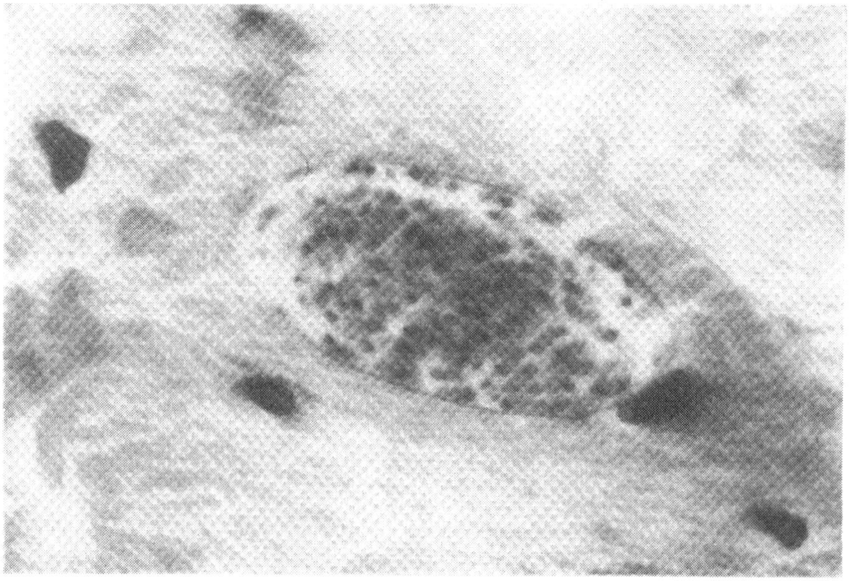

zumeist jedoch nur etwa Stecknadelkopf- bis Linsengröße. Sie hatten ein grauweißes bis graugelbes Aussehen, eine derbe, speckige Konsistenz und ragten flachkugelig über der Oberfläche hervor. Nicht selten waren sie von Blutungen durchsetzt (Abb. 7). Die relativ zahlreich vorhandenen kleineren Herde hatten ein glasiges Aussehen und eine deutliche hyperämische Begrenzung. Wurden ausschließlich kleinere Herde angetroffen, konnte das Bild einer Miliartuberkulose vorgetäuscht werden.

Das *Herz* hatte bei den meisten Känguruhs infolge Dilatation des rechten Ventrikels eine stumpfkegelige Form. Die Konsistenz der Herzmuskulatur war weich. Auffällig waren zahlreiche subendo- und subepikardiale punkt- und flächenförmige Blutungen, vorwiegend in Gefäßnähe. Oftmals bestanden erhebliche streifenförmige intramurale hämorrhagische Infiltrationen. In Faserrichtung verlaufende, 1 bis 2 mm lange, spindelförmige Nekroseherde von weißgrauer Farbe und lehmfarbene Degenerationsbezirke im Myokard ergänzten das Sektionsbild.

In vier Fällen konnten in den thorakalen *Aorten*abschnitten Verkalkungen festgestellt werden, die der Intima ein waschbrettähnliches Aussehen verliehen (Abb. 8).

Im *ZNS* zeigte sich eine Hyperämie aller Gefäße. Blutextravasate in Form subpialer bis linsengroßer verwaschener Herde waren vornehmlich an der Hirnbasis, in den Windungstälern des Groß- und Kleinhirns sowie im Bereich der Nervenabzweigungen des Rückenmarkes anzutreffen. Die Schnittflächen des Nervenparenchyms waren feucht. In den erweiterten Seitenventrikeln und im Zentralkanal war fast regelmäßig vermehrt Liquor vorhanden, der gelegentlich flockigtrübe und oftmals gelblich verfärbt war. Die Meningen waren meist ödematös und häufig fleckförmig getrübt. Besonders ausgedehnte, geblich verfärbte ödematöse Veränderungen wurden in einigen Fällen im Bereich der Hirnbasis angetroffen.

Histologische Untersuchung

Bei der histologischen Untersuchung stand der Nachweis charakteristischer feingeweblicher Organschäden in Verbindung mit dem Erregernachweis im Vordergrund. Erreger wurden sowohl in ihren proliferativen als auch in ihren Ruheformen gefunden.

Die proliferativen Toxoplasmaformen stellten sich als Einzelerreger intra- und extrazellulär sowie als intrazelluläre Vermehrungskolonien (Pseudozysten) dar. Die Einzeltoxoplasmen waren gramnegative, bogenförmige, 4 bis 8 × 1,5 bis 4 μ (im Ausstrichpräparat) große Gebilde. Ein Pol war meist etwas abgerundet. In seiner Nähe befand sich ein relativ großer Zellkern, der feulgenpositiv war und nach Giemsafärbung eine weinrote Farbe zeigte, während das Zytoplasma, das einzelne PAS-positive Granula enthielt, azurblau angefärbt wurde. In den Schnittpräparaten zeigten sich mehr rundlich-ovoide (verschiedene Schnittebenen) und kleinere (Schrumpfung bis zu 50% durch Formolbehandlung) Erregerformen. Große Vermehrungskolonien enthielten bis zu 100 Einzelparasiten. Die äußere Form der Kolonien, bei denen eine Hüllschicht nicht nachweisbar war, wurde meist von der Gestalt der besiedelten Wirtszelle geprägt. In Muskelfasern fanden sich daher vorwiegend wurstförmige Aggregate.

Neben den proliferativen Toxoplasmaformen fanden sich Ruheformen in Gestalt der Toxoplasmazysten — runde Gebilde mit einer zarten, deutlich PAS-positiven Membran — die zahlreiche kleine, meist rundliche, vielfach aber auch spindelförmige Erreger enthielten (Abb. 9). In den Erregern konnte ein relativ großes PAS-positives Körnchen nachgewiesen werden.

Im *Magen-Darm-Kanal* betrafen die feingeweblichen toxoplasmotischen Veränderungen bei den Känguruhs alle Wandschichten. Erreger wurden hier in z. T. dichten Rasen beobachtet. Insbesondere zeigten sich zahlreiche einzelne und in synzytialen Verbänden liegende Protozoen an der Peripherie von Nekroseherden, am Rande der Erosionen und Ulzera sowie weit verstreut in den verschiedensten Zellen der entzündlich-ödematös infiltrierten Submukosa. Als wurstförmige Konglomerate wurden sie fast regelmäßig in z. T. ungeschädigt erscheinenden Fasern der Muscularis propria mucosae und den von ihr in die Zona villosa einstrahlenden Muskelzügen nachgewiesen (Abb. 10). Auch in den Kreis- und Längsmuskelfasern des Magen-Darm-Traktes konnten Erreger in der Nähe von Entzündungsherden oder als reaktionslos im Gewebe liegende Zysten beobachtet werden. Pathogenetisch bedeutungsvoll erscheinen die feingeweblichen Veränderungen in der Lamina epithelialis im Bereich der Zottenbasis. Hier konnten durch Toxoplasmen verursachte partielle Epitheldefekte nachgewiesen werden, von denen aus ein Eindringen der Erreger in das Zottenstroma festzustellen war. In den basalen Mukosabereichen und in der Submukosa, wurden Toxoplasmakolonien häufig in Endothelzellen fibrinoid degenerierter Lymphgefäß- und Venenwände beobachtet (Abb. 10). Besondere Bedeutung kommt

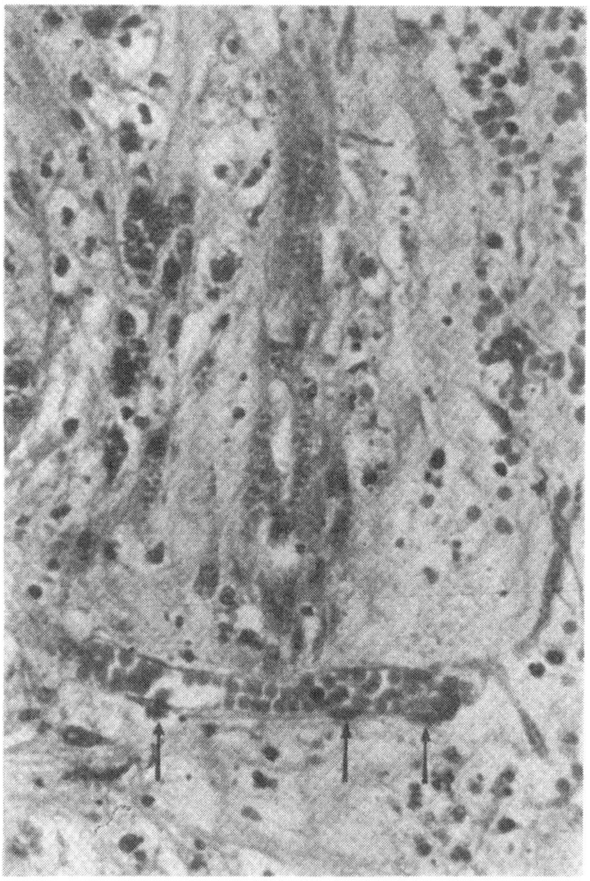

Abb. 10. Gastritis toxoplasmotica vom Känguruh. Zahlreiche Erreger in Endothelzellen eines Blutgefäßes (↑) (60 × 7, HE)

den Wurmschäden zu. So zeigten sich in zahlreichen Fällen in den inneren Abschnitten der verbreiterten bindegewebigen Kapsel der Parasitenknoten — besonders in den Fällen, in denen sie bereits makroskopisch als entzündet auffielen — toxoplasmotische Nekroseherde mit dichter Erregeraussaat. Bei zwei Tieren (Nr. 8 und 13 — s. Tab.) wurden Toxoplasmen ausschließlich in derartigen Wurmknoten nachgewiesen. Außer dem Zusammentreffen mit Nematoden konnte bei mehreren Tieren neben den Toxoplasmen zugleich die Anwesenheit von Amöben festgestellt werden. Diese Fälle zeichneten sich durch besonders tiefgreifende Ulzerationen aus. Den makroskopisch beschriebenen speckigen Knötchen in der Schleimhaut des

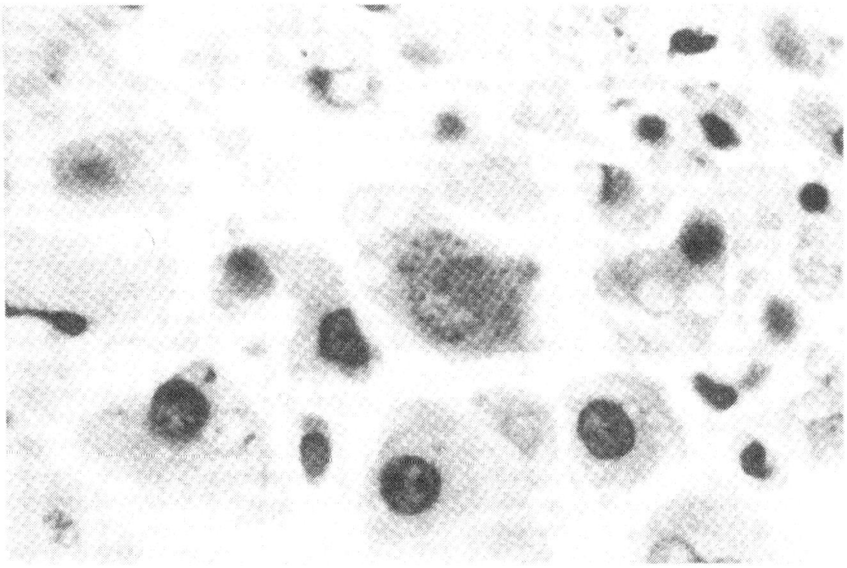

Abb. 11. Intrazelluläres Toxoplasmenkonglomerat (Pseudozyste) in einer Leberzelle vom Känguruh (60 × 5, HE)

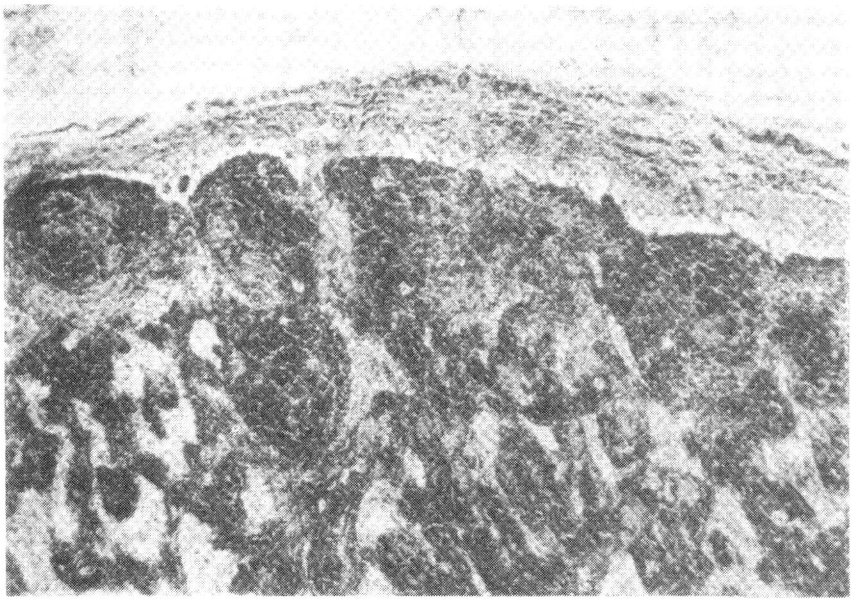

Abb. 12. Mesenteriallymphknoten vom Känguruh mit Toxoplasmose. Auffällig sind Kapselinfiltrate sowie epitheloidzellige Herde in den Follikeln und in den Markstrahlen (Übersichtsaufnahme, HE)

Verdauungsrohres entsprach histologisch eine fokale Hyperplasie des ortsständigen Retikulums der Submukosa, in der neben einem entzündlichen Ödem verschiedentlich Blutungen anzutreffen waren. Oftmals waren die Knötchen mit zahlreichen Nekroseherden durchsetzt, in deren Zelltrümmern sich Toxoplasmen nur schwer nachweisen ließen.

Bei der *Leber* wurden histologisch die Erscheinungen einer mäßig ausgeprägten serösen Hepatitis, verbunden mit den Zeichen akuter Stauung, beobachtet. Von der Stauung betroffen waren besonders die zentrolobulären Abschnitte. Die Kupfferschen Sternzellen, und z. T. auch die Leberzellen, enthielten unterschiedliche Mengen grüngelben Pigments. In den Leberparenchymzellen traten große, fettfreie Vakuolen auf und zur Läppchenperipherie hin verstärkte sich in ihnen eine teils infiltrative teils degenerative hochgradige Fettinfiltration. Die periportalen Felder waren ödematös aufgelockert und z. T. durch Rundzellen und eosinophile Granulozyten infiltriert. Es gelang in der Leber lediglich in Einzelfällen, Erreger in Endothelzellen der Lebersinusoide, bzw. sehr selten in Leberparenchymzellen nachzuweisen (Abb. 11).

In der *Milz* wurden histologische Veränderungen in den MALPIGHIschen Körperchen festgestellt. Ihre Zentren waren durch blasigkernige, helle Retikulumzellen aufgelockert und vielfach mit nekrobiotischen bzw. nekrotischen Herdchen durchsetzt. In einigen Fällen erwiesen sich derartige Nekroseherde als verkalkt. Toxoplasmen konnten in der Milz nur spärlich nachgewiesen werden. Ähnlich der Milz boten sich auch in den *Lymphknoten* große Reaktionszentren vor allem in den Rindenfollikeln dar, die aus blasigkernigen, epitheloiden Zellen bestanden. Ähnliche epitheloidzellige Herde wurden in den Markstrahlen angetroffen (Abb. 12). Innerhalb der Herde waren — wie in der Milz — plasmadurchtränkte, nekrobiotische bis nekrotische Veränderungen zu beobachten. Auffällig an den Lymphknoten war ihre teilweise Armut an reifen Lymphozyten. In den oftmals verbreiterten Sinus befand sich serofibrinöse Flüssigkeit mit zahlreichen Makrophagen sowie neutrophilen und eosinophilen Granulozyten und auch Plasmazellen. Meist wurde das beschriebene pathologische Bild aber durch ausgedehnte Hämorrhagien verdeckt. Bei den Lymphknoten mit makroskopisch beschriebenen nekrotischen Bezirken auf den Schnittflächen lag histologisch das Bild einer schweren, nekrotisierenden Lymphadenitis mit völliger Zerstörung der gewohnten Lymphknotenarchitektur vor. In einigen Fällen war noch zu erkennen, daß die Nekrosen von mehreren Zentren ihren Ausgang genommen und sich zentrifugal im Gewebe ausgebreitet hatten. In der entzündlich-ödematös veränderten Umgebung der Nekrosen fanden sich stets zahlreiche Toxoplasmen. Die Kapsel war bei den Lymphknoten in die Veränderungen mit einbezogen. Sie erwies sich als ödematös verbreitert und von teilweise beträchtlichen lympho-histiozytären Infiltraten durchsetzt.

Die histologische Untersuchung der *Nieren* ergab neben der bereits makroskopisch auffälligen Hyperämie und petechialen Blutungen in vielen Fällen das Vorhandensein lymphoplasmazellulärer Infiltrate im Interstitium. Vorwiegend waren davon die periglomerulären Abschnitte der inneren Rindenschichten sowie die perivaskulären Bezirke der Hilusgebiete betroffen. Daneben konnten akute interstitielle Veränderungen in Form serös durchtränkter leuko-histiozytärer Entzündungsherde beobachtet werden, die teilweise in die Harnkanälchen eingebrochen waren. In solchen Herden gelang in mehreren Fällen der Nachweis von Toxoplasmen in Histiozyten oder Nierenepithelzellen.

Die Veränderungen in der *Harnblase* lokalisierten sich in der Propria mucosae. Es bestanden Hyperämie des hier sehr dichten Gefäßnetzes, ödematöse Durchsaftung und Verbreiterung der subepithelialen Wandabschnitte sowie Blutungen in das Gewebe. Daneben traten disseminierte Herdnekrosen mit teilweise dichten Toxoplasmenrasen auf, über denen die Epithelzellschichten zerstört und abgetragen waren, so daß die Erreger frei in das Blasenlumen gelangen konnten. Eingeleitet wurden die Veränderungen mit vakuoliger Degeneration der Epithelzellen und Auflockerung der Lamina epithelialis über schwach erregerhaltigen Herden. In den basalen Zellagen des Epithels derartiger Gebiete konnten häufig in Teilung begriffene

Erreger nachgewiesen werden. Spätere Entwicklungsstadien kennzeichneten sich durch Desquamation von Blasenepithelzellen, die intraplasmatische Toxoplasmenpakete enthielten.

Toxoplasmen und toxoplasmotische Veränderungen konnten histologisch in allen Organen des weiblichen Geschlechtsapparates nachgewiesen werden. Die histologischen Veränderungen entsprachen hierbei weitgehend den Befunden in anderen Organen.

Besonders häufig wurden nekrotisierende toxoplasmotische Prozesse von teilweise erheblicher Ausdehnung in den *Nebennieren* fesgestellt (s. Abb. 5). Die Veränderungen lokalisierten sich vornehmlich in den inneren Rindenschichten. Nur in einem Fall konnte auch im Nebennierenmark ein miliarer Nekroseherd gesehen werden. Ähnliche Entzündungsherde und Nekrosen in Verbindung mit Erregern waren in Bauchspeicheldrüsen, Schilddrüsen und Thymus nachweisbar. Bei den Schilddrüsen fielen Destruktion der Follikel und Kolloidschwund auf.

Das histologische Bild der *Lungenveränderungen* wurde beherrscht von einer proliferativen interstitiellen Pneumonie, verbunden mit disseminierten granulomatös-nekrotischen Prozessen in den verbreiterten interalveolären Septen. Daneben bestand eine erhebliche Hyperämie und ein ausgedehntes Lungenödem. In der Nähe nekrotischer Veränderungen fielen die bekannten Bilder lobulär begrenzter, vornehmlich katarrhalischer bis katarrhalisch-eitriger, teilweise auch fibrinöser, bronchopneumonischer Prozesse auf. Die Nekroseherde dehnten sich teilweise über das Gebiet mehrerer Alveolen aus, wobei durch Zusammenfluß benachbarter Herde größere Nekrosegebiete entstanden, die mitunter hämorrhagisch infiltriert waren. Das Zentrum der Nekrosen bestand aus einem Kerntrümmerfeld, bzw. stellte bei größeren Herden einen strukturlos-homogenen, schwach acidophilen Detritus dar, in dem nur noch schattenhaft größere Gefäße und Alveolarsepten zu erkennen waren. Zur Peripherie folgte ein leuko-lympho-histiozytärer Demarkationswall, dem sich eine entzündlich-ödematöse Zone anschloß. Nicht selten wurde der Einbruch von Nekroseherden in Bronchioli gesehen. Bemerkenswert in den Lungen war eine allgemeine, zumeist erhebliche, ödematöse Aufsplitterung der Adventitia der dickwandigen mittleren und größeren Arterien. In Gebieten mit vorherrschend desquamativ-pneumonischen Veränderungen fielen in den Alveolen extrem große, mononukleäre Epithelien auf. Vereinzelt konnten auch mehrkernige Riesenzellen beobachtet werden.

Toxoplasmen ließen sich in den Lungen in der Regel mühelos nachweisen. Insbesondere bestand eine dichte intrafokale Erregeraussaat in den kleineren Nekroseherden, die sich bei den größeren Herden mehr an die Peripherie verlagerte, wo überaus zahlreich synzytiale intrazelluläre Toxoplasmenverbände neben freien Erregern anzutreffen waren. In den interstitiell-pneumonischen Bezirken fanden sich im Septenstroma ebenfalls freie Erreger und Toxoplasmenkolonien in Histiozyten. Auch konnten nicht selten intrazelluläre Toxoplasmen in desquamierten Alveolar- und Bronchialepithelzellen sowohl in Entzündungsgebieten als auch in relativ unveränderten Lungenabschnitten sowie im Exsudat der Bronchioli, Bronchien und der Trachea beobachtet werden.

Bezüglich des patho-histologischen Bildes in den *Muskelgeweben* bestanden übereinstimmende Veränderungen in allen Organen. Sowohl in der glatten und quergestreiften als auch in der Herzmuskulatur konnten disseminierte erregerhaltige Entzündungs- und Nekroseherde sowie reaktionslos im Gewebe liegende Toxoplasmazysten vorgefunden werden. Offensichtlich junge Herde bestanden aus einer einzigen verdickten Muskelfaser, in der ein sektorförmiger Degenerationsbezirk vorlag. In diesem zerfallenen Faseranteil ließen sich größere Einzeltoxoplasmen neben paarweise liegenden, kleineren Erregern nachweisen. In der Umgebung solcher Kleinherde waren die einzelnen Muskelfasern durch serös-homogenes Exsudat auseinandergedrängt. In den Spalten begannen sich Histiozyten, Lymphozyten und Plasmazellen anzusammeln. Bei älteren Veränderungen waren die Muskelfasern im Herdbereich hyalinschollig degeneriert oder bereits zellig infiltriert. Toxoplasmen wurden hier nur noch am Herdrand als wurstförmige Konglomerate innerhalb von Muskelfasern gefunden (Abb. 13). In der Herzmuskulatur fanden sich neben erregerhaltigen Entzündungsherden ausgedehnte parenchymatöse Degenerations-

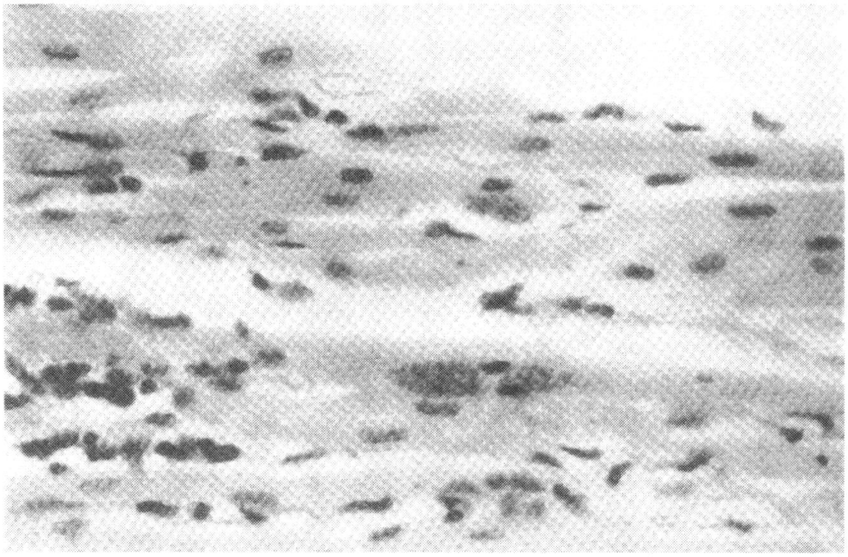

Abb. 13. Myocarditis toxoplasmotica, Känguruh. An der Herdperipherie längliche Toxoplasmazysten (60 × 5, HE)

bezirke. Die Blutgefäße, in denen zumeist ein vermehrter Leukozyten- und Rundzellengehalt bemerkenswert war, wiesen erhebliche perivaskuläre Ödeme auf. Bei einigen Tieren konnten Pseudokalkablagerungen im Herzmuskel gefunden werden; insbesondere erwiesen sich Muskelfasern im Bereich toxoplasmotischer Entzündungsherde, aber auch abgelegene Muskelfasern, kleinere Endokardabschnitte und die Wände einiger Blutgefäße als inkrustiert.

Da eine weitgehende Übereinstimmung der feingeweblichen Veränderungen in allen *Blutgefäßen* vorlag, kann hier eine summarische Besprechung dieses Organsystems erfolgen. Auf besonders auffällige Veränderungen wurde bereits bei der Besprechung der einzelnen Organe hingewiesen. Allgemein begannen die Wandschädigungen an den Gefäßen mit Veränderungen am Endothelrohr. An den Endothelzellen, beispielsweise der Kapillaren, zeigten sich geblähte helle oder pyknotische Kerne und Vakuolenbildung im Zytoplasma, zuweilen verbunden mit einer feinstaubigen Fettinfiltration. Letztere konnte auch in der verbreiterten und homogen erscheinenden Basalmembran nachgewiesen werden. An den dünnwandigen prae- und postkapillären Gefäßen, vornehmlich des ZNS, wurde die Aufquellung und Homogenisierung der stärker eosinophil tingierten Gefäßwände besonders deutlich. Bei größeren Gefäßen, z. B. den dickwandigen, muskelreichen Arterien, zeigten die Intima und die inneren Mediaanteile eine teils vollständige, teils sektorförmige wabige Auflockerung. In den Lücken fand sich ein eiweißreiches, homogenes Exsudat. Die Zellkerne dieser Gebiete waren pyknotisch. Während die äußeren Mediaschichten unverändert erschienen, war in der Adventitia eine meist hochgradige seröse Durchtränkung und Zersplitterung auffällig. Im Bereich von toxoplasmotischen Herden wurden in den äußeren Gefäßwandabschnitten auch entzündlich-infiltrative Zellproliferationen und lumenseitig gelegentlich die Bildung von Intimapolstern nachgewiesen. Toxoplasmen konnten in den inneren Gefäßwandschichten nicht beobachtet werden, wohl aber in den äußeren Mediaanteilen und in der Adventitia.

In mehreren Fällen bestanden Pseudokalkinkrustationen in den Gefäßwänden. So an mittleren und kleineren Gefäßen des Herzmuskels, der Nieren und der Plexusgefäße des Gehirns (Abb. 14). Echte Kalkablagerungen wurden in den thorakalen Abschnitten der Aorta beobachtet. Hier handelte es sich um dystrophische Verkalkungsherde in der Intima und im inneren Mediadrittel, die sich lumenseitig stark vorwölbten. In der Umgebung der Kalkherde lag in der Aortenwand eine ödematöse Durchsaftung und Spaltenbildung vor, die sich zur Adven-

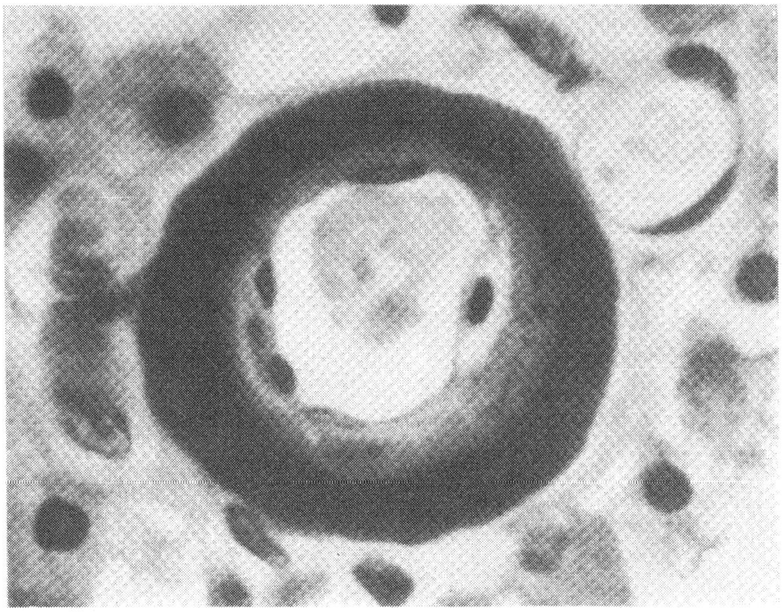

Abb. 14. Gefäßwandmineralisation (Pseudokalkinkrustation) im Plexus chorioideus vom Känguruh mit Toxoplasmose (90 × 7, HE)

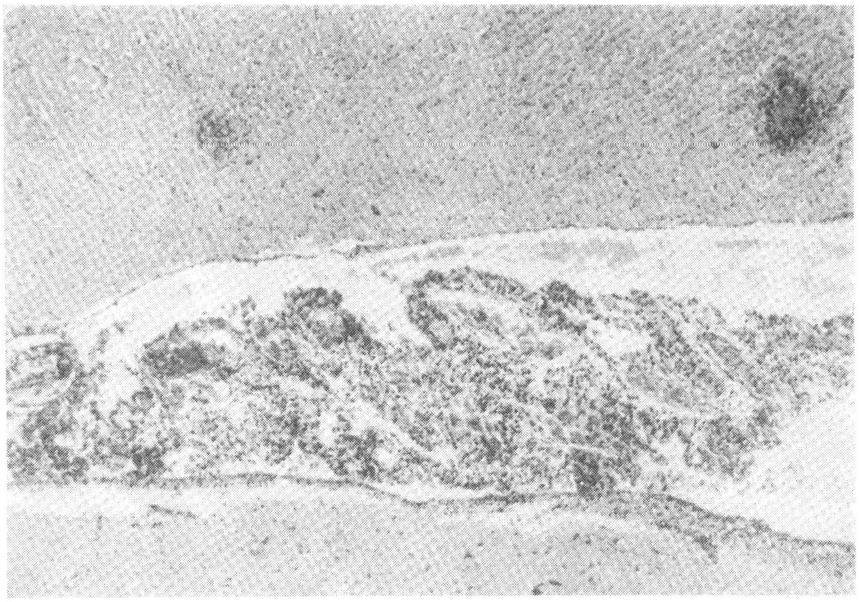

Abb. 15. Zwei Gliaknötchen in Nähe der Seitenventrikel vom Känguruh mit Toxoplasmose. Im Stroma des Plexus chorioideus Rundzellinfiltrate (Übersichtsaufnahme, HE)

titia hin verstärkte. Die Vasa vasorum dieser Gebiete wiesen fibrinoide bis hyalin-nekrotische Wandschäden auf und ließen eine teilweise erhebliche Plasma- und Erythrozytendiapedese in der Aortenwand erkennen. Toxoplasmen als direkte Ursache dieser Veränderungen konnten nicht nachgewiesen werden.

Im *Zentralnervensystem* ließen die beobachteten Veränderungen in der Mehrzahl der Fälle eine eindeutige Beziehung zum Gefäßsystem erkennen, dessen Wände die bereits beschriebenen, vorwiegend fibrinoiden Schädigungen aufwiesen. Als charakteristisch für die Toxoplasmose bei den Känguruhs können disseminierte submiliare bis miliare, vorwiegend serös durchtränkte Nekroseherde sowie lockere Gliaknötchen in allen Schichten des ZNS angesehen werden. Eine Häufung derartiger Herde schien in der Molekular- und Körnerschicht des Kleinhirnes und in den ventrikelnahen Abschnitten des Großhirnes zu bestehen (Abb. 15). In sehr wenigen Fällen konnten auch größere Erweichungsherde mit scholligem Zerfall der Herdzentren und beginnender gliöser Demarkierung nachgewiesen werden (Abb. 16). An den

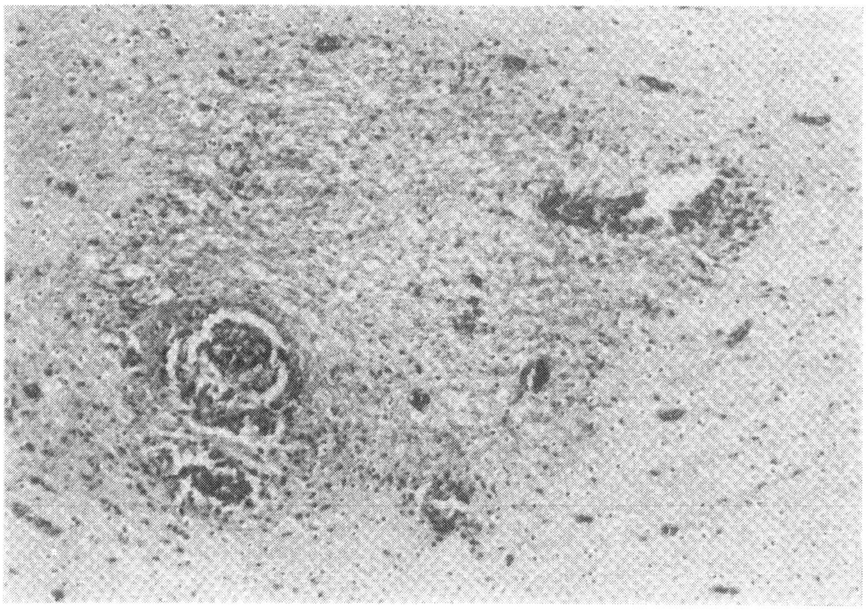

Abb. 16. Gefäßnaher toxoplasmotischer Erweichungsherd mit beginnender zelliger Demarkierung im Großhirn vom Känguruh (Übersichtsvergrößerung, HE)

Herden zeigte sich in vielen Fällen ein deutliches perifokales Ödem mit Ausbildung eines Status spongiosus. Die perifokalen Gefäße wiesen eine beträchtliche hyperämische Blutfülle auf und waren meist von mehr oder weniger ausgeprägten Rundzellmänteln umgeben. Neben diesen Verbindungen fanden sich weiterhin Blutextravasate, ödematöse Erweiterungen der VIRCHOW-ROBINschen Räume und — in Verbindung mit geschädigten Gefäßen — verstreut im Nervengewebe fokale Ödeme bzw. seröse Ergüsse. Toxoplasmen konnten im ZNS vor allem in den kleineren Nekroseherden nachgewiesen werden. Zahlreiche Erreger fanden sich auch an der Peripherie gelegentlicher Erweichungsherde. Relativ häufig konnten einzelne Toxoplasmazysten mit deutlich PAS-positiver Membran reaktionslos im unveränderten Nervengewebe gefunden werden. Herdförmig gehäuft gelang der Nachweis von Toxoplasmazysten beim Tier Nr. 34 (s. Tab. 1) an der Peripherie einer etwa haselnußgroßen Aktinomycesmetastase im Stammhirn.

Außer im Nervengewebe wurden toxoplasmotische Veränderungen in den Ventrikelräumen angetroffen. Besonders in den Seitenventrikeln waren wiederholt Einbrüche lumennaher Herde und die Ausbildung einer vorwiegend herdförmigen Ependymitis granularis festzustellen, die im Bereich des Aquäduktes zu einer teilweise erheblichen Granulombildung geführt hatte. Im Stroma der Plexus chorioidei wurden erregerhaltige Nekroseherde gleichfalls beobachtet. Infolge der durch die erhebliche perifokale Ödembildung bedingten Verquellung sowie durch eine diffuse seröse Entzündung des Schlingenapparates war es bei einigen Tieren zu einer völligen Zerstörung der Zottenstruktur der Plexus chorioidei gekommen (Abb. 17).

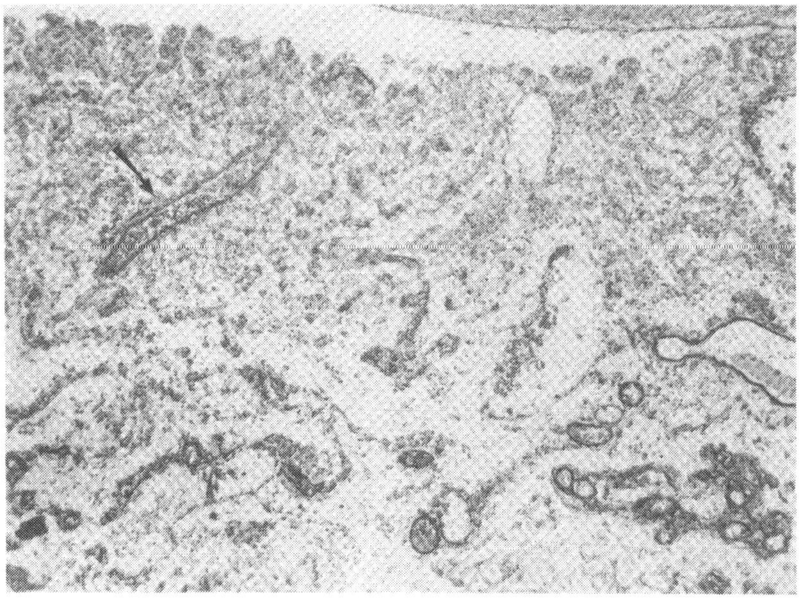

Abb. 17. Erhebliche, entzündlich-ödematöse Destruktion eines Adergeflechtes aus dem Seitenventrikel vom Känguruh. Ausgedehnte, ringförmige Pseudokalkinkrustationen in den Gefäßwänden, bei ↑ Toxoplasmazyste (Übersichtsaufnahme, HE)

Die Gehirn-Rückenmarkshäute wiesen, entsprechend den makroskopischen Befunden, ein diffuses entzündliches Ödem auf. Aus den maximal hyperämischen Gefäßen war es oftmals zu Blutungen gekommen. Über oberflächlich gelegenen Prozessen im Nervengewebe war, fleckförmig begrenzt, eine z. T. beträchtliche zelluläre Infiltration der Leptomeninx zu verzeichnen. An Entzündungszellen konnten Histio- und Lymphozyten, Plasmazellen, vereinzelt eosinophile und spärlich neutrophile Granulozyten angetroffen werden.

In den peripheren Nervensträngen wurde als Folge der Toxoplasmenbesiedlung eine serös-zellige Infiltration des perineuralen Bindegewebes beobachtet. Die Nervenfasern zeigten im Herdbereich teils Schrumpfungen teils Verquellungen sowie Verflüssigung der Myelinscheiden.

An den Augen bestanden entzündliche Infiltrate und Nekroseherde mit proliferativen Erregern sowie Toxoplasmazysten besonders in der äußeren Augenmuskulatur. Es wurden aber auch entzündliche Infiltrate im Sehnerven und in einigen Fällen im Augeninnern, vor allem in der Chorioidea und in der Iris, beobachtet.

Diskussion

Für die Diagnostik der Toxoplasmose ist der direkte Erregernachweis das verläßlichste Kriterium (Essbach, 1956; Thompson, Reed, 1957; Møller, 1958). Im verendeten Wirtsorganismus kann der Nachweis in Ausstrichpräparaten beispielsweise von Lunge, Lymphknoten,

Nervengewebe usw. sowie in histologischen Schnitten vor allem der pathologisch veränderten Organe geführt werden. In den beschriebenen Fällen wurde die Diagnose Toxoplasmose gesichert durch die mikroskopische Darstellung der Protozoen in ihren typischen Entwicklungssormen in Verbindung mit charakteristischen feingeweblichen Gewebeschädigungen. Als typische Entwicklungsformen wurden mit WERNER (1963) angesehen: Extra- und intrazelluläre Einzeltoxoplasmen, intrazelluläre Erregerkolonien ohne nachweisbare Membran und Toxoplasmazysten mit PAS-positiver Hüllschicht. Die Toxoplasmen wurden unter Berücksichtigung der von FRENKEL (1956); JIROVEC, JIRA und SINNECKER (1962) sowie JIRA (1964) angegebenen morphologischen Kriterien differential-diagnostisch abgegrenzt gegenüber den sogenannten „Toxoplasma-like organisms", wie z. B. Trypanosomen, Encephalitozoen, Sarcosporidien, Besnoitien usw.

In den akuten Krankheitsstadien waren in den Gewebeschnitten Erreger überaus zahlreich nachzuweisen; chronische Stadien zeichneten sich durch Erregerarmut aus. In diesen Fällen war die Absicherung der Diagnose durch die zusätzlich durchgeführte Isolierung der Protozoen im Tierversuch möglich. Wir isolierten Toxoplasmen über weiße Mäuse und prüften die gezüchteten Stämme an weiteren Tierarten — Goldhamster, Meerschweinchen, Kaninchen, Katze, Frettchen, Huhn, Sperling — auf ihre Pathogenität. Die voneinander abweichenden Infektionsergebnisse bei den einzelnen Tieren bzw. Tierarten führen wir mit JIRA (1964) auf die unterschiedliche Empfänglichkeit der benutzten Tierarten sowie auf die unterschiedliche Abwehrbereitschaft der Einzelindividuen und auf die unterschiedliche Virulenz der isolierten Toxoplasmastämme zurück.

Nicht in jedem Fall gelang es uns, aus dem Sektionsgut Toxoplasmen zu züchten, obwohl im Ausgangsmaterial Erreger histologisch überaus zahlreich nachweisbar waren. Die Ursachen hierfür sind auf das Gefrieren der Tierkörper vor der Sektion zurückzuführen, das zum Absterben der Parasiten führt. Zu ähnlichen negativen Ergebnissen beim tierexperimentellen Nachweis von Toxoplasmen aus gefrostetem Untersuchungsgut kamen SUREAU und Mitarb. (1962).

Wesentlich zur Sicherung der Diagnose ist neben dem Erregernachweis das Vorliegen von Gewebeveränderungen, wie sie in den beschriebenen Fällen herdförmig und disseminiert in nahezu allen Organen auftraten. Nach dem morphologischen Bild ergaben sowohl die Lokalisation als auch die histologische Struktur der Herde ein charakteristisches Erscheinungsbild. Als spezifisch bedingt können sie insoweit angesehen werden, als es gelang, im Herdbereich Toxoplasmen nachzuweisen. Übereinstimmend mit entsprechenden Befunden humanmedizinischer (WOLF, COWEN, PAIGE, 1939; ESSBACH, 1956) und veterinär-medizinischer Untersucher (COHRS, 1956; MØLLER, 1958) konnte in unseren Fällen gleichfalls ein kennzeichnendes Verhalten der Erreger im toxoplasmotischen Prozeß festgestellt werden, das in enger Beziehung zur Pathogenese des Gewebeschadens zu sehen ist. So zeichnet sich der akute Herd, der einen vorwiegend exsudativen Entzündungscharakter aufweist, durch eine hauptsächlich intrafokale Erregerkonzentration aus. Beim subakuten Herd kann das nekrotische Zentrum bereits erregerfrei sein, und vornehmlich an der Peripherie, an der Grenze zum Gesunden, treten Einzelerreger, synzytiale Erregerverbände, Pseudozysten sowie echte Toxoplasmazysten auf. Bei den mehr reparatorisch-proliferativen chronischen Prozessen hingegen sind Erreger nur noch vereinzelt in Zystenform in Herdnähe anzutreffen. Da sich bei den beobachteten Veränderungen eine Beziehung zwischen der Dichte der Erregeraussaat und dem Ausmaß des Gewebedefektes erkennen ließ, ist nach unserer Auffassung für das Zustandekommen der Nekrosen in erster Linie die direkte zerstörende Wirkung des Erregers durch den Befall der Zelle verantwortlich zu machen. Auch andere Untersucher vertreten diese Ansicht (FLIR, 1954; ESSBACH, 1956; COHRS, 1956). JIRA (1964) weist in diesem Zusammenhang auf eine leichte Zerstörbarkeit befallener Wirtszellen hin. Größere Nekrosegebiete — insbesondere die Erweichungsherde im ZNS — können aber auch auf Gefäßwandschädigungen zurückzuführen sein, wie es u. a. FANKHAUSER (1950), FLIR (1954) und ESSBACH (1956) annehmen. Nach FRENKEL (1956),

Møller (1958) und Werner (1963) spielen für das Zustandekommen der Nekrosen weiterhin Antigen-Antikörperreaktionen eine nicht unbedeutende Rolle, insbesondere in den subakuten Krankheitsphasen bei bereits voll bestehender Antikörperbildung. Dafür sprechen die auch von uns beobachteten fibrinoiden Alterationen, die nach Cohrs (1963) für allergische Prozesse zwar nicht spezifisch, aber doch charakteristisch sind.

Bezüglich der Organmanifestation wird offenbar die Lunge bei der Toxoplasmose bevorzugt befallen und am stärksten verändert. Dieser Befund steht sowohl beim Känguruh als auch bei anderen Tierarten wie Hunden (Habegger, 1953), Rindern, Schweinen und Schafen (Beverley, 1957; Siim et al., 1963), Affen (Benirschke, Richart, 1960), Nerzen (Hulland, 1956), Chinchillas (Keagy, 1949), Katzen (Meier et. al., 1957) usw. im Vordergrund des pathologischen Geschehens. Recht charakteristisch scheinen bei Tieren und auch beim erwachsenen Menschen (Essbach, 1956) Ulzerationen im Verdauungstrakt zu sein. Übereinstimmend mit Grünberg (1959), Møller (1962), Thompson und Reed (1957) sowie Retcliffe und Worth (1951) konnten wir sie beim Känguruh fast regelmäßig feststellen. Die in einigen unserer Fälle diagnostizierte Amöbenbeteiligung an den ulzerösen Prozessen hat keine Bedeutung, da Ulzera auch bei Tieren ohne Amöbenbefall vorlagen.

Die Leber gehört beim Känguruh, im Gegensatz zu der vieler anderer Tierarten, anscheinend nicht zu den bevorzugt befallenen Organen. Die z. T. ausgedehnten Nekrosefelder, wie sie beispielsweise vom Hund und Silberfuchs (Cohrs und Carstensen, 1952) oder vom Kaninchen (Møller, 1958) her bekannt sind, konnten wir beim Känguruh nicht beobachten. Grünberg (1959) und Møller (1962) beschreiben zwar vereinzelte Granulome, erwähnen jedoch nicht den Nachweis von Toxoplasmen. Im eigenen Sektionsgut konnten in nur wenigen Fällen in der Leber überhaupt Erreger nachgewiesen werden. Nekrosen wurden keine gesehen. Dafür stellten wir häufig eine z. T. hochgradige Verfettung der Lobuli fest, wie sie ähnlich von Armstrong und Fulton (1959) bei der experimentellen Toxoplasmose der Baumwollratte beschrieben wird. Diese Veränderungen werden von den genannten Autoren als wirtsspezifisch gedeutet, da mit den verwendeten Stämmen bei anderen Tieren keine gleichartigen Bilder erzeugt werden konnten. Auch in unseren Fällen wurden mit den von den Känguruhs isolierten Toxoplasmastämmen bei Versuchstieren Leberveränderungen der beschriebenen Art nicht hervorgerufen. Ikterus im Gefolge einer Toxoplasmose ist bei zahlreichen Tierarten beobachtet worden (Cohrs und Carstensen, 1952; Hilgenfeld, 1965).

Weiterhin werden sowohl beim Menschen (Gavaller, 1956) als auch bei Tieren (Thompson und Reed, 1957; Möller, 1962) häufig bereits grosinnlich wahrnehmbare Toxoplasmoseveränderungen in den endokrinen Organen beschrieben. An der Spitze stehen hier, wie auch aus unseren Untersuchungen hervorgeht, z. T. beträchtliche Schäden in den Nebennieren (s. Abb. 5). Auch das Pankreas kann erheblich betroffen sein. Über die klinischen Auswirkungen dieser Veränderungen ist bei Tieren nichts bekannt.

Hinsichtlich vergleichend pathologischer Betrachtungen sind die toxoplasmotischen Prozesse des Zentralnervensystems bei Menschen und Tieren von besonderem Interesse. Die klassischen Formen der konnatalen Toxoplasmose des Menschen werden durch die Symptomentrias Chorioretinitis, Hydrocephalus und intracerebrale Verkalkungen recht gut charakterisiert. Veränderungen dieser Art wurden beim Tier bisher nicht beobachtet. Als Einzelbefunde sind aber Augenveränderungen, wie wir sie sahen, und die in ihrem pathologisch-histologischen Bild weitgehend den Veränderungen beim Menschen entsprechen, bei Tieren in sehr wenigen Fällen mitgeteilt worden (Hepding, 1939; Cohrs, 1956; Barron und Saunders, 1959). Wir glauben jedoch aus unseren Untersuchungen schließen zu können, daß bei systematischer Kontrolle toxoplasmotische Augenveränderungen bei Tieren häufiger diagnostiziert werden würden. Auch aus dem Schrifttum gewinnt man nicht immer den Eindruck, daß die Augen bei den Untersuchungen genügend Beachtung gefunden haben. Bezüglich des Hydrocephalus treten Veränderungen, vergleichbar denen des Kindes, beim Tier nicht auf. Gelegentlich kann es aber durch stenosierende Prozesse im Aquädukt zu Liquorstauung und zur Ausbildung eines Hydrocephalus internus mit mäßiger Erweiterung der Seitenventrikel kommen, wie wir ihn bei einigen Känguruhs sahen und wie er auch von FANKHAUSER (750) beim Hund beschrieben wird. Xanthochrome Verfärbung des Liquors scheint dabei häufig zu sein (FANKHAUSER, 1950; FLIR, 1954; COHRS, 1956). Was die Gewebeverkalkungen betrifft, so sind echte Verkalkungen toxoplasmotischer Prozesse im ZNS beim Tier unseres Wissens im Schrifttum bislang nicht bekannt geworden. Wir selbst sahen lediglich Pseudokalkinkrustationen verschiedener Plexusgefäße ähnlich denen, die KOESTNER und COLE (1961) in Meninx- und Gehirngefäßen chronisch toxoplasmosekranker Schafe fanden. Außerhalb des ZNS sahen wir Pseudokalkablagerungen in Herzmuskelherden. FLIR (1954) und COLE und KOESTNER (1961) referieren über ähnliche Befunde beim Hund. MØLLER (1962) beschreibt beim Känguruh Verkalkungen toxoplasmotischer Prozesse im Bereich des M. gracilis. Wir selbst sahen Verkalkungen in der Aorta und im Zentrum nekrotischer Malpighischer Körperchen. Ob dieser Befund im Zusammenhang mit der Toxoplasmose gesehen werden muß, ist ungeklärt.

Veränderungen im Bereich der Genitalorgane sind bei Tieren von großem Interesse hinsichtlich ihrer epidemiologischen Bedeutung. Über ihr Auftreten ist bisher wenig bekannt. Nach unseren Befunden zu urteilen, können die im weiblichen Geschlechtsapparat angetroffenen Veränderungen sowohl zur Sterilität des Muttertieres als auch zur Infektion der Frucht führen. Ebenfalls halten wir venerische Infektionen (Vaginalerosionen!) nicht für unmöglich.

Dem beschriebenen Sektionsbild zufolge nehmen wir bei den Känguruhs als Infektionspforte den Digestionstrakt an. Als Eintrittspforten werden die beobachteten partiellen Epitheldefekte gedeutet, die, zusammen mit Entzündungsherden in den regionären Lymphknoten, mit MØLLER (1958) als toxoplasmotische Primärkomplexe angesprochen werden. Obwohl prinzipiell ein Eindringen virulenter Toxoplasmen durch die intakten Schleimhäute möglich und vielfach auch experimentell nachgewiesen worden ist, bestehen hinsichtlich des Verdauungstraktes aber Zweifel an der Möglichkeit einer Infektion — vor allem mit proliferativen Erregern, deren Empfindlichkeit gegen Magensafteinwirkungen hierbei betont wird (JACOBS et al., 1960). Für zystenhaltiges Infektionsmaterial bestehen derartige Bedenken nicht (BOCH und Mitarb., 1964). Immer wieder wird aber von den verschiedenen Untersuchern, außer bei Carnivoren und Omnivoren (primär infizierte Nahrung!), auch bei Herbivoren auf den Magen-Darm-Trakt als die praktisch wahrscheinliche Infektionspforte hingewiesen (MØLLER, 1958). Bei den Känguruhs messen wir in diesem Zusammenhang Epithelzellschichtdefekten eine besondere Bedeutung zu, da sie ein Eindringen von Erregern wesentlich erleichtern und beschleunigen. Derartige Defekte stellen u. a. *Wurmschäden* dar. In unserem Material fanden wir in zwei Fällen den toxoplasmotischen Primärherd in Nematodenknötchen der Magenschleimhaut ausgebildet; in allen anderen Organen bzw. Organabschnitten konnten bei diesen Tieren weder histologisch noch tierexperimentell Toxoplasmen nachgewiesen werden. Daß Wurmknötchen — obwohl nicht regelmäßig und auch nicht alle zugleich — häufig mit toxoplasmotischen Prozessen durchsetzt waren, bewiesen zahlreiche weitere positive Funde bei Tieren, bei denen eine generalisierte Erkrankung vorlag. Aufschlußreich an den toxoplasmotischen Prozessen war ihr Beginn im Zentrum des Wurmknötchens und ihr Fortschreiten zur Peripherie desselben, was auf eine Ansiedlung der Toxoplasmen primär im Knötchenzentrum hindeutet. Die sich aus diesen Befunden ergebenden epidemiologischen Aspekte bedürfen noch weiterer klärender Untersuchungen. Besonders ist dabei die Möglichkeit einer Infektionsübertragung evtl. durch Wurmlarven zu überprüfen.

Zusammenfassung

Es wird über das enzootische Auftreten von Toxoplasmose in einem Känguruhbestand berichtet. Der Erkrankung erlagen 20 Tiere im Verlaufe von 6 Jahren; bei 5 weiteren Tieren besteht der Verdacht auf Vorliegen der Erkrankung.

Die Diagnose Toxoplasmose gründet sich in den beschriebenen Fällen auf den morphologischen und tierexperimentellen Erregernachweis. Die pathologisch-anatomischen und histologischen Befunde werden zusammenfassend dargestellt. Sie ergeben bei den meisten Tieren das Vorliegen einer generalisierten Toxoplasmose von viszeralem Typ, kombiniert mit zerebralen und teilweise okulären Veränderungen. Die akuten Krankheitsformen kennzeichnen sich durch ihre Neigung zu hämorrhagischer Diathese und zur Ödembildung. Auffällig sind disseminierte Nekroseherde, von denen besonders die Lungen betroffen werden; sie scheinen bei der Känguruhtoxoplasmose im Vordergrund des pathologischen Geschehens zu stehen. Als charakteristische Befunde können weiterhin Ulzerationen in den Schleimhäuten angesehen werden. Sie treten in Magen und Duodenum, seltener im Colon und gelegentlich in der Vagina auf. Mitunter wird Ikterus beobachtet. Histologisch sind in akuten Herden zahlreiche Erreger nachzuweisen. Die chronischen toxoplasmotischen Schadensbilder tragen einen vorwiegend reparatorisch-proliferativen Charakter. Toxoplasmen werden nur gelegentlich in Zystenform in Herdnähe nachgewiesen.

Ausgehend von den Sektionsbefunden werden abschließend die Art des Erregernachweises, die Entstehung der Herdnekrosen und die Organmanifestationen sowie der praktisch wahrscheinliche Infektionsweg diskutiert.

Literaturverzeichnis

Armstrong, J. A., and Fulton, J. D.: Observations on the pathology of toxoplasmosis in the cotton rat. Brit. J. Exper. Path. **40**, 225—231 (1959).

Barron, C. N., and Saunders, L. Z.: Ein Fall von intraokulärer Toxoplasmose beim Hund. Schweiz. Arch. Tierheilk. **101**, 349 (1959).

Bartorelli, C. & A. Berengo: La Toxoplasmosi. Roma: L. Pozzi 1964.

Benirschke, K., and Richart, R.: Spontaneous acute toxoplasmosis in a marmoset monkey. Amer. J. Trop. Med. Hyg. **9**, 269 (1960).

Beverley, J. K.: Toxoplasmosis. Vet. Rec. **69**, 337 (1957).

Bieniek, H., W. Encke, u. Gandras, R.: Ein Beitrag zur Todesursachenstatistik bei Zootieren. Vortrag auf dem VI. Internat. Symp. üb. Erkrankungen d. Zootiere, Wien, 8.—10. Mai 1964.

Biering-Sørensen, U.: Et tilfaelde af Toxoplasmosis cuniculi i Danmark. Nord. Vet. Med. **5**, 417 (1953).

Boch, J., Rommel, N., u. Janitschke, K.: Beiträge zur Toxoplasmose des Schweines. II. Untersuchungen von Schlachtschweinen auf Toxoplasma-Infektionen. Berliner Münchener tierärztl. Wschr. **77**, 244—247 (1964).

Cohrs, P., u. Carstensen, H.-Chr.: Toxoplasmose beim Hund. Dtsch. tierärztl. Wschr. **59**, 161—165 (1952).

Cohrs, P.: Die Toxoplasmose beim Tier. Verh. Dtsch. Ges. Path. 40. Tag. 111—119 (1956).

Cohrs, P., in Nieberle u. Cohrs: Lehrbuch der speziellen pathologischen Anatomie der Haustiere. Jena: Fischer 1961.

Cook, I. & J. H. Pope: Toxoplasma in Queensland. III. A preliminary survey of animal hosts. Aust. J. exp. Biol. **37**, 253—261 (1959).

Coutelen, F.: Exissence d'une encéphalite toxoplasmique spontanée chez le wombat. Compt. rend. Soc. biol. Paris, **110**, 1245—1247 (1932).

Essbach, H.: Die Toxoplasmose des Menschen. Verh. Dtsch. Ges. Path. 40. Tag 77—110 (1956).

Fankhauser, R.: Toxoplasmose-Encephalitis beim Hund. Schweiz. Arch. Tierheilkd. **92**, 217 (1950).

Flir, K.: Akute Toxoplasmose beim Hund. Mhefte Vet. med. **9**, 197—205 (1954).

Frenkel, J. K.: Pathogenesis of toxoplasmosis and of infections with organisms resembling Toxoplasma. Ann. N. Y. Acad. Sci. **64**, 215—251 (1956).

Gavallér, B. C.: Diskuss. Bemerkung. Verh. Dtsch. Ges. Path. 40. Tag 120 (1956).

Grünberg, W.: Toxoplasmose beim Bennettkängeruh und einem Klippschliefer. Wien. tierärztl. Mschr. **46**, 586—591 (1959).

Habegger, H.: Le réservoire biologique animal et sa relation avec l'infection toxoplasmique humaine. Thése, Genève, 1953.

Hackel, D. B., Kinney, T. D., and Wendt, W.: Toxoplasmosis in a Kangaroo. Lab. Invest. **2**, 154—163 (1953).

Hamerton, A. E.: Toxoplasma wenyoni in the brain of a Mitchells wombat (Phascolomy mitchelli). Trans. Roy. Soc. Trop. Med. Hyg. **28**, 2 (1934).

HEPDING, L.: Über Toxoplasmen (Toxoplasma gallinarum n. sp.) in der Retina eines Huhnes und über deren Beziehung zur Hühnerlähmung. Zschr. Infektionskr. Haustiere **55**, 109—116 (1939).

HILQENFELD, M.: Toxoplasmose bei Zootieren. Zool. Garten (N. F.) **30**, 262—270 (1965).

HULLAND, T. J.: Toxoplasmosis in Canada. J. Amer. Vet. Med. Ass. **128**, 74 (1956).

JACOBS, L., REMINGTON, J. S., and MELTON, M. L.: The resistance of the encysted form of Toxoplasma gondii. J. Parasit. **46**, 11—21 (1960).

JAKSCH, W.: Klinische und serologische Beobachtungen bei Toxoplasmose von Bennettkänguruhs in einem Tiergarten. Wien. tierärztl. Mschr. **46**, 593—597 (1959).

JIRA, J.: Der Toxoplasmose-Erreger (Toxoplasma gondii). Angew. Parasit. **5**, 1—27 (1964).

JIROVEC, O., JIRA, J., u. SINNECKER, H.: Über Fehlschlüsse in der mikroskopischen Toxoplasmosediagnostik. Med. Bild **5**, 56—58 (1962).

KEAGY, H. F.: Toxoplasmosis in the chinchilla. J. Amer. Vet. Med. Ass. **114**, 15 (1949).

KOESTNER, A., and COLE, C. R.: Neuropathology of ovine and bovine toxoplasmosis. Amer. J. Vet. Res. 22, 53—66 (1961).

MEIER, H., HOLZWORTH, J., and GRIFFITHS, R. C.: Toxoplasmosis in the cat — fourteen cases. J. Amer. Vet. Med. Ass. **131**, 395—414 (1957).

MØLLER, T.: Toxoplasmosis cuniculi. Nord. Vet. Med. **10**, 1—56 (1958).

MØLLER, T.: Three casuistic reports of toxoplasmosis in zoo-animals (Macropus bennetti, Marmota marmota, Lepus timidus). Nord. Vet. Med. **14**, 233—243 (1962).

POPE, J. H., BICKS, V. A. & I. COOK: Toxoplasma in Queensland. II. Natural infections in bandicoots and rats. Aust. J. exp. Biol. *35*, 481—490 (1957).

POPE, J. H., DERRICK, E. H. & I. COOK: Toxoplasma in Queensland. I. Observations on a strain of Toxoplasma gondii from a bandicoot, Thylacis obesulus. Aust. J. exp. Biol. *35*, 467—479 (1957).

RATCLIFFE, H. L., and WORTH, C. B.: Toxoplasmosis of captive wild birds and mammals. Amer. J. Path. **27**, 655 bis 667 (1951).

RATCLIFFE, H. L.: Toxoplasmosis. Rep. Penrose Res. Lab. Philadelphia Zool. Soc. **7** (1953).

SIIM, J. C., BIERING-SØRENSEN, U., and MØLLER, T.: Toxoplasmosis in domestic animals. Adv. Vet. Sc. 8, 335—429 (1963).

SUREAU, P., RAYNAUD, J. P., LAPEIRE, C. et, and BRYGOO, E. R.: Premiere isolement de Toxoplasma gondii a Madagascar — Toxoplasmose spontaneé et experimentale du Lemur catta. Bull. Soc. Path. Exot. **55**, 357—362 (1962).

THOMPSON, S. W., and REED, T. H.: Toxoplasmosis in a Swamp-Wallaby. J. Amer. Vet. Med. Ass. **9**, 545—549 (1957).

VACCARI, I., BALLARINI, G., PIERESCA, G. & G. L. QUAQLIO: Toxoplasmosi spontanea delle lepri in Italia. Nuova Vet. (Bologna), *35*, 73—92 (1959).

WERNER, H.: Zur Terminologie der Entwicklungsstadien von Toxoplasma gondii. Zbl. Bakt.-Abt. I Orig. **188**, 121 bis 131 (1963).

WERNER, H.: Über die Formvariabilität von Toxoplasma gondii unter dem Einfluß von Antikörpern. Zbl. Bakt.-Abt. I Orig. **189**, 497—510 (1963).

WOLF, A., COWEN, D., and PAIGE, B. H.: Toxoplasmic encephalomyelitis. Amer. J. Path. **15**, 637—694 (1939).

Aus der Anatomischen Abteilung

Zur Histomorphologie des Nebennierenmarks der Wiederkäuer

Von

A. Smollich

Bereits 1839 wurde von Bergmann auf die Verbindung des Nebennierenmarks (NNM) mit dem sympathischen Nervensystem hingewiesen. Vergleichend-anatomische Arbeiten von Balfour (1876—1878, 1881) führten im wesentlichen zur Klärung der ontogenetischen Markentwicklung. Nach der heute verbindlichen Lehrbuchmeinung geht das Markparenchym aus der Sympathicus-Anlage hervor. Die aus ihr in ventraler Richtung auswandernden indifferenten Zellen dringen in die Anlage der Nebennierenrinde ein und differenzieren sich hier in die Sympathoblasten, die die Nervenzellen des Markes liefern, und in die Phäochromoblasten, aus denen die phäochromen (chromoffinen) Zellen hervorgehen. Über das Wesen der Verschmelzung der Markanlage mit der Rindenanlage bestehen auch heute noch keine klaren Vorstellungen.

Hinsichtlich der funktionellen Stellung des NNM ergaben sich bereits 1894 erste Anhaltspunkte, als Oliver und Schäfer die blutdrucksteigernde Wirkung des Markauszuges entdeckten. Nach weiteren Isolationsversuchen gelang es Aldrich (1901) und Takamine (1901), das Adrenalin als erstes aller Hormone in kristalliner Form darzustellen. Heute darf als gesichert gelten, daß neben dem Adrenalin im Nebennierenmark noch weitere Hormone gebildet werden. Hier ist zunächst das Arterenol (Noradrenalin) zu nennen.

Die enge chemische Verwandtschaft von Adrenalin und Noradrenalin einerseits und ihre unterschiedliche Wirksamkeit andererseits werfen die Frage auf, ob es sich um zwei selbständige Hormone handelt oder ob das Noradrenalin lediglich als Intermediärprodukt der Adrenalinsynthese aufzufassen ist. Damit verbindet sich gleichzeitig die Frage nach dem Bildungsort der Markhormone. In diesem Zusammenhang erscheint die Histomorphologie des NNM von Interesse.

Bereits im älteren Schrifttum wird auf strukturelle und färberische Unterschiede der spezifischen Markelemente aufmerksam gemacht. Daneben beruht die Darstellung differenter Markzellformen in neueren Arbeiten auf histo- und physikochemischen Kriterien.

Als einer der ersten hat wohl Scheel (1908) auf die besondere Struktur des NNM bei einigen Haustierarten hingewiesen. Er fand bei Pferd, Rind, Schaf und Schwein einen ausgeprägten morphologischen Unterschied zwischen dem peripheren und zentralen Markanteil. Kolmer (1918), Hirai (1929) sowie Desclaux und Pacoret (1941) unterschieden im NNM von Pferd, Rind und Ziege hochprismatische und polyedrische Zellen. Unterschiedlich färbbare Zelltypen im NNM des Menschen und einiger Laboratoriumstiere wurden von Kolmer (1918), Cramer (1928), Ma (1928), Kurciewicz (1931), Kameda (1936), Bachmann (1941), Liebegott (1944) und Walraff (1949) beschrieben. Im NNM der Ratte unterschied Hion (1927) nach Fixierung in Regaudschem Gemisch und anschließender Mitochondrienfärbung nach Altmann-Krull a-, b-, c- und d-Zellen. Bei Hund, Katze und Maus konnte Bänder (1950) nach Chromierung in Orth-Müllerscher Flüssigkeit, Schnellentwässerung in Pyridin und Färbung nach Altmann und Giemsa zwei unterschiedlich tingierte und granulierte, in Komplexen angeordnete Zellformen darstellen. Die gröber granulierten, deutlich gegeneinander abgegrenzten Zellen werden von ihm als pikrinophile oder P-Zellen bezeichnet und als Adrenalinbildner angesehen, während die unscharf begrenzten Elemente mit feiner granuliertem Cytoplasma als fuchsinophile oder

F-Zellen bezeichnet und als Noradrenalinbildner aufgefaßt werden. Das NNM von Meerschweinchen, Kaninchen und Ratte soll dagegen nur P-Zellen enthalten und entsprechend auch nur Adrenalin produzieren. Demgegenüber wurde von ERÄNKÖ (1952, 1955a, 1955b, 1955c, 1955d, 1955e, 1955f) das Auftreten von zwei Zellarten mit differenter Phosphataseaktivität im NNM der Laboratoriumsratte wahrscheinlich gemacht. Elektronenmikroskopische Untersuchungen am NNM von Maus, Meerschweinchen und Katze hat WETZSTEIN (1957) durchgeführt. Er unterscheidet auf Grund ultrastruktureller Befunde bei allen drei Spezies zwischen Haupt- und Nebenzellen.

KLEIN und KRACHT (1958) konnten im chromierten, mit Eisenhämatoxylin nach WEIGERT gefärbten NNM von Maus, Ratte, Katze, Goldhamster und Rind zwei chromaffine Zelltypen darstellen, und zwar gröber granulierte, gut voneinander abgrenzbare, gelbe N-Zellen und fein granulierte, dunkelgrüne A-Zellen mit mangelnder Abgrenzbarkeit und verwaschenen Konturen. Das NNM von Meerschweinchen und Kaninchen soll dagegen nur A-Zellen enthalten. Die N-Zellen konjugieren sich in einer artspezifischen Weise, und zwar bei Ratte und Maus zu gelben, runden, im Mark regellos verstreuten Inseln, beim Hamster zu einer sogenannten peripheren Randschale, beim Rind zu großen, das Markzentrum ausfüllenden Komplexen. Auf Grund verschiedener Versuchsanordnungen glauben KLEIN und KRACHT annehmen zu dürfen, daß die N-Zellen Noradrenalin produzieren und die A-Zellen Adrenalinbildner darstellen.

Das NNM des Hausrindes bietet nach KLEIN und KRACHT (1958) insofern Besonderheiten, als die A-Zellen prismatische Elemente mit polar gelagerten Kernen darstellen, die zu breiten, von venösen Räumen unterbrochenen, in der Markperipherie gelegenen Bändern formiert sind, während das Markzentrum — wenn man von Rindenkomplexen, Ganglienzellen und großen Venensinus absieht — aus überwiegend polyedrisch geformten N-Zellen aufgebaut ist.

Es mutet etwas eigenartig an, daß diese eindrucksvolle Markschichtung weder in den Lehrbüchern der Histologie und mikroskopischen Anatomie der Haustiere (TRAUTMANN und FIEBIGER 1931, 1941, 1949, KRÖLLING und GRAU 1960) noch in den einschlägigen Kursusanleitungen (KATZNELSON und RICHTER 1962) erwähnt wird, obwohl sie selbst dem ungeübten Betrachter beachtenswert erscheinen dürfte. Dieser Umstand gibt uns Veranlassung, hier näher auf die Struktur des NNM der Wiederkäuer einzugehen. Dabei sind wir in der glücklichen Lage, auf ein verhältnismäßig umfangreiches, teilweise recht selten anfallendes Material von insgesamt 32 Arten bzw. Unterarten oder Rassen zurückgreifen zu können, das einen umfassenden Überblick über die Histomorphologie des NNM der Ruminantia ergibt.

Material und Methodik

Das hier auszuwertende Material stammt überwiegend aus dem Tierpark zu Berlin-Friedrichsfelde (Direktor: Prof. Dr. H. DATHE) und dem Berliner Zoologischen Garten (Direktor: Dr. H. G. KLÖS). Es umfaßt die Nebennieren von insgesamt 75 Tieren aller Altersstufen, die folgenden Arten bzw. Unterarten oder Rassen angehören (Anzahl der Tiere in Klammern):

I. Bovidae

a) Bovinae
1. Deutsches Niederungsrind (11)
2. Watussi-Rind (1)
3. Bubalus caffer (1)
4. Bison bonasus bonasus (2)

b) Ovinae
5. Ovis aries musimon (2)

6. Kamerunschaf (1)
7. Goral (1)

c) Caprinae
8. Capra hircus (3)
9. Capra ibex caucasica (1)
10. Ammotragus lervia (3)

d) Antilopinae
11. Saiga tatarica (3)
12. Antilope cervicapra (3)

e) Alcelaphinae
13. Connochaetus taurinus (2)
14. Damaliscus albifrons (1)

f) Tragelaphinae
15. Taurotragus oryx (1)
16. Boselaphus tragocamelus

II. Cervidae

a) Telemetacarpalia
17. Hydropotes inermis (1)
18. Alces alces (3)
19. Rangifer tarandus (1)

b) Plesiometacarpalia
20. Muntiacus muntjak (3)
21. Cervus elaphus hippelaphus (2)
22. Cervus elaphus canadensis (2)
23. Cervus nippon (3)
24. Cervus nippon dybowskii (1)
25. Axis axis (5)
26. Axis porcinus (3)

III. Moschidae
27. Moschus moschiferus (2)

IV. Camelidae
28. Camelus dromedarius (3)
29. Camelus bactrianus (2)
30. Lama guanicoe (1)
31. Lama lama (1)

V. Giraffidae
32. Giraffa camelopardalis (2)

Zu der aufgeführten systematischen Einteilung der hier untersuchten Wiederkäuer ist zu bemerken, daß sie keinen Anspruch auf Verbindlichkeit erhebt. Neue Forschungsergebnisse liefern immer wieder neue Gesichtspunkte, die die Systematik zu berücksichtigen hat. Daraus ergeben sich zwangsläufig Umstellungen und unterschiedliche Standpunkte, woraus wiederum eine teilweise uneinheitliche Handhabung der systematischen Einteilung resultiert.

Die Nebennieren konnten zum großen Teil in verhältnismäßig frischem Zustand, teilweise innerhalb der ersten 60 Minuten nach Eintritt des Todes entnommen werden. Fixiert wurde ausschließlich in Bouinschem Gemisch, wobei die Fixierungsdauer der entsprechend zugeschnittenen Blöckchen durchschnittlich etwa 24 Stunden betrug. Färbung der Paraffinschnitte (5—6 µm stark) mit Hämatoxylin-Eosin, Azan, Eisenhämatoxylin nach Weigert, nach van Gieson, Elasticafärbung nach Weigert, Silberimprägnation nach Gomori und Danilin (Smollich und Hühn 1963).

Befunde

Bei der lichtmikroskopischen Strukturanalyse des NNM ist allgemein zwischen den spezifischen Markzellen und dem Interstitium zu unterscheiden. Die geformten Bauelemente des Interstitiums sind die Bindegewebszellen — im wesentlichen Fibrocyten — und Bindegewebsfasern.

Im Gegensatz zur Nebennierenrinde treten im NNM neben den Retikulinfasern und kollagenen Fasern auch elastische Fasern auf, die verhältnismäßig dünn sind. Ihr Anteil entspricht vielfach dem der beiden anderen Faserqualitäten, teilweise ist er auch etwas geringer.

Im Interstitium eingebettet liegen zahlreiche Blutgefäße unterschiedlichen Kalibers, verschiedenen Wandaufbaues und verschiedener Wandstärke sowie zahlreiche, teils verhältnismäßig starke, Nervenfaserbündel. Die im NNM auftretenden Ganglienzellen dürften schon auf Grund ihrer Herkunft dem Parenchym zugeordnet werden, obwohl sie teilweise auch im Interstitium eingebettet liegen. Ihr Anteil weist nach Aussage des Schrifttums — und auf Grund eigener Erfahrungen — größere artspezifische Unterschiede auf. Im allgemeinen sind Ganglienzellen bei der Durchsicht einzelner Schnittpräparate nur verhältnismäßig selten nachzuweisen.

Fast regelmäßig treten im NNM unterschiedlich große Komplexe von Rindenzellen auf, die vielfach perivaskulär angeordnet sind. Bisweilen enthalten sie einen zentralen Bindegewebskern, an den sich peripher eine charakteristische Zona glomerulosa anschließt, die ihrerseits in eine Zona fasciculata übergeht. Die Rindenkomplexe sind zum Teil Ausläufer der Nebennierenrinde, meist jedoch von dieser isoliert und stellen sogenannte intramedulläre Rindenknötchen dar. Gelegentlich erreicht der Rindenanteil im NNM ein beträchtliches Ausmaß und kann im Einzelfall über den Markanteil hinausgehen. Auf Grund unserer Beobachtungen an einem umfangreichen Vergleichsmaterial von Nichtwiederkäuern glauben wir sagen zu können, daß das häufige Auftreten von Rindengewebe im NNM ein gewisses Charakteristikum der Ruminantia ist.

Hinsichtlich der Anordnung des Parenchyms — und damit auch des Interstitiums — sind von Spezies zu Spezies teilweise Unterschiede festzustellen. Teils sind die Markzellen zu Ballen oder Bändern formiert, teils aber völlig unregelmäßig angeordnet. Ähnliches gilt auch für die Gestalt der einzelnen Zelle, die hochprismatisch oder polyedrisch ist. Meist sind beide Zellformen bei einer Tierart anzutreffen, wobei sie sich auch färberisch eindeutig unterscheiden. Die prismatischen Zellen liegen in der Regel in der Markperipherie und färben sich bei allen gewählten Methoden — einschließlich der Silberimprägnation — intensiver an als die unregelmäßig konturierten und unregelmäßig angeordneten, kleineren Zellen des Markzentrums. Das Cytoplasma beider Zellformen erscheint granuliert, wobei jedoch in der optischen Dichte mehr oder weniger eindeutige Unterschiede festzustellen sind. Diese ist bei den prismatischen Elementen regelmäßig größer als bei den polyedrischen Zellen.

Unter der Voraussetzung einer optimalen Differenzierung sind bei Anwendung der Azanfärbung häufig eindrucksvolle Unterschiede zwischen blau bis violett und gelb bis orange tingierten Zellen zu beobachten. Die blau bis violett gefärbten Elemente bilden meist eine periphere, an die Rinde grenzende Markzone unterschiedlicher Breite, während die gelb bis orange tingierten Zellen im Markzentrum liegen. Bei Färbung mit Eisenhämatoxylin nach Weigert erscheinen die prismatischen Zellen der Markperipherie tiefschwarz, die Epithelien des Markzentrums dagegen verhältnismäßig schwach angefärbt. Zum Teil treten die beiden unterschiedlich gefärbten Zellformen in unregelmäßig angeordneten Komplexen oder Strängen auf, die scharf gegeneinander abgegrenzt sind.

Die prismatischen Markzellen sind häufig zu faszikulären oder drüsenschlauchartigen Verbänden formiert, die arkadenförmig an die Rinde grenzen. Hier finden sich nicht selten Follikel, die in ihrem Aussehen an Drüsenlumina oder Sekreträume erinnern. Die Follikel, die bisweilen einen beträchtlichen Durchmesser erreichen, enthalten stellenweise ein zart anfärbbares fibrinöses Magma und untergehende Zellen. Die Follikelwand besteht aus einer einschichtigen Lage hochprismatischer Zellen, die peripher an medialose Gefäße grenzen und gegen das Follikellumen hin ausgefranst erscheinen. Der Zellkern liegt regelmäßig apikal, d. h. dem Follikellumen zugewandt.

Die verhältnismäßig häufig vorkommenden Riesenzellkerne sind durchaus nicht nur für das NNM der Wiederkäuer charakteristisch und sollen deshalb nur am Rande erwähnt werden. Sie erreichen zum Teil ein Volumen von 3500 μm^3. Ähnliches gilt auch für den Nucleolus, der gelegentlich eine stattliche Größe besitzt. Vereinzelt sind daneben nukleoläre Blasen zu beobachten, deren Bedeutung hier jedoch nicht erörtert werden soll.

Auf Grund der mehr oder weniger ausgeprägten Artunterschiede in der Markstruktur erscheint es sinnvoll, die für die einzelnen Spezies charakteristischen Verhältnisse im folgenden protokollarisch wiederzugeben, wobei wir uns an die gewählte Systematik anlehnen und im wesentlichen auf die Parenchymverhältnisse beschränken wollen.

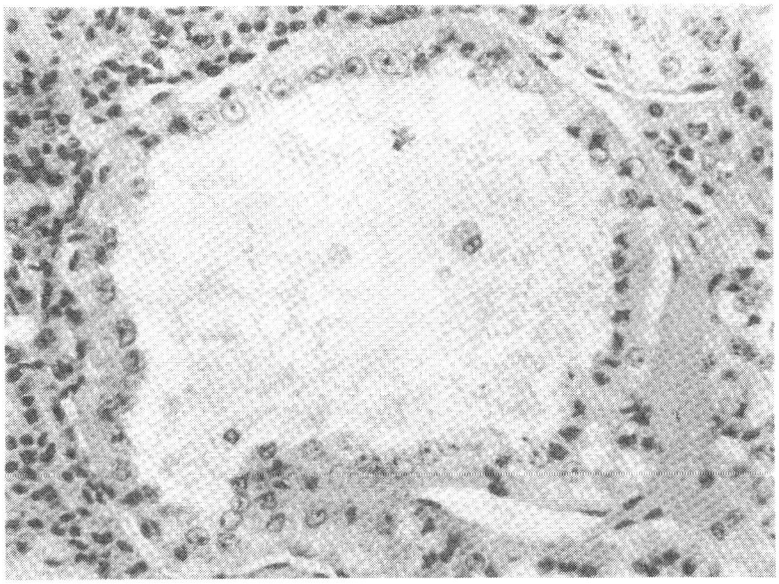

Abb. 1. Follikel im Bereich der Rinden-Mark-Grenze (Nebenniere eines männlichen Axis-Hirsches). Fixierung in Bouinschem Gemisch, Paraffinschnitt 5 µm, Färbung nach van Gieson. Ok. K 7, Obj. 40, 400:1

I. Bovidae

a) Bovinae

Das NNM der echten Rinder weist bei den hier untersuchten Vertretern (Niederungsrind, Watussi-Rind, Kaffernbüffel und Wisent) im wesentlichen die gleichen Strukturverhältnisse auf. Auffallend sind zunächst die morphologischen Unterschiede zwischen dem peripheren und dem zentralen Markbereich. Das Markzentrum ist reich an Blutgefäßen, Nerven und Bindegewebe. Die Blutgefäße bilden teils großlumige Bluträume, deren bindegewebige Media reich an elastischen Elementen ist und häufig glatte Muskulatur enthält, die eine charakteristische Bündelung aufweist. Die verhältnismäßig kleinen, polyedrischen Markepithelien sind zu kleinen runden oder unregelmäßig konturierten Komplexen zusammengefaßt, die durch Bindegewebszüge voneinander getrennt sind. Ihr Cytoplasma färbt sich nur schwach an.

Die spezifischen Zellelemente der Markperipherie sind verhältnismäßig groß, hochprismatisch und färben sich regelmäßig intensiv an. Sie sind zu breiten Bändern bzw. drüsenschlauchartigen Verbänden formiert oder bilden große ballenförmige Komplexe, die durch relativ zarte Bindegewebszüge und darin verlaufende Kapillaren voneinander getrennt sind. Gelegentlich sind zwischen den Marksträngen Rindenepithelien in säulenförmiger Anordnung zu beobachten, die mit der Rinde zusammenhängen. Die Zellkerne weisen eine polare Lage auf, indem sie regelmäßig in dem den Blutgefäßen abgewandten Zellabschnitt, d.h. „drüsenlumenwärts" angeordnet sind. Die drüsenschlauchartigen Verbände sind radiär gestellt und bilden rindenwärts arkadenförmige Strukturen. Diese biegen peripher teilweise um, so daß im Querschnitt vielfach ähnliche Bilder auftreten wie im Bereich der Zona glomerulosa, die beim Rind treffend als Zona pseudoglomerulosa bezeichnet worden ist. Zum Teil dringen die peripheren Endstücke noch ein Stück in die Nebennierenrinde ein. Eine bindegewebige Abgrenzung des NNM gegenüber der Rinde, wie sie als sogenannte Markkapsel — in ausgeprägter Form bei zahlreichen Carnivoren — auftritt, ist beim Rind im allgemeinen nicht zu beobachten.

Die periphere, faszikulär bis ballenförmig strukturierte Markzone ist beim erwachsenen Rind verhältnismäßig breit, so daß der Anteil der großen hochprismatischen, intensiv anfärbbaren

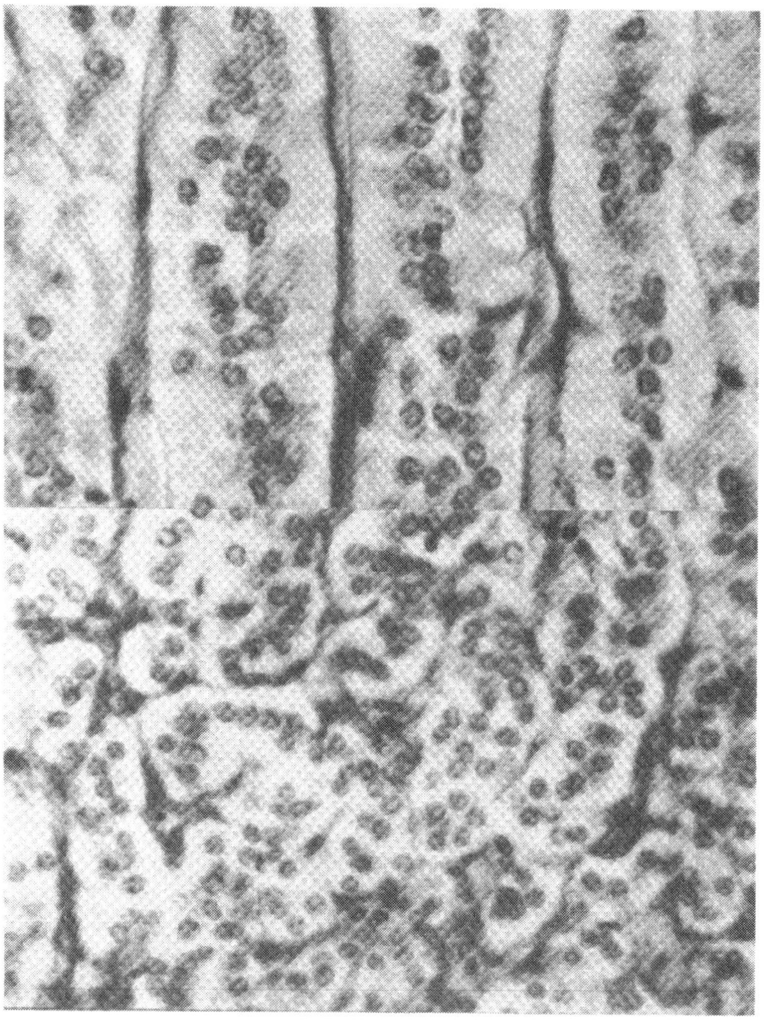

Abb. 2. Nebennierenmark eines etwa 7 Jahre alten weiblichen Rindes. Oben periphere Markzone, unten Markzentrum. Fixierung in Bouinschem Gemisch, Paraffinschnitt 5 μm, Färbung nach van Gieson. Ok. PK 10, Obj. 40, 540:1

Parenchymzellen erheblich größer ist als der der kleinen polyedrischen, schwach anfärbbaren Elemente des Markzentrums. Bei juvenilen Tieren verschiebt sich diese Proportion jedoch zugunsten der polyedrischen Markepithelien.

b) Ovinae

Das NNM der Schafe zeigt im Prinzip die gleichen Strukturverhältnisse wie das der Rinder. Die zwei Zelltypen lassen sich insbesondere färberisch eindeutig unterscheiden. Das Cytoplasma der die periphere Markzone bildenden Zellen färbt sich wiederum intensiv an und erscheint — eine entsprechende Differenzierung vorausgesetzt — im HE-Schnitt violett und bei Azanfärbung blau. Die im Markzentrum liegenden Parenchymzellen färben sich dagegen mit HE hellrot und mit Azan orange oder gelblich an. Indes ist die histotopische Trennung der beiden Zelltypen nicht immer so eindeutig. Teilweise breiten sich die intensiv tingierten Zellen auch komplexartig im Markzentrum aus. Darüber hinaus treten sie zentral vielfach perivaskulär auf, wobei sie eine einschichtige Lage bilden, die peripher unmittelbar an die schwach angefärbten Markzellen angrenzt. Schließlich ist der Form- und Größenunterschied der beiden Zelltypen gegenüber den Verhältnissen beim Rind zum Teil weniger deutlich ausgeprägt.

c) Caprinae

Bei den Ziegen zeigt das NNM gegenüber den Verhältnissen beim Schaf keine morphologischen Besonderheiten. Die periphere, aus dunkel gefärbten, prismatischen Epithelien aufgebaute Markzone weist größere individuelle Schwankungen in ihrer Breitenausdehnung auf und hebt sich nicht immer scharf gegenüber dem Markzentrum ab. Zum Teil besteht sie nur aus einigen wenigen Zellagen. Dafür herrscht in diesen Fällen die perivaskuläre Anordnung der prismatischen Zellen vor, die sich auf den gesamten Markbereich erstreckt.

Bei einem 2 Tage alten Mähnenschaf sind deutlich die ersten Anfänge einer Differenzierung in die beiden Zelltypen zu beobachten. Das Markparenchym besteht hier nahezu ausschließlich aus polyedrischen, nur schwach angefärbten Zellen, während die intensiv anfärbbaren Elemente in Form kleiner Komplexe in unmittelbarer Nachbarschaft mit der Rinde auftreten. Dabei handelt es sich um verhältnismäßig kleine Zellen, die die typische prismatische Gestalt noch vermissen lassen.

d) Antilopinae

Die Markstruktur der Antilopen ist nicht ganz einheitlich. Bei der Saiga-Antilope formieren sich die dunklen Zellen der Markperipherie zu breiten, radiär gestellten Bändern, die durch entsprechend angeordnete Sinusoide voneinander getrennt sind, die teilweise in die Rinde übergehen. Dabei ist die Außenzone verhältnismäßig schmal, so daß die hellen polyedrischen Zellen des Markzentrums überwiegen. Bei der Hirschziegenantilope fällt das Verhältnis zwischen hellen und dunklen Zellen zwar auch zugunsten der ersteren aus, jedoch sind die radiär gestellten Sinusoide der Markperipherie hier zu vermissen. Darüber hinaus ist der Unterschied zwischen den beiden Zelltypen sowohl in morphologischer als auch in färberischer Hinsicht weniger gut ausgeprägt als bei der Saiga.

e) Alcelaphinae

Beim Weißbartgnu sind die dunklen hochprismatischen Zellen zu breiten, gedrungenen Bändern und kleineren Ballen formiert und bilden so eine charakteristische periphere Markzone. Daneben liegen sie im hellen, aus polyedrischen Parenchymzellen bestehenden Markzentrum in der typischen perivaskulären Anordnung. Bei einem juvenilen weiblichen Tier beträgt das Verhältnis zwischen dunklen (prismatischen) und hellen (polyedrischen) Zellen ungefähr 1:1. Bei einem adulten männlichen Tier ist diese Relation stark zugunsten der hellen Markzellen verschoben.

Das Material von Damaliscus albifrons erlaubt auf Grund einer bereits beginnenden Autolyse keine eindeutige Zelldifferenzierung.

f) Tragelaphinae

Das NNM der großen Antilopen (Elen-Antilope und Nilgau-Antilope) weist im wesentlichen die gleichen morphologischen Verhältnisse auf wie das des Rindes. Bemerkenswert erscheint allerdings das Verhältnis zwischen den dunklen (prismatischen) Zellen der peripheren Markzone und den hellen (polyedrischen) Elementen des Markzentrums, das bei allen hier untersuchten Tieren gegenüber den Verhältnissen beim Rind zugunsten der hellen Zellen verlagert erscheint.

II. Cervidae

Bei den Cervidae zeigen die Markepithelien zum Teil ähnliche Formunterschiede wie bei den Bovidae. Sie sind im peripheren Markbereich häufig verhältnismäßig groß und meist prismatisch, wobei sie zu charakteristischen Bändern oder Ballen formiert sind. Die spezifischen Zellelemente des Markzentrums sind vorwiegend klein, polyedrisch und regellos angeordnet.

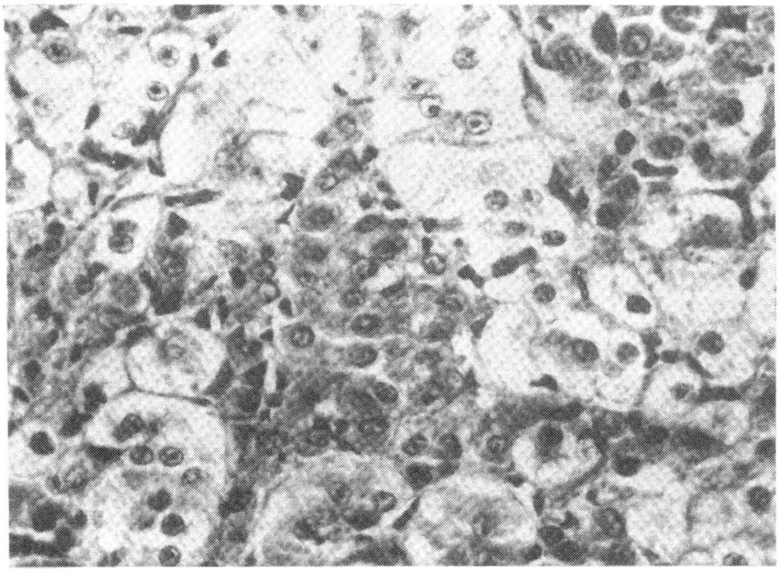

Abb. 3. Nebennierenmark von Muntiacus muntjak. Helle und dunkle Zellen in komplexartiger Anordnung. Fixierung in Bouinschem Gemisch, Paraffinschnitt 5 μm, Hämatoxylin — Eosin — Färbung. Ok. PK 10, Obj. 40, 540:1

Weniger eindeutig sind bisweilen die Unterschiede in der Tinktionsintensität. Häufig ist eine scharfe histotopische Trennung zwischen hellen und dunklen Zellen nicht festzustellen. Beide Zelltypen breiten sich zum Teil diffus im gesamten Markbereich aus, wobei sie nebeneinander im gleichen Zellverband auftreten können. Das quantitative Verhältnis zwischen den beiden Zellformen unterliegt dabei sehr großen Schwankungen. Am schärfsten ist der Unterschied zwischen hellen und dunklen Zellen bei Axis porcinus und Muntiacus muntjak ausgeprägt. Während jedoch bei der ersteren Spezies eine deutliche Trennung zwischen peripherer Markzone mit dunklen Epithelien und einem aus hellen Zellen bestehenden Markzentrum festzustellen ist, ist bei Muntiacus muntjak eine derartige Gliederung nicht nachzuweisen. Auffallend sind vielfach ungewöhnlich große Unterschiede in der Zellkerngröße. Die dunklen Zellen besitzen sehr häufig verhältnismäßig kleine, sehr chromatinreiche Kerne, die fließende Übergänge bis zur ausgeprägten Kernpyknose oder Karyolyse zeigen.

III. Moschidae

Bei Moschus moschiferus beschränken sich die dunklen Markepithelien im wesentlichen auf die säulen- bzw. ballenförmigen Strukturen der Markperipherie, wobei sie in quantitativer Hinsicht gegenüber den hellen Zellen des Markzentrums in den Hintergrund treten.

IV. Camelidae

Bei Camelus dromedarius und Camelus bactrianus treten im NNM neben bandförmigen oder drüsenschlauchartigen Verbänden hochprismatischer Epithelien unregelmäßig begrenzte Komplexe polyedrischer Zellen auf. Die Verbände heller und dunkler Zellen sind nicht immer scharf gegeneinander abgegrenzt. Teilweise liegen beide Zellformen im gleichen Verband nebeneinander.

Die Markstruktur des Lamas zeigt demgegenüber Abweichungen. Zwar sind auch hier zwei Zellformen zu unterscheiden, nur treten diese in einer anderen Anordnung auf. Während die zwei Zelltypen im HE-Schnitt nur schwer zu unterscheiden sind, treten sie bei Azanfärbung

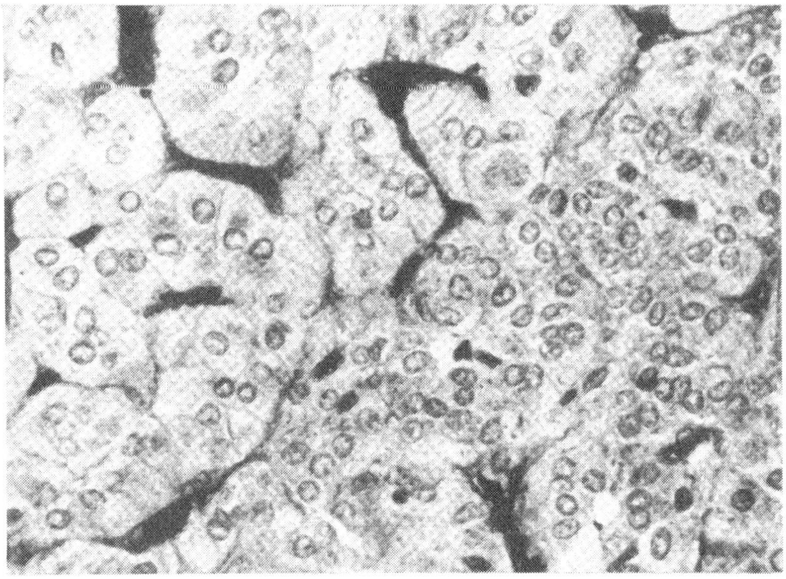

Abb. 4. Nebennierenmark eines 18 Jahre alten männlichen Lamas. Die zwei in großen, scharf gegeneinander abgegrenzten Komplexen angeordneten Zelltypen unterscheiden sich deutlich in ihrer Größe und Anfärbbarkeit. Fixierung in Bouinschem Gemisch, Paraffinschnitt 5 µm, Azanfärbung (Zellkomplex im Bild links oben blau, im Bild rechts unten orange bis violett angefärbt). Ok. PK 10, Obj. 40, 540:1

deutlich hervor. Sehr eindrucksvoll sind dabei die Farbunterschiede. Die größeren Markepithelien färben sich blau an und bilden zusammenhängende, trabekelförmige Verbände, die das gesamte NNM durchziehen und an inselförmige Komplexe kleinerer, orange bis violett angefärbter Zellen grenzen. Die Verbände beider Zelltypen, deren quantitatives Verhältnis zueinander etwa 1:1 beträgt, sind stets scharf gegeneinander abgegrenzt.

V. Giraffidae

Das Nebennierenmark von Giraffa camelopardalis läßt die typische Gliederung in Außenzone und Markzentrum vermissen. Helle und dunkle Zellen treten hier in jeweils scharf gegeneinander abgegrenzten Komplexen im gesamten Markbereich auf. Ihr quantitatives Verhältnis zueinander fällt bei den beiden untersuchten Tieren (4 und $4^1/_2$ Jahre alt) zugunsten des schwach anfärbbaren Zelltyps aus.

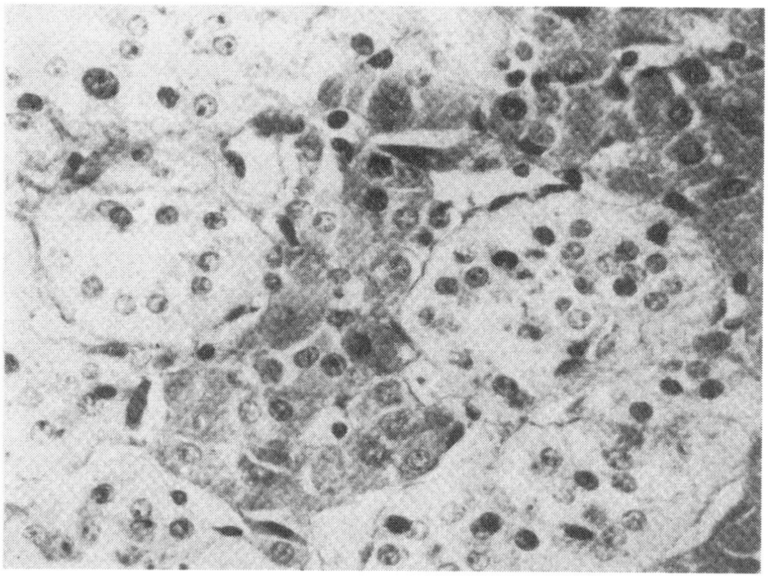

Abb. 5. Nebennierenmark einer $4^1/_2$ Jahre alten männlichen Giraffe. Helle und dunkle Zellen in komplexartiger Anordnung. Links im Bild Follikelbildung.
Fixierung in Bouinschem Gemisch, Paraffinschnitt 5 μm, Azanfärbung. Ok. PK 10, Obj. 40, 540:1

Besprechung der Befunde

Die parenchymatösen Elemente des NNM der Ruminantia treten bei den meisten Spezies in Form zweier Zelltypen auf, die nach Gestalt und Anfärbbarkeit vielfach eindeutig zu unterscheiden sind. Dabei schwankt das quantitative Verhältnis der beiden Zelltypen zueinander, die hier der Einfachheit halber als „helle“ und „dunkle“ Zellen bezeichnet werden, in weiten Grenzen. Es ist einerseits offensichtlich mehr oder weniger artspezifisch, und läßt andererseits eindeutige Beziehungen zum Alter der Tiere erkennen. Die Relation zwischen den dunklen (prismatischen) Zellen der peripheren Markzone zu den hellen (polyedrischen) Zellen des Markzentrums ist bei juvenilen Tieren gegenüber adulten Tieren deutlich zugunsten des hellen Zelltyps verschoben. Bei ganz jungen oder neugeborenen Tieren treten die dunklen Zellen nur ganz vereinzelt in der Markperipherie auf, wobei sie ihre typische hochprismatische Form noch vermissen lassen. Daraus darf geschlossen werden, daß die Differenzierung der Markepithelien zum dunklen Zelltyp verhältnismäßig spät — etwa um den Zeitpunkt der Geburt herum — einsetzt und postnatal relativ lange anhält.

Wie aus der Einleitung hervorgeht, lassen sich auch im NNM zahlreicher Nichtwiederkäuer verschiedene Zellformen unterscheiden. Dabei erfordert ihre Differenzierung zum Teil jedoch eine Anwendung difizilerer Methoden. Auf Grund der bisher — und mit diesem Beitrag — vorliegenden Untersuchungsergebnisse ist die einfache Unterscheidbarkeit zweier Markepithelformen nach ihrer Histotopie, Größe, Gestalt und Anfärbbarkeit ein Charakteristikum der meisten Wiederkäuerarten. Eine Ausnahme hiervon scheinen lediglich das Kamel und einige Cerviden zu bilden.

In neuerer Zeit ist man um die Klärung der Frage bemüht, inwieweit die unterschiedlichen morphologischen bzw. histo- oder physikochemischen Kriterien als Ausdruck spezifischer Zelleistungen im Hinblick auf die Produktion der beiden Markhormone zu werten sind. Aus der Reihe der Untersuchungen in dieser Richtung seien hier die Arbeiten von BÄNDER (1950),

Klein und Kracht (1958) sowie Kracht und Klein (1958) genannt. Bänder unterscheidet zwischen P-(pikrinophilen)Zellen und F-(fuchsinophilen)Zellen, wobei die ersteren als Adrenalin- und die letzteren als Noradrenalinbildner aufgefaßt werden. Klein und Kracht sprechen dagegen von A- und N-Zellen, wobei den beiden Zelltypen eine in weiten Grenzen voneinander unabhängige Tätigkeit zuerkannt wird. Sie vertreten die Ansicht, daß alle Markepithelien zur Noradrenalinsynthese befähigt sind, während die Bildung von Adrenalin nur einem Teil von ihnen vorbehalten ist. Die im histologischen Präparat darstellbaren N-Zellen sollen die Fähigkeit zur Noradrenalinbildung und -speicherung besitzen, während die A-Zellen das intermediär entstehende Noradrenalin unmittelbar zu Adrenalin umwandeln sollen.

Im Gegensatz zu Klein und Kracht (1958) wird übrigens von Franzen (1964) das Vorkommen von zwei Zelltypen im NNM des Goldhamsters bestritten. Die Unterschiede im Zellbild können nach seiner Meinung zwanglos mit unterschiedlichen Funktionszuständen in Verbindung gebracht werden.

Die morphologische Methodik erlaubt uns keine Stellungnahme zu diesem Problem, so daß wir uns hier auf die Fakten beschränken wollen. In Analogie zu der Definition von Klein und Kracht (1958) ist bei den meisten Wiederkäuerarten zwischen A- und N-Zellen zu unterscheiden. Die A-Zellen dürften mit den zu drüsenschlauchartigen oder ballenförmigen Verbänden formierten großen, hochprismatischen und intensiv anfärbbaren Elementen der peripheren Markzone identisch sein, während die kleinen polyedrischen, nur schwach anfärbbaren Epithelien des Markzentrums den N-Zellen entsprechen dürften. Beim Lama hingegen treten die A- und N-Zellen in jeweils scharf gegeneinander abgegrenzten trabekel- oder inselförmigen Komplexen, bei einigen Cervidenarten schließlich in diffuser Verbreitung nebeneinander im gesamten Markbereich auf. Bei einer anderen Gruppe von Cerviden erscheint jedoch die Unterscheidung zweier Zelltypen nicht gerechtfertigt. Die unterschiedlichen Zellbilder lassen sich hier vielmehr zwanglos auf unterschiedliche Funktionszustände zurückführen. Eine Begründung dieser Ansicht erblicken wir darin, daß einerseits helle und dunkle Zellen nebeneinander im gleichen Verband liegen und andererseits die intensiv anfärbbaren Markepithelien vielfach eindeutige regressive Merkmale (Kernpyknose) aufweisen.

Geht man von der Vorstellung aus, daß die Fähigkeit zur Adrenalinsynthese ausschließlich auf die A-Zellen beschränkt ist, so erscheint in diesem Zusammenhang die verhältnismäßig spät einsetzende Differenzierung der Markepithelien zum dunklen Zelltyp, der den A-Zellen nach Klein und Kracht (1958) entsprechen dürfte, einer Betrachtung wert. Da die A-Zellen bei neugeborenen oder ganz jungen Tieren kaum oder nur in spärlicher Anzahl vorkommen, müßte die Adrenalinproduktion zu dieser Zeit gegenüber der Noradrenalinbildung stark in den Hintergrund treten. Mit zunehmendem Alter wäre eine allmähliche Verschiebung in der Sekretion der Markhormone zugunsten des Adrenalins zu erwarten. Die Frage, inwieweit hier die Leistung des NNM Parallelen zum morphologischen Bild aufweist, erscheint uns einer näheren Untersuchung wert.

Einer kurzen Betrachtung wert erscheinen uns schließlich die im NNM auftretenden Follikel. Über ihr Vorkommen bei Wiederkäuern scheinen im Schrifttum keine Angaben vorzuliegen. Dagegen wird mehrfach über Follikelbildungen im NNM des Goldhamsters berichtet (Graumann 1956, Maier 1960, Franzen 1964). Nach unseren Befunden kommen Follikel im NNM zahlreicher Wiederkäuerarten, und zwar verhältnismäßig häufig, vor. Sie treten in der Regel in der peripheren Markzone auf und sind an die drüsenschlauchartigen oder ballenförmigen Strukturen gebunden. Ihre Entwicklung beginnt offensichtlich mit einem Zelluntergang im Zentrum eines Markzellverbandes. Auf diese Weise entstehen kleinere oder größere Hohlräume, die von einer einschichtigen Lage hochprismatischer Zellen begrenzt werden. Der Follikelinhalt besteht aus einem zart anfärbbaren fibrinösen Magma und enthält vielfach Zellfragmente. Ihre Absonderung aus dem die Follikelwand bildenden Verband und ihre Auflösung im Follikellumen lassen sich teilweise deutlich verfolgen. Diese Epitheldesquamation in das Follikellumen hinein weist eine gewisse Übereinstimmung mit ähnlichen Vorgängen in der Schilddrüse auf, wie sie unter anderem von WATZKA (1934, 1942) beschrieben werden.

Die Follikelbildung ist möglicherweise als Ausdruck einer extremen Belastung des NNM zu deuten. Dafür spricht zumindest ihr häufiges Vorkommen bei Tieren mit verschiedenen zum Tode führenden Erkrankungen. FRANZEN (1964) hält auf Grund seiner Befunde im NNM des Goldhamsters einen holokrinen Sekretionsmodus für wahrscheinlich. Schließlich wurden in der Hypophyse bzw. der Nebennierenrinde von SCHARF, EHRENBRAND und FÖRSTER (1954), EHRENBRAND (1954, 1959) und SCHARF (1955) morphokinetisch-degenerative Veränderungen beobachtet, die teilweise an einen sogenannten holokrinen Sekretionsmodus inkretorischer Organe unter akuter Belastung denken lassen. Ob indes diese Befunde als Ausdruck einer echten Holokrinie gedeutet werden dürfen, scheint uns in erster Linie eine Frage der Begriffsdefinition zu sein.

Zusammenfassung

Die parenchymatösen Elemente des NNM treten bei den meisten Wiederkäuerarten in Form zweier Zelltypen auf, die sich ihrer Gestalt und Anfärbbarkeit nach vielfach eindeutig unterscheiden. Bei der Mehrzahl der untersuchten Spezies sind die beiden Zelltypen räumlich mehr oder weniger scharf voneinander getrennt. In der Markperipherie liegen verhältnismäßig große, hochprismatische, in der Regel intensiv anfärbbare Zellen, die zu ballenförmigen oder radiär angeordneten, drüsenschlauchartigen Verbänden formiert sind, während die Zellen des Markzentrums klein, polyedrisch und nur schwach anfärbbar sind und regellose Formationen bilden. Die „dunklen“ Zellen, die sich offenbar verhältnismäßig spät — etwa um den Zeitpunkt der Geburt herum — aus den Markepithelien herausdifferenzieren, dürften mit den A-Zellen, die „hellen“ Zellen mit den N-Zellen (KLEIN und KRACHT 1958) identisch sein.

Abweichende Verhältnisse finden sich lediglich bei der Giraffe, den Cameliden und einigen Cervidenarten. Während die hellen und dunklen Zellen beim Lama sowie bei der Giraffe in jeweils scharf gegeneinander abgegrenzten Komplexen und bei einigen Cerviden in diffuser Verbreitung im gesamten Markbereich nebeneinander auftreten, erscheint die Unterscheidung zweier Markepithelformen bei anderen Cerviden nicht gerechtfertigt. Die unterschiedlichen Zellbilder lassen sich hier vielmehr zwanglos auf unterschiedliche Funktionszustände zurückführen.

In der peripheren Markzone sind verhältnismäßig häufig Follikelbildungen nachzuweisen, die an die drüsenschlauchartigen oder ballenförmigen Strukturen gebunden sind. Die Follikel, die bisweilen einen beträchtlichen Durchmesser erreichen können, entstehen offensichtlich durch Zelluntergang im Zentrum eines Markepithelverbandes und enthalten ein fibrinöses Magma sowie in Auflösung begriffene Zellen. Das Auftreten der Follikel sowie die Epitheldesquamation sind möglicherweise als Ausdruck einer extremen bzw. akuten Belastung des NNM zu deuten.

Literaturverzeichnis

ALDRICH: Amer. J. Physiol. **5**, 457 (1901) (zit. nach Bachmann 1954).

BACHMANN, R.: Nebennierenstudien. Ergebn. Anat. **33**, 31—134 (1941).

BACHMANN, R.: Die Nebenniere, in: Handbuch der mikroskopischen Anatomie des Menschen, Bd. 6/5, hrsg. von W. Bargmann. Berlin, Göttingen, Heidelberg: Springer 1954.

BÄNDER, A.: Über zwei verschiedene chromaffine Zelltypen im Nebennierenmark und ihre Beziehungen zum Adrenalin- und Arterenolgehalt. Anat. Anz. **97**, Erg.-H. 172—176 (1950).

BALFOUR, F. M.: The development of elasmobranch fishes. J. Anat. Physiol. **10**, 377—411, 517—570, 672—688 (1876); **11**, 128—172, 406—490, 674—706 (1877); **12**, 177—216 (1878).

BALFOUR, F. M.: Über die Entwicklung und Morphologie der Suprarenalkörper (Nebennieren). Biol. Zbl. **1**, 136—138 (1881).

Bergmann, G. H. B.: De glandulis suprarenalibus. Gottingae 1839 (zit. nach Bachmann 1954).

Cramer, W.: Fever, heat regulation, climate and the thyreoid adrenal apparatus. London 1928.

Desclaux, P., et Pacoret, J.: Compt. rend. Soc. biol. (Paris) **135**, 191 (1941). (zit. nach Klein und Kracht 1958).

Ehrenbrand, F.: Beiträge zur Morphokinese der Nebennierenrinde bei experimenteller Hyperthyreose. Anat. Anz. **101**, 41—63 (1954).

Ehrenbrand, F.: Sind die sogenannten „fuchsinophilen" Zellen der Nebennierenrinde spezifische Androgenbildner? Morphologische und histotopochemische Untersuchungen an Meerschweinchen- und Rattenorganen. Acta histochem. **7**, 1—73 (1959).

Eränkö, O.: On the histochemistry of the adrenal medulla of the rat, with special reference to the acid phosphatase. Acta anat., Suppl. ad Vol. **16** (1952).

Eränkö, O.: Histochemistry of noradrenalin in the adrenal medulla of the rats and mice. Endocrinology **57**, 363—368 (1955a).

Eränkö, O.: Nodular hyperplasia and increase of noradrenalin content by nicotine-treatet rats. Acta path. microbiol. Scand. **36**, 210—218 (1955b).

Eränkö, O.: Effect of insulin on chromaffin reaction, fluorescing islets and catechol amines in the adrenal medulla of the rat. Acta path. microbiol. Scand. **36**, 219—223 (1955c).

Eränkö, O.: Ditribution of adrenalin and noradrenalin in the adrenal medulla. Nature **175**, 88—89 (1955d).

Eränkö, O.: Fluorescing islets, adrenalin and noradrenalin in the adrenal medulla of some common laboratory animals. Ann. med. exper. biol. Fenniae **33**, 278—290 (1955e).

Eränkö, O.: Distribution of fluorescing islets, adrenalin and noradrenalin in the adrenal medulla of the hamster. Acta endocr. (K'hvn.) **18**, 174—179 (1955f).

Franzen, D.: Beiträge zur Morphologie und Chemohistologie des Nebennierenmarks des Goldhamsters (Mesocricetus auratus). Anat. Anz. **115**, 35—58 (1964).

Graumann, W.: Beobachtungen über Bildung und Sekretion perjodreaktiver Stoffe im Nebennierenmark des Goldhamsters. Zschr. Anat. Entw.gesch. **119**, 415—430 (1956).

Hion, V.: Fol. neuropath. Eston **7**, 178 (1927) (zit. nach Klein und Kracht 1958).

Hirai, M.: Transact. Jap. Path. Soc. **19**, 229 (1929). (zit. nach Klein und Kracht 1958).

Kameda, P.: Kaibôgaku zasski, Tokyo **8**, 1012 (1936) (zit. nach Klein und Kracht 1958).

Katznelson, Z. S., u. Richter, I. D.: Anleitung zum histologischen und embryologischen Kursus für Veterinärmediziner. Dtsch. Ausg. von Dina Lindner und H. Sajonskis; Leipzig: Hirzel 1962.

Klein, U., u. Kracht, J.: Über Hormonbildungsstätten im Nebennierenmark. Endokrinologie **35**, 259—280 (1958).

Kolmer, W.: Zur vergleichenden Histologie, Zytologie und Entwicklungsgeschichte der Säugetiernebenniere. Arch. mikrosk. Anat. **91**, 1—139 (1918).

Kracht, J., u. Klein, U.: Bildungsstätten der Nebennierenmarkhormone. Verh. Dtsch. Ges. Path. **41**, 171—176 (1958).

Krölling, O., u. Grau, H.: Lehrbuch der Histologie und vergleichenden mikroskopischen Anatomie der Haustiere, 10. Aufl. Berlin, Hamburg: Parey 1960.

Kurciewicz, T.: Compl. rend. Ass. Anat. Varsoviae **26**, 352 (1931) (zit. nach Klein und Kracht 1958).

Liebegott, G.: Studien zur Orthologie und Pathologie der Nebennieren. Beitr. path. Anat. **109**, 93—178 (1944).

Ma, W. C.: Clin. J. Physiol. **3**, 419 (1929) (zit. nach Klein und Kracht 1958).

Maier, J.: Untersuchungen über die Struktur der Follikel im Nebennierenmark des Goldhamsters und den Adrenalinnachweis im histologischen Schnitt. Wiss. Zschr. Univ. Jena, Math.-nat. Reihe **9**, 515—526 (1960).

Oliver, G., and Schäfer, E. A.: On the physiological action of extracts of the suprarenal capsules. J. Physiol. **16** (1894) (zit. nach Bachmann 1954).

Scharf, J. H.: Zwischenhirnabhängige Korrelation zwischen Hypophysenvorderlappen und Schilddrüse im Dienste der Wärmeregulation. Acta neuroveget. **11**, 100—123 (1955).

Scharf, J. H., Ehrenbrand, F., u. Förster, W.: Zytologische Untersuchungen über die Korrelation zwischen Hypophysenvorderlappen und Schilddrüse bei der Ratte unter Jodbelastung. Zschr. Zellforsch. **41**, 132—171 (1954).

Scheel, O.: Über Nebennieren. Sekretkörnchen — Ödem — Gewicht. Virchows Arch. path. Anat. **192**, 494—513 (1908).

Smollich, A., u. Hühn, U.: Eine geeignete Technik zur Darstellung argyrophiler Fasern. Anat. Anz. **112**, 69—71 (1963).

Takamine: Amer. J. Physiol. **5**, 523 (1901) (zit. nach Bachmann 1954).

Trautmann, A., u. Fiebiger, J.: Lehrbuch der Histologie und vergleichenden mikroskopischen Anatomie der Haustiere. 6. Aufl. 1931, 7. Aufl. 1941, 8. und 9. Aufl. 1949. Berlin, Hamburg: Parey.

Wallraff, J.: Histochemische Untersuchungen an den Nebennieren des erwachsenen Menschen. Zschr. Zellforsch. **34**, 362—427 (1949).

Watzka, M.: Physiologische Veränderungen der Schilddrüse. Zschr. mikrosk.-anat. Forsch. **36**, 67—86 (1934).

Watzka, M.: Kapillarhyperämie und Epithelabschilferung in der Schilddrüse Erfrorener. Zschr. mikrosk.-anat. Forsch. **51**, 73—86 (1942).

Wetzstein, R.: Elektronenmikroskopische Untersuchungen am Nebennierenmark von Maus, Meerschweinchen und Katze. Zschr. Zellforsch. **46**, 517—576 (1957).

Aus der Anatomischen Abteilung

Zur mikroskopischen Anatomie der Schilddrüse des Sumpfbibers [*Myocastor coypus* (Molina)]

Von H. TROLLDENIER

In den letzten Jahren erschien eine Reihe von Publikationen, in denen u. a. einige wichtige anatomische und histologische Besonderheiten des Sumpfbibers mitgeteilt werden. So wird von SMOLLICH (1962) die bemerkenswerte Größe und der Aufbau der Nebenniere eingehend dargestellt. Auch die Schilddrüse zeigt ungewöhnliche Lage- und Größenverhältnisse (TROLLDENIER 1965). Diese Feststellungen lassen eine Deutung dieser an normalen Tieren erhobenen Befunde unter experimentellen Bedingungen wünschenswert erscheinen. Im folgenden werden vorerst die wesentlichsten Angaben zum mikroskopischen Aufbau der Sumpfbiberschilddrüse wiedergegeben, da eine derartige Beschreibung bisher fehlt.

Material

Von 45 Sumpfbibern beiderlei Geschlechts eines Zuchtbestandes (Abteilung für Pelztierzucht des Instituts für Geflügel- und Pelztierkunde, Direktor: Prof. Dr. LÜTZENBERG) wurden zu verschiedenen Monaten eines Jahres, vor allem im Januar, April, Mai, August, Oktober, Dezember, beide Schilddrüsenlappen und der Isthmus entnommen und histologisch untersucht. 34 dieser Tiere dienten der makroskopischen Befundbeschreibung und der Ermittlung des durchschnittlichen absoluten und relativen Schilddrüsengewichtes (TROLLDENIER 1965). Eine Alterseinteilung des Gesamtmaterials ergibt folgende Zusammenstellung:

Bis zu 6 Wochen alt	3 Tiere
5 Monate alt	2 ,,
zwischen 7 und 10 Monaten alt	34 ,,
zwischen 11 und 15 Monaten alt	4 ,,
20 und 29 Monate alt	4 ,,

Die große Anzahl der Tiere zwischen dem 7. und 10. Lebensmonat wie auch das Überwiegen der männlichen Tiere (29) werden durch die erste Pelzreifung in diesem Zeitraum bedingt. Zweckmäßigerweise werden die Tiere in zwei Altersgruppen aufgeteilt, wobei die Grenze zwischen dem 10. und 11. Monat gezogen wird. Zur Fixierung der lebenswarmen Schilddrüsen wurden BOUINsche Flüssigkeit und 5% neutralisierte Formaldehydlösung verwandt. An histologischen Färbemethoden kamen die Hämatoxylin-Eosin-Färbung, die Azanfärbung nach HEIDENHAIN, die van GIESON-Färbung und die Elasticafärbung nach WEIGERT bei den 5 bis 7 μ starken Paraffinschnitten zur Anwendung.

Architektur der Schilddrüse

Die Schilddrüse wird beim Sumpfbiber aus den beiden Seitenlappen und dem parenchymatösen Isthmus gebildet, der jedoch nur bei der Hälfte der untersuchten Tiere vorhanden ist. Weiterhin sind ventral der Trachea oder in anderen Gebieten die sogenannten Nebenschilddrüsen zu finden. Alle diese Organteile besitzen funktionstüchtiges Gewebe mit teilweise unterschiedlichen morphologischen Aktivitätsbildern. Die mehrere Gramm schweren Seitenlappen erstrecken sich vom Schilddrüsenknorpel des Kehlkopfes bis zum 8. oder 10. Trachealring oder bis zur Apertura thoracis. Teilweise verlaufen sie weiter entlang der Trachea innerhalb des Thorax. Eine meist zarte bindegewebige Kapsel umhüllt die Schilddrüse und gibt Septen ins Innere ab. Dadurch entsteht eine weitmaschige, unregelmäßig angeordnete Läppchenzeichnung, die durch die innerhalb der Septen verlaufenden Gefäße verstärkt wird. Die Gestalt der Follikel und ihr Verhältnis zum interfollikulären Gewebe haben ein vom gewohnten histologischen Bild stark abweichendes Aussehen und sollen deshalb zuerst dargestellt werden.

1. Die Form des Schilddrüsenfollikels

Die Follikelgestalt scheint bei Myocastor coypus, ebenso wie bei anderen Säugetieren, von verschiedenen Faktoren abhängig zu sein, von denen im vorliegenden Material das Lebensalter, die Jahreszeit und die Lagebeziehung des thyreoidalen Gewebes in ihrem Einfluß auf die Form und Größe der Follikel untersucht wurden.

Auffällig kennzeichnet sich ein vermutlich altersbedingter Umbau der Follikel, der erst im adulten Stadium — mit 15 bis 20 Monaten — beginnt. Mit Beginn dieses Altersabschnittes wird ein ausgeglichenes Bild einer Stapelschilddrüse beobachtet. Die Follikel weisen runde bis ovale Querschnitte auf und besitzen zum Teil einen erheblichen Durchmesser. Gebietsweise wechselt zwar ihre Größe, jedoch kann man sie überwiegend als Makrofollikel einschätzen. In wenigen Fällen haben Einzelfollikel derartige Ausmaße, daß sie schon makroskopisch zu erkennen sind.

Von diesem ausgeglichenen Zustand heben sich die vorangehenden Entwicklungsformen der Schilddrüse in den früheren Lebensmonaten durch die Kleinheit und den irregulären Bau ihrer Follikel deutlich ab. Innerhalb dieser großen Altersgruppe lassen sich die Befunde wegen der Ähnlichkeit der Schnittbilder bis auf das histologische Bild in den ersten Lebenswochen zusammenfassen.

Nach einer Größeneinteilung gehören die Mehrzahl der Follikel zu den kleinfollikulären Formen, wobei bereits auf ihre zentrale Lage hinzuweisen ist. Unter der Kapsel liegen auch hier 1 bis 2 Lagen von Makrofollikeln. Das Schnittbild der unter der Schicht der peripheren Makrofollikel liegenden kleineren Follikel weist mehrere typische Formen auf, die sich ständig wiederholen und nebeneinander angetroffen werden. Nach den Modellversuchen von LOESCHKE (1937) lassen sie sich als Quer-, Längs- und Schrägschnitte von zusammengesetzten Follikelhohlräumen erklären. Follikel mit dem kleinsten Quermesser sind am häufigsten rund, oval oder elliptisch. Sie stellen die in der Anzahl überwiegende Follikelform dar und bestimmen das mikrofollikuläre Aussehen der Schilddrüse in dieser Altersgruppe. Übergänge zur nächsten Follikelform bilden Follikel mit einem oder zwei spitz zulaufenden Enden, so daß ihr Querschnitt annähernd einem Tropfen oder einem Dreieck gleicht. Die zweite Follikelform mit doppeltem bis vierfach größerem Quermesser ist durch einen welligen oder buchtigen Verlauf des Schilddrüsenepithels charakterisiert, wodurch das Lumen mehrere abgerundete oder spitze Ausläufer enthält.

Der dritte Follikelanschnitt besitzt eine sehr auffällige Anordnung des Follikelhohlraums. Über einen schmalen langgestreckten „Zentralkanal“ (BARGMANN 1962) sind an beiden Enden viele Verzweigungen des Follikelepithels baumartig verbunden. Die Hohlräume der ovalen oder länglich abgerundeten Follikel gruppieren sich wie Alveolen um diese Zentralkanälchen und stehen über kanalisierte Epithelstränge astförmig miteinander in Verbindung (Abb. 1). Dieses seltene Bild der Verteilung von Follikelhohlräumen kann nur bei der Schnittführung innerhalb des Zentralkanals mit gleichzeitigem räumlichen Zusammenhang der Follikel in einem

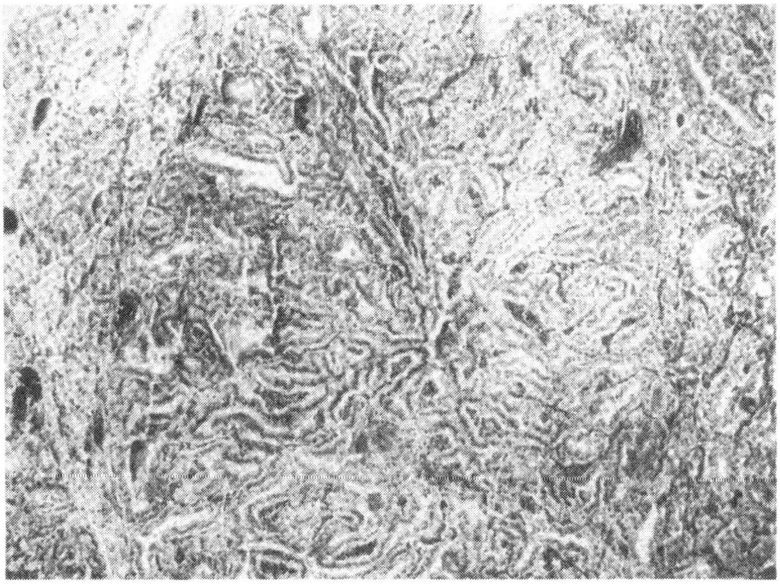

Abb. 1. Baumartige Verzweigung von Follikelhohlräumen. Färbung H.-E. 80:1

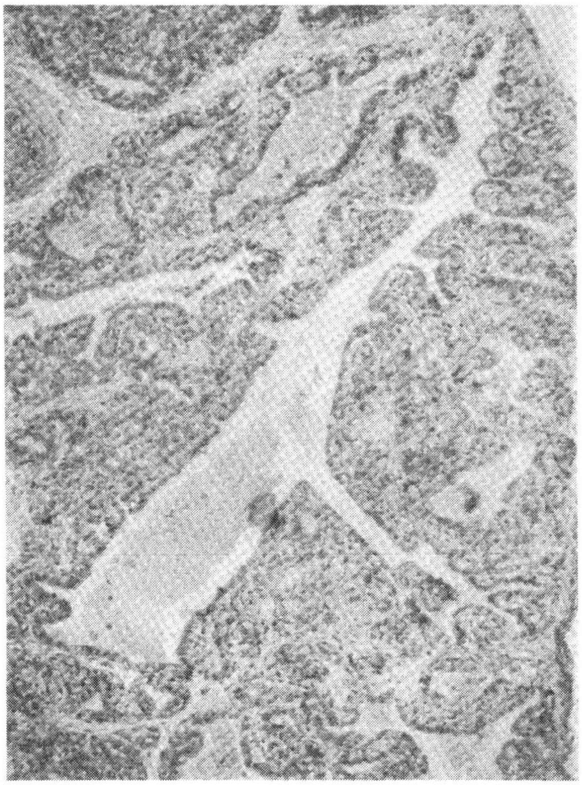

Abb. 2. Weitlumige Follikel mit astartigen Abzweigungen. Färbung H.-E. 90:1

Schilddrüsenläppchen sichtbar werden. Übergangsformen zwischen den beiden letzten sind häufiger als der dritte Typ und kennzeichnen sich durch weitlumige Epithelschläuche, die Abzweigungen aufweisen (Abb. 2 u. 3). Die Verteilung dieser Follikelschnittbilder scheint innerhalb des Gewebes der Seitenlappen einer gewissen Regelmäßigkeit zu unterliegen. Sie formieren sich vor allem zentral und bilden den Hauptanteil, während peripher meist Makrofollikel das Schilddrüsengewebe zur Kapsel begrenzen. Ihr größerer Durchmesser steht dabei senkrecht

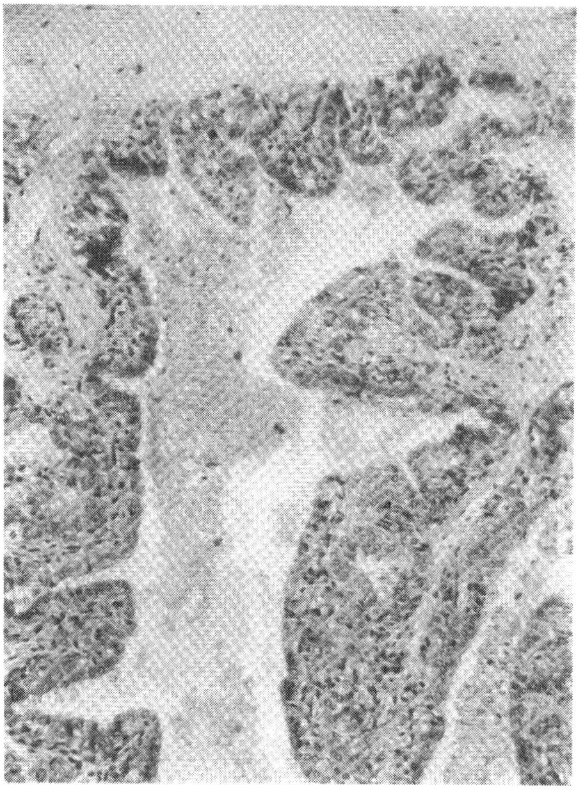

Abb. 3. Subkapsuläre Follikel mit spaltartigen Fortsätzen. Färbung H.-E. 150:1

zur bindegewebigen Organoberfläche (Abb. 4). In kleineren Schilddrüsenanteilen, im Isthmus und in den Nebenschilddrüsen, sind große Follikel seltener, sondern häufiger kleine mit einem geringeren Durchmesser als in den Lappen festzustellen.

Von dem beschriebenen Bau der Follikel weichen die Schilddrüsen eines zehn Tage und zweier sechs Wochen alten Tiere ab. Im Schnittbild des jüngsten Tieres treten wenige, ovale und langgestreckte tubuläre Follikel auf, deren Lumen wenig Kolloid enthält. Es überwiegt das interfollikuläre Gewebe mit locker angeordneten Parenchymzellen und gefüllten Gefäßen. Dadurch entsteht der Eindruck, daß eine Entfaltung oder Bildung von Follikeln in vollem Umfang nach der Geburt noch nicht stattgefunden hat. Bei den zwei weiteren Sumpfbibern ist der Follikelumfang erstaunlich gleichförmig ausgeprägt; sie sind abgerundet, von annähernd einheitlicher Größe und arm an Kolloid.

Außer einem altersbezogenen Gestaltwandel der Follikel waren andere, die Follikelgröße beeinflussende Faktoren abzugrenzen. Seit langem sind jahreszeitliche Einflüsse auf die Aktivität und den Kolloidgehalt der Schilddrüse bekannt, die zwangsläufig durch Stapelung oder Ausschüttung das Volumen des Follikels und damit dessen Gestalt formen. Diese vom Kolloidgehalt her bedingte Form soll bei der Besprechung des Stapelhormons insgesamt erörtert werden.

Ein vermutlich mechanischer Einfluß auf die Follikelgestalt ist in bestimmten Abschnitten der Laterallappen nachzuweisen. Histologische Schnitte der kranialen Hälfte enthalten meist einen Querschnitt der A. carotis communis, die sich dem sie umfassenden Schilddrüsengewebe eng anlegt. Im Gegensatz zu den allgemein unter der Bindegewebskapsel vorkommenden Makrofollikeln enthält der unmittelbar an die Arterie angrenzende Schilddrüsenbezirk keine großen, kolloidreichen Follikel. Die betreffenden Follikellumina sind dagegen schmal und zeigen

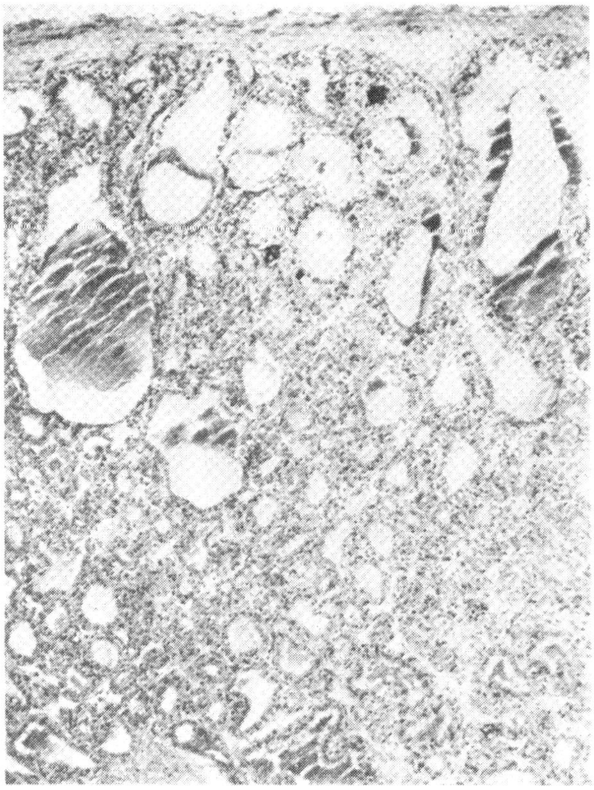

Abb. 4. Subkapsuläre Zone der Makrofollikel mit darunterliegender Schicht kleinerer Follikel. Färbung H.-E. 90:1

einen mit der gebogenen Arterienwand parallelen Verlauf. Bis zu sechs schalenförmige Follikelformationen wurden an diesen Arterienquerschnitten beobachtet. Da der Grad der Verformung der Follikel scheinbar von der Zunahme des Strombahnquerschnittes abhängt, scheint eine gewisse Beziehung zur Stärke der Pulsationswelle zu bestehen. An den Berührungsflächen zum Oesophagus oder zur Trachea treten in der Schilddrüsenperipherie derartige Kompressionsfolgen nicht auf.

2. *Das Follikelepithel*

Wie bei allen Säugetieren werden die Follikel der Schilddrüsen von einer einschichtigen Lage des Schilddrüsenepithels ausgekleidet. Die Epithelzellen besitzen eine iso- oder hochprismatische Form, während abgeplattete Zellen in der Regel nicht vorkommen und selbst in stapelkolloidhaltigen Schilddrüsenbläschen selten in Erscheinung treten. Da die Höhe des Epithels weitgehend in Beziehung zum Funktionszustand des Follikels gesetzt wird, können altersabhängige Aktivitätszustände mit Wandlung der Follikelform einen Einfluß auf die Epithelhöhe nehmen.

Wie erwähnt, finden sich vom 15. Lebensmonat an vermehrt kolloidgefüllte Follikel, deren Auskleidung abschnittsweise aus abgeflachten Epithelien besteht. Es muß aber betont werden, daß iso- bis hochprismatische Zellbilder in den Schilddrüsen jeder Altersklasse überwiegen.

Bevor die Struktur der Follikelepithelzelle im einzelnen wiedergegeben wird, soll die Neigung zur Artefaktbildung unter normalen Aufbereitungsmethoden erwähnt werden. Die nach der Pelzung entnommenen Schilddrüsen zeigten in wechselnder Ausdehnung interepitheliale Spalten, wodurch sich das Follikellumen zwischen den Zellen bis an die Kapillarmembran fortsetzte. Durch Thyreoidektomie gewonnenes und in BOUIN fixiertes Material wies dagegen derartige Spalten nicht auf.

Die iso- und hochprismatischen Follikelepithelzellen sind verhältnismäßig zytoplasmaarm. Der Zellkern nimmt oft die ganze Breite der Zelle ein. Reihenförmig angeordnet liegen die Zellkerne vorwiegend im mittleren oder basalen Zellbereich und sind teils kugelförmig, teils ovoid oder elliptisch. Der längere Kerndurchmesser der ovoiden Zellkerne besitzt keine Beziehung zur apiko-basalen Zellachse. Bei abgeflachten Kernen liegt er parallel zur Zelloberfläche. Der Chromatingehalt der Epithelzellkerne und damit die Intensität ihrer Färbung schwankt in gewissen Grenzen. Bei der Anwendung der H.-E.-Färbung verhalten sie sich basophil, bei Verwendung der Azanfärbung färben sie sich mit Azocarmin rot. Die verhältnismäßig scharf konturierte Kernmembran erscheint bei H.-E. stark dunkelblau gefärbt, während das Karyoplasma zart bis kräftig blau tingiert ist. Die Chromatinbröckchen sind wandständig und perinukleolär verteilt, wobei die den Nucleolus umgebenden mit den wandständigen durch fädige Chromatinstrukturen verbunden sind. Die Kernkörperchen sind überwiegend in der Einzahl, seltener doppelt vorhanden. Mehr als zwei konnten nicht mit Sicherheit beobachtet werden. Sie liegen entweder zentral oder exzentrisch im Kern und unterscheiden sich nicht in ihrer Größe. Die Nucleoli erscheinen durch angelagertes Chromatin unregelmäßig, bisweilen sternförmig konturiert.

Das zart angefärbte Zytoplasma ist von schwammiger oder schaumiger Struktur mit unterschiedlicher Dichte und weist kleinere, umgrenzte, optisch leere Räume auf, die sich elektronenoptisch als Vakuolen darstellen. Diese im apikalen oder im basalen Zellbereich liegenden Vakuolen nehmen an Größe und Zahl mit wachsendem Intervall vom Tod bis zur Fixierung zu, so daß das Zytoplasma der nach einer halben Stunde fixierten Schilddrüsen vor allem aus Vakuolen besteht. Die Struktur des perinukleären Zytoplasmas scheint besonders zart zu sein, da in der Follikelepithelzelle ein farbfreier Hof die Kernmembran umgibt.

Der apikale Abschnitt der Follikelepithelzelle weist eine Vielfalt von Strukturen auf, die möglicherweise von der Sekretionstätigkeit und von der Fixationsart, die ebenfalls weitgehend die Kolloidstruktur (BUCHER 1938) bedingt, abhängen. Selten ist das Zytoplasma follikelwärts scharf abgegrenzt, häufiger besitzt die apikale Zellgrenze eine verwaschene oder zottige Oberfläche. Unterschiedlich lange und in der Zahl und Breite wechselnde Zytoplasmafortsätze erstrecken sich in den Follikelhohlraum, wo sie sich mit dem Kolloid durch fädige Ausläufer verbinden. Bei glattwandigen Zellgrenzen liegt ein homogenes, eosinophiles Kolloid stellenweise diesen Epithelbezirken eng an, ohne „Resorptionsvakuolen" zu zeigen. Als Ausdruck einer apikalen Kolloidsekretion können die in das Follikellumen vorgestülpten Vakuolen aufgefaßt werden, deren Abgrenzung durch eine feine Grenzmembran erfolgt (Abb. 5). Eine große Ähnlichkeit dieser Strukturen besteht zu den Resorptionsvakuolen, die die gleiche Größe besitzen, aber enzymatisch verflüssigte Höfe des gestapelten Kolloids darstellen sollen. In der Nähe der Sekretionsvakuolen läßt sich dagegen kein Kolloid nachweisen. Eine Unterscheidung der Follikelepithelzellen in Hauptzellen und Kolloidzellen infolge unterschiedlicher Zytoplasmaanfärbung gelingt in der Regel nicht. Andere Typen der Schilddrüsenzelle, wie die wasserhellen Zellen, BENSLEY-Zellen, Makrothyreozyten LUDWIGS, nh-Zellen SUNDER-PLASSMANNS, kamen nicht zur Darstellung.

Inter- oder *parafollikuläre Zellgruppen* unterschiedlicher Größe liegen zwischen den Schilddrüsenfollikeln, die selten direkt aneinanderstoßen. Sie zeigen bei den angewandten Färbungen die gleiche Färbungsintensität wie die Follikelepithelzellen. Bei der H.-E.-Färbung liegen die rundlichen oder ovoiden Epithelzellkerne in einem heller oder dunkler eosinophil gefärbten Zytoplasma, dessen Zellgrenzen nicht bestimmbar sind. Zwischen ihnen sind locker strukturierte, längliche Bindegewebszellkerne in scheinbar ungeordneter Verteilung zu erkennen. Follikellumina sind selten nachzuweisen. Auch die van GIESON-Färbung oder die Elasticafärbung ergeben keine näheren Details. Dagegen ist die Azanfärbung nach HEIDENHAIN zur Differenzierung interfollikulärer Zellgruppen gut geeignet. Viele der mit H.-E. gefärbten und als solide angesprochenen Epithelzellnester zeigen bei der kontrastreichen Azanfärbung kleine bis kleinste Hohlräume, die leer oder mit Kolloidresten gefüllt sind. Dadurch verringert sich

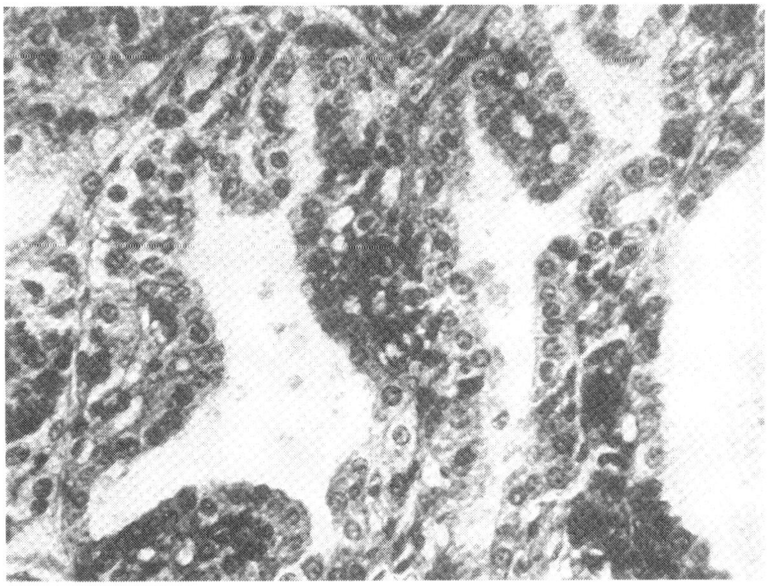

Abb. 5. „Sekretvakuolen" am apikalen Zellpol der Follikelzellen in kolloidarmen Follikeln. Azanfärbung. 440:1

die Zahl der scheinbar kompakten Epithelzellformationen um ein Mehrfaches. Das stärker angefärbte Schlußleistennetz (Abb. 6) grenzt alle Zellen sichtbar voneinander ab, wodurch extraplasmatische Hohlräume zu erkennen sind. Auf Grund der unterschiedlichen Tinktion sind Bindegewebszellkerne und Erythrozyten im interfollikulären Zellgewebe ebenfalls gut zu differenzieren. Jedoch glauben wir nicht wie NEUMANN (1963), daß die interfollikulären Zellgruppen nicht wirklich existieren und Anschnitte von Follikeln, von Ausstülpungsformen oder von Epithelsträngen darstellen. Beim Sumpfbiber sind die inter- oder parafollikulären Zellgruppen so groß und zahlreich, daß sie ungefähr der Flächensumme der größeren Follikellumina gleichzusetzen sind. Da auch Ausstülpungsformen der Follikelwand nicht häufig auftreten, erscheint die einzige Erklärung für die interfollikulären Zellgruppen als Follikelwandanschnitte (NEUMANN 1963) für die untersuchten Spezies unbefriedigend.

Epithelproliferationen oder Polsterbildungen des Schilddrüsenepithels kommen erstaunlicherweise sehr häufig während der ersten 15 Lebensmonate vor. Innerhalb größerer Follikel werden Epithelzellknospen beobachtet, die in das Follikellumen vordringen und eine unterschiedliche Höhe erreichen. Von den glatt verlaufenden Follikelepithelwänden erheben sich oft in kleineren Abständen meist kurze, kissen- oder pilzartige Epithelknospen, deren bindegewebiges Stütz-

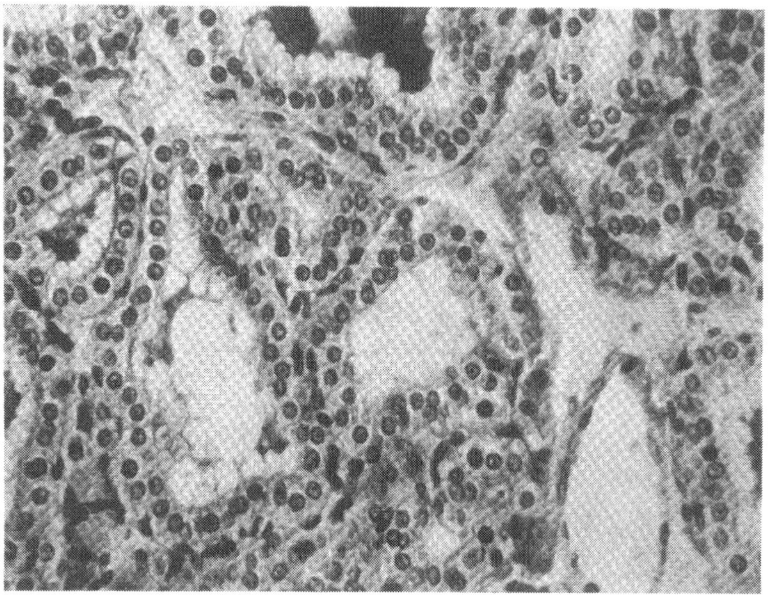

Abb. 6. Das Schlußleistennetz ist im Follikelepithel und in den parafollikulären Zellgruppen sichtbar. Zwischen Stapelkolloid und Schilddrüsenepithel liegen „Resorptionsvakuolen". Azanfärbung. 400:1

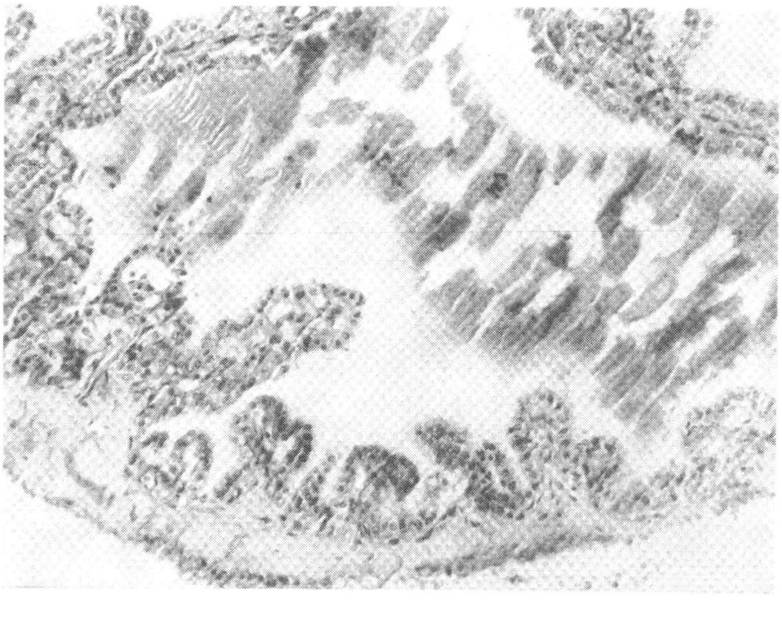

Abb. 7. Proliferationen des Follikelepithels in subkapsulären Follikeln. Im Stapelkolloid liegen pyknotische Kerntrümmer. Färbung H.-E. 180:1

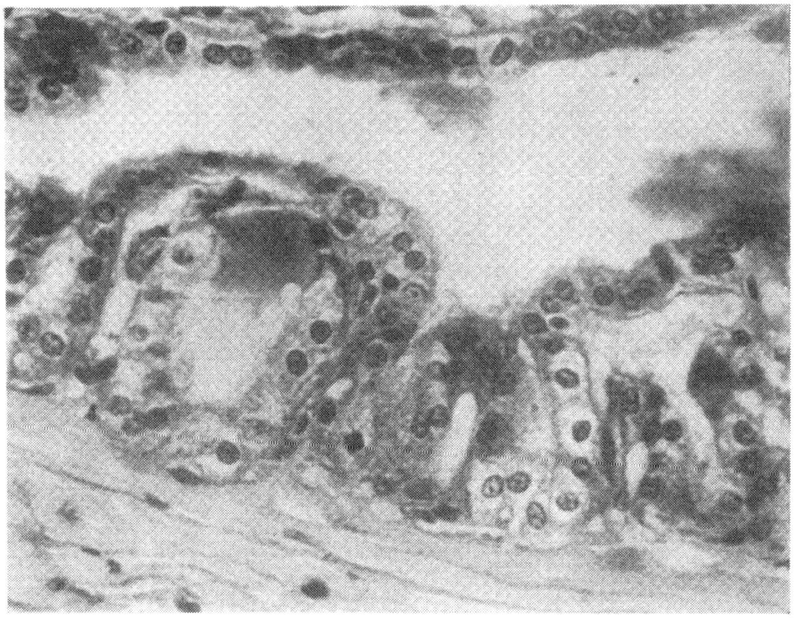

Abb. 8. Durch Verschmelzung von Epithelproliferationen entstandener kolloidhaltiger Mikrofollikel in der Wand eines großen Follikels. Färbung H.-E. 580:1

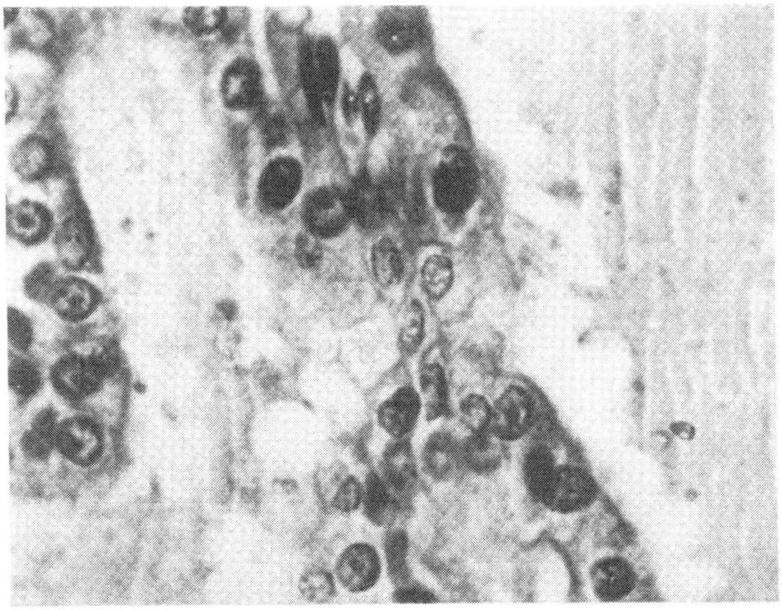

Abb. 9. Auflösung einer Follikelwand zwischen zwei kolloidhaltigen Follikeln. Die Schlußleisten und die aufgehellten Follikelzellkerne sind angeschnitten. Färbung H.-E. 1200:1

gerüst deutlich an den stark gefüllten Kapillaren zu erkennen ist. Die Zellen besitzen im gesamten Bereich der Zellproliferationen das gleiche morphologische Aussehen wie das der übrigen Follikelepithelzellen. Am regelmäßigsten sind die kleineren Epithelpolster in den subkapsulären großen Follikeln festzustellen, in denen sie zumeist an der äußeren Follikelwand auftreten (Abb. 7). Durch Verschmelzung dieser Epithelfalten entstehen neue Mikrofollikel, die Kolloid enthalten (Abb. 8).

Umfangreichere Proliferationen weisen eine baumartige Gliederung auf, wodurch der Follikelhohlraum stark zerklüftet wird. Dieser bereits als papillomatöse Proliferation zu bezeichnende Aufbau der Follikel soll später im Zusammenhang mit anderen Befunden diskutiert werden.

Von den Proliferationsknospen sind die Septen bzw. Papillen zu unterscheiden, die durch Neubildung eine Kammerung der Follikel herbeiführen. Sie stellen weit in das Lumen reichende, doppelzellige Scheidewände dar, die durch ein schmales Bindegewebsblatt gestützt werden. Eine Differenzierung in basale Zellen mit isoprismatischer Gestalt und in hohes zylindrisches Epithel am freien Rand wie beim Menschen (SANDERSON-DAMBERG 1911) ist nicht möglich. NEUMANN (1963) fand, daß ein Auf- oder Abbau der Follikelsepten bei der Ratte vom Aktivitätsgrad abhängt und bei abnehmender Stimulierung sich Follikelepithelwände auflösen. Es entstehen dabei durch Konfluenz größere Follikel. Die Auflösung von Follikelsepten wird beim Sumpfbiber gelegentlich beobachtet (Abb. 9), jedoch lassen sich daraus keine Rückschlüsse auf den Grad der Aktivität ziehen.

3. *Das Kolloid*

Das als Kolloid bezeichnete sichtbare Sekret der Follikelepithelzellen kann beim Sumpfbiber hauptsächlich in den großen Schilddrüsenbläschen nachgewiesen werden, während die kleineren Follikel vielfach optisch leer erscheinen. Da die Makrofollikel vorwiegend in der Peripherie liegen, tritt auch hier gegenüber dem Zentrum vermehrt Kolloid auf. Diese allgemeine Feststellung wird teilweise durch die Tatsache eingeengt, daß in umschriebenen Gebieten der größere Teil der Follikel Schilddrüsenhormon gestapelt hat. Diese Bezirke schließen auch zentrale Partien der Schilddrüsenlappen ein. Leider ist die Gleichsetzung dieser funktionell inaktiven Gebiete mit dem anatomischen Begriff eines Lobulus auf Grund der Schnittbilder nicht möglich.

Nur selten füllt das Kolloid das Lumen eines Follikels vollständig aus; häufig liegt es nur zentral und ist durch verschiedengestaltige Ausläufer mit den Epithelzellen verbunden. Seitdem durch die Untersuchungen von BUCHER (1938) die verschiedenen Schrumpfungsformen des Kolloids durch gebräuchliche Fixierungsflüssigkeiten bekannt sind, haben morphologische Beschreibungen des Kolloids nur beschränkten Wert. Wenn trotzdem hierauf kurz eingegangen wird, so soll in Verbindung von Kolloidverteilung und -anfärbbarkeit das gestapelte Schilddrüsenhormon unbehandelter Tiere charakterisiert werden. Elektronenmikroskopische Aufnahmen osmiumsäurefixierter Schilddrüsen zeigen im wesentlichen keine Kolloidstrukturen, da Osmiumsäure nach BUCHER (1938) und BIEDL (1922) die geringsten Schrumpfungseffekte hervorruft.

Bei einheitlicher Fixierung des Gesamtmaterials in BOUINscher Flüssigkeit beobachtet man folgende verschiedene Fixationsformen: Das sogenannte Stapelkolloid zerspringt beim Schneiden in kleinere, gebogene Felder oder zeigt sich in homogener Schnittfläche. Es ist vorwiegend in sehr großen Follikeln mit isoprismatischem Epithel vorhanden. Nach HEIDENHAINscher Azanfärbung wie auch mit Eosin färbt es sich kräftig rot. Wiederholt tritt im Zentrum dieser Kolloidform ein scharf abgegrenztes, wie gestanzt aussehendes, rundes Lumen auf, das entweder optisch leer ist oder schwach basophile, körnige Gerinnsel enthält (Abb. 10). Eine streifige Anordnung des Kolloids sowie eine wabige oder schaumige Struktur stellen weitere Fixationsformen des Schilddrüsensekretes dar. Die Anfärbbarkeit kann innerhalb eines Follikels unterschiedlich ausfallen, so daß z. B. bei der Azanfärbung rote und blaue Farbtöne fließend ineinander übergehen. Nach KRACHT (1952/53) und ISENSCHMID (1910) werden dadurch verschiedene Flüssigkeitsstadien nachgewiesen. Bei zart blau tingiertem Kolloid nach Azanfärbung treten in vielen Follikeln deutlich leuchtend rote, homogene Granula von der Größe der Kernkörperchen oder größer auf, die in keine Beziehung zu intrafollikulären Kernfragmenten zu bringen sind.

Farbdifferenzierungen des Kolloids sind bei der angewandten Elasticafärbung und van GIESON-Färbung nicht zu verzeichnen, jedoch sind bei der ersteren intrafollikuläre Zellelemente, Desquamativzellen des Epithels oder Bindegewebszellen, häufiger zu beobachten. Randvakuolen sind unabhängig von der Färbung in den mit Stapelkolloid gefüllten Follikeln in wechselnder

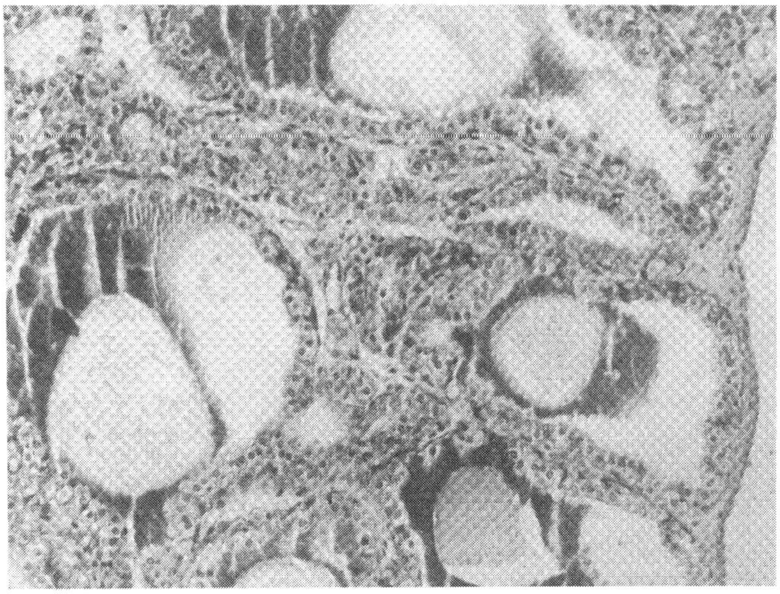

Abb. 10. Makrofollikel mit homogenem Stapelkolloid und zentralem wabigen Kolloid. Färbung H.-E. 180:1

Anzahl festzustellen. Ihre Existenz intra vitam ist noch umstritten, obwohl BUCHER (1938) neben den artifiziell entstandenen noch „primäre", d. h. intra vitam bereits vorhandene zuläßt. Desgleichen treten im Kolloid gelegene, kleine Vakuolen auf, die von BARGMANN (1939) als Kunstprodukte angesprochen werden. Jedoch sind sie von Sekretbläschen gleicher Größe abzutrennen, die ähnlich wie Resorptionsvakuolen den Follikelpithelzellen aufsitzen, aber auch in kolloidfreien Teilen des Follikels nachzuweisen sind (Abb. 5).

Von extrakolloidalen Bestandteilen lassen sich innerhalb des Follikelhohlraumes desquamierte Follikelepithelzellen, gelegentlich Bindegewebszellen und vereinzelt rote Blutkörperchen nachweisen. Eine Unterscheidung der beiden ersten genannten Zellarten gelingt mit der Azanfärbung infolge der Unterschiede in der Chromatinverteilung in den meisten Fällen. Erythrozyten treten dagegen besonders nach H.-E.-Färbung im Kolloid hervor. Die Frage nach einer prä- oder postmortalen Epitheldesquamation kann im vorliegenden Material nur zugunsten der intravitalen Zellablösung entschieden werden, da intrakolloidale Zellen meist pyknotisch sind (Abb. 7). Die Häufigkeit ihres Auftretens ist als gering zu bezeichnen, wobei größere Follikel gegenüber kleineren vermehrt abgestoßene Epithelzellen enthalten. Bei der Ratte fand NEUMANN (1963) im Mittel in 2,7% aller untersuchten Schilddrüsenfollikel intrafollikuläre Zellen, die bei Stimulierung der Schilddrüse in der Anzahl zunehmen. Ihr Auftreten im Kolloid leitet er von der teilweisen Auflösung der Follikelwand ab.

4. *Der Bindegewebs- und Gefäßapparat der Schilddrüse*

In diesem Abschnitt werden das aus Kapsel und Septen bestehende Stützgerüst, die Blut- und Lymphgefäße sowie die Nerven beschrieben.

Die *Kapsel* der Sumpfbiberschilddrüse ist zart und läßt das Parenchym, die Gefäße und die andeutungsweise vorhandene Läppchenzeichnung durchscheinen. Die Befestigung des Organs und seine Form werden weniger durch die Kapsel, sondern mehr durch die ihr anliegenden Organteile der Trachea, der Gefäße und Muskeln hervorgerufen (TROLLDENIER 1965). Bei jungen Tieren beträgt die Kapseldicke nur etwa 5 bis 20 μ, während bei erwachsenen bis zu 60 μ gemessen wurden. Vorwiegend sind an ihrem Aufbau kollagene Fasern und flache, stark angefärbte Fibrozytenkerne beteiligt. Elastische Fasern lassen sich nur vereinzelt mit der WEIGERTschen Elasticafärbung zwischen den kollagenen Faserzügen nachweisen. Sie begleiten wahrscheinlich kleinere Gefäße. Eine Abgrenzung einer äußeren, gefäßreichen und an elastischen Fasern armen Schicht von einer inneren, zell- und an elastischen Elementen reichen Schicht (ALLARA 1934, WETZEL 1936) ist nicht möglich. Jedoch sind im allgemeinen die inneren Bindegewebslagen zellreicher. Eine vorherrschende Verlaufsrichtung der Faserzüge kann ebenfalls nicht festgestellt werden. In der bindegewebigen Kapsel finden sich in spärlicher Verteilung kleine Bezirke von Fettgewebe, das auch in größeren Septen auftreten kann. Das Vorkommen von Fettgewebe in der Schilddrüsenkapsel der Ratte erwähnt NEUMANN (1963). Der Reichtum an eintretenden Gefäßen und Nerven in die Kapsel der Schilddrüse ist durch die hochentwickelte

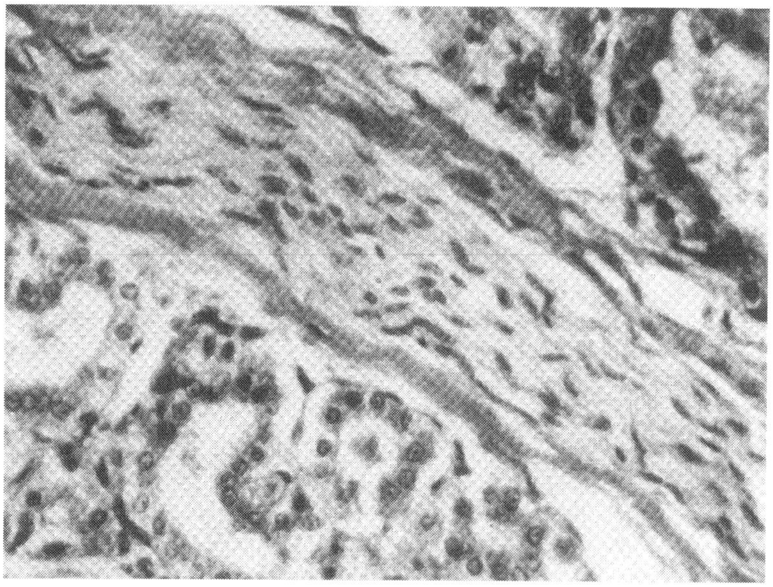

Abb. 11. Längsgeschnittener markarmer Nerv im interfollikulären Bindegewebe. Färbung H.-E. 450:1

und diffizile Funktion dieses Organs verständlich, soll doch die Durchbutung der Schilddrüse des Hundes etwa derjenigen von Gehirn und Nebennieren (KNOWLTON, DOVLEY und CURTIS 1922) gleichen und nach STEWART und ROGLOFF (1929) sogar besser als die anderer endokriner Drüsen sein. Stärkere Arterien und Venenäste in besonders breiten Kapselteilen geben Zweige in die Septen ab, die vor allem an verdickten Stellen der Kapsel in das Innere des Organs ziehen. Als kreislaufregulierende Einrichtungen fungieren in der Kapsel gelegene Polsterarterien, wie sie in der Schilddrüsenkapsel des Menschen, der Katze und des Hundes vorkommen (BARGMANN 1939). Die in der Kapsel auftretenden Lymphgefäße sind klappenhaltig.

Besonderes Interesse verdient die terminale Strombahn. Die präkapillären blutgefüllten Arteriolen und Kapillaren bilden ein engmaschiges Netz an der Oberfläche jedes Follikels. Durch die zahlreichen Längs- und Querschnitte der Kapillaren in den Follikelsepten hat es den Anschein, daß jede Epithelzelle einen direkten Kontakt mit dem Kapillarnetz hat, was durch elektronenmikroskopische Studien an der Nutriaschilddrüse unterstützt wird. Perizyten, die NEUMANN (1963) lichtmikroskopisch in der Follikelkapillarwand der Ratte darstellen konnte, sind submikroskopisch beim Sumpfbiber nicht nachzuweisen. Bekannt ist die enge Beziehung von Epithel und Kapillarwand, wobei bei normaktiven Rattenschilddrüsen die Kapillaren tief zwischen die Follikelepithelzellen eintreten, so daß sie häufig nahe bis an das Kolloid heranreichen (NEUMANN 1963). Die von BARGMANN als variköse Ausbuchtungen bezeichneten Kapillaren sind beim Sumpfbiber zwischen den Follikelzellen bis in Höhe des basal liegenden Zellkernes nachzuweisen. Sie erreichen aber niemals die apikalen Zellteile. Beim Wildkaninchen sind ebenfalls intraepitheliale Kapillarfortsätze, die wahrscheinlich blind enden, von EICKHOFF (1949) beschrieben und als Kapillaraneurysmen bezeichnet worden. Allerdings wird aus dieser innigen Verbindung gefolgert, daß das Follikelepithel aus der Kapillarwand aussproßt und die Endothelzelle zur Bildung von Thyreozyten fähig sein soll. Bei Stimulierung und Hyperaktivität der Schilddrüse erweitert sich das Kapillarlumen (Mensch — ALLARA 1937; Ratte — NEUMANN 1963), so daß die perlschnurartige Anordnung der sackartigen Kapillarwandausstülpungen des Sumpfbibers evtl. einen Hinweis auf die erhöhte Aktivität der Schilddrüse geben.

In der Organkapsel liegen markreiche Nerven (u. a. N. recurrens) neben markarmen, von denen letztere im lobulären Bindegewebe wiederholt angeschnitten erscheinen (Abb. 11). Jedoch war aus der Anzahl feiner büschelartiger Endäste, die aus dem Ganglion cervicale craniale nervi sympathici an die Schilddrüse abgegeben werden (TROLLDENIER 1965), eine höhere Anzahl der Nervenanschnitte zu erwarten. Eine Darstellung der Nervenendaufzweigung ist mit den angewandten Methoden nicht zu erzielen.

Besprechung der Befunde

Die dargestellten histologischen Befunde erfordern, soweit sie Abweichungen zu den Schriftumangaben anderer Nagetierschilddrüsen aufweisen oder von besonderer Bedeutung zu sein scheinen, eine nähere Erörterung. Es soll unter Beachtung allgemeingültiger Erkenntnisse über die Schilddrüse versucht werden, eine funktionelle Deutung der mikroskopischen Strukturen vorzunehmen.

Die beschriebene Form des Follikels mit verzweigten Epithelschläuchen und Zentralgängen ist in dieser extremen Form bei anderen Vertretern der Nagetiere bisher noch nicht beobachtet worden. Nach KOLMER (1931) sind die Follikel von Kaninchen, Ratte, Meerschweinchen und Maus meist rundlich, wobei ihre Durchmesser bei der Ratte am meisten variieren (EICKHOFF 1958). Erst an sehr stark und teilweise an mäßig stimulierten Schilddrüsen der Ratte (NEUMANN 1963) konnten durch Rekonstruktionen dreidimensional verzweigte Zellschläuche nachgewiesen werden, die an zahlreichen Stellen durch Schilddrüsenkolloid zu unregelmäßig geformten Bläschen aufgebläht waren.

Eine Unterscheidung in periphere große und zentrale kleine Follikel ist auch bei der Ratte (NEUMANN 1963, KÖNIG 1933) wie auch bei allen Haussäugetieren — außer Pferd — möglich (GROTH 1962). Eine umgekehrte Größenverteilung der Follikel bei der Ratte beschreibt KOLMER (1931). Dagegen läßt BARGMANN (1939) eine allgemein geltende Verteilung verschiedener Größenklassen der Follikel innerhalb der Drüse nicht gelten. Auf die Anordnung der Schnittrichtung macht KÖNIG (1933) aufmerksam, der eiförmige Follikel mit der Längsachse in kraniokaudaler Richtung des Lappens fand. Eine Abhängigkeit der Follikelgröße und -gestalt vom Lebensalter ist von mehreren Säugern bekannt (Schaf — SPÖTTEL 1929; Hund — KÖHLER 1941) und trifft auch für den Sumpfbiber zu. Die Follikelgestalt ist mit sechs Wochen noch gleichmäßig abgerundet. Sie nimmt in den folgenden Monaten an Größe und Vielgestaltigkeit zu, um wieder mit zwei Jahren ausgeglichene rundliche Follikelformen zu bilden. Eine ähnliche, aber mehrfache Wandlung der Follikelgröße zwischen der Geburt und dem 13. Lebensjahr beschreibt KÖHLER (1941) bei Hunden. Dagegen läßt sich nach EICKHOFF (1963a) bei jungen und erwachsenen Hirschen keine Größenzunahme der Follikel trotz des stattgefundenen Körperwachstums feststellen.

Beispiele für Gestaltsunterschiede zwischen den Follikeln der Seitenlappen und der akzessorischen Schilddrüsenanteile, wie sie beim Sumpfbiber anzutreffen sind, konnten aus dem Schrifttum nicht entnommen werden, wie auch Hinweise über das gleichzeitige Verhalten der Schilddrüsenfollikel in den gegenüberliegenden Seitenlappen nur spärlich sind.

Als sichtbarer Ausdruck der Beziehung von Gestalt und Funktion gilt die Struktur der Follikelepithelzelle. Jedoch wurde die allgemeine Annahme, daß im kolloidgefüllten Follikel abgeflachte Zellformen vorherrschen, verschiedentlich widerlegt und trifft in der Regel auch nicht auf die subkapsulären Makrofollikel der ersten Altersgruppe (bis zu einem Jahr) und auf die Stapelfollikel der späteren Lebensmonate zu. Diese Follikelformen weisen meist iso- und hochprismatische Zellen auf, während abgeplattete häufig nur in den Riesenfollikeln vorkommen. So fand auch NEUMANN (1963) bei Messungen keine direkte Abhängigkeit von Epithelhöhe und Follikeldurchmesser. Die einheitliche Gestalt aller Zellen eines Follikels (KÖNIG 1953) trifft nicht für alle Schilddrüsenfollikel des Sumpfbibers zu, da Höhenunterschiede des auskleidenden Epithels von Zelle zu Zelle mehrfach auftreten. Die apikale Zellmembran, die bei der Ratte meist glatt ist (NEUMANN 1963), ist beim Sumpfbiber häufiger ausgefranst oder zottig. Damit wird aber nicht der Bürstensaum bezeichnet, der lichtmikroskopisch nicht sichtbar ist. Möglicherweise sind die beobachteten Strukturen Fixationsartefakte, da in elektronenmikroskopischen Aufnahmen die lumenseitige Zelloberfläche fast nur Mikrovilli aufweist.

Weitere Besonderheiten stellen die apikalen chromophoben Sekretvakuolen dar, die die Zellmembran gegen das Follikellumen vorwölben. Durch die Bildung eines chromophoben Hofes apikal der Zelle besteht eine gewisse Ähnlichkeit zu den Resorptionsvakuolen, die jedoch nur in der Nachbarschaft von Kolloid durch Verflüssigung entstehen. Es wird angenommen, daß es sich bei den Sekretvakuolen um existente Zellelemente handelt, da ähnliche Strukturen in elektronenmikroskopischen Aufnahmen nachgewiesen wurden.

Dagegen ist die Bedeutung der interfollikulären Zellnester als Bauelement der Schilddrüse noch sehr umstritten. Eine ausführliche Literaturübersicht gibt LUDWIG (1953). Er und NEUMANN (1963) lehnen die Existenz lumenfreier Gruppen epithelialer Zellen zwischen den Follikeln in der Schilddrüse der Ratte und anderer untersuchter Tierarten ab. Die interfollikulären Zellhaufen sollen größere Kerne (FLORENTIN 1932), helleres Plasma und Schlußleisten im apikalen Zellbereich besitzen. Ihre Anzahl soll in stimulierten Schilddrüsen zunehmen. Die morphologischen Unterschiede zu den Follikelepithelzellen werden aus der Schnittrichtung parallel zum freien Lumen erklärt. Ihre Zunahme unter Belastung wird verständlich durch die Teilung großer Follikel in kleinere und der damit verbundenen Häufung von Follikelanschnitten. Die scheinbar gegenteilige Feststellung trafen neben anderen SCHARF und SAFFARI (1964), die in einem bestimmten Zeitraum nach Stimulierung eine Umlagerung der parafollikulären Zellen zu Mikrofollikeln beim Meerschweinchen beobachteten. Morphologisch wird gemeinsam eine Zunahme kleiner Follikel bei erhöhter Aktivität festgestellt, deren Entstehung jedoch unterschiedlich interpretiert wird.

Die interfollikulären Zellgruppen des Sumpfbibers sind im Verhältnis zu den angeschnittenen Follikeln so häufig, daß ihre Darstellung als Flachschnitte von Follikelepithelwänden oder

Zentralkanälchen nur schwer verständlich erscheint. Selbst bei Durchsicht von Schnittserien ist das Auffinden eines dazugehörigen Lumens nicht generell möglich, wie es NEUMANN (1963) angibt. Ohne eine weitere Deutung über die Herkunft oder Entstehung dieser stark diskutierten Zellen geben zu wollen, läßt sich doch nicht die Frage umgehen, weshalb lumenfreie Schilddrüsenepithelgruppen nicht existieren sollen und ob eine freie Zelloberfläche zu einem Hohlraum für den Stoffwechsel der Epithelzelle eine unbedingte Voraussetzung ist. Wenn sich dieses nicht als notwendig erweisen würde, könnte der solide, lumenlose Epithelzellhaufen funktionell als Stadium vor der einsetzenden apikalen Kolloidsekretion erklärt werden. Damit wird das Problem der Inkretion vor dem Auftreten des Kolloids berührt, das für die embryonale Schilddrüse unter Voraussetzung ausgedehnter Vaskularisation für möglich gehalten wird (RAB 1913; ARON 1926).

Das Kolloid liegt beim Sumpfbiber weniger als Stapelform, sondern mehr in granulärwabiger Anordnung vor. Auf seine Verteilung innerhalb des Follikels hat die Fixation einen entscheidenden Einfluß. Ebenso werden Farbreaktionen durch Fixation, Alter, Dichte, Polymerisationsgrad des Kolloids und Schnittdicke beeinflußt. Daher scheint es schwierig, auf Grund morphologischer Strukturen von einer Methodik unabhängige Angaben über das Kolloid zu machen. Die Randfollikel besitzen in der Regel mehr gestapeltes, homogenes Kolloid als die übrigen Schilddrüsenbläschen, bei denen feinere, d. h. schaumige, körnige oder fädige Kolloidstrukturen vorherrschen. Abgestoßene Follikelepithelien finden sich vor allem im Kolloid größerer Follikel. Völlig leere Follikel sind selten anzutreffen und sollen nach LUDWIG (1954) nie vorkommen. Meist ist die lumenseitige Fläche der Epithelzellen mit einem zarten Kolloidschleier bedeckt. Die relative Kolloidarmut der Follikel kann mit dem Alter der Tiere in Verbindung gebracht werden, da die Schilddrüse in der Jugend eine wechselnde Hormonablagerung zeigen soll. KÖHLER (1941) fand beim Hund erst sichtbares Kolloid ab einem Jahr. Jedoch sind einjährige Sumpfbiber nicht mehr als juvenil, sondern als erwachsen zu bezeichnen, da die Geschlechtsreife mit 5 bis 6 Monaten eintritt. Vermehrte Kolloidstapelung tritt jedoch erst zwischen dem 1. und 2. Lebensjahr auf. Daher sind die Schilddrüsen der geschlechtsreifen Tiere zwischen dem 6. und 15. Lebensmonat als kolloidarm zu bezeichnen.

Die Ablagerung des Kolloids wird allgemein als Gradmesser der Aktivität angesehen, die u. a. auch von jahreszeitlichen Einflüssen bestimmt werden soll. Dieser zusammenfassende Begriff schließt exogene Faktoren, wie Temperaturschwankungen, Lichtverhältnisse, Sexualzyklus, Ernährung, ein, die im einzelnen nur schwer voneinander getrennt werden können. Nach WATZKA (1934, 1938) besitzen die nicht winterschlafenden Säuger in der kalten Jahrsszeit hochaktive Schilddrüsen mit Kolloidabgabe, Neubildung von Follikeln usw. und in der Sommerhälfte inaktive Follikel. Diese These wurde von EICKHOFF (1949, 1963a, b, c) an vielen Wildtieren Mitteleuropas und der Subarktis geprüft und auf Grund ihrer Resultate abgelehnt, wobei überwiegend der Kältefaktor ausgewertet wurde. An Hand von 120 Wildkaninchen, von denen monatlich 10 erlegt wurden, verfolgte er das jahreszyklische Verhalten der Schilddrüse dieses Tieres. In der Jahresübersicht entsteht eine dreigipflige Kurve der Aktivierung mit zwei deutlichen Ruhepausen. Geringe Anzeichen einer Aktivierung erkennt man in jedem Monat (außer August) bei mindestens 50% der Schilddrüsen. Im einzelnen sei der Jahresablauf wiedergegeben: Die geringste Aktivität im Januar läßt eine Steigerung von Februar bis Mai erkennen, bis im Juni—Juli sämtliche Schilddrüsen hoch aktiv sind. Ein steiler Abfall folgt im August, der im September bis Dezember nochmals von einem Gipfel gefolgt ist. Somit kann von einem jahreszeitlichen Dimorphismus der Schilddrüse nicht mehr gesprochen werden. Seine weiteren Untersuchungen ergaben, daß langsam einsetzende Dauerkälte an Schneehasen und Seehunden inaktive Follikelformen erzeugt.

Die Überprüfung des eigenen Materials auf jahreszeitlich bedingte Aktivitätsunterschiede ergibt keinen Hinweis eines bestimmten jahresrhythmischen Ablaufs der Schilddrüsentätigkeit. In jeder Jahrszeit herrschen die beschriebenen aktiven Schilddrüsenbilder vor.

Für die Einschätzung der sekretorischen Leistung der Sumpfbiberschilddrüse scheinen die beschriebenen Epithelproliferationen wichtig zu sein. Sie sind von besonderem Interesse, da sie fast regelmäßig innerhalb des ersten Lebensjahres in den Makrofollikeln der Peripherie vorkommen und von anderen Nagetieren anscheinend nicht bekannt sind. Nur durch extreme Belastungen, die einen Vollbasedow bei Wildkaninchen hervorrufen (EICKHOFF 1949), lassen sie sich in spärlicher Größe erzeugen. Diese papillären Wucherungen, aus denen auch baumartige Epithelfalten entstehen, besitzen einen bindegewebigen Grundstock mit erweiterten und prall gefüllten Kapillaren.

Die Polsterbildungen sind als örtliche papillomatöse Proliferation des Epithels zu bezeichnen und stellen eine Form der Hyperplasie (GROTH 1962) dar. Die Hyperplasien dürfen nach GROTH nicht als pathologische Erscheinungen angesehen werden, sondern treten als physiologische kompensatorische Bildungen zur Aufrechterhaltung der Euthyreose auf. Wenn sich die Hyperplasie mit einer deutlichen Umfangsvermehrung der Schilddrüse verbindet, so wird sie als „Kropf" bezeichnet. Das hohe absolute durchschnittliche Schilddrüsengewicht dieses Sumpfbibermaterials von 2,64 g, das mit dem von Hunden (2,72 g nach KÖHLER 1941) trotz der Körpergewichtsdifferenz annähernd übereinstimmt, läßt zusammen mit der Beurteilung der histologischen Befunde eine beachtliche Aktivierung der Schilddrüse vermuten, die zur Kropfbildung tendiert.

Ob die hohen Schilddrüsengewichte zusammen mit den mikroskopischen Aktivierungszuständen (Kolloidarmut, Epithelhöhe, Kapillaraneurysmen, Epithelproliferationen) durch genetische oder goitrogene Einflüsse bedingt sind, lassen erst weitere Untersuchungen verschiedener Sumpfbiberbestände erkennen. Hierbei ist eine genaue Standardisierung der akuten Umweltbedingungen (NEUMANN 1963) zu beachten, da minutenschnelle, morphologisch faßbare Reaktionen der Schilddrüse nachgewiesen wurden.

Zusammenfassung

Die histologische Struktur der Schilddrüse des Sumpfbibers wird an Hand eines Materials von 45 Tieren dargestellt. Die Gestalt des Schilddrüsenfollikels erweist sich während des ersten Lebensjahres als variabel. Neben den überwiegend ovalen oder runden kleinen Follikeln treten dazwischen größere mit buchtigen Wänden und Ausläufern auf. Als auffallendste Form des Follikellumens sind Zentralkanäle mit baumartiger Verzweigung von Epithelsträngen anzutreffen. Die drei Schnittbilder sind als zusammenhängendes Raumnetzwerk der Follikel zu erklären.

Das Follikelepithel ist iso- oder hochprismatisch. Als flaches Epithel tritt es nur in Stapelfollikeln älterer Tiere auf. An der apikalen Zellgrenze sind von den Resorptionsvakuolen des Stapelkolloids Sekretionsbläschen im kolloidfreien Lumen zu unterscheiden. Haupt- und Kolloidzellen lassen sich in der Regel nicht voneinander abgrenzen.

Interfollikuläre Zellgruppen sind reichlich ausgebildet. Wegen ihrer Vielzahl und Ausdehnung ist ihre Deutung als Flachschnitte von Follikelepithelwänden beim Sumpfbiber abzulehnen. Die Struktur des Kolloids erscheint weniger in homogener, sondern mehr in wabig-granulärer Verteilung. Bis zu einem Lebensjahr ist die Schilddrüse relativ kolloidarm.

Bei der terminalen Gefäßversorgung ist das Verhalten der Follikelkapillaren von Interesse. Neben subepithelialen sind interepitheliale Kapillaren bis in Höhe der Zellkerne zu beobachten. Sie werden als Kapillaraneurysmen angesehen und auf eine erhöhte Aktivität zurückgeführt.

Auffallende Proliferationen des Follikelepithels der Randfollikel sind für das erste Lebensjahr des Sumpfbibers charakteristisch. Als Form der Hyperplasie weisen sie zusammen mit anderen histologischen Befunden auf eine Intensivierung der Hormonbildung in diesem Lebensabschnitt hin.

Literaturverzeichnis

ALLARA, E.: Je connettivo della tiroide nelle varié età. Arch. ital. anat. embriol. **32**, 383—418 (1934).

ALLARA, E.: La vascolarizzazione arteriosa della ghiandila tiroide dell' uomo. Arch. ital. anat. embriol. **37**, 269—318 (1937).

ARON, M.: Indications apportees par l'étude de l'évolution thyroïdienne, chez les embryons des mammifères, au point de vue du fonetionnement normale et pathologique de la thyroïde adulte. Compl. rend. Soc. biol. Paris **94**, 278, 279 (1926).

BARGMANN, W.: Schilddrüse. In: Handbuch der mikroskopischen Anatomie des Menschen. Bd. VI/2 Berlin: Springer 1939.

BARGMANN, W.: Histologie und mikroskopische Anatomie des Menschen. Stuttgart: Thieme 1962.

BIEDL, A.: Innere Sekretion. Berlin, Wien: Urban & Schwarzenberg 1922.

BUCHER, O.: Untersuchungen über den Einfluß verschiedener Fixationsmittel auf das Verhalten des Schilddrüsenkolloids. Zschr. Zellforsch. **28**, 359—381 (1938).

EICKHOFF, W.: Schilddrüse und Basedow. Beitrag zur Histo-Morphologie und Funktion der Schilddrüse verschiedener freilebender Tiere. Stuttgart: Thieme 1949.

EICKHOFF, W.: In: COHRS-JAFFE-MEESSEN, Pathologie der Laboratoriumstiere. Berlin, Göttingen, Heidelberg: Springer 1958.

EICKHOFF, W.: Zur Histologie und Pathologie der Wildschilddrüse. Arch. exper. Vet. med. **16**, 211 (1963a).

EICKHOFF, W.: Die Wirkung experimenteller Wechseltemperaturen auf die Schilddrüse des Frosches und des Tageslichtes auf die Schilddrüse der Kuh. Arch. exper. Vet. med. **16**, 220 (1963b).

EICKHOFF, W.: Über Schilddrüsen von Seehunden und Schneehasen. Virchows Arch. path. Anat. **337**, 164—174 (1963c).

FLORENTIN, P.: (1932) (zit. nach BARGMANN (1939).

GROTH, W.: Die Schilddrüse, Glandula thyreoidea. In: JOEST, E., Handbuch der speziellen pathologischen Anatomie der Haustiere, 3. Aufl., Bd. III. Berlin, Hamburg: Parey 1962.

ISENSCHMID, R.: Zur Kenntnis der menschlichen Schilddrüse im Kindesalter, mit besonderer Berücksichtigung der Herkunft aus verschiedenen Gegenden im Hinblick auf die endemische Struma. Frankf. Zschr. Path. **5**, 205 bis 252 (1910).

KNOWLTON, DOVLEY and CURTIS: (1922) (zit. nach BARGMANN (1939).

KÖHLER, H.: Altersveränderungen der Schilddrüse (Glandula thyreoidea) und der Epithelkörperchen (Glandulae parathyreoideae) des Hundes. 2. Beitr. z. Altersanatomie des Hundes. Zschr. Altersforsch. **3**, 125—139 (1941).

KÖNIG, J.: Die experimentelle Morphologie der Schilddrüse. Med. Wschr. **7**, 624—630 (1953).

KOLMER, W.: Endokrine Drüsen. In: JAFFÉ, R.: Anatomie und Pathologie der Spontanerkrankungen der kleinen Laboratoriumstiere. Berlin: Springer 1931.

KRACHT, J.: Die Schilddrüse und ihre Beziehungen zum Hypophysenvorderlappen und zur Nebenniere. Jber. 1952/53. Tuberk.forsch. Borstel. Berlin, Göttingen, Heidelberg: Springer 1954.

LOESCHKE, E.: Morphologische Untersuchungen über den Bau der normalen und pathologischen Schilddrüse. Beitr. path. Anat. **98**, 521—544 (1936/37).

LUDWIG, K. S.: Beiträge zur Schilddrüsenstruktur. II. Gibt es inter- oder parafollikuläres Epithel in der Schilddrüse? Acta anat. (Basel) **19**, 28—50 (1953).

LUDWIG, K. S.: Beiträge zur Schilddrüsenstruktur: III. Zur Frage der Makrothyreocyten in der Schilddrüse nebst histophysiologischen Bemerkungen. Acta anat. (Basel) **20**, 1—36 (1954).

NEUMANN, K.: Die Morphokinetik der Schilddrüse. Studie über die akuten Veränderungen im Bau eines endokrinen Organs in Abhängigkeit von seiner Leistung. Stuttgart: Fischer 1963.

RABL, H.: Die Entwicklung der Derivate des Kiemendarmes beim Meerschweinchen. Arch. mikrosk. Anat. **82**, 79—147 (1913).

SANDERSON-DAMBERG: Die Schilddrüse vom 15.—25. Lebensjahr. Frankf. Zschr. Path. **6**, 312 (1911).

SCHARF, J.-H., u. SAFFARI, E.: Histologische, histotopochemische und sequentialanalytische Untersuchungen über die Frage des unterschiedlichen Aktivierungsgrades von Endocrinium und Leber nach Operation, Muskelhomoiotransplantation und Plaststoffimplantation beim Meerschweinchen. Zschr. mikrosk.-anat. Forsch. **71**, 32—84 (1964).

SMOLLICH, A.: Zur makroskopischen und mikroskopischen Anatomie der Nebenniere des Sumpfbibers [Myocastor coypus (Molina)]. Arch. exper. Vet. med. **16**, 763—838, 839—886 (1962).

SPÖTTEL, W.: Die Abhängigkeit der Schilddrüsenausbildung von Rasse, Alter, Geschlecht und Jahreszeit bei verschiedenen Schafrassen. Zsch. Anat. Entw. gesch. **89**, 607—671 (1929).

STEWART, G. N., and ROGOFF: (1929) zit. nach BACHMANN, R.: Die Nebenniere. In: Handbuch der mikroskopischen Anatomie d. Menschen. Bd. 6/5. Berlin, Göttingen, Heidelberg: Springer 1954.

TROLLDENIER, H.: Zur Anatomie der Schilddrüse des Sumpfbibers [Myocastor coypus (Molina)]. Anat. Anz. *116*, 182—195 (1965).

WATZKA, M.: Physiologische Veränderungen der Schilddrüse. Zschr. mikrosk.-anat. Forsch. **36**, 67—86 (1934).

WATZKA, M.: Schilddrüsenveränderungen unter Temperatureinflüssen. Forsch. Fortschr. **14**, 94—96 (1938).

WETZEL, G.: Thymus, Schilddrüse und Epithelkörperchen. In: Handbuch der Anatomie des Kindes, Bd. 2. München: Bergmann 1936.

Aus der Anatomischen Abteilung

Elektronenmikroskopische Untersuchungen des Hypophysenhinterlappens vom Schwein unter Berücksichtigung der Neurosekretausschwemmung

von

H. Sajonski*

Einleitung

Nachdem die Frage nach der Art und Weise des Übertritts des im Hypophysenhinterlappen perivasculär gelegenen Neurosekrets in die Blutbahn mit Hilfe der Lichtmikroskopie nicht eindeutig geklärt werden konnte (Scharrer und Scharrer 1954, Bargmann 1954, Diepen 1962), haben einige Autoren (Palay 1955, 1957, Green und van Breemen 1955, Hartmann 1958, Gerschenfeld et al. 1960, Fuyita und Hartmann 1961) der bisher vorliegenden elektronenmikroskopischen Arbeiten über die Neurohypophyse (Lit. b. Diepen 1962) erneut versucht, hierauf eine Antwort zu geben, ohne jedoch die Probleme befriedigend klären zu können. Man kann daher Diepen (1962) vollauf beipflichten, wenn er in seinem Handbuchbeitrag zu der Feststellung gelangt, daß hinsichtlich der Ausschwemmung des Neurosekrets auch die elektronenmikroskopischen Untersuchungen noch manche Frage offen lassen.

Bisher wird nur eine molekulare Dispersion des Neurosekrets aus der Nervenfaser angenommen. Diese Vermutung stützt sich auf die Beobachtung, daß nach experimenteller Belastung (Dehydratation: Palay 1955 und 1957, Green und van Breemen 1955, Gerschenfeld et. al. 1960; Histamininjektion: Hartmann 1958; Pilokarpininjektion: Fuyita und Hartmann 1961) im Gegensatz zum Normaltier mehr leere Neurosekretelementargranula in den Nervenfasern des Hypophysenhinterlappens vorhanden sein sollen, worin der morphologische Ausdruck einer möglichen Hormonabgabe gesehen wird. Gerschenfeld et. al. (1960) sprechen sogar von einer Entleerung der Elementargranula in den kapillarnahen Nervenfasern. Neben einer Abnahme der Dichte im Innern der Elementargranula beschreiben Fuyita und Hartmann (1961) bei mit Pilokarpin behandelten Kaninchen eine Abnahme der Neurosekretgranula, wobei die Granula beim Übertritt aus den Nervenendigungen in den von den Autoren beobachteten perikapillaren Raum ihre Struktur verlieren sollen. Dagegen konnten wir beim Schwein, dessen Hypophysenhinterlappen unseres Wissens bisher noch nicht elektronenmikroskopisch untersucht worden ist, eine extraaxonale Lage von Elementargranula beobachten.

Material und Methodik

Zur Untersuchung gelangte vorwiegend der mittlere und occipitale Abschnitt des Hypophysenhinterlappens von drei weiblichen Schlachtschweinen. Die Fixation erfolgte in 1%iger gepufferter Osmiumtetroxydlösung (pH 7,4) nach Palade (1952), das Auswaschen in Thyrodelösung, die Einbettung in Vestopal W nach Kellenberger et al. (1956). Zur Nachkontrastierung wurde der 70%igen Azetonfraktion 1% Phosphorwolframsäure und 0,5% Uranylazetat (Wohlfart-Bottermann 1957) zugesetzt. Zur Anfertigung der Dünnschnitte diente das Ultramikrotom nach Niklowitz, die Aufnahmen wurden mit dem elektrostatischen Elektronenmikroskop D 2 (Strahlspannung 50 kV) des VEB Zeiss Jena angefertigt. Die elektronenmikroskopischen Vergrößerungen lagen zwischen 3000- und 20000fach, die Nachvergrößerungen zwischen 3- und 9fach.

---

*) Unter technischer Assistenz von G. Leonhard.

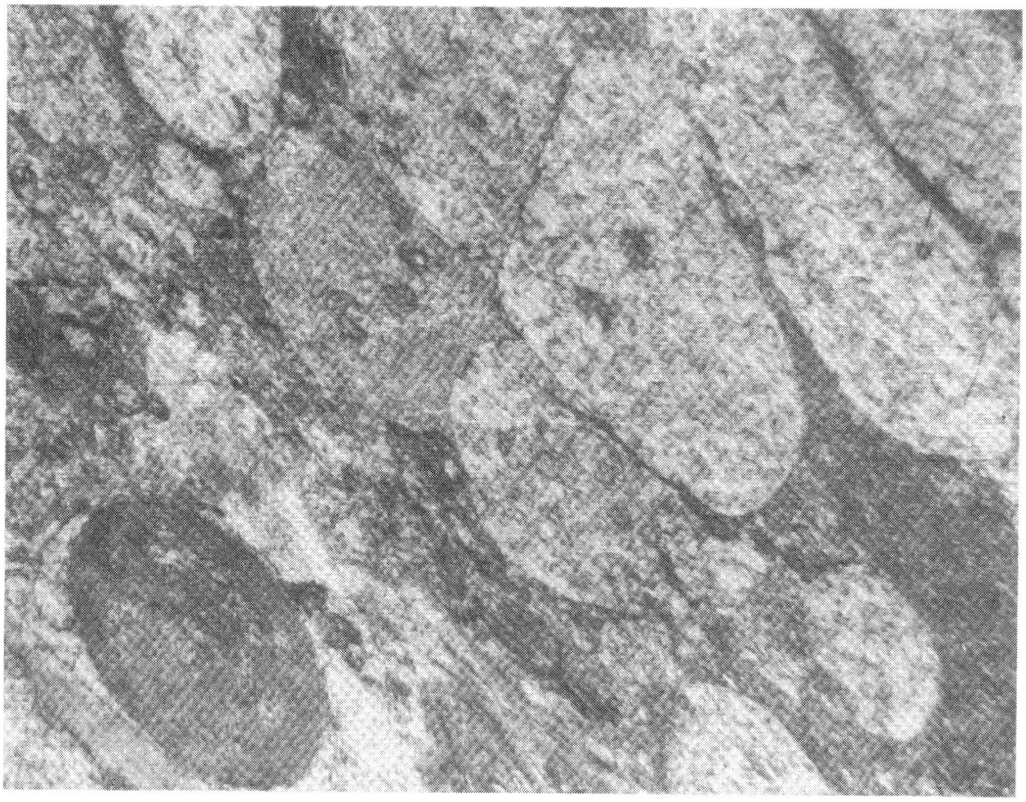

Abb. 1. Elementargranula und vereinzelte Mitochondrien enthaltende Nervenfasern mit dazwischen gelegenen dunkleren Pituicytenfortsätzen (unten rechts). Vergr. 9000fach

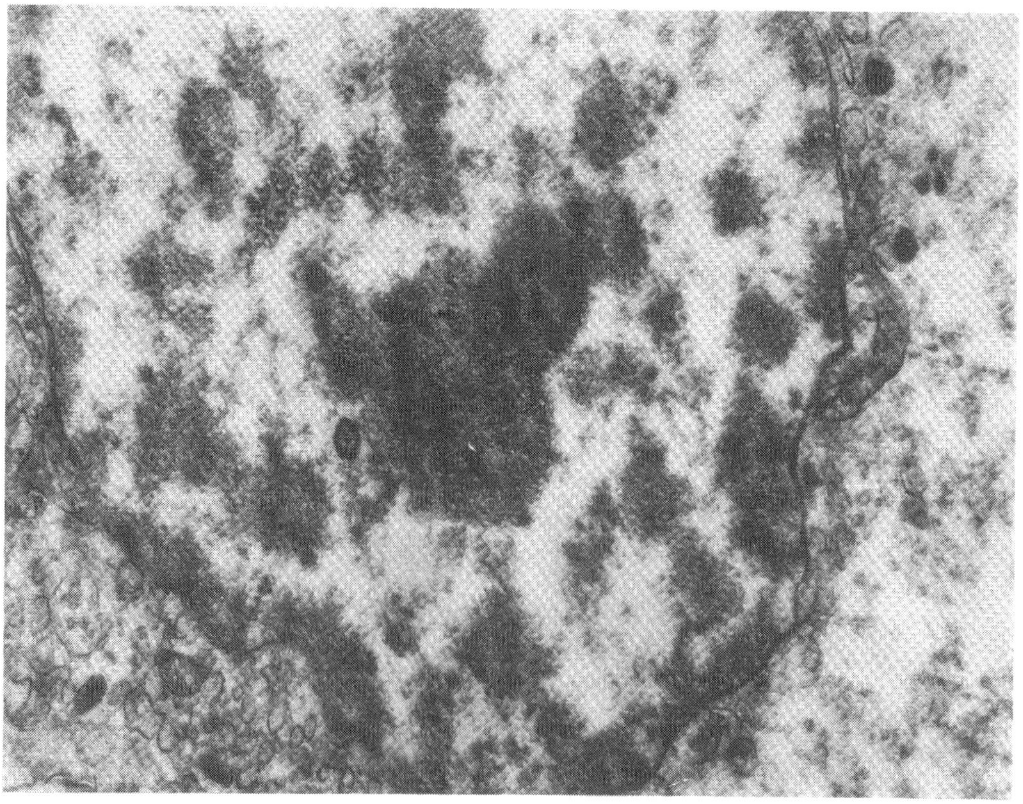

Abb. 2. Ausschnitt aus dem Perikaryon eines Pituizyten. Mitochondrien der doppellamelligen Zellkernmembran eng angelagert. Vergr. 48000fach

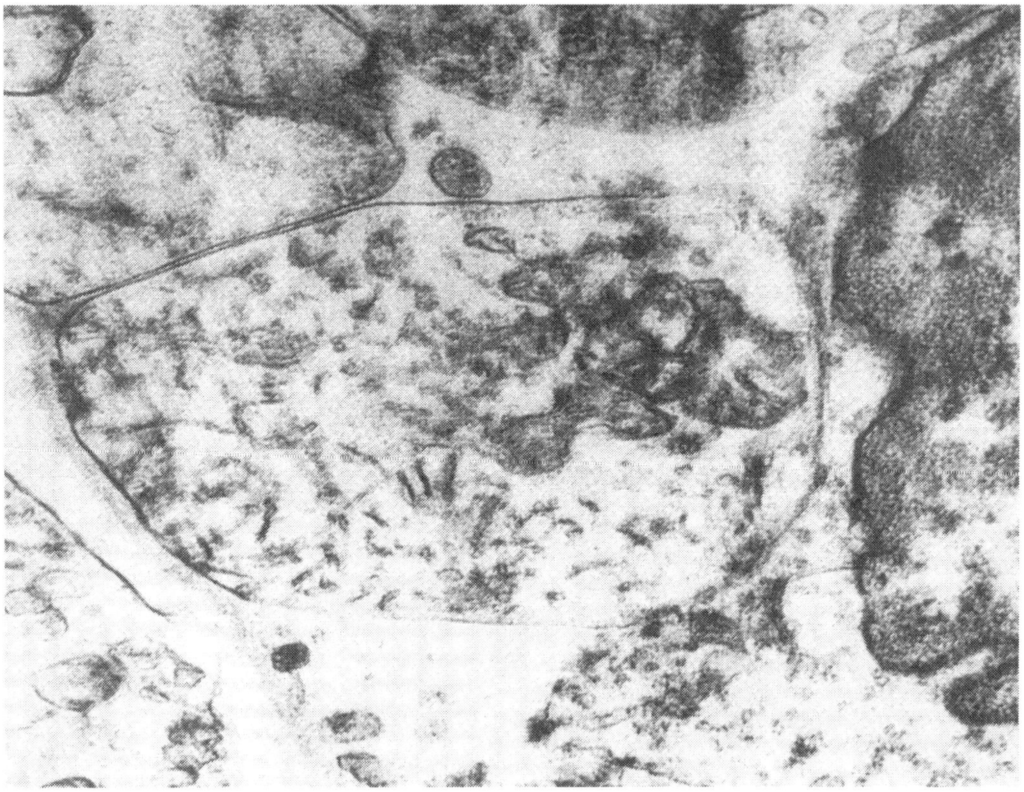

Abb. 3. Dem Perikaryon eines Pituicyten eng anliegende gefäßnahe Nervenfaser mit alterierten Mitochondrien, doppelt konturierten stäbchenartigen Strukturen und „synaptic vesicles". Vergr. 45000 fach

Befunde

Die Feinstruktur der Nervenfasern im Hypophysenhinterlappen des Schweines gleicht weitgehend der der bisher untersuchten Tierarten. Auch hier erkennt man die marklosen Nervenfasern im Querschnitt als unterschiedlich große und meist rundliche, von einer einfachen Membran (Axolemm) umgebene und sehr eng aneinanderliegende Gebilde, in denen unterschiedlich viel und verschieden große Neurosekretelementargranula und auch einige in ihrer Form stark variierende Mitochondrien vom lamellären Typ zu erkennen sind (Abb. 1). Der Durchmesser der Elementargranula schwankt zwischen 800 bis 1800 Å. Sie bestehen aus einer osmiophilen Membran, zwischen der und der im Innern gelegenen dichten Substanz eine unterschiedlich schmale helle Zone vorhanden sein kann. Daneben treten auch optisch leere Elementargranula auf. Zwischen die Nervenfasern schieben sich stellenweise die dichter strukturierten und dunkler erscheinenden Fortsätze der Pituicyten (Abb. 1). Im Bereich des Perikaryons der Pituicyten (Abb. 2) schmiegen sich die Nervenfasern der gewellt verlaufenden Zelloberfläche dicht an, so daß häufig zwischen den Nervenfasern und den Zellkernen der Pituicyten nur ein schmaler Cytoplasmasaum liegt (Abb. 3).

In den der Kapillarwand aufsitzenden Nervenendigungen treten außer Elementargranula, Mitochondrien und den „synaptic vesicles" noch doppelkonturierte, den Cristae mitochondrales ähnelnde Stäbchen auf, die eine Länge von 500 bis 1000 Å und eine Breite von 150 Å besitzen. Jedoch konnten wir nicht beobachten, daß alle vier Strukturen in einer Nervenendigung vereint

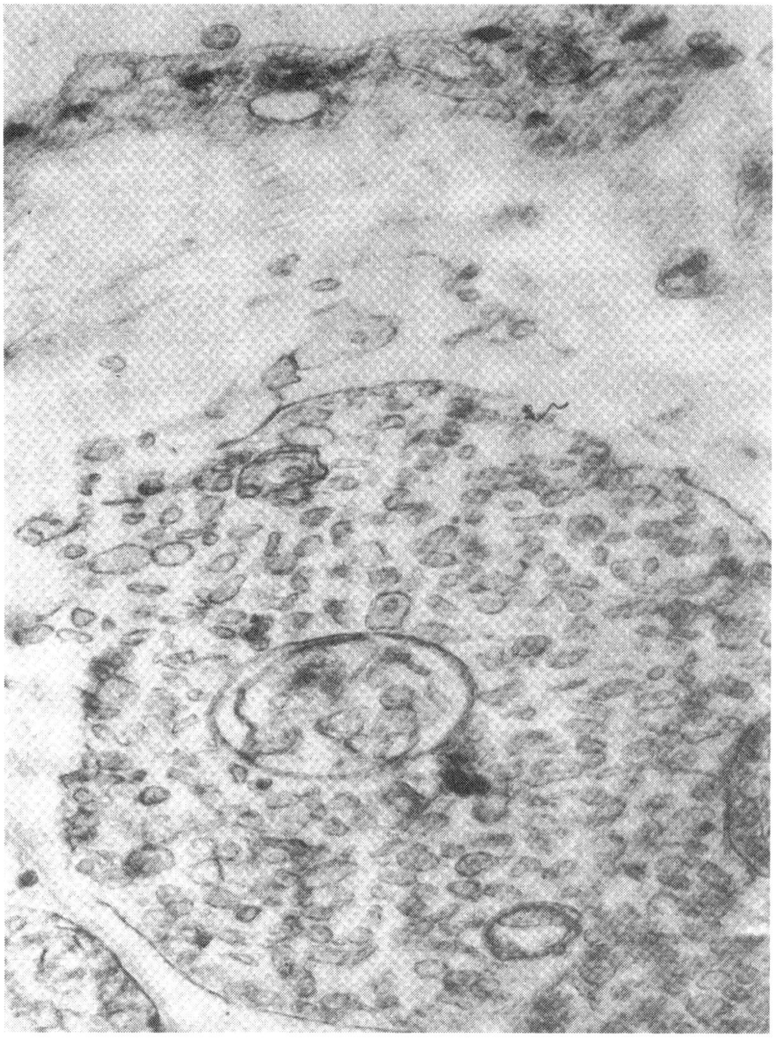

Abb. 4. Eine der Kapillarwand aufsitzende Nervenendigung (Flachschnitt) mit partieller Auflösung des Axolemms und in der Basalmembran liegenden Elementargranula, die intraaxonal auch in alterierten Mitochondrien zu erkennen sind. Vergr. 26000fach

auftreten. Auffallend ist das gemeinsame Vorkommen der stäbchenartigen Strukturen mit „synaptic vesicles" und lamellenarmen bzw. lamellenlosen Mitochondrien in derselben Nervenfaserendigung. Dagegen sind in mit Elementargranula gefüllten und daher recht großen Nervenendigungen kaum „synaptic vesicles" zu erkennen, sondern nur vereinzelte, zum Teil stark vergrößerte ovoide lamellenlose und Elementargranula enthaltende Mitochondrien (Abb. 3). Der Zwischenraum ihrer Doppelmembran ist häufig stark erweitert. An derartigen mit Elementargranula gefüllten Nervenendigungen konnten wir auch eine partielle Auflösung des Axolemms beobachten, so daß an diesen Stellen Elementargranula in die Basalmembran gelangen und hier extraaxonal liegen (Abb. 4).

Die in der Basalmembran liegenden Elementargranula lassen sich jedoch nicht bis dicht an das Endothel verfolgen, sondern werden lumenwärts heller und verdämmern schließlich ganz,

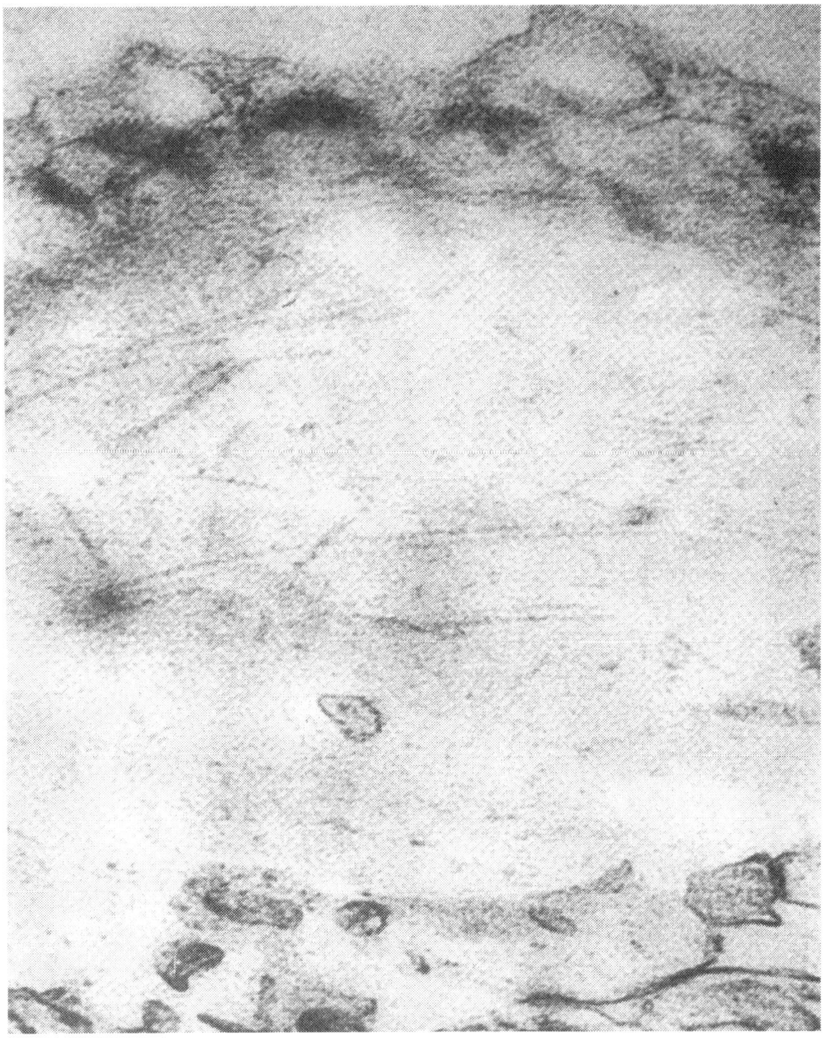

Abb. 5. Kapillargrundmembran mit quergestreiften fibrillären Strukturen und Elementargranula. Vergr. 74000fach

bevor sie das Cytoplasma der Endothelzellen erreicht haben. Es muß jedoch hervorgehoben werden, daß man derartige Beobachtungen nur an Nervenendigungen machen kann, die sich einer Kapillarwand anschmiegen, deren Basalmembran sehr breit und deren Endothelsaum sehr dünn und porenhaltig ist. Starke Vergrößerungen einer derartigen Basalmembran lassen ihren feinkörnigen Aufbau aus etwa 50 Å großen Korpuskeln erkennen, die an der Außen- und Innenseite der Basalmembran relativ dicht, im Innern jedoch mehr aufgelockert liegen. Hier erkennt man auch fibrilläre Strukturen, deren Dicke dem Durchmesser der körnigen Strukturen entspricht. Diese Fibrillen zeigen eine gerade noch sichtbare Querstreifung (Abb. 5) und lassen keine bevorzugte Verlaufsrichtung erkennen.

Diskussion

Wie die Befunde der elektronenmikroskopischen Untersuchungen am Hypophysenhinterlappen des Schweines zeigen, treten Elementargranula aus den der Kapillarwand eng anliegenden Nervenendigungen nach vorangegangener partieller Auflösung des Axolemms aus und lassen sich innerhalb der Basalmembran nachweisen, wobei jedoch endothelwärts ein langsames Hellerwerden und schließliches Verdämmern der Elementargranula zu beobachten ist, was als morphologischer Ausdruck für eine molekulare Auflösung der Elementargranula noch innerhalb der Basalmembran gedeutet werden kann, so daß das Neurosekret in molekularer Form den Cytoplasmasaum des Endothels durchquert bzw. an porenhaltigen Stellen sofort in die Blutbahn gelangt. Somit unterstützen unsere Befunde auch die besonders auf Grund histochemischer Untersuchungen (Lit. b. DIEPEN 1962) vertretene Auffassung der Identität von Neurosekret und Wirkstoffen, während die von PALAY (1955 und 1957), GREEN und VAN BREEMEN (1955), HARTMANN (1958), GERSCHENFELD et al. (1960), FUYITA und HARTMANN (1961) bei experimenteller Belastung gemachte Feststellung einer Abnahme der Dichte im Innern der intraaxonal gelegenen Elementargranula zur Stützung der Deutung des Neurosekrets als Trägersubstanz der Wirkstoffe herangezogen werden könnte. FUYITA und HARTMANN (1961) konnten bei mit Pilokarpin behandelten Kaninchen neben einer relativen Zunahme von leeren Elementargranula auch eine Abnahme der Gesamtanzahl von Elementargranula in den gefäßnahen Abschnitten der Nervenfasern im Hinterlappen beobachten, ohne jedoch Elementargranula im Bereich der Basalmembran elektronenmikroskopisch nachweisen zu können. Sie sprechen daher von einem Verlorengehen der Struktur der Elementargranula beim Übertritt in den von ihnen beschriebenen perikapillären Raum. Setzt man diese Beobachtungen zu den unsrigen in Beziehung, so erhebt sich die Frage, ob nicht die morphologisch nachweisbare Art und Weise der Neurosekretausschwemmung mit der Intensität der Belastung, unter der die Tiere standen, in einem Zusammenhang steht. Möglicherweise sind die Unterschiede der elektronenoptischen Befunde über den Ausschwemmungsmechanismus des Neurosekrets nur gradueller Art. Jedenfalls ist bei unseren Untersuchungen zu berücksichtigen, daß sie an Schlachtschweinen durchgeführt wurden, also an Tieren, die vom Abtransport aus dem gewohnten Stallmilieu bis zur Schlachtung einem massiven und vielschichtigen Stress ausgesetzt waren.

SANO und KNOOP (1958) konnten im caudalen neurosekretorischen System der Schleie, und zwar in der Neurophysis spinalis caudalis, einem der Neurohypophyse strukturell weitgehend ähnelnden Organ (SANO und HARTMANN 1958), ebenfalls in der Basalmembran der Kapillaren Elementargranula feststellen. Über das Axolemm der mit Neurosekret beladenen Nervenendigungen erwähnen sie jedoch nur, daß es an der Kontaktstelle zur Basalmembran zuweilen nur undeutlich zu erkennen und stellenweise unterbrochen sei.

Inwieweit der von uns elektronenmikroskopisch beobachtete partielle Zerfall des Axolemms und die extraaxonale Lage von Elementargranula den Nachweis für die von der SPATZschen Schule (Lit. b. DIEPEN 1962) an Hand lichtmikroskopischer Untersuchungen von Silberimprägnationspräparaten beschriebenen Zerfallsphänomene im Endgebiet der neurosekretorischen Fasern des Hinterlappens liefert, kann z. Zt. noch nicht entschieden werden. SANO und KNOOP (1958) lehnen es jedenfalls ab, ihre Befunde als elektronenoptischen Beweis dieser Auffassung anzusehen.

In Übereinstimmung befinden sich unsere Untersuchungsbefunde auch mit denen von SANO und KNOOP (1958) über die Struktur der Kapillarwand, insbesondere ihrer Basalmembran beim Durchtritt der Elementargranula. Sie konnten ebenfalls eine extraaxonale Lage von Elementargranula nur in einem sehr breiten (bis zu einigen μ) und hellen Kapillargrundhäutchen beobachten. Wir sind auch der Auffassung, daß mit zunehmender Breite der Basalmembran eine Auflockerung ihrer Ultrastruktur verbunden zu sein scheint, wodurch die Passage der Elementargranula erleichert wird. Der außerordentlich dünne (stellenweise nur 200 bis 300 Å) und Poren enthaltende Cytoplasmasaum der Endothelzellen ist ebenfalls als eine Anpassung an den Ausschwemmungsmechanismus anzusehen.

In diesem Zusammenhang erhebt sich auch die Frage nach dem elektronenmikroskopischen Äquivalent der lichtmikroskopisch in bzw. an der Oberfläche der Basalmembran der Kapillaren des Hinterlappens im Silberimprägnationspräparat nachweisbaren und netzartig angeordneten Retikulinfasern. Aus der Literatur gewinnt man den Eindruck, daß man dieser Frage bisher viel zu wenig nachgegangen ist, ihr ausweicht oder sich nicht eindeutig festlegt. Wir konnten in der Basalmembran der Kapillaren nur feinste Fibrillen mit einem Durchmesser von 50 Å und einer gerade noch sichtbaren Querstreifung feststellen. Die Anordnung dieser Fibrillen stimmt mit den polarisationsmikroskopisch nachgewiesenen Proteinfibrillen in der Basalmembran von Hirnkapillaren (NIESSING und ROLLHÄUSER 1954) überein. Ähnliche Fibrillen werden auch von YAMADA (1955) und THIEL (1958) in der Basalmembran von Glomerulumkapillaren der Niere beschrieben. Nimmt man an, daß es sich hier um Elementarfibrillen von Retikulinfasern handelt, so ist es unverständlich, daß diese nur in ihren kleinsten Bausteinen vorliegen, Mikrofibrillen und Fasern jedoch völlig fehlen. Offensichtlich scheint uns das lichtmikroskopische Silberimprägnationspräparat vom Bau der Kapillaren kein sehr reales Bild zu liefern, und die nicht mehr zu leugnende Tatsache, daß auch die Neurofibrillen nichts anderes sind als Kunstprodukte (SCHARF 1962), sollte uns nachdenklich stimmen.

Wie unsere Befunde zeigen, sind beim Schwein in den der Kapillarwand aufsitzenden Nervenendigungen außer Elementargranula, Mitochondrien und „synaptic vesicles“ auch noch doppelkonturierte Stäbchen vorhanden. Da sie vorwiegend in Nervenendigungen mit lamellenarmen bzw. sogar lamellenlosen Mitochondrien auftreten, halten wir es für möglich, daß es sich bei diesen Strukturen um freigewordene Cristae mitochondrales handelt, durch deren weiteren Zerfall möglicherweise die „synaptic vesicles“ entstehen.

Erwähnt werden muß ferner noch die von uns beobachtete intramitochondriale Lage von Elementargranula in den Nervenendigungen. Stets handelt es sich dabei um lamellenlose Mitochondrien, die gelegentlich aufgebläht und stark vergrößert sind und ein oder mehrere Elementargranula enthalten. Man könnte darin den Beweis für den mitochondrialen Ursprung der Elementargranula sehen, wie er von BARGMANN und KNOOP (1957), GREEN und MAXWELL (1959), HOLMES und KNOWELS (1959) für möglich gehalten wird. Allerdings muß auch in Erwägung gezogen werden, daß die intramitochondrial gelegenen Elementargranula auch sekundär in alterierte Mitochondrien gelangt sein könnten.

Zusammenfassung

Bei elektronenmikroskopischen Untersuchungen des mittleren und occipitalen Abschnittes des Hypophysenhinterlappens von drei weiblichen Schlachtschweinen konnte eine Form der Neurosekretausschwemmung beobachtet werden, bei der es an den der Kapillarwand anliegenden Nervenendigungen nach partieller Auflösung des Axolemms zum Übertritt von Elementargranula in die Basalmembran kommt. Diese Ausschwemmungsart ist jedoch nur bei einer bestimmten Struktur der Kapillarwand, und zwar sowohl ihrer Basalmembran als auch des Endothels festzustellen. Retikulinfasern konnten in bzw. an der Basalmembran der Kapillaren nicht nachgewiesen werden, sondern nur feinste, quergestreifte Fibrillen mit einem Durchmesser von 50 Å. Außer Elementargranula, Mitochondrien und „synaptic vesicles“ treten in den Nenvenendigungen auch stäbchenartige Strukturen auf, die für freigewordene Cristae mitochondriales lamellenarmer und lamellenloser Mitochondrien gehalten werden.

Literaturverzeichnis

BARGMANN, W.: Das Zwischenhirn-Hypophysensystem. Berlin, Göttingen, Heidelberg: Springer 1954.

BARGMANN, W., u. KNOOP, A.: Elektronenmikroskopische Untersuchungen an der Neurohypophyse. Zschr. Zellforsch. **46**, 242—251 (1957).

DIEPEN, R.: Hypothalamus. In: Handbuch der mikroskopischen Anatomie des Menschen, hrsg. von W. BARGMANN Bd. IV/7. Berlin, Göttingen, Heidelberg: Springer 1962.

FUYITA, H., and HARTMANN, J. F.: Electron microscopy of neurohypophysis in normal, adrenalin-treated and pilocarpine-treated rabbits. Zschr. Zellforsch. **54**, 734—763 (1961).

GREEN, J. D., and VAN BREEMEN, J. V.: Electron microscopy of the pituitary and observations on neurosecretion. Amer. J. Anat. **97**, 177—203 (1955).

GREEN, J. D., and MAXWELL, D. S.: Comparative anatomy of the hypophysis and ovservations on the mechanism of neurosecretion. In: Comparative Endocrinology, A. GORBMANN, ed., New York: Wiley 1959.

GERSCHENFELD, H. M., TRAMEZZANI, J. H., and DE ROBERTIS, E.: Ultrastructure and function in neurophysis of the toad. Endocrinology **66**, 741—762 (1960).

HARTMANN, J. F.: Electron microscopy of the neurohypophysis in the normal and histamin-treated rats. Zschr. Zellforsch. **48**, 291—308 (1958).

HOLMES, R. L., and KNOWELS, F. G. W.: Electron microscope observations on the neurohypophysis of the ferret. Nature (London) **183**, 1745 (1959).

KELLENBERGER, E., SCHWAB, W., et RYTER, A.: L'utilisation d'un copolymère du groupe des polyesters comme matérial d'inclusion en ultramicrotomie. Experimentia (Basel) **12**, 421—424 (1956).

NIESSING, K., u. ROLLHÄUSER, H.: Über den submikroskopischen Bau des Grundhäutchens der Hirnkapillaren. Zschr. Zellforsch. **39**, 431—446 (1954).

PALADE, G. E.: A study of fixation for electron microscopy. J. Exper. Med. **95**, 285—298 (1952).

PALAY, S. L.: An electron-microscope study of the neurohypophysis in normal hydrated and dehydrated rats. Anat. Rec. **121**, 348 (1955).

PALAY, S. L.: The fine structure of the neurohypophysis. In Progress in Neurobiology, vol. II. edit. by WAELSCH. New York: Hoeber 1957.

SANO, Y., u. HARTMANN, F.: Zur vergleichenden Histologie von Neurophysis spinalis caudalis und Neurohypophysis. Zschr. Zellforsch. **48**, 538—547 (1958).

SANO, Y., u. KNOOP, A.: Elektronenmikroskopische Untersuchungen am caudalen neurosektretorischen System von Tinca vulgaris. Zschr. Zellforsch. **49**, 464—492 (1959).

SCHARF, J. H.: Die Nervenfaser. Verh. 1. Europ. Anat. Kongreß Straßburg 1960. Erg. z. 109. Bd. (1960/61) Anat. Anz. Jena: Fischer 1962.

SCHARRER, E., and SCHARRER, B.: Neurosekretion. In: Handbuch der mikroskopischen Anatomie des Menschen, hrsg. von W. BARGMANN, Bd. V/6, Berlin, Göttingen, Heidelberg: Springer 1954.

THIEL, A.: Licht- und elektronenmikroskopische Studie über das Nierenkörperchen der griechischen Landschildkröte (Testudo graeca L.). Zschr. Zellforsch. **47**, 288—319 (1958).

WOHLFARTH-BOTTERMANN, K. E.: Die Kontrastierung tierischer Zellen und Gewebe im Rahmen ihrer elektronenmikroskopischen Untersuchungen an ultradünnen Schnitten. Naturwissenschaften **44**, 287—288 (1957).

YAMADA, E.: The fine structure of the renal glomerulus of the mouse. J. biophys. biochem. Cytol. **1**, 551—566 (1955).

Aus der Mikrobiologischen Abteilung

Entstehung und Wesen der L-Form der Bakterien*)

von

K. D. Jentzsch

Die ersten Mitteilungen von Klieneberger-Nobel (1935), daß in Kulturen von Streptobacillus moniliformis, dem Erreger des Rattenbißfiebers des Menschen, neben den bekannten auch morphologisch atypische Kolonien anzutreffen seien, deren Einzelelemente nicht aus normalen Bakterien, sondern aus globulären, dem Erreger der Rinderpleuropneumonie ähnlichen Wuchsformen bestünden, wurden in Fachkreisen mit größter Zurückhaltung aufgenommen. Das war nicht verwunderlich, da ja erst ein Vierteljahrhundert vorher die Lehre von der Monomorphie der Mikroorganismen über die Anschauungen älterer Untersucher gesiegt hatte, die den Mikroorganismen eine Einheitlichkeit in Form und Lebensweise noch absprachen. Viele der zu späteren Zeitpunkten beobachteten morphologisch atypischen Wuchsformen wurden als Zerfalls- oder Involutionsprodukte bekannter Bakterienarten aufgeklärt, was für die Richtigkeit der neuen monomorphistischen Anschauung sprach. Die Mitteilungen von Klieneberger-Nobel schienen dagegen ein Rückschlag in die alte, gerade überwundene Ära zu sein.

Zwar sah noch die Autorin in den von ihr entdeckten, globulären Zellelementen eine sich symbiontisch vermehrende, dem Streptobacillus moniliformis angepaßte Mikroorganismenart, aber 4 Jahre später konnten Dienes (1939) sowie Dawson und Hobby (1939) diese Beobachtungen bestätigen und zeigen, daß es sich hierbei tatsächlich um eine atypische Wuchsform des Streptobacillus handelte, die spontan entstand und in die Ursprungsform zurückschlagen konnte. Damit war eine völlig neue Wachstumsphase von Bakterien aufgedeckt worden, die den neuen monomorphistischen Vorstellungen zuwiderlief und deren nähere Erforschung schon deshalb wünschenswert erschien, weil von verschiedenen Seiten Vermutungen geäußert wurden, daß es sich hierbei möglicherweise um bisher unbekannte Vermehrungsformen oder um azelluläre, elementare Lebenseinheiten von Bakterien handeln könnte. Es stellte sich nämlich bald heraus, daß diese atypischen Wuchsformen bakteriendichte Filter durchdrangen und damit eine der damals bedeutungsvollsten Forderungen erfüllten, die ihre Zuordnung wenn zwar nicht gleich zu den Viren, so doch aber zu den „Pleuropneumonia — like organisms“ (PPLO) durchaus verständlich gemacht hätte, zumal sie diesen auch morphologisch ähnelten.

Klieneberger-Nobel hatte diese eigenartig wachsenden Bakterienstämme in ihren Untersuchungen mit L_1, L_2, L_3 usw. geführt, und zwar deshalb, weil sie die Ausgangsstämme aus dem Lister-Institut, London, (L = Abkürzung für Lister) bezogen hatte. Spätere Autoren übernahmen diese Bezeichnung für alle derartigen abnormen Wuchsformen, und zwar unabhängig davon, zu welcher Bakterienart der Ausgangsstamm gehörte, so daß die Bezeichnung „L-Phase“ oder besser „L-Form“ zu einem feststehenden Begriff für dieses besondere Wachstumsphänomen in der Bakteriologie wurde.

Die Untersuchungen in den verschiedensten Ländern, die zu Beginn der vierziger Jahre zögernd begannen und bis Mitte der fünfziger Jahre sich im wesentlichen auf die Zusammenstellung morphologischer und serologischer Befunde beschränkten, reichen bis zum heutigen

* Nach einem Vortrag, der als Probevorlesung im Rahmen des Habilitationsverfahrens am 15. 9. 1964 vor der Veterinärmedizinischen Fakultät der Humboldt-Universität zu Berlin gehalten wurde.

Tag. Die experimentellen Grundlagen wurden erst dadurch gelegt, daß PIERCE (1942) feststellte, daß L-Formen von Bakterien penicillinresistent sind, und daß im Verfolg dieser Mitteilung DIENES (1948) zeigen konnte, daß Penicillin die Umwandlung von Bakterien in die L-Form auszulösen vermag. Erst hierdurch waren reproduzierbare Bedingungen geschaffen, um L-Formen experimentell erzeugen zu können. Dabei erwiesen sich Proteus-Stämme als Untersuchungsobjekt besonders gut geeignet.

Was hat es mit den L-Formen von Bakterien auf sich?

Gibt man zu einer frisch beeimpften Proteus-Bouillonkultur, die sich in der logarithmischen Wachstumsphase befindet, in jener Phase also, in der die Vermehrungsvorgänge am intensivsten sind, Penicillin in bestimmter, berechneter Menge (Konzentrationen von 1000 bis 3000 IE pro ml) und bebrütet die Kultur weiterhin, so kann man nach kurzer Zeit (30 bis 60 Minuten) phasenkontrastmikroskopisch Veränderungen an den Keimen wahrnehmen, die stets in einer chronologischen Reihenfolge, d. h. ganz gesetzmäßig ablaufen:

Zuerst beobachtet man ein erhebliches Längenwachstum der Keime (die Teilungsvorgänge sind vollkommen eingestellt) und Verdichtungen an bestimmten Stellen im Zytoplasma, die im allgemeinen einzeln in der Mitte eines Bakterienfadens entstehen (Abb. 1), aber gelegentlich auch zu zweit oder zu mehreren angetroffen werden. Diese Verdichtungen nehmen ständig an Umfang zu und schwellen zu kugeligen Gebilden heran, bis sich in ihrem Zentrum phasenkontrastmikroskopisch ein Hohlraum nachweisen läßt, der sich ständig vergrößert. Schließlich entstehen blasige, prall gefüllte Gebilde mit einem unter den Bedingungen der Phasenkontrastmikroskopie bläulich erscheinenden Inhalt und einem hellen Hof (Abb. 2). Diese Gebilde werden „large bodies" oder in neuerer Zeit besser „Sphaeroplasten" genannt.

Wie man heute weiß, kommen die Sphaeroplasten unter der Wirkung des Penicillins dadurch zustande, daß das Zytoplasma an einer offenbar physiologisch vorgezeichneten Stelle im Bakterienfaden zusammenfließt und hier den Bakterienleib verläßt. Lange Zeit blieb die Frage unbeantwortet, ob den beobachteten Vorgängen eine Plasmoptyse zugrunde liegen könnte, so daß dann die Sphaeroplasten als nackte Protoplasten anzusehen wären, denen eine Hülle mangelt. Unabhängig voneinander konnten aber TAUBENECK (1955) und STEMPEN (1955) durch Plasmolyseversuche und durch spezifische Zellwandfärbungen das Vorhandensein einer anscheinend weitgehend normalen Zellwand nachweisen, so daß andere Vorgänge als eine Plasmoptyse für das Entstehen der Sphaeroplasten verantwortlich gemacht werden mußten.

Hierfür spricht auch, daß die Vorgänge in gewissen Grenzen reversibel sind, daß sich die Sphaeroplasten zurückzubilden vermögen, wenn die Wirkung des Penicillins rechtzeitig aufgehoben wird. Das kann geschehen durch Zusatz von Penicillinase zur Kultur. Interessant ist aber auch, daß die durch die Einwirkung von Penicillin auf Proteus-Kulturen entstandenen Sphaeroplasten ein Enzym mit Penicillinase-Wirkung enthalten, worauf TAUBENECK (1956/57) aufmerksam gemacht hatte. Da die Sphaeroplasten insbesondere in Proteus vulgaris-Kulturen osmotisch sehr anfällig sind und schnell zergehen, wird in diesen Kulturen das Enzym freigesetzt, wodurch das Penicillin, sofern es nicht in zu hoher Konzentration der Bouillonkultur zugesetzt worden war, neutralisiert wird. In Abhängigkeit hiervon vermag sich eine solche Kultur schnell zu erholen. Die Sphaeroplasten erscheinen dann nicht mehr so prall gefüllt, sie erschlaffen und nehmen ovale Formen an (Abb. 3). Sie werden immer kleiner, bis schließlich nur noch eine dichtere Stelle im Bakterienfaden auf einen ehemals vorhandenen Sphaeroplasten schließen läßt. Nun treten auch wieder die Teilungsvorgänge in Aktion, sie werden nachgeholt, und der lange Bakterienfaden zerfällt in kurze Bruchstücke, die zu typischen Proteuskeimen heranwachsen. Damit hat sich im günstigen Falle der Kreis geschlossen, der Einfluß des Penicillins ist überwunden. Nur noch vereinzelt sind degenerierende Keime anzutreffen, für die die Aufhebung der Penicillin-Wirkung zu spät kam. Häufiger sieht man dagegen bereits abgestorbene, ausgelaugte Bakterienschläuche, zu deren Charakterisierung die amerikanischen Wissenschaftler die Bezeichnung „ghost-cells" gebrauchen.

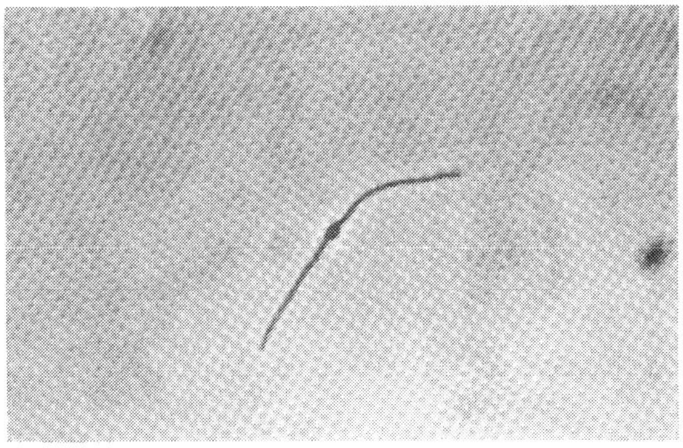

Abb. 1. Beginnende Sphaeroplastenbildung in einem Proteus vulgaris-Keim (mikroskop. Vergr. 250fach)

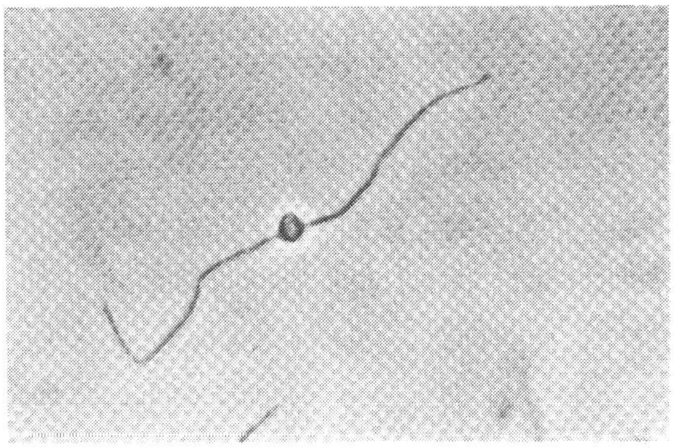

Abb. 2. Maximal ausgebildeter Sphaeroplast in einem Proteus vulgaris-Keim (mikroskop. Vergr. 250fach)

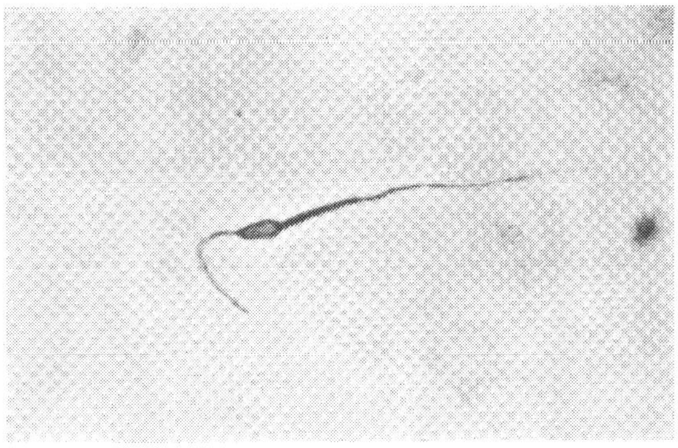

Abb. 3. Sphaeroplast in Rückbildung begriffen (mikroskop. Vergr. 250fach)

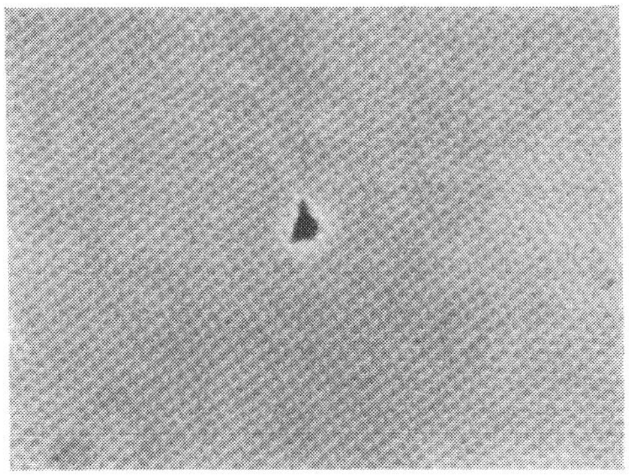

Abb. 4. Sphaeroplastenbildung in einem Proteus mirabilis-Keim, sogenannte „Hasenform“ (mikroskop. Vergr. 250fach)

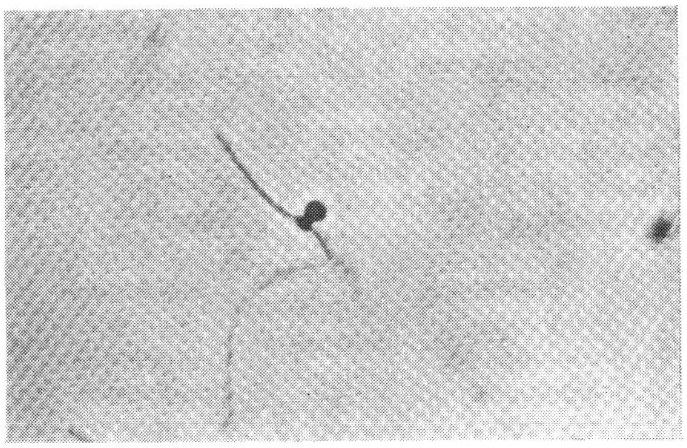

Abb. 5. Ein sich vom Bakterienleib lösender Sphaeroplast in einer Proteus vulgaris-Kultur (mikroskop. Vergr. 250fach)

In gleicher Weise wie in Proteus vulgaris-Kulturen geht die Sphaeroplastenbildung auch in Kulturen von Proteus mirabilis vor sich. Hier fehlt allerdings das immense Längenwachstum der Keime, so daß an den sich bildenden Sphaeroplasten die Reste des Bakteriums im Winkel von etwa 45° V-förmig zurückbleiben (Abb. 4), so daß LIEBERMEISTER und KELLENBERGER (1956) diese Stadien bildhaft „Hasenformen" nannten.

Das Endergebnis ist aber für beide Proteus-Arten das gleiche: Wird die Penicillinwirkung nicht aufgehoben, so kommt es zur Abtrennung der Sphaeroplasten vom Bakterienleib (Abb. 5). Insbesondere in Proteus mirabilis-Kulturen, deren Sphaeroplasten stabiler als die der Proteus vulgaris-Stämme sind, kann man dann „Reinkulturen" von Sphaeroplasten antreffen (Abb. 6). Bebrütet man die Kulturen weiter, so werden die Sphaeroplasten inhomogen, ihr Inhalt entmischt sich, es treten Vakuolen auf, und schließlich platzen sie, wobei sich aus ihnen eine Zahl kleiner Granula entleert. Und hier beginnt das eigentliche Problem der L-Formen der Bakterien. Diesen Granula wurde lange Zeit der Grund für die Filtrierbarkeit derartiger Kulturen zugeschrieben, sie wurden also als kleinste elementare Lebenseinheiten der Bakterien aufgefaßt. Eine Vermehrung der Sphaeroplasten selbst kam in flüssigen Kulturen von vornherein nicht in Betracht, da sich mikroskopisch keinerlei Hinweise hierfür erhalten ließen. Ganz andere Bedingungen sind auf festen Nährböden gegeben, die Penicillin enthalten.

Hier kommt es zu den gleichen Vorgängen der Sphaeroplastenbildung, wie sie am Beispiel der Bouillonkulturen eben aufgezeigt wurden. Unter der Voraussetzung, daß der Nährboden, der Serum — am besten Pferdeserum — enthalten muß, oberflächlich trocken und das Agargel weich und nachgiebig ist, kommt es zur Einstülpung der Sphaeroplasten in das Nährmedium. Diese Wachstumsvorgänge können nur anhand einer schematischen Darstellung verdeutlicht werden, da es nicht möglich ist, übersichtliche Aufnahmen zu erhalten, weil sich diese Vorgänge in den verschiedensten räumlichen Ebenen gleichzeitig abspielen und nicht in ihrer Gesamtheit fotografisch erfaßt werden können.

Wie die schematische Darstellung (Abb. 7) zeigt, bilden die aus den Bakterien unter der Penicillinwirkung hervorgegangenen Sphaeroplasten pseudopodien-ähnliche Ausstülpungen, die in das Gel eindringen und in der Wachstumsrichtung kleine Anschwellungen von etwa 0,5 μ Durchmesser treiben, die ihrerseits knospen, wodurch traubige Ansammlungen entstehen. Ein Teil der Zellstränge treibt nach einer gewissen Zeit auch Ausläufer, die wieder in Richtung zur Agar-Oberfläche wachsen. Ist die Oberfläche erreicht worden, so schnüren sich von ihnen Zellteile ab, die zu Sphaeroplasten anschwellen, welche durch die nachfolgenden Zellelemente immer weiter zur Peripherie gedrängt werden. Es entstehen relativ typische, makroskopisch sichtbare Kolonien, die *L-Kolonien* genannt werden und Ähnlichkeit mit den Kolonien der PPLO besitzen. Man erkennt deutlich ein dunkles Zentrum und eine helle Peripherie (Abb. 8), insbesondere dann, wenn eine Einzelkolonie stark vergrößert wird (Abb. 9). Dieses Bild kommt dadurch zustande, daß im Zentrum die kleinen gewucherten Zellelemente dicht an dicht liegen, während die Peripherie von einem Kranz überwiegend vakuolosierter Sphaeroplasten gebildet wird, die sich *auf* dem Nährboden befinden (HÖPKEN und BARTMANN, 1955) (Abb. 10).

Dieser Kolonietyp ist in der beschriebenen abnormen Wuchsform auf penicillinhaltigen Nährböden fortzüchtbar. Werden solche Kolonien auf penicillinfreie Nährböden übertragen, so wachsen die auf dem Nährboden liegenden kugeligen Zellelemente zu spitzovalen Gebilden aus, die sich zunehmend strecken, bis wieder morphologisch typische Proteuskeime hervorgehen und auch die Kolonie ihr bekanntes, für Proteus-Kolonien typisches Aussehen erhält.

Die kleinen kugeligen Einzelorganismen sind demzufolge in der Lage, sich als L-Form (L-Zellen) zu vermehren, sofern die Penicillinwirkung anhält, bzw. andernfalls wieder normale Bakterien zu erzeugen. Das Wachstum beruht dabei auf einer Art Knospung. Im allgemeinen knospen die kugeligen Gebilde multipolar, manchmal aber auch nur unipolar, so daß sich Ketten bilden, deren einzelne Glieder im Gegensatz zu Streptokokkenketten weiter voneinander ent-

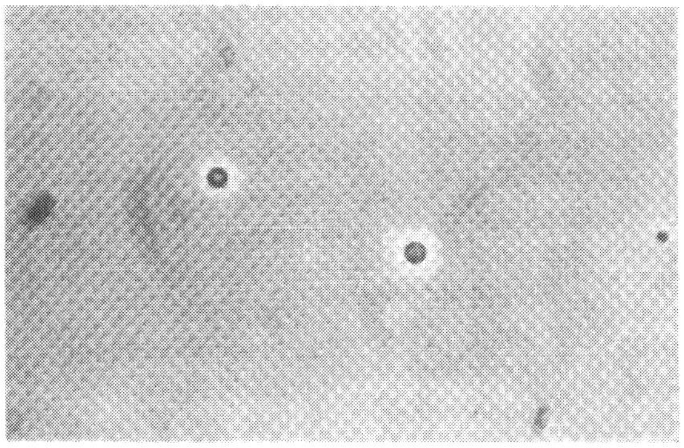

Abb. 6. Freie Sphaeroplasten (mikroskop. Vergr. 250fach)

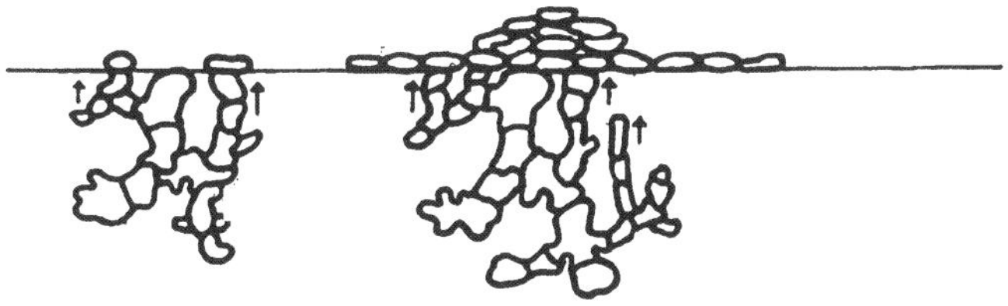

Abb. 7. Schematische Darstellung der Wachstumsvorgänge in einem penicillinhaltigen festen Nährmedium (in Anlehnung an Höpken und Bartmann, 1955)

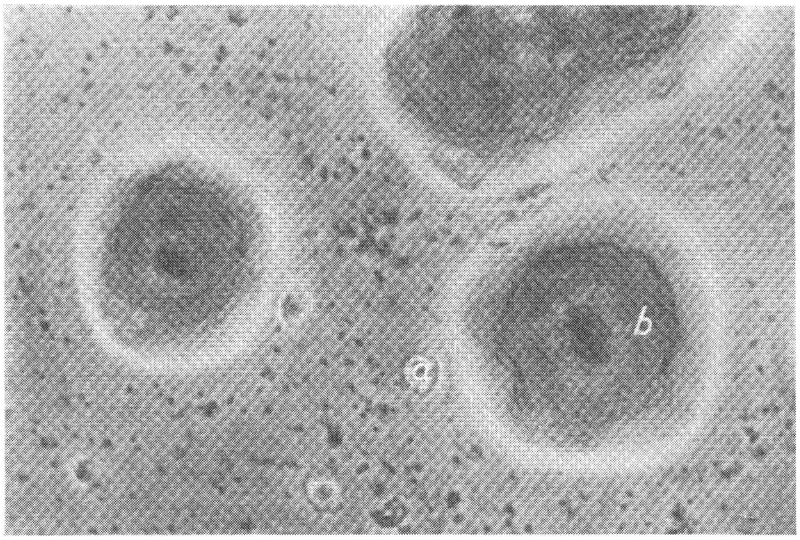

Abb. 8. Kolonietypen, die auf penicillinhaltigen festen Nährböden von Proteus-Keimen gebildet werden (mikroskop. Vergr. 40fach)

a) A-Typ-Kolonie
b) B-Typ-Kolonie

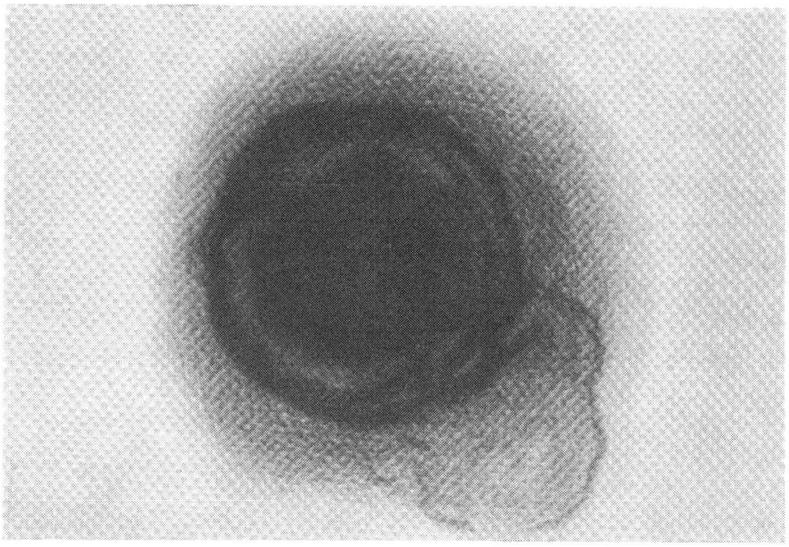

Abb. 9. B-Typ-Kolonie (mikroskop. Vergr. 100fach)

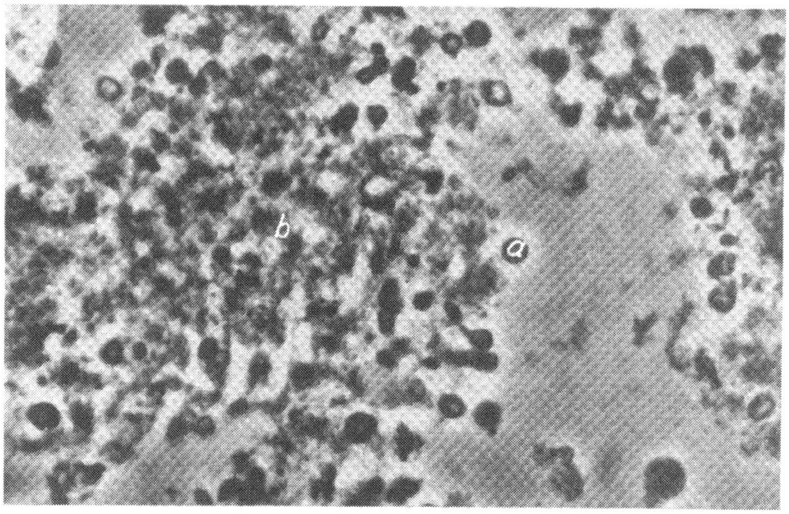

Abb. 10. Oberflächenmaterial von der Peripherie einer B-Typ-Kolonie (mikroskop. Vergr. 250fach)
a) Sphaeroplast b) Detritus aus vorwiegend vakuolisierten Sphaeroplasten

fernt liegen, weil sie von einer breiten kontrastarmen Zwischensubstanz getrennt sind (KANDLER und KANDLER, 1960).

Von DIENES und WEINBERGER (1951) konnte die Feststellung getroffen werden, daß ein zahlenmäßig kleiner Teil der L-Kolonien befähigt ist, auch auf Nährmedien ohne Penicillinzusatz in der L-Form weiterzuwachsen, und daß der Anteil solcher Kolonien durch laufende Passagen auf Penicillinnährböden wesentlich erhöht werden kann. Kolonien dieser sogenannten stabilen L-Form, die sich von den eben besprochenen schon morphologisch durch ihre geringere Größe unterscheiden (Abb. 8), werden als A-Typ-Kolonien geführt, während die instabilen L-Formen mit B-Typ-Kolonien bezeichnet wurden. Abgesehen davon, daß die Einzelelemente des A-Typs wesentlich kleiner sind als die des B-Typs, indem sie nämlich noch Filter mit einer Porenweite von 0,3 μ (gegenüber 0,5 μ der instabilen Formen) zu durchdringen vermögen, unterscheiden sich beide noch durch andere grundlegende Eigenschaften (Tabelle 1).

Tabelle 1

Gegenüberstellung der Eigenschaften von A- und B-Typ -Wuchsformen (n. Bartmann, 1962)

Eigenschaften	A-Typ	B-Typ
Koloniegröße	0,2 mm	mehrere mm
Penicillinresistenz	+	+
Serumbedürftigkeit	+	—
Phagenresistenz	+	—
Regenerationsfähigkeit der Grundstruktur	—	+
Rückschlag in die Bakterienform	—	+
Entstehungsweise	Plasmoptyse	Aussackung

Die L-Form sollte nach früheren Anschauungen ein Vorgang der Regeneration, vielleicht der Gen-Rekombination sein, da die kleinen filtrierbaren Granula aus noch kleineren Elementen bakterieller Substanz zusammengesetzt gedacht wurden. Man glaubte, vor einem primitiven Vorläufer der geschlechtlichen Vermehrung höherer Organismen zu stehen. Die L-Form sollte ein Übergangsstadium sein, das nur kurze Zeit bestände und die bakterielle Phase hervorbrächte. Dabei sollten die Bakerien als veränderte Rasse hervorgehen können, die sich morphologisch, biochemisch und hinsichtlich ihrer Antigenkombination vom Ausgangsstamm unterscheiden könnten. Die neue Rasse sollte an die andersartigen Umweltbedingungen besser adaptiert sein. Andererseits wurde die L-Form für resistenter als die Bakterienform gehalten, so daß man in ihr eine Art Dauerform sah (Klieneberger-Nobel, 1951).

Eines war aber ganz sicher, daß man ohne stichhaltige Beweise in der Beurteilung der L-Form nicht weiter kommen konnte, daß alle Auslegungen vorerst rein hypothetischer Natur waren. Mit dem Jahr 1956 begannen nunmehr ernsthafte Bemühungen auf breiter Ebene mit dem Ziel, die Bedingungen und biochemischen Grundlagen für die Entstehung der L-Formen aufzuklären. Wenn auch heute diese Untersuchungen noch nicht als abgeschlossen gelten können, so haben sie uns doch schon ein wesentliches Stück zum Verständnis des Phänomens weitergebracht.

Zuerst einmal kann heute festgestellt werden, daß spontan entstandene L-Formen von Bakterien in der Natur äußerst selten und nur zufällig vorzukommen scheinen. Obwohl man diesem Problem seit Jahren größte Aufmerksamkeit entgegenbringt, liegen in der Literatur nur wenige derartige Mitteilungen vor. Abgesehen von Klieneberger-Nobel, die 1935 erstmalig aus Kulturen des Streptobacillus moniliformis, des Erregers des Rattenbißfiebers des Menschen, spontane L-Formen hervorgehen sah, haben Dolman und Chang (1951) berichtet, daß sie die L-Form von Streptobacillus moniliformis aus dem Blut eines an Rattenbißfieber erkrankten Kindes mehrere Wochen nach der Behandlung mit Penicillin isolieren konnten. Außerdem liegen Beobachtungen vor, wonach auch aus dem Milchdrüsensekret einer Kuh, die wegen bestehender Pyogenes-Mastitis u. a. mit Penicillin behandelt worden war, die L-Form von Corynebacterium pyogenes isoliert werden konnte (Aktan und Aktan, 1960). Demzufolge scheinen selbst die vereinzelten Funde von L-Formen in pathologischem Material im Zusammenhang mit der Verabreichung von Penicillin zu stehen, wobei nicht abzustreiten ist, daß bestimmte Bakterienarten oder Stämme eine m. o. w. große Neigung zur Bildung von L-Formen besitzen können. So waren Proteus-Stämme schon immer Paradebeispiele guter L-Form-Bildner. Aber auch von vielen anderen Bakterienarten konnten experimentell L-Formen erzeugt werden, wobei aber häufig bestimmte Kultivierungsbedingungen, wie z. B. anaerobe Bebrütung bei Salmonellen

(WEINBERGER, MADOFF und DIENES, 1950), eingehalten oder bestimmte Nährbodenansprüche befriedigt werden mußten. Obwohl, wie heute bekannt ist, Penicillin nicht die einzige Substanz ist, die unter experimentellen Bedingungen L-Formen zu erzeugen vermag (beispielsweise wurden ähnliche Veränderungen der Bakterienzellen auch unter dem Einfluß von Glykokoll, einigen anderen Aminosäuren, Bakteriostatika, Antiseren, niedrigen Temperaturen u. a. beobachtet — siehe DIENES, WEINBERGER und MADOFF, 1950), so besteht doch kein Zweifel, daß Penicillin die sicherste Wirkung von allen bisher bekannten derartigen Substanzen besitzt.

Der *Wirkungsmechanismus des Penicillins* kann heute als weitgehend aufgeklärt gelten. Er war in seinen Einzelheiten erst dann zu erfassen, als eingehende biochemische Untersuchungen in den letzten Jahren Klarheit über den Aufbau der Bakterienzellwand verschafft hatten. Diesen Untersuchungen zufolge setzt sich die Zellwand der gram-positiven Keime aus drei verschiedenen Komponenten zusammen (WORK, 1957), von denen die Peptidkomponente, die aus Alanin, Glutaminsäure und Diaminopimelinsäure, bei einigen Bakteriengruppen statt Diaminopimelinsäure aus Lysin besteht, als sogenannte „basic structure“ (Grundstruktur) für den Festigkeitsgrad der Zellwand verantwortlich ist. WEIDEL und Mitarb. (1957) gelang es, auch bei gram-negativen Keimen eine solche Grundstruktur zu analysieren. Nach ihnen besitzt die Zellwand beispielsweise von Escherichia coli die in Abb. 11 schematisch dargestellte Zu-

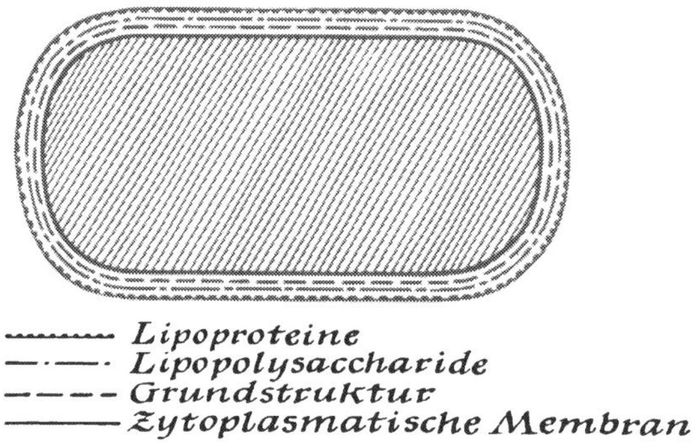

Abb. 11. Schematische Darstellung der Zellwandschichten eines Escherichia coli-Keims (nach Untersuchungen von WEIDEL und PRIMOSIGH, 1957)

sammensetzung. Die innere Schicht enthält die Grundstruktur, die mittlere wird von Lipopolysacchariden gebildet; in ihr sind die Rezeptorenstellen für die T-Phagen 3,4 und 7 verankert. Die äußere Schicht setzt sich aus Lipoproteinen zusammen. Wird die Grundstruktur durch Phagenenzym oder Lysozym aus der Zellwand herausgelöst, so verliert der Keim seine Form, er nimmt kugelige Gestalt an und lysiert auf Grund des hohen osmotischen Druckes, der durch die Zellwand nicht mehr kompensiert werden kann. Eine ähnliche Wirkung besitzt Penicillin. Es scheint nach den heutigen Vorstellungen — zumindest bei gram-negativen Keimen — primär die zytoplasmatische Grenzschicht zu schädigen und hierdurch Permeabilitätsstörungen hervorzurufen (BARTMANN, 1962). Demzufolge kommt es zu Störungen im Aufbau der Zellwand, insbesondere in der Synthese der Grundsubstanz. Fest steht jedenfalls, daß es unter der Wirkung von Penicillin zu einer Anhäufung sogenannter Uridinnucleotide kommt, die, wie die chemische Analyse ergab, nichts anderes als Teile der Grundstruktur sind. Unter Penicillineinfluß kommt es also zu einer Abnahme der Grundstruktur, und zwar nicht durch Abbau der bereits vorhandenen Grundstruktur, sondern durch Behinderung ihres Einbaues in die Zellwand, und demzufolge zu einer Aufhebung der Gleichgewichtskräfte zwischen Elastizität der Zellwand und dem osmotischen Druck. An den örtlich am stärksten geschädigten Stellen, dort, wo die Grundstruktur gewöhnlich gebildet wird, kommt es zum Austritt des Zellinhaltes, d. h.

zur Bildung der Sphaeroplasten. Es wurde bereits darauf hingewiesen, daß die Sphaeroplasten, wie elektronenoptische Aufnahmen (Huertos, Küster und Flaig, 1955, Kandler und Huber, 1954, Liebermeister und Kellenberger, 1956, u. a.) zeigten und auch die Plasmolysierbarkeit bewies, noch von einer zellwandartigen Begrenzung umgeben sind. Da die Lysierbarkeit durch Phagen erhalten bleibt, müssen die Sphaeroplasten noch von jenen Zellwandschichten umgeben sein, die die Phagenrezeptoren enthalten, also von Lipopolysaccharid sowie Lipoprotein (Bartmann, 1962). Chemische Analysen bestätigten dies. Hierfür spricht auch, daß Sphaeroplasten von homologen Antiseren agglutiniert werden können.

Sphaeroplasten sind also nichts anderes als deformierte Bakterien; sie enthalten ein durchaus vermehrungsfähiges Zytoplasma. Ihre Vermehrung ist aber in flüssiger Umgebung nicht möglich, weil die Druckverhältnisse dies nicht zulassen. Ihre Lyse ist nur eine Frage der Zeit.

Ganz andere Bedingungen liegen vor, wenn Sphaeroplasten die Möglichkeit bekommen, in ein geliertes Medium einzudringen. Der Nährboden ersetzt hier die fehlende Grundstruktur der Bakterienzellwand und setzt dem osmotischen Druck den nötigen Widerstand entgegen. Damit sind die Voraussetzungen für eine Teilung, die allerdings regellos vor sich geht, gegeben. Die Größe der sprossenden Zellelemente ist abhängig von der „Porenweite" des Gels, d. h. umgekehrt proportional zur Agarkonzentration im Nährboden (Höpken und Bartmann, 1955).

Zwischen A- und B-Typ-Kolonien scheinen offensichtlich Unterschiede in der Regenerationsfähigkeit der Grundstruktur der Zellwand zu bestehen, da sich nur B-Typ-Kolonien nach ihrer Übertragung auf penicillinfreie Nährmedien in die Bakterienform zurückentwickeln können, nicht aber A-Typ-Kolonien. Demnach müßten A-Typ-Kolonien aus stärker penicillin-geschädigten Einzelindividuen hervorgegangen sein als B-Typ-Kolonien. Damit stimmt überein, daß Kandler und Zehender (1957) bei A-Typ-Kolonien, also bei stabilen L-Formen, keine Diaminopimelinsäure bzw. Weibull (1958) nur Spuren nachweisen konnten. Auch die Tatsache, daß stabile L-Formen im Gegensatz zu den labilen L-Formen gegenüber Phagen resistent sind, spricht dafür, daß bei ihnen nicht nur die Grundstruktur, sondern auch Teile der übrigen Zellwand verlorengegangen sein müssen, die die Phagenrezeptoren enthalten. Die Fähigkeit zur Neubildung der Grundstruktur ist also bei stabilen L-Formen tiefgreifender gestört als bei den labilen L-Formen (Taubeneck, 1962). Es wird angenommen, daß stabile L-Formen durch Plasmoptyse der Keime unter dem Einfluß des Penicillins entstehen (Taubeneck, 1960), daß es sich also hierbei um echte Protoplasten handelt. Der Nachweis, daß den stabilen L-Formen alle Schichten der Zellwand fehlen, ist aber auf chemischen Wege noch nicht erbracht.

Das Geheimnis der Bildung von L-Formen kann also heute ohne weiteres auf nüchterne Vorgänge einer durch Penicillin bedingten Zellwandschädigung der Mikroorganismen zurückgeführt werden. Es ist anzunehmen, daß andere L-Form-bildende Substanzen auf gleiche oder ähnliche Weise wirksam sind. Damit ist allen Spekulationen der Boden entzogen, die in den L-Formen der Bakterien primitive Sexualvorgänge der Bakterien, elementare Lebenseinheiten mit bestimmten Aufgaben oder aber gar Resistenzformen sahen.

Die Stellung der L-Formen zu den „Pleuropneumonia-like organisms" bleibt aber auch heute noch unbestimmt. Die in mancher Hinsicht übereinstimmenden Grundmerkmale beider Keimformen vermögen durchaus die Meinung zu stützen, daß die PPLO stabile L-Formen von uns nicht näher bekannten Bakterienarten sein könnten. Es ergeben sich nach Klieneberger-Nobel (1954, 1956) zwar Unterschiede, diese sind aber nicht so schwerwiegend und eindeutig, daß man hierauf die Abtrennung der PPLO als eigene Organismengruppe gründen könnte (Kandler und Kandler, 1960).

Es ist auch zu berücksichtigen, daß die Familie der Mycoplasmataceae, in der die PPLO heute unter der Gattungsbezeichnung Mycoplasma geführt werden, sich nicht nur aus den klassischen Vertretern dieser Keimform, wie dem Erreger der Pleuropneumonie der Rinder oder der infektiösen Agalaktie der Ziegen zusammensetzt, sondern daß in den letzten Jahren zunehmend Mycoplasmen in der freien Natur, in Kompostfiltraten und im Abwasser sowie auch im Respirations- und Genitaltrakt von Mensch und Tier gefunden werden konnten. Alle diese Mycoplasmen haben mit der L-Form die Penicillinresistenz, die Vermehrungsweise in Form einer multipolaren Knospung sowie morphologische Eigentümlichkeiten gemeinsam, wenngleich Mycoplasmen vielfach von geringerer Größe und elektronenmikroskopisch einheitlicher im Korn erscheinen (KLIENEBERGER-NOBEL, 1956).

Bemerkenswert sind aber Mitteilungen verschiedener Autoren, daß es gelungen sei, aus PPLO-Stämmen, die über Jahre in dieser stabilen Form gezüchtet und vermehrt worden waren, Bakterienformen zu isolieren.

Nach einer diesbezüglichen Zusammenstellung von KANDLER und KANDLER (1960) hatten WITTLER, CARY und LINDBERG PPLO-Stämme von Patienten mit Urethritis isoliert. Diese Stämme konnten in Gewebekulturen vermehrt werden, ohne daß zytopathische Veränderungen auftraten. Zu diesen kam es aber dann, wenn den Gewebekulturen Hefeextrakt zugesetzt wurde. Nach mehreren solchen Passagen mit Hefezusatz entwickelten sich aus den PPLO Corynebacterien, die kulturell erfaßt werden konnten.

Ähnliche Erfahrungen hatte auch MINCK mit einigen PPLO-Stämmen machen können, die er aus dem weiblichen Genitaltrakt isoliert hatte. Auch SMITH, PEOPLES und MORTON berichteten über die Entwicklung coryneformer Keime aus PPLO-Stämmen des Ureters. BENDER und KAPLAN konnten aus einem Stamm, der seit Jahren als PPLO angesehen worden war, nach UV-Einwirkung Bakterienformen erhalten.

Die Identität der wiedererzeugten Bakterienformen mit den vermeintlichen PPLO läßt sich meist durch die Gleichheit der biochemischen Eigenschaften beweisen. So wurde auch als feststehend angenommen, daß Bakterienarten, die unter dem Einfluß von Penicillin in L-Formen umgewandelt wurden, im allgemeinen ihre biochemische Charakteristik beibehalten. Dies wurde immer als Gegenbeweis dafür angeführt, daß Mycoplasmen stabile L-Formen von Bakterien sein sollten; denn es müßten sich ja dann Elternbakterien mit den gleichen biochemischen Eigenschaften ermitteln lassen. Aber auch dieses Argument verlor seine Beweiskraft, als AKTAN und FISEK (1959) berichteten, daß Änderungen in den serologischen und biochemischen Eigenschaften bei Bakterien auftreten könnten, die nach Umwandlung in die L-Form ihre Bakterienform wiedererlangt haben. Diese Vermutung fand ihre Bestätigung durch Untersuchungen von AKSOYCAN und AKTAN (1962) an Alkalescens-Dispar-Stämmen. Es traten nach der zweiten Transformation definitive Änderungen in der 0-Antigenstruktur bei einigen Stämmen auf, und zwei Stämme zerlegten jetzt Salicin bzw. Dulcit, was sie vorher nicht getan hatten.

Es kann daher bis heute nicht vollkommen in Abrede gestellt werden, daß die bekannten Mycoplasmen mutierte L-Formen von Bakterien sind.

Zu interessanten Feststellungen kamen auch MALIZIA, BARILE und RIGGS (1961) sowie BARILE, MALIZIA und RIGGS (1962). Diese Autoren prüften 102 Gewebekulturen aus 17 verschiedenen Laboratorien unter Verwendung von fluoreszierenden Antikörpern auf das Vorhandensein von PPLO-Stämmen, die als häufige Gewebekulturverunreiniger bekannt sind. 48% dieser Kulturen erwiesen sich als infiziert. Niemals wurden PPLO in Kulturen ermittelt, die aus frischem Zellmaterial hergestellt worden waren, dafür erwiesen sich aber 52% der permanenten Zellkulturen als infiziert, und zwar 10mal häufiger die mit Antibiotikazusätzen als die ohne Antibiotika. Da sich erstaunlicherweise alle PPLO als antigen-verwandt erwiesen, kamen die Autoren zu dem Standpunkt, daß es sich bei den PPLO in Wirklichkeit um die L-Form einer bestimmten Bakterienart handeln könnte, die einstmals unter dem Einfluß von Antibiotikazusätzen entstanden ist und nunmehr von Gewebekultur zu Gewebekultur zusammen mit den permanenten Zellstämmen weitergetragen wird.

Mit Interesse wird man den weiteren Forschungen auf dem Gebiet der L-Formen der Bakterien entgegensehen können. Sollten die Vermutungen einer Wesensgleichheit zwischen Mycoplasmen und L-Formen der Bakterien einst zutreffen, so dürfte damit für den Phylogenetiker eine Brücke geschlagen sein, und zwar nicht nur zwischen Bakterien und Mycoplasmen, sondern gleichzeitig auch zwischen Bakterien und Viren; denn die morphologische Ähnlichkeit zwischen

Mycoplasmen und den großen Viren der Psittacosis-Lymphgranuloma-Trachoma-Gruppe hatten schon einmal zu Bestrebungen geführt, beide unter der Bezeichnung „Cystidiales" zu vereinen (RUSKA und POPPE, 1947).

Aber schon heute läßt sich mit Gewißheit sagen, daß die Entdeckung der L-Form durch KLIENEBERGER-NOBEL (1935) und die insbesondere vom Arbeitskreis um DIENES in den vierziger und Anfang der fünfziger Jahre weitergeführten Untersuchungen die Forschungsarbeit über den Aufbau der Bakterienzelle und ihre Vermehrungsweise bedeutend gefördert und ihr einen tieferen Sinn gegeben haben. Sollte sich auch die Theorie einer Wesensgleichheit zwischen der L-Form der Bakterien und den Mycoplasmen als nicht zutreffend erweisen, so können wir doch in dem sicheren Bewußtsein sein, daß durch die Erforschung der L-Form unser Verständnis für die bakteriellen Wachstums- und Vermehrungsvorgänge bedeutend vertieft wurde.

Literaturverzeichnis

AKSOYCAN, N., and AKTAN, M.: Biochemical and antigenic changes in strains of Alkalescens-Dispar which are transformed into L-forms under the effect of Penicillin and later restored to their usual bacterial forms. Zbl. Bakt.-Abt. I Orig. **187**, 208—217 (1962).

AKTAN, M., u. AKTAN, F.: Die Entstehung der L-Phase von Corynebacterium pyogenes nach der Antibiotikabehandlung einer an Pyogenesmastitis erkrankten Kuh. Dtsch. tierärztl. Wschr. **67**, 405—408 (1960).

AKTAN, M., and FISEK, N.: The biochemical and serological changes in the bacteria regained from the L-forms. Türk. ijiyen tecrübi biol. dergisi **29**, 28—42 (1959).

BARILE, M. F., MALIZIA, W. F., and RIGGS, D. B.: Incidence and detection of pleuropneumonia-like organisms in cell cultures by fluorescent antibody and cultural procedures. J. Bact. **84**, 130—136 (1962).

BARTMANN, K.: Aufbau der Bakterienzellwand, Wirkungsmechanismus des Penicillins, Wachstum der Bakterienzelle und L-Form. Zbl. Bakt.-Abt. I Orig. **185**, 252—269 (1962).

DAWSON, M. H., and HOBBY, G. L.: Rat bite fever. Transact. Ass. Amer. Physicians **54**, 329—332 (1939).

DIENES, L.: L type variant forms in cultures of various bacteria. Proc. Soc. Exper. Biol. Med. **42**, 636—460 (1939).

DIENES, L.: Isolation of L type colonies from typhoid bacilli with the aid of Penicillin. Proc. Soc. Exper. Biol. Med. **68**, 589—590 (1948).

DIENES, L., and H. J. WEINBERGER: The L forms of bacteria. Bact. Rev. **15**, 245—288 (1951).

DIENES, L., WEINBERGER, H. J., and MADOFF, S.: The transformation of typhoid bacilli into L forms under various conditions. J. Bact. **59**, 755—764 (1950).

DOLMAN, C. E., and CHANG, H.: Streptobacillus moniliformis and it's pleuropneumonia-like variant. Canad. J. Publ. Health **42**, 73 (1951).

HÖPKEN, W., u. BARTMANN, K.: Phasenkontrastmikroskopische Beobachtung des durch Penicillin ausgelösten L-Cyklus von Bact. proteus. Zbl. Bakt.-Abt. I. Orig. **162**, 372—384 (1955).

HUERTOS, M. R., KÜSTER, E., u. FLAIG, W.: Licht- und elektronenmikroskopische Untersuchungen an L-Formen bei Pseudomonas fluorescens. B. proteus und Rhizobium. Zbl. Bakt.-Abt. I. Orig. **162**, 24—31 (1955).

KANDLER, G., KANDLER, O., u. HUBER, O.: Untersuchungen über die Morphologie und die Vermehrung der pleuropneumonieähnlichen Organismen und der L-Phase der Bakterien. II. Elektronenmikroskopische Untersuchungen. Arch. Mikrobiol. **21**, 202 (1954).

KANDLER, O., u. KANDLER, G.: Die L-Phase der Bakterien. Ergebn. Mikrobiol. **33**, 97—127 (1960).

KANDLER, O., u. ZEHENDER, C.: Über das Vorkommen von Diaminopimelinsäure bei verschiedenen L-Phasentypen von Proteus vulgaris und bei den pleuropneumonieähnlichen Organismen. Zschr. Naturforsch. **12**b, 725—728 (1957).

KLIENEBERGER-NOBEL, E.: Filterable forms of bacteria. Bact. Rev. **15**, 77—103 (1951).

KLIENEBERGER-NOBEL, E.: Micro-organisms of the pleuropneumonia group. Biol. Rev. **29**, 154—184 (1954).

KLIENEBERGER-NOBEL, E.: Über die Wesensverschiedenheit der peripneumonie-ähnlichen Organismen und der L-Phase der Bakterien. Zbl. Bakt.-Abt. I. Abt. Orig. **165**, 329—343 (1956).

LIEBERMEISTER, K., u. KELLENBERGER, E.: Studien zur L-Form der Bakterien. I. Die Umwandlung der bazillären in die globuläre Zellform bei Proteus unter Einfluß von Penicillin. Zschr. Naturforsch. **11**b, 200—206 (1956).

MALIZIA, W. F., BARILE, M. F., and RIGGS, D. B.: Immunofluorescence of pleuropneumonia-like organisms isolated from tissue cell culture. Nature **191**, 190—191 (1961).

PIERCE, C. H.: Streptobacillus moniliformis, its associated L 1 form and other pleuropneumonia — like organisms. J. Bact. **40**, 780 (1942).

RUSKA, H., u. POPPE, K.: Morphologische Beziehungen zwischen filtrierbaren Mikroorganismen und großen Virusarten. Zschr. Naturforsch. **2b**, 35 (1947).

STEMPEN, H.: Demonstration of a cell wall in the large bodies of proteus vulgaris. J. Bact. **70**, 177-181 (1955).

TAUBENECK, U.: Über Plasmolyseversuche mit penicillininduzierten Umbildungsformen von Proteus vulgaris. Zbl. Bakt.-Abt. I. Orig. **163**, 477—483 (1955).

TAUBENECK, U.: Die Penicillinaktivierung durch Proteus-Arten. Zbl. Bakt.-Abt. I. Orig. **167**, 345—346 (1956/57).

TAUBENECK, U.: Die L-Form der Bakterien. Monatsber. Dtsch. Akad. Wiss. **2**, 36—54 (1960).

TAUBENECK, U.: Zur Frage der Reversion der stabilen L-Form in ihre Ausgangsbakterien. Zbl. Bakt.-Abt. I. Orig. **184**, 290—291 (1962).

WEIBULL, C.: Chemical analysis elucidating the structure of bacterial L forms. Acta path. microbiol. Scand. **42**, 324 bis 332 (1958).

WEIDEL, W., u. PRIMOSIGH, J.: Die gemeinsame Wurzel der Lyse von Escherichia coli durch Penicillin oder durch Phagen. Zschr. Naturforsch. **12b**, 421—427 (1957).

WEINBERGER, H. J., MADOFF, S., and DIENES, L.: The properties of L forms isolated from Salmonella and the isolation of L forms from Shigella. J. Bact. **59**, 765—775 (1950).

WORK, E.: Biochemistry of the bacterial cell wall. Nature **179**, 841—847 (1957).

Aus der Mikrobiologischen Abteilung

Zum Mechanismus und zur Anwendung des Latex-Tests

von

E. Karasek

In den letzten Jahren gewann eine neuere serologische Reaktion — der Latex-Test — in der Diagnostik von verschiedenen Krankheiten in zunehmendem Maße an Bedeutung.

Der Latex-Test (im englisch-sprachigen Schrifttum als „latex fixation test" bezeichnet) wurde erstmalig 1956 von Singer und Plotz zur Diagnose der primär chronischen Polyarthritis beschrieben. Sensibilisierte Schaferythrozyten — die bisher zur Diagnose verwendet wurden — haben eine komplexe, organische Struktur und enthalten viele Antigene, die mit Komponenten menschlicher und tierischer Seren reagieren können. Es wurde festgestellt, daß bei wiederholten Versuchen Erythrozyten desselben Tieres keinen konstanten Titer aufwiesen und auch die Ergebnisse gemischter Zellsuspensionen nicht immer reproduzierbar waren. Außerdem zeigten konservierte Schaferythrozyten nach Lagerung verminderte Agglutinabilität.

Vorversuche hatten gezeigt, daß Polyvinyl-Toluen-Latex-Partikel von geeigneter und gleichförmiger Größe die Erythrozyten ersetzen können und bei Mischung mit Gammaglobulin zur serologischen Untersuchung auf die *primär chronische Polyarthritis* verwendet werden können.

Bei Untersuchungen über das Verhalten der Teilchen in verschiedenen Elektrolyten und bei verschiedenen pH-Werten konnten neue, charakteristische Beziehungen zwischen Teilchen und Protein nachgewiesen werden. pH-Werte von 5,5—8,0 müssen bei jeder Agglutination mit Latex und Gammaglobulinen vermieden werden, da sonst beim isoelektrischen Punkt des Gammaglobulins (pH 6,6) Spontanagglutinationen eintreten.

In sehr eingehenden Untersuchungen über den Einfluß der Zubereitung des Latex, der Mischung mit Gammaglobulin und Serum, des pH-Wertes, der Zugabe von Elektrolyten, der Menge des Gammaglobulins, der Temperatur und der Zentrifugierung wurden die günstigsten Bedingungen für die Reaktion ermittelt. Das Agglutinationsoptimum der mit Gammaglobulin beladenen Latex-Teilchen lag bei einer 2 Stunden währenden Inkubation bei 56° C. Die günstigste Teilchengröße lag bei 0,77 μ; 0,82 oder 0,98 μ waren fast gleich gut geeignet. Partikel von weniger als 0,59 μ Durchmesser ergaben verzögerte Reaktionen und ließen sich schwerer zentrifugieren. Die optimale Latex-Konzentration wurde bei 1% der Stammsuspension gefunden. Phosphat- und Bikarbonatpuffer verhinderten die Reaktion, am besten war Boratpuffer pH 8,2—9,0 geeignet. Da ohne Zugabe von Elektrolyten die Reaktion ausblieb, fand als Verdünner boratgepufferte physiologische Kochsalzlösung Verwendung. Das Optimum der zugegebenen Globulinmenge lag bei 125 γ/ml Endverdünnung. Daneben müssen noch eine Reihe anderer Faktoren berücksichtigt werden, wie Grad der Emulgation, Menge der Monomere u. a. m. (Houba 1962).

Der Latex-Test für primär chronische Polyarthritis wird wie folgt ausgeführt:

1. Von den zu untersuchenden Seren werden Verdünnungen von 1:20—1:5120 mit boratgepufferter physiologischer Kochsalzlösung hergestellt.
2. Zu jeder Verdünnungsstufe wird im Verhältnis 1:1 1%ige, mit Gammaglobulin „sensibilisierte" Latex-Suspension (in boratgepufferter physiologischer Kochsalzlösung) zugegeben.
3. Nach Schütteln werden die Röhrchen bei 56° C $1^1/_2$ Stunden im Wasserbad inkubiert.
4. Nach der Inkubation werden die Röhrchen bei 2300 U/min 3 Minuten zentrifugiert.
5. Abgelesen wird unter leichtem Aufschütteln; jede Agglutination ab Stufe 1:20 gilt als positiv.

Durch die Verwendung von biologisch inerten Latex-Partikeln an Stelle der Erythrozyten konnten die eingangs aufgezählten Schwierigkeiten (schlechte Reproduzierbarkeit des Tests, „Altern" der Erythrozyten usw.) umgangen werden. Die Latex-Suspension ist gut lagerungsfähig. In Verbindung mit der einfach durchzuführenden Sensibilisierung der Partikel ist dies der wesentlichste Vorzug der Latex-Reaktion.

Plotz und Singer (1956) untersuchten mit dem Latex-Test 1380 Patientenseren. Von 150 Patienten mit der klinischen Diagnose primär chronische Polyarthritis hatten 107 (71,3%) einen positiven Latex-Test. Von 200 Normalseren waren 2 (1%) positiv. Patienten mit anderen Erkrankungen (Arthritis, rheumatisches Fieber und rheumatische Herzkrankheiten, Hyperglobulinämie, Lupus erythematodes u. a.) hatten in 1 bis 5% „falsch-positive" Reaktionen. Der Latex-Test erwies sich dem Heller-Test überlegen und ergab keine zweifelhaften Resultate. Auf Grund der größeren Spezifität wurde nach diesen Ergebnissen der Latex-Test zur klinischen Diagnose der primär chronischen Polyarthritis empfohlen.

In der Folgezeit wurden die günstigen Ergebnisse von anderen Untersuchern bestätigt, wobei die Untersuchungsdurchführung Modifikationen erfahren hat (Egghart, Wiedermann und Braunsteiner 1957; Braunsteiner, Egghart, Reinhardt und Wiedermann 1958; Aron, Vargues und Lechevallier 1961).

Einen weiteren Fortschritt in der Diagnostik der primär chronischen Polyarthritis brachte die Verwendung der Euglobulinfraktion (Hedberg 1958; Holley, Ulloa, Henry und Griffin 1959). Durch diese Modifikation konnten Prozonenphänomene, die bei Verwendung von Vollseren relativ häufig auftraten, nahezu vollständig ausgeschaltet werden. Außerdem waren mit diesem Test 4 von 8 im einfachen Latex-Test negativen Früh- und Behandlungsfällen positiv.

Von Morgan (1959), Holley, Ulloa, Henry und Griffin (1959), Wilson, Morison und Wright (1960) sowie Koch und Odenthal (1961) wurde ein Latex-Objektträger-Schnelltest durchgeführt. Dieser Schnelltest war nach Morgan (1959) empfindlicher und spezifischer als der Hämagglutinationstest, aber weniger empfindlich als der Bentonit-Test (Holley, Ulloa, Henry und Griffin 1959). Der Schnelltest erwies sich außerdem als gering spezifisch, denn von 71 Seren nicht mit primär chronischer Polyarthritis behafteter Patienten waren 25,3% ebenfalls positiv (Koch und Odenthal 1961).

Für die Diagnose der Polyarthritis chronica im Kindesalter haben nach Untersuchungen von Dahl (1960) die Reaktionen keine Bedeutung, da nur 15 bis 25% der Erkrankten auch serologisch positiv waren.

Von Coke (1959) wurde eine britische Latex-Suspension verwendet. Im Ergebnis schnitt der Hämagglutinationstest günstiger als der Latex-Test ab, weil er weniger falschpositive Resultate aufwies und außerdem empfindlicher war.

Auf Grund der günstigen Erfahrungen bei der primär chronischen Polyarthritis wurden vielerorts Versuche unternommen, die Vorteile des Latex-Tests auch für die serologische Diagnose anderer Krankheiten zu nutzen. Vor allen Dingen kamen Krankheiten in Betracht, bei denen die Serodiagnostik mit Schwierigkeiten verbunden oder umständlich war. Durch den Einsatz von Latex können andererseits auch schwache bzw. schwer ablesbare Agglutinationen deutlicher sichtbar gemacht werden.

Schon 1958 berichtete Muraschi über einen „latex-leptospiral agglutination test". Als Antigen verwendete er Korthof-Kulturen, die mit 0,5% Formalin abgetötet waren. Für den Latex- „screen test" bestand das Mischantigen aus Leptospira icterohaemorrhagica, pomona und canicola zu gleichen Teilen. Nach mehrmaligem Waschen wurde das Antigen konzentriert und mit einer Tuberkulinspritze homogenisiert. Das Antigen-Latex-Gemisch wurde im Verhältnis 1:1 den Serumverdünnungen zugegeben, zusammen 90 Minuten bei 56° inkubiert und anschließend 3 Minuten bei 1000 U/min zentrifugiert. Die Latex-Agglutinationstiter waren mit wenigen Ausnahmen höher als die der Standard-Agglutinations-Lysis-Reaktion und des mikroskopischen Agglutinationstests. 3 von 162 Gesunden zeigten einen Latex-Titer von 1:100, die anderen waren negativ. In Empfindlichkeit und Spezifität war der Latex-Test mit der Agglutination-Lysis-Reaktion und dem mikroskopischen Agglutinationstest vergleichbar, hatte jedoch in der Einfachheit und Schnelligkeit der Durchführung und im Gebrauch eines stabilen, nichtinfektiösen Antigens Vorteile.

Die Möglichkeit, die serologische *Leptospirosediagnostik* durch einen Latex-Test zu vereinfachen und zu verbessern, wurde inzwischen von KELEN und LABZOFFSKY (1960) sowie VOSTA (1963a, 1963b) bestätigt. KELEN und LABZOFFSKY verwendeten als Antigen einen Pyridinextrakt, wie er zur Komplementbindungsreaktion auf Leptospirose gebraucht wird (LABZOFFSKY und KELEN 1960). VOSTA (1963a) stellte das Antigen aus Kulturen der Leptospira biflexa her und konnte infolge Kreuzreaktion auch die Erkrankungen durch andere Typen nachweisen.

Der Latex-Test wurde jedoch auch auf seine Verwendbarkeit zur Serodiagnose anderer bakterieller Erkrankungen geprüft.

ZNAMIROWSKI, COLLINS, NEELIN und ROY (1959) berichteten über einen Latex-Test mit *Staphylokokkenextrakten* als Antigen. Die Ergebnisse waren mit denen der Hämagglutination vergleichbar, wobei Kreuzreaktionen zwischen pyogenen und nichtpyogenen Staphylokokken und Streptokokken der Gruppe A auftraten.

Bei einer *Tularämie*-Massenerkrankung erwies sich ein Tularämie-Latex-Test als vorteilhaft, da schon 2 Stunden nach Ansatz exakte Ergebnisse vorlagen (FLAMM und WIEDERMANN 1960). Wichtig für eine hohe Spezifität und Anzeigesicherheit war die richtige mengenmäßige Relation von Antigen und Latex.

Der Test ist auch zum Nachweis von Antikörpern gegen *Brucellen, Salmonella typhi* und *Moraxellen* anwendbar. Die gefundenen Titer entsprechen denen der WIDAL-Probe, sind zum Teil sogar etwas höher. Dies ist insbesondere dann der Fall, wenn inkomplette Antikörper nachweisbar sind. Zur Durchführung des Latex-Tests mit Moraxellen muß ein Keimdesintegrat verwendet werden, bei den anderen genügt eine Aufschwemmung abgetöteter Keime (WIEDERMANN 1960, WIEDERMANN 1961, WIEDERMANN 1962b).

Einen *Histoplasmose*-Latex-Test entwickelten CARLISLE und SASLAW (1958). Bei parallelen Untersuchungen von 81 Seren mit dem Latex-Test und dem Kollodium-Test ergab sich eine gute Übereinstimmung. Da die Ausführung des Kollodium-Tests schwieriger ist, kann durch die Benutzung von Latex die serologische Diagnose der Histoplasmose in kleinen Laboratorien vereinfacht werden.

BOZDĚCH und JÍRA (1961) unternahmen den Versuch, den Latex-Test zur Diagnose der *Toxoplasmose* heranzuziehen. Die Sensibilisierung wurde mit einem aus Mäuseperitonealexsudat hergestellten Toxoplasmaantigen durchgeführt. Leider erfaßte der Latex-Test weniger positive Seren als die Komplementbindungsreaktion. Von 395 in der Komplementbindungsreaktion negativen Seren waren außerdem 7 (1,8%) mit Latex falsch-positiv.

In Anlehnung an Untersuchungen von TOMSIKOVA, SACH, HOREJSI, MALY und NOVASKOVA (1960) verglich SCHNEIDER (1962) die Ergebnisse der Kollodiumagglutination, der Latexagglutination und der Agargelpräzipitation zum Nachweis von Antikörpern bei der *Aspergillose* der Hühner. Der Latex-Test war in der angegebenen Ausführung weniger empfindlich als die Kollodiumreaktion.

Auch zur Diagnose der menschlichen *Trichinose* ist der Latex-Test herangezogen worden. Die Ergebnisse waren ausreichend spezifisch und zeigten gute Übereinstimmung bei Parallelversuchen. Für kleine Laboratorien und ausgedehnte epidemiologische Untersuchungen ist der Latex-Test gut durchführbar.

Von besonders großem und aktuellem Interesse sind die Versuche, mit Hilfe des Latex-Tests Antikörper bei *Rinderleukose* nachzuweisen. Die Diagnose der Rinderleukose beruht bis heute bei den tumorösen Formen auf histologischen Untersuchungen und bei den nichttumorösen Formen auf mehr oder weniger „spezifischen" hämatologischen Befunden. Eine serologische Diagnose war bisher nicht möglich. Im Rahmen der Bekämpfung der Rinderleukose ist eine möglichst frühzeitige Erfassung aller leukotischen Rinder von großer Bedeutung. Da die Veränderungen des Blutbildes nur in Zusammenhang mit „epidemiologischen" Erhebungen aussagekräftig sind, wäre der Nachweis von Antikörpern als spezifische Reaktion von großer Wichtigkeit.

Mißlungene Versuche, mit Hilfe der herkömmlichen serodiagnostischen Verfahren leukosespezifische Antikörper nachzuweisen, veranlaßten LEHNERT (1964), den Latex-Test auf seine Eignung zu prüfen. Als Antigen verwendete er einen Extrakt von getrockneten, pulverisierten Leukoselymphknoten. Der Latex-Test erschien zur Diagnostik der Rinderleukose als geeignet, wenn auch noch keine abschließende Beurteilung des Verfahrens möglich war.

Bei weiteren Untersuchungen, die HEESCHEN (1964) und SEELEMANN und HEESCHEN (1964) durchführten, wurde neben der Objektträgeragglutination und der sogenannten Senkungsreaktion ein Röhrchenagglutinationstest entwickelt, der wegen der Seltenheit von zweifelhaften Ergebnissen und Spontanagglutinationen vorteilhaft ist. Kontrollversuche mit Extrakt aus Lymphknoten eines gesunden Rindes, nicht sensibilisierten Latex-Suspensionen, abgesättigten Seren und verdünnten Seren sprechen dafür, daß es sich um einen spezifischen Nachweis handelt. Mit dem Latex-Test waren in Leukosebeständen wesentlich mehr Tiere positiv als auf Grund der hämatologischen Befunde. Jedoch traten auch in Beständen, in denen nach mehrmaligen hämatologischen Untersuchungen kein Leukoseverdacht bestand, mehrere positive Latexreaktionen auf. Ob es sich dabei um falsch-positive Reaktionen handelte, konnte nicht geklärt werden, da eine Leukosegefährdung aller dieser Bestände gegeben war.

Auch LEHNERT, WINQVIST und HUGOSSON (1964) berichteten über unspezifische Reaktionen, die jedoch durch Adsorption der Seren mit nichtsensibilisierten Akryl-Teilchen beseitigt werden konnten. Andererseits traten auch relativ viele falschnegative Ergebnisse auf, für die es zur Zeit noch keine gesicherte Erklärung gibt.

Daraus ergibt sich, daß eine endgültige Einschätzung des Wertes der Latex-Reaktion zur Diagnostik der Rinderleukose auch heute noch nicht möglich ist. Weitere Untersuchungen sind vor allem zur Darstellung der z. Z. noch hypothetischen „Leukose-Antikörper" notwendig.

Bei Untersuchungen von ARON, VARGUES und LECHEVALLIER (1961) an 980 nicht speziell ausgewählten Kranken war der Latex-Test mit globulinsensibilisierten Teilchen in 54% der Fälle von *Dysproteinämie* und in 32,8% der *viralen Hepatitiden* positiv. Es ergab sich, daß auch im Serum von Hepatitiskranken ein Faktor vorhanden ist, der mit menschlichem Gammaglobulin beladene Latex-Teilchen agglutiniert. Eigenartigerweise genasen Patienten mit negativer Latex-Agglutination rascher als solche mit positiven Reaktionen, so daß die Probe prognostisch bedeutungsvoll sein kann (DÓBIÁS, SZÉCSEY und BACKHAUSZ 1961, DÓBIÁS, SZÉCSEY und BOZSÓKY 1962).

Ein positiver Ausfall des Latex-Tests ist zuweilen auch bei *Lupus erythematodes disseminatus* zu beobachten (BRAUNSTEINER, EGGHART, REINHARDT und WIEDERMANN 1958). Der agglutinierende Faktor hierbei ist wahrscheinlich mit dem Rheuma-Faktor nicht identisch. Ausgehend von den Kenntnissen über die Anwesenheit eines komplementbindenden Antikörpers gegen Kernmaterial von Zellen im Serum von Patienten mit disseminiertem Lupus erythematodes entwickelten CHRISTIAN, MENDEZ-BRYAN und LARSON (1958) einen speziellen Latex-Test. Als Antigen wurde Kälber-Thymus-Nucleoprotein verwendet.

Dem Wesen nach stellt der Latex-Test die Einbeziehung biologisch indifferenter Latex-Kuntstoffpartikel in eine serologische Reaktion dar, wodurch der Ausfall der Reaktion besser sichtbar wird. Dabei wurden die Latex-Teilchen z. T. an Stelle der bisher verwendeten Erythrozyten oder Kollodium-Teilchen eingesetzt. Endgültige Klarheit über den *Mechanismus des Latex-Tests* besteht indessen noch nicht. Nach den bisherigen Forschungsergebnissen haben 3 Theorien Bedeutung:

1. Primär werden lösliche Antigene an Latex-Teilchen gebunden, durch antikörperhaltige Seren erfolgt deren Ausfällung,
2. an die Latex-Partikel werden primär Antikörperglobuline gebunden, durch Zugabe des homologen Antigens kommt es zu einer Ausfällung (umgekehrte passive Agglutination),
3. primär bereits vorhandene Antigen-Antikörper-Komplexe werden durch Partikel (Latex, Kollodium) ausgefällt (Koagglutination im Sinne von BORDET und GENGOU (1911)).

Nach der Feststellung von MEIER-BURSTEIN (1957), daß ein Zusatz von 8% Polyvinyl-Pyrrolidon die Euglobuline und die β-Lipoproteine im Serum präzipitiert, mußte zunächst an weitgehend unspezifische Vorgänge gedacht werden. GRAY, TUPPER und ROWSE (1958) äußerten die Ansicht, daß beim Latex-Test möglicherweise nicht ein spezifischer Faktor, sondern lediglich der Gehalt an hitzelabilem α-Globulin angezeigt wird. Heute werden die Latex-Tests bei den verschiedenen Erkrankungen als echte Antigen-Antikörper-Reaktionen angesehen.

Wie aus den Untersuchungen von SINGER, ALTMANN, GOLDENBERG und PLOTZ (1960) hervorgeht, spielen beim Latex-Test auf primär chronische Polyarthritis noch unbekannte Faktoren eine Rolle. Diese Autoren, wie auch DÓBIÁS, SZÉCSEY und BOZSÓKY (1962), fassen jedoch die Reaktion als scheinbar immunologisch bedingt auf, da sie durch kolloidchemische Gesetzmäßigkeiten im engeren Sinne nicht zu erklären sei.

WIEDERMANN (1960, 1961, 1962a) hat sich sehr eingehend mit dem Mechanismus des Latex-Tests bei Verwendung von bakteriellen Antigenen befaßt. Er ist der Ansicht, daß der Mechanismus von der Wahl der Antigene abhängig ist. Eine Adsorption löslicher Antigene finde beim Latex-Test nach SINGER und PLOTZ und auch beim Leptospiren-Latex-Test nach KELEN und LABZOFFSKY statt, während der ursprüngliche Leptospirose-Latex-Test nach MURASCHI offenbar eine Koagglutination darstelle. WIEDERMANN (1961) konnte auf Grund elektrophoretischer Untersuchungen eine Adsorption von γ-Globulinen an Latex feststellen. Mit intakten Bakterien beladen sich Latex-Teilchen nicht. Die Bakterien-Latex-Tests mit intakten Keimen sind wohl am ehesten als Koagglutination zu erklären (HUMMEL 1960, WIEDERMANN 1962a).

Eigene Untersuchungen

Da bekanntermaßen mit fluoreszenz-serologischen Untersuchungsmethoden auch sehr kleine Antigen- oder Antikörpermengen gut nachweisbar sind, erschien es möglich, fluoreszierende Antikörper (FA) zur weiteren Klärung des Mechanismus des Latex-Tests einzusetzen. Insbesondere müßte sich die Adsorption von Antikörpern oder löslichen Antigenen an Latex-Partikel hierdurch nachweisen lassen.

Die FA-Technik beruht auf der Anwendung fluorochrom-markierter Immunglobuline zum Nachweis der homologen Antigene. Ausgangsmaterial ist ein möglichst hochtitriges, spezifisches Immunserum, aus dem die Globuline durch Fällung gewonnen werden. Nach Resuspendierung werden die Globuline mit einem Fluorochrom versetzt, das von den Globulinen gebunden wird. Nach Entfernung des überschüssigen Fluoreszenzfarbstoffes können mit diesem Konjugat die homologen Antigene dargestellt werden, wobei sich das Konjugat an das Antigen anlagert und sich fluoreszierende Antigen-Antikörper-Komplexe bilden.

Methodik: Für die Untersuchungen verwendeten wir präzipitierendes Milzbrandserum vom Kaninchen, Salmonella-Immunserum vom Kaninchen, Brucellose-Immunserum vom Rind, ein Anti-Rinderglobulin-Serum vom Kaninchen und ein Rinder-Normal-Serum. Die Globuline der Immunseren wurden durch Ammoniumsulfat gefällt und mit 2,5%—5% Fluorescein-isothiocyanat (berechnet auf Protein) konjugiert. Die Reinigung der Konjugate erfolgte mit „Sephadex" (Pharmacia, Uppsala). Als Antigen verwendeten wir außer dem genannten Rinder-Normal-Serum Tuberkulose-Antigen „Dessau" und Tuberkulin „Dessau". Die Latex-Suspension stammte von den Difco-Laboratories, Detroit. Die Teilchengröße dieses Bacto-Latex beträgt 0,81 μ. Die Verdünnungen wurden mit Boratpuffer pH 8,2 hergestellt.

Was die *Versuchsanordnung* betrifft, so kam es darauf an, die Latex-Teilchen mit Serum bzw. Globulin zu beladen und die an den Latex-Teilchen haftenden Serumbestandteile nachzuweisen. Zu diesem Zweck wurde die Adsorption verschiedener Konjugate an Latex versucht. Daneben führten wir auch einen Hemmungstest durch, indem zunächst eine Adsorption von Rinder-Normal-Serum erfolgte und danach zusätzlich noch die Adsorption von Konjugaten versucht wurde.

Der Nachweis von adsorbiertem Antigen erfolgte in Form des Hemmungstests und durch „Direktnachweis". Wir verwendeten dabei lösliche Antigene. Die Adsorption wurde mit 1% Latex-Suspension durchgeführt, von der 1 Tropfen auf einen Objektträger aufgebracht und nach Trocknung mit Serum, Konjugat bzw. Antigen $^1/_2$ Stunde in der feuchten Kammer bei 37°C überschichtet wurde. Eine Adsorption war jedoch auch durch Mischung der Suspension mit dem Antigen oder Serum und Stehenlassen über Nacht bei Zimmertemperatur möglich. Das Gemisch wurde danach auf Objektträger gebracht und an der Luft getrocknet. Die Entfernung nicht gebundenen Konjugats erfolgte durch Waschen in phosphatgepufferter physiologischer Kochsalzlösung, pH 7,2—7,4, 10 Minuten. Die Präparate wurden dann kurz in neutralem Aqua dest. abgespült, um Salzniederschläge zu vermeiden, und nach Trocknung fluoreszenz-mikroskopisch untersucht.

Die *Fluoreszenzeinrichtung* bestand aus einer Mikroskopierlampe des Helios-Werkes, Jena, die mit einer Quecksilberhöchstdrucklampe HBO 200 des Berliner Glühlampenwerkes ausgerüstet ist. Zur Lichtfilterung diente das Blaufilter „Schott BG 3" in der Stärke von 4 mm. Unter Benutzung eines sowjetischen Opak-Illuminators wendeten wir das Auflichtfluoreszenzverfahren an. Als Okularsperrfilter wurde das sowjetische Filter „жС 18" verwendet.

Bei fluoreszenz-mikroskopischen Untersuchungen konnte die Adsorption von 3 verschiedenen Konjugaten nachgewiesen werden. Während unbehandelte Latex-Teilchen nur eine sehr schwache, rötliche Eigenfluoreszenz zeigten, fluoreszierten die mit Konjugat beladenen Latex-

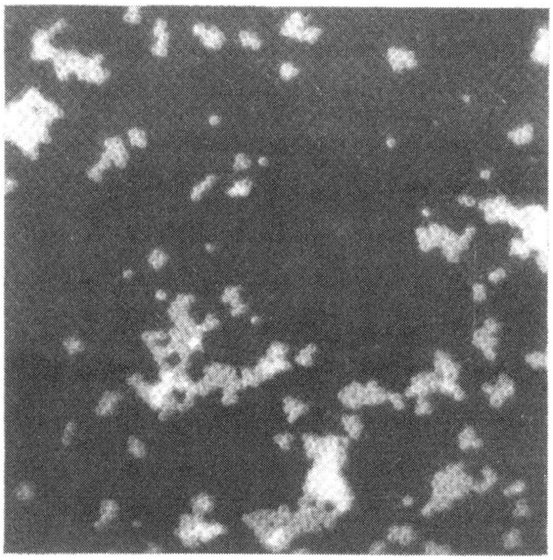

Abb. 1. Mit Konjugat beladene Latex-Teilchen. Mikroskopische Vergrößerung 1:380

Teilchen hell gelbgrün. Dabei war die auch von Bakterien her bekannte ringförmige Fluoreszenz zu beobachten, die auf Grund der Anlagerung des Konjugates an die Oberfläche der Teilchen entsteht (Abb. 1).

Durch vorheriges Überschichten mit Rinder-Normal-Serum (30 min. in der feuchten Kammer bei 37 °C) konnte die Konjugatadsorption vollständig unterbunden werden. Fluoreszenzmikroskopisch ergab sich ein Befund, der mit dem unbeladener Latex-Teilchen vergleichbar war. Wurden Präparate, die Rinder-Normal-Serum adsorbiert hatten, nach 10 min. währendem Waschen mit Anti-Rind-Konjugat überschichtet, fluoreszierten die Teilchen spezifisch. Kontrollpräparate, die mit nicht homologem Konjugat behandelt worden waren, zeigten keine Fluoreszenz.

Bei den Untersuchungen zur Adsorption von Antigenen erwies sich das Tuberkulin als ungeeignet, da der Glycerinzusatz im Tuberkulin eine Trocknung verhinderte. Durch den Hemmungstest konnte fluoreszenz-mikroskopisch dagegen die Anlagerung von Tuberkulose-Antigen nachgewiesen werden. Eine vorherige Adsorption mit Tuberkulose-Antigen verhinderte vollständig eine Anlagerung von Konjugat. Es zeigte sich weiterhin, daß eine vollständige Hemmung der Adsorption von Konjugat nur beim Mischungsverhältnis 1:1 eintrat, während schon bei der Endverdünnung des Tuberkulose-Antigens 1:4 keine erkennbare Adsorption mehr nachzuweisen war. Zur vollständigen Absättigung der Adsorptionskapazität der Latex-Teilchen wird demnach eine hohe Antigen-Konzentration benötigt. Aus den Ergebnissen der Verdünnungsversuche muß der Schluß gezogen werden, daß bei geringerer Antigenkonzentration entsprechend weniger Antigen adsorbiert wird.

Durch diese Untersuchungen konnte mithin erstmalig auf fluoreszenz-serologischem Wege eine Adsorption von Globulinen, Rinder-Normalserum und Tuberkulose-Antigen nachgewiesen werden.

Darüber hinaus eröffnet der Nachweis der Adsorption von Tuberkulose-Antigen an Latex-Teilchen die Möglichkeit, serologische Untersuchungen mit derartig sensibilisierten Latex-Teilchen durchzuführen. Für weitere fluoreszenz-serologische Untersuchungen bietet sich fernerhin die Möglichkeit, nunmehr auch lösliche Antigene — gebunden an biologisch indifferente Latex-Teilchen — zu fixieren. Bisher war eine Verwendung löslicher Antigene zu Objektträger-Tests mit FA nicht möglich.

Wie an Hand der Literatur dargestellt worden ist, hat sich der Latex-Test zur Diagnose der primär chronischen Polyarthritis allgemein durchsetzen können. Bei anderen Erkrankungen, wie z. B. der Leptospirose, stellt der Latex-Test zwar eine Verbesserung und Vereinfachung dar, wird jedoch noch nicht routinemäßig durchgeführt. Besondere Beachtung verdienen die Untersuchungen zum Einsatz des Latex-Tests bei Toxoplasmose. Dem bisher routinemäßig durchgeführten SABIN-FELDMANN-Test und der Komplementbindungsreaktion haften verschiedene, z. T. erhebliche Mängel an. Für einen weiteren serodiagnostischen Test besteht demnach ein echtes Bedürfnis, weshalb die Untersuchungen über den Toxoplasmose-Latex-Test noch ergänzt werden sollten. In gleichem Sinne sind die Bemühungen um den Rinderleukose-Test zu beurteilen. Mit dem Latex-Test ist die Möglichkeit zu weiteren interessanten serologischen Forschungen gegeben.

Zusammenfassung

Anhand der Literatur wird eine zusammenfassende Darstellung der bisherigen praktischen Anwendungsmöglichkeiten des Latex-Tests gegeben. Der Test beruht auf der Einbeziehung biologisch indifferenter Kunststoffpartikel in serologische Reaktionen. Der Mechanismus ist im einzelnen noch nicht eindeutig geklärt. Als Beitrag zur Erforschung des Mechanismus des Latex-Tests werden die Ergebnisse fluoreszenz-serologischer Untersuchungen mitgeteilt. Fluoreszenz-mikroskopisch konnte die Anlagerung von markierten Globulinen, Rinder-Normal-Serum und von Tuberkulose-Antigen nachgewiesen werden. Der Test stellt bei einigen Erkrankungen eine Verbesserung der bisherigen Diagnostik dar und eröffnet auch für eine Reihe weiterer Erkrankungen neue serologische Diagnosemöglichkeiten.

Literaturverzeichnis

ARON, E., VARGUES, R., et LECHEVALLIER, P. L.: La réaction au latex. Application â l'étude de 1150 sérums. Presse méd. **69**, 2, 54 (1961) ref. in: Zbl. Bakt., Ref.-Abt. I, **181**, 367 (1961).

BORDET, J., et GENGOU, O.: La coagglutination des globules rouges par les mélanges des anticorps et des antigénes albumineux. Zbl. Bakt.-Abt. I. Orig. **58**, 330 (1911).

BOZDĚCH, V., u. JÍRA, J.: Latex-Agglutinationstest mit dem Toxoplamaantigen. Dtsch. Gesd. wes. **16**, 2398—2400 (1961).

BRAUNSTEINER, H., EGGHART, F., REINHARDT, F., u. WIEDERMANN, G.: Der Latex-Fixationstest und der Lupus erythematodes-Zellentest. Dtsch. med Wschr. **83**, 2168–70 (1958).

CARLISLE, H. N., and SASLAW, S.: A Histoplasmin-Latex agglutination test. J. Laborat. Clin. Med. **51**, 793–801 (1958).

CHRISTIAN, Ch. L., MENDEZ-BRYAN, R., and LARSON, D. L.: Latex agglutination test for disseminated Lupus erythematosus. Proc. Soc. Exper. Biol. Med. **98**, 820 (1958).

COKE, H.: Experience with British latex Suspension for agglutination tests in rheumatoid Arthritis. Ann. Rheumat. Dis. **18**, 301–304 (1959).

DAHL, M.: Über die Waaler-Rose-, Bentonit- und Latex-Reaktionen bei der Polyarthritis chronica im Kindesalter. Kinderärztl. Praxis **28**, 289–94 (1960).

DÓBIÁS, G., SZÉCSEY, G., u. BACKHAUSZ, R.: Die Bedeutung der Latex-Agglutinationsprobe bei Leberleiden. Zschr. Immunit.-forsch. **122**, 134 (1961).

DÓBIÁS, G., SZÉCSEY, G., u. BOZSÓKY, S.: Beiträge zum Mechanismus der Latex-Agglutination mit Seren von Hepatitiskranken. Zschr. Immunit.forsch. **123**, 231 (1962).

EGGHART, F., WIEDERMANN, G., u. BRAUNSTEINER, H.: Der Latexfixationstest bei der primär chronischen Polyarthritis. Wien. Zschr. inn. Med. **38**, 364–368 (1957).

FLAMM, H., u. WIEDERMANN, G.: Zur Methodik der serologischen Tularaemie-Diagnostik. Zbl. Bakt.-Abt. I. Orig. **180**, 254 (1960).

GRAY, J. D., TUPPER, C., and ROWSE, J. A.: Heat labile tissue-alpha-globulin and its relationship to the latex fixation test. J. Immunol. **80**, 243–248 (1958).

HEDBERG, H.: Studies on the Latex-fixation Test. Acta rheum. Scand. **4**, 257–265 (1958).

HEESCHEN, W.: Versuche zur Anwendung eines modifizierten Latextestes in der serologischen Diagnose der Rinderleukose. Dtsch. tierärztl. Wschr. **71**, 157–264 (1964).

HOLLEY, H. L., ULLOA, A., HENRY, M., and GRIFFIN, S.: A comparison of the latex fixation-whole serum, latex fixation-euglobulin fraction and bentonite flucculation tests in the laboratory diagnosis of rheumatoid arthritis. Amer. J. Med. Sc. **237**, 345–351 (1959).

HOUBA, V.: Použiti Latexových Částic pro Sérologické Účely. Čs. Epidem. **11**, 53–57 (1962).

HUMMEL, K.: Diskussionsbeitrag. 7. Tagung der Österr. Ges. f. Mikrobiol. und Hygiene, 12.–14. Sept. 1960 Pörtschach.

INELLA, F., and REDNER, W.: Latex-agglutination serologic test for trichinosis, Preliminary report. J. Amer. Med. Ass. **171**, 7, 885–887 (1959).

KELEN, A. E., and LABZOFFSKY, N. A.: Studies on Latex Agglutination Test for Leptospirosis. Canad. J. Microbiol. Vol. **6**, 463 (1960).

KOCH, D., u. ODENTHAL, H.: Der Nachweis des Rheumafaktors durch den Latex-Schnelltest und durch Ultrazentrifugen-Untersuchung bei der primär chronischen Polyarthritis. Dtsch. med. Wschr. **86**, 1767–1768 (1961).

LABZOFFSKY, N. A., and KELEN, A. E.: Studies on Complement Fixing Antigens of Leptospirae. Canad. J. Microbiol. **6**, 453 (1960).

LEHNERT, E.: Zur Frage der Existenz leukose-spezifischer Antikörper im Blutserum leukotischer Rinder. Berliner Münchener tierärztl. Wschr. **77**, 113 (1964).

LEHNERT, E., WINQVIST, G., u. HUGOSSON, G.: Vergleichende hämatologische und serologische Untersuchungen mit Lymphadenose behafteter und normaler Rinderbestände mittels leukosesensibilisierter Akrylplastikpartikel. Reports III. Internationale Tagung über Rinderkrankheiten, Kopenhagen. 20.–22. Aug. 1964. Band 2, 448–461.

MEIER-BURSTEIN, M.: Sur la precipitation des β-lipoproteines et des euglobulines du serum par le polyvinyl-pyrrolidone. Compt. rend. Acad. Sc. **244**, 3189–3191 (1957).

MORGAN, G.: Comparative study of the hemagglutination test and a simple latex-fixation test for the detection of rheumatoid factor. Ann. Rheumat. Dis. **18**, 322–324 (1959).

MURASCHI, T. F.: Latex-Leptospiral Agglutination Test. Proc. Soc. Exper. Biol. Med. **99**, 235–238 (1958).

PLOTZ, C. M., and SINGER, J. M.: The Latex-Fixation-Test II. Results in Rheumathoid Arthritis. Amer. J. Med. **21**, 893–896 (1956).

SCHNEIDER, J.: Der Nachweis von Antikörpern bei der Aspergillose der Hühner mit Hilfe der Kollodiumagglutination, der Latexagglutination sowie der Agargelpäzipitation. Vet. med. Diss. Gießen 1962.

SEELEMANN, M., u. HEESCHEN, W.: Untersuchungen zur Frage des Nachweises spezifischer Antikörper bei der Leukose des Rindes. Reports. II. Internationale Tagung über Rinderkrankheiten, Kopenhagen, 20.–22. Aug. 1964, Band 2, 438–446.

SINGER, J. M., and PLOTZ, C. M.: The Latex Fixation Test. I. Application to the serologic Diagnosis of Rheumathoid Arthritis. J. Amer. Med. **21**, 888–892 (1956).

SINGER, J. M., ALTMANN, G., GOLDENBERG, A., and PLOTZ, C. M.: The mechanism of particulate carrier reactions with rheumatoid sera. II. Sensitizing capacity of various human gamma globulins for Latex particles. Arthr. Rheum. **3**, 515–521 (1960).

Tomsikova, A., Sach, J., Horejsi, M., Maly, V., u. Novaskova, D.: Antikörper gegen Penicilla und Aspergilli. Zschr. Immunit.forsch. **120**, 40—52 (1960).

Vosta, J.: Die Diagnostik der Leptospirosis mit Hilfe des Latex-Agglutinationstests mit dem Antigen aus der L. biflexa. Zschr. ges. Hyg. **9**, 525 (1963a).

Vosta, J.: Diagnostika Leptospiros Latex-Aglutinační Metodou. Cs. Parasit. X, 285 (1963b).

Wiedermann, G.: Anwendung des Latex-Testes zur serologischen Diagnostik bei bakteriellen Infektionen. Vortrag, 7. Tagung der Österr. Ges. f. Mikrobiologie und Hygiene, 12.—14. Sept. 1960, Pörtschach.

Wiedermann, G.: Anwendung des Latextestes zur serologischen Diagnostik bakterieller Infektionen. Zbl. Bakt.-Abt. I. Orig. **182**, 106 (1961).

Wiedermann, G.: Zum Mechanismus des Latextestes mit bakteriellen Antigenen. Zbl. f. Bakt.-Abt. I. Orig. **184**, 555 (1962a).

Wiedermann, G.: Der Latextest in der Bakteriologie und Serologie. Zbl. Bakt.-Abt. I. Orig. **187**, 278—283 (1962b).

Wilson, J. V., Morison, R. A. H., and Wright, V.: The Latex slide test in rheumatic disorders. J. Clin. Path. **13**, 453—455 (1960).

Znamirowski, R., Collins, A. N., Neelin, E., and Roy, T. E.: The latex agglutination test with extracts of staphylococci. Abstract of a presented paper at the 26. annual christmas meeting of the laboratory section. Canadian public health association, Montreal, December 15. and 16. 1958. Canad. J. Publ. Health **50**, 30 (1959).

Aus der Mikrobiologischen Abteilung

Zum Vorkommen von Leptospirose bei Zootieren

von

H.-D. Schröder

Leptospireninfektionen sind weltweit verbreitet. Zwischen den einzelnen Ländern sind jedoch bezüglich der Häufigkeit und des Spektrums der nachgewiesenen Leptospirentypen erhebliche Unterschiede zu beobachten. Bei uns spielen nach Mochmann (1957) bei Mensch und Tier hauptsächlich diejenigen Erkrankungen eine Rolle, die durch die Serotypen L. grippotyphosa, L. icterohaemorrhagiae und L. canicola hervorgerufen werden.

Besonders auffällig ist die verhältnismäßig starke Verbreitung der Leptospirose unter den Tieren der freien Wildbahn. So konnten in den USA [Roth und Knieriem (1958); Shotts, Greer und Hayes (1958); McKeever und Mitarb. (1959); Steele (1960); Trainer und Hanson (1960); Morse (1960); Ferris und Mitarb. (1961a); Clark und Mitarb. (1961 und 1962); Trainer und Mitarb. (1963)] Leptospireninfektionen bei Hirschen, Opossums, Skunks, Waschbären, Wildkatzen und Füchsen nachgewiesen werden. Zum größten Teil beruhen diese Angaben auf serologischen Untersuchungen, die in einigen Fällen durch die Isolierung der Erreger gesichert werden konnten. Am häufigsten wurden Titer gegen L. pomona festgestellt. McKeever und Mitarb. (1958) konnten bei 820 Wildtieren 44 Leptospirenstämme aus dem Nierengewebe isolieren. In Kanada gelang McKiel und Mitarb. (1961) die Isolierung von L. pomona aus den Nieren eines Murmeltieres. In der UdSSR bilden nach Lubaszenko (1958) die Tiere der freien Wildbahn neben den Nagern (Ratten und Mäuse) das Hauptreservoir für Leptospiren. Wisotsky und Ryaschenko (1961) untersuchten 450 Sikahirsche serologisch und konnten bei 8,4% positive Titer gegen L. pomona feststellen. Aus den Nieren eines von 27 anschließend getöteten Tieren konnten Leptospiren isoliert werden. Auch bei klinisch verdächtigen Kamelen wurden durch serologische und bakteriologische Untersuchungen von Schapiro (1956) Leptospireninfektionen nachgewiesen. Bei epidemiologischen Erhebungen in der ČSSR konnten von Šebek (1960) sowie Pokorny und Mitarb. (1958) serologisch positive Reaktionen u. a. bei Rothirschen, Rehen, Wildschweinen und Füchsen ermittelt werden. Auch Schakale sind nach van der Hoeden (1955) ein wichtiges natürliches Reservoir für L. canicola in Israel und demzufolge eine beachtenswerte Infektionsquelle für Mensch und Tier. Aber nicht nur Säugetiere, sondern auch Vögel und Reptilien können Leptospirenträger sein. Babudieri (1958) konnte aus hundert Watvögeln, die auf italienischen Reisfeldern gefangen wurden, fünf L. bataviae-Stämme isolieren. Über den histologischen Nachweis von Leptospiren bei Schildkröten in Bulgarien berichteten Mateev und Mitarb. (1961). Bei 34% der Schlangen und 91% der Eidechsen konnten Combiesco und Mitarb. (1959) in Rumänien Agglutinine gegen verschiedene Leptospirentypen feststellen, wobei 100% der von ihnen untersuchten Wasserschildkröten Titer gegen L. hyos aufwiesen und lebende Leptospiren im Kloakeninhalt beherbergten. Im Gegensatz zu White (1963), der in den Vereinigten Staaten bei Landschlangen vorwiegend Titer gegen L. icterohaemorrhagiae und L. pomona fand, isolierten Ferris und Mitarb. (1961b) einen L. ballum-Stamm aus einer Schlange. Erst kürzlich wiesen Plesko und Mitarb. (1964) auf die Bedeutung von Kaltblütern für die Zirkulation der Leptospiren in der Natur hin.

Wenn man berücksichtigt, daß die in Zoologischen Gärten gezeigten Tiere nichts anderes als in Gefangenschaft gehaltene Wild- oder nicht selten auch Haustiere anderer Länder und Erdteile sind, so muß besonders bei diesen Tieren mit dem Vorkommen von Infektionen durch nicht einheimische Leptospirentypen gerechnet werden.

Über Leptospireninfektionen bei in Gefangenschaft gehaltenen Wildtieren ist bisher verhältnismäßig selten berichtet worden. Im Jahre 1928 beschrieben WILBERT und DELORME (1928) eine verhängnisvolle Epidemie unter den Schimpansen eines Zoologischen Gartens in Guinea. Von 24 erkrankten verendeten 23 Tiere. Die aus dem Sektionsmaterial isolierten Stämme konnten als L. icterohaemorrhagiae identifiziert werden. ERBER (1934), der serologische Untersuchungen an Affen durchführte, fand bei einem Gorilla und mehreren Makaken und Pavianen Agglutinine gegen L. icterohaemorrhagiae. Während sich einige dieser Affen schon längere Zeit in Frankreich befanden, war die Mehrzahl der Tiere etwa eine Woche nach ihrer Ankunft aus Westafrika untersucht worden. Bei serologischen Reihenuntersuchungen an 100 Affen, die aus asiatischen Ländern nach Ungarn eingeführt wurden, konnten FÜZI und CSÓKA (1963) in vier Fällen positive Reaktionen beobachten. Zwei Tiere reagierten positiv mit L. poi, ein weiteres mit L. pomona und das vierte wies Agglutinine gegen einen Serotyp der Hebdomadis-Gruppe auf.

Aber nicht nur durch den positiven Verlauf serologischer Untersuchungsverfahren, sondern auch auf Grund von Sektionsbefunden wurde nicht selten der Verdacht einer Leptospirose bei Zootieren geweckt. Bei der Sektion von Makaken fanden URBAIN und Mitarb. (1955 bis 1959) Anzeichen einer Leptospirose. HAMERTON (1936) stellte bei einem Leoparden bei der Sektion allgemeinen Ikterus, Hepatitis und Haemorrhagien in der Lunge fest, ihm mißlang aber der histologische Nachweis von Leptospiren. Bei der Auswertung der in 40 Jahren erhobenen Sektionsbefunde untersuchte RICHTER (1957), welche Todesursachen bei Zootieren und anderen in Gefangenschaft gehaltenen Wildtieren diagnostiziert wurden. Die höchsten Verluste forderten Infektionskrankheiten, wobei die Leptospirose mit 16 Fällen hinter der Tuberkulose und der Staupe an dritter Stelle folgte. Allein im Jahre 1950 fielen dieser Infektion zehn Carnivoren aus dem Leipziger Zoo zum Opfer. Die empfindlichsten Verluste traten unter den Caniden auf. Bei Eskimohunden wurden außer allgemeinem Ikterus Blutungen in der Lunge, in der Nierenrinde und auf der Harnblasenschleimhaut gefunden. Der histologische Nachweis von Leptospiren nach LEVADITI gelang nicht immer sicher. Beim Dingo wurden neben hochgradigem Ikterus und Blutungen in der Lunge mäßiger Milztumor, herdförmige interstitielle Nephritis und katarrhalische Duodenitis und Jejunitis beobachtet. Auch PILZ (1961/62) berichtete in einer Auswertung der Todesursachen bei Zootieren über Verluste durch Leptospirose bei Carnivoren, jedoch ohne die betroffenen Tierarten näher zu bezeichnen und die pathologisch-anatomischen Veränderungen zu erwähnen.

In unserem Institut wurden von 1958 bis einschließlich September 1964 2095 Zootiere seziert, und zwar 974 Säugetiere, 499 Vögel und 622 Kaltblüter, darunter vorwiegend Reptilien. Bei 9 Säugetieren, ausnahmslos Caniden, bestand auf Grund pathologisch-anatomischer Veränderungen der Verdacht einer Leptospirose. Bei einem Wolf (C. lupus lupus) wurde neben hochgradigem Ikterus, Haemorrhagien in der Lunge und Gastroenteritis eine interstitielle Nephritis festgestellt. In den Nieren konnten mit der Färbung nach LEVADITI eindeutig Leptospiren nachgewiesen werden. Bei einem Waschbären (P. lotor) mit Leptospiroseverdacht konnten Leptospiren nicht sicher festgestellt werden.

Gehäuftes Auftreten von Leptospireninfektionen wurde bei Korsakfüchsen (V. corsac) beobachtet. Sieben Tiere, vorwiegend Jungtiere, fielen der Infektion zum Opfer. In der Mehrzahl der Fälle war der Verlauf perakut. Schon wenige Stunden nach Bekanntwerden der ersten klinischen Erscheinungen wie Appetitlosigkeit, erhöhte Körpertemperatur und starke Gelbfärbung aller sichtbaren Schleimhäute und trotz sofort durchgeführter Therapie trat der Tod ein. Bei der anschließend vorgenommenen Sektion konnten in den meisten Fällen hochgradiger Ikterus, Blutungen in der Lunge, Hepatitis, Nephritis und Gastroenteritis festgestellt werden. Bei vier Tieren wurden in den Nieren mit der Silberimprägnationsmethode nach LEVADITI Leptospiren nachgewiesen. Die kulturelle Isolierung der Erreger mißlang in allen Fällen, was aber unter Berücksichtigung der durchgeführten Therapie mit Antibiotika nicht überraschte. Als Infektionsquelle für diese Korsakfüchse kämen unseren Untersuchungen zufolge zwei Möglichkeiten in Betracht. Einerseits konnten wir bei fünf von fünfundzwanzig wilden Ratten, die in der näheren Umgebung der Gehege dieser Füchse gefangen wurden, in den Nieren histologisch Leptospiren nachweisen, und andererseits wurden bei mehreren Futtertieren (weiße Ratten) sowohl serologisch als auch kulturell L. icterohaemorrhagiae-Infektionen festgestellt. Auf die Gefahren, die die Verfütterung leptospiroseverseuchter Ratten mit sich bringt, haben schon MOCHMANN und WEISS (1961) hingewiesen. Serologische Untersuchungen von 9 klinisch unverdächtigen Korsakfüchsen erbrachten in drei Fällen positive Titer für L. icterohaemorrhagiae.

Diese Ergebnisse veranlaßten uns, weitere Zootiere serologisch zu untersuchen, um einen Überblick über die Verbreitung der Leptospirose bei diesen Tieren zu erhalten. Uns standen Seren* von 172 Zootieren der verschiedensten Ordnungen und Familien zur Verfügung (siehe Tab. 1).

Tabelle 1

Ordnung	Familie	Art	Untersuchte Tiere
Marsupialia	Macropodiae	Rotes Riesenkänguruh (M. rufus)	4
		Bennetkänguruh (M. ruficollis bennetti)	2
Primates	Cebidae	Kapuziner (C. apella)	1
	Cercopithecidae	Bärenmakak (M. speciosa)	1
		Blaßgesichtsmakak (M. speciosa esau)	1
		Löwenmakak (M. nemestrina)	1
		Rhesus (M. mulatta)	16
		Javaner (M. irus)	6
		Anubis-Pavian (P. doguera)	1
		Rotnasenmeerkatze (C. erythrotis)	1
		Langur (P. entollus)	1
	Pongidae	Orang-Utan (P. pygmaeus)	2
		Schimpanse (P. troglodytes)	2
Carnivora	Canidae	Wolf (C. lupus lupus)	5
		Dingo (C. dingo)	1
		Goldschakal (C. aureus)	2
		Rotfuchs (V. vulpes)	4
		Korsak (V. corsac)	9
		Marderhund (N. procyonides)	3
		Rotwolf (C. alpinus)	2
	Ursidae	Brillenbär (T. ornatus)	1
		Braunbär (U. arctos)	2
	Felidae	Indischer Leopard (P. pardus fusca)	1
		Löwe (P. leo)	17
		Tiger (P. tigris)	11
Proboscidea	Elephantidae	Indischer Elefant (E. maximus)	1
Perissodactyla	Equidae	Esel (E. asinus f. asinus)	1
		Hartmann-Zebra (E. zebra hartmannae)	1
	Tapiridae	Tapir (T. terrestris)	1
Artiodactyla	Suidae	Wildschwein (S. scrofa scrofa)	3
	Camelidae	Trampeltier (C. bactrianus)	16
		Dromedar (C. dromedarius)	2
		Lama (L. glama)	6
		Alpaka (L. pacos)	2
		Vicugna (L. vicugna)	1

* Herrn Dr. habil. A. KUNTZE, Leiter der Tierklinik des Tierparks Berlin, sei auch an dieser Stelle für die Unterstützung bei der Beschaffung der Seren herzlich gedankt.

Tabelle 1 (Forts.)

Ordnung	Familie	Art	Untersuchte Tiere
	Cervidae	Muntjak (M. muntjac muntjac)	1
		Axishirsch (A. axis)	1
		Schweinshirsch (R. porcinus)	2
		Sikahirsch (C. nippon pseudaxis)	1
		Rothirsch (C. elaphus hippelaphus)	1
		Bucharahirsch (C. elaphus bactrianus)	2
		Davidshirsch (E. davidianus)	1
		Weißwedelhirsch (O. virginianus borealis)	3
		Elch (A. alces alces)	1
		Reh (C. capreolus capreolus)	5
	Bovidae	Elenantilope (T. oryx)	2
		Nilgauantilope (B. tragocamelus)	1
		Serau-Antilope (C. sumatraensis sumatraensis)	1
		Banteng (B. javanicus)	1
		Schottisches Hochlandrind (B. primigenius f. taurus)	1
		Ungarisches Steppenrind (B. primigenius f. taurus)	2
		Zebu (B. indicus)	1
		Wisent (B. bonasus)	1
		Mufflon (O. musimon musimon)	2
		Gotlandschaf (O. musimon f. aries)	1
		Zackelschaf (O. musimon f. aries)	3
		Schwarzkopfschaf (O. musimon f. aries)	1
		Tur (C. cylindricornis)	1
		Zwergziege (C. aegagrus f. hircus)	2
		Mamberziege (C. aegagrus f. hircus)	3
		insgesamt	172

Alle Seren wurden mit Hilfe der Mikroagglutinations-Lysis-Reaktion geprüft. Als Antigen wurden in Korthof-Medium gewachsene Kulturen von L. hebdomadis, L. grippotyphosa, L. icterohaemorrhagiae, L. pomona, L. bataviae, L. canicola und L. sejroe benutzt. Bei 68 Tieren wurden zusätzlich die Stämme L. saxkoebing, L. mitis und L. australis A mit herangezogen. Von den untersuchten Seren reagierten sieben positiv. Zu den schon erwähnten Seren der drei Korsakfüchse kommen positive Ergebnisse bei zwei Goldschakalen (C. aureus), einem Rotwolf (C. alpinus) und einem Alpaka (L. pacos) hinzu. Die Leptospiren-Serotypen, mit denen die Seren positiv reagierten, und die Höhe der erhaltenen Titer sind aus Tab. 2 ersichtlich.

Tabelle 2

Familie	Art	Leptospirentyp	
		L. grippotyphosa	L. icterohaemorrhagiae
Canidae	Korsak I (V. corsac)	—	1:3200
	„ II	—	1:400
	„ III	—	1:800
	Goldschakal I (C. aureus)	—	1:1600
	„ II	—	1:400
	Rotwolf (C. alpinus)	—	1:800
Camelidae	Alpaka (L. pacos)	1:400	—

Mit Ausnahme des Alpakas sind also alle anderen positiv reagierenden Tiere Vertreter der Familie der Caniden. Mehrfache Verfolgsuntersuchungen erbrachten bei den Korsakfüchsen erhebliche Titerschwankungen, die für ein akutes Geschehen sprachen, was andererseits auch durch die Verluste in jüngster Zeit bestätigt wurde. Bei den Goldschakalen und dem Rotwolf, bei denen ebenfalls Antikörper gegen L. icterohaemorrhagiae nachgewiesen wurden, deuteten das Fehlen von klinischen Anzeichen und Titerschwankungen mehr auf eine länger zurückliegende Infektion hin.

Interessant erscheint in diesem Zusammenhang auch die Tatsache, daß sowohl die Goldschakale als auch der Rotwolf, die aus betriebstechnischen Gründen zur Zeit an ganz verschiedenen Orten des Gartens untergebracht sind, ehemals in unmittelbarer Nähe der Korsakfüchse gehalten wurden, d. h. also mit Futtertieren der gleichen Sendung versorgt und vom selben Pfleger betreut wurden. Es dürften also die gleichen Infektionsquellen wie für die Korsakfüchse in Frage kommen. Auch der Nachweis von Antikörpern gegen denselben Serotyp stützt diese Annahme. Für das Alpaka, das keine klinischen Erscheinungen einer Leptospirose zeigte, kommen unserer Ansicht nach als Infektionsquelle nur durch Mäuse infizierte Futtermittel in Betracht. Eine spätere Kontrolluntersuchung, die über eventuelle Titerbewegungen hätte Aufschluß geben können, war leider nicht möglich.

Diskussion

Wie aus Berichten der Literatur zu entnehmen war und durch eigene Untersuchungen bestätigt werden konnte, muß auch bei Zootieren mit dem Vorkommen von Leptospirosen gerechnet werden. Erhöhte Aufmerksamkeit ist, wie das gehäufte Auftreten der Leptospirose unter Korsakfüchsen sowie serologisch positive Ergebnisse bei Goldschakalen und einem Rotwolf beweisen, den Vertretern der Familie der Caniden zu schenken. Als Infektionsquelle kommen hierbei hauptsächlich infizierte wilde Nagetiere sowie Futtertiere in Betracht. Intensive Rattenbekämpfung und Kontrolluntersuchungen der Futtertiere könnten hier prophylaktisch gute Dienste leisten. Canicola-Infektionen, denen bei Hauscaniden neben Weil-Erkrankungen eine größere Bedeutung zukommt, scheinen bei in Gefangenschaft gehaltenen Caniden seltener beobachtet zu werden. Die Ursachen hierfür sind unseres Erachtens in den mangelnden Kontaktmöglichkeiten der Zootiere mit infizierten Haushunden zu suchen. Bei anderen in Gefangenschaft gehaltenen Tierarten scheint überraschenderweise Leptospirose nur eine untergeordnete Rolle zu spielen. Obwohl nach überstandenen Infektionen gerade bei der Leptospirose gewöhnlich noch jahrelang Antikörper im Blutserum nachweisbar sind, konnten wir mit Ausnahme eines Alpakas bei den zahlreichen anderen untersuchten Tieren in keinem Falle serologisch positive Titer erhalten. Es muß in diesem Zusammenhang allerdings berücksichtigt werden, daß gerade das Vorkommen von Leptospirosen in ganz besonderem Maße von klimatischen und meteorologischen Faktoren abhängig ist und auch unter Hautieren mit Ausnahme des Schweines bei uns der Leptospirose bis heute noch keine übermäßige Bedeutung zukommt.

Andererseits befand sich unter unserem Untersuchungsmaterial eine nicht zu unterschätzende Zahl von Tieren, die erst vor kurzer Zeit importiert wurden und die ebenfalls serologisch negativ reagierten.

Zusammenfassung

Es wird über das Vorkommen von Leptospirose bei Zootieren berichtet. Durch serologische und histologische Untersuchungen konnte ein gehäuftes Auftreten von Leptospireninfektionen bei Korsakfüchsen nachgewiesen werden. Als Infektionsquelle kommen leptospirenverseuchte wilde Ratten und Futtertiere in Betracht. Bei einem Wolf gelang der histologische Nachweis der Erreger in den Nieren. Von insgesamt 172 untersuchten Zootierseren reagierten in der Mikroagglutinations-Lysis-Reaktion 7 positiv. Bei Korsakfüchsen, Goldschakalen und einem Rotwolf konnten Antikörper gegen L. icterohaemorrhagiae festgestellt werden, während ein Alpaka einen positiven Titer gegen L. grippotyphosa aufwies.

Literaturverzeichnis

BABUDIERI, B.: Wildvögel als Träger pathogener Leptospiren. Vortrag auf dem Int. Europ. Symp. Lublin 5.—8. Dez. 1958.

COMBIESCO, D., STURDZA, N., RADU, I., SEFER, M., und NICOLESCO, I.: Recherches concernant les sources d'infection dans les Leptospiroses. Arch. Roum. Path. Exper. Microbiol. **18**, 361—372 (1959).

CLARK, L. G., KRESSE, J.-I., CARBREY, E. A., MARSHAK, R. R., and HOLLISTER, C. J.: Leptospirosis in Cattle and Wildlife on a Pensylvania Farm. J. Amer. Vet. Med. Ass. **139**, 889—891 (1961).

CLARK, L. G., KRESSE, J. I., MARSHAK, R. R., and HOLLISTER, C. J.: Leptospira grippotyphosa Infections in Cattle and Wildlife in Pennsylvania. J. Amer. Vet. Med. Ass. **141**, 710—712 (1962).

ERBER, B.: La spirochétose ictérohémorrhagique en France de 1923 d'après la statistique des èpreuves d'agglutination èffectueès á L'Institut Pasteur. Bull. Off. internat. hyg. publ. **26**, 1757 (1934).

FERRIS, D. H., HANSON, L. E., RHOADES, H. E., and ALBERTS, J. O.: Bacteriologic and Serologic Investigations of Brucellosis and Leptospirosis in Illinois Deer. J. Amer. Vet. Med. Ass. **139**, 892—896 (1961).

FERRIS, D. H., RHOADES, H. E., HANSON, L. E., GALTON, M., and MANSFIELD, M. E.: Research into the Nidality of Leptospira ballum in campestral hosts including the hog—nosed snake (Heterodon platyrhinus). Cornell. Vet. **51**, 405—419 (1961).

FÜZI, M., u. CSÓKȦ, R.: Serologische Untersuchungen auf Leptospirose unter Affen. Zschr. Immunit. u. Allergieforsch. **125**, 246—252 (1963).

HAMERTON, A. E.: Report on the Death's occurring in the Society's Gardens during the year 1935. Proc. Zool. Soc. London 1936 S. 659.

LUBASZENKO, S. J.: Mitteilungen über die Epizootologie, Aetiologie, spezifische Prophylaxe und Therapie der Leptospirose bei Tieren. Vortrag auf dem Int. Europ. Symp. Lublin 5. —8. Dez. 1958.

MATEEV, D., KUJUMDZIEW, D., u. STOJANOV, D.: Leptospirosite v Burgaski okrŭg i njakoi techni prirodni reservoari. Kompleksni izsledvanija na prirodnite ogništa na zaraza v rajona na Strandža planina, Sofia 1961, S. 20—39.

MCKEEVER, S., GORMAN, G. W., CHAPMAN, J. F., GALTON, M. M., and POWERS, D. K.: Incidence of Leptospirosis in Wild Mammals from South western Georgia, with a Report of new hosts for six serotyps of Leptospires. Amer. J. Trop. Med. Hyg. **7**, 646—655 (1958).

MCKEEVER, S., SCHUBERT, J. H., GORMAN, G. W., and GRIMES, R. D.: Comparison of Bacteriological and Serological Techniques for Detection of Leptospirosis in Wild mammals. Amer. J. Vet. Res. **20**, 192—197 (1959).

MCKIEL, J. A., COUSINEAU, J. G., and HALL, R. R.: Leptospirosis in Wild Animals in Eastern Canada with Particular Attention to the Disease in Rats. Canad. J. Comp. Med. **25**, 15—18 (1961).

MOCHMANN, H.: Leptospirenuntersuchungen an Haustieren. Berliner Münchener tierärztl. Wschr. **70**, 181 (1957).

MOCHMANN, H., u. WEISS, L.: Fieberhafte Erkrankungen (Morbus Weil) unter dem Tierpflegepersonal eines Zoologischen Gartens. D. Zool. Garten (N. F.) **26**, 77—81 (1961).

MORSE, E. V.: New Concepts of Leptospirosis in Animals. J. Amer. Vet. Med. Ass. **136**, 241—246 (1960).

PILZ, W.: Auswertung von Todes- und Krankheitsfällen aus den Zoologischen Gärten des Rhein-, Ruhr- und Wuppergebietes. D. Zool. Garten **26**, 50—53 (1961/62).

PLESKO, I., JANOVICOVÁ, E., u. LAC, J.: Beitrag zur Bedeutung von Kaltblütern für die Zirkulation der Leptospiren in der Natur. Zbl. Bakt.-Abt. I. Orig. **192**, 482 (1964).

POKORNÝ, B., LEKKÝ, F., SEBEK, Z., u. VOSTA, I.: Weitere neue Leptospirenträger in Böhmen. Zbl. Bakt.-Abt. I. Orig. **172**, 135—141 (1958).

RICHTER, B.: Beitrag zur Patholgie der Zootiere. Vet. med. Diss. Leipzig 1957.

ROTH, E. E., and KNIERIEM, B. B.: The Natural Occurrence of Leptospira Pomona in an Opossum — A Preliminary Report. J. Amer. Vet. Med. Ass. **132**, 97—98 (1958).

SCHAPIRO, D. M.: Über Leptospiroseerkrankungen unter den Haustieren im Westkasachstaner Gebiet. Iswestnik. Akad. Nauk. Kasachskoi SSR, Seria physiologitscheskaja i medizinskaja, Ausg. 7 (1956).

SEBEK, Z.: Leptospiroseuntersuchungen beim Jagdwild. Angew. Parasit. **1**, 52—56 und 84—88 (1960).

SHOTTS, E. B., GREER, W. E., and HAYES, F. A.: A Preliminary Survey of the Incidence of Brucellosis and Leptospirosis Among White-Tailed Deer (Odocoileus virginianus) of the Southeast. J. Amer. Vet. Med. Ass. **133**, 359—361 (1958).

STEELE, J. H.: Epidemiology of Leptospirosis in the United States and Canada. J. Amer. Vet. Med. Ass. **136**, 247–252 (1960).

TRAINER, D. O., and HANSON, R. P.: Leptospirosis and Brucellosis serological reactors in Wisconsin Deer 1957–1958. J. Wildl. Magmt. **24**, 44–52 (1960).

TRAINER, D. O., HANSON, R. P., POPE, E. P., and CARBREY, E. A.: The Role of Deer in the Epizootology of Leptospiroses in Wisconsin. Amer. J. Vet. Res. **24**, 159–167 (1963).

URBAIN, A., NOUVEL, J., BULLIER, P., et RINJARD, J.: Rapport sur la mortalité et la natalité enrigestrées en Parc Zoologique du Bois du Vincennes pendant l'année 1953. Bull. du Muséum 2e Serie 26. 2. 1954 ref: in D. Zool. Garten **22**, 367 (1955–59).

VAN DER HOEDEN, J.: Leptospirosen im subtropischen Klima. Vortrag auf dem Int. Europ. Symp. Lublin 5.–8. Dez. 1958.

VAN DER HOEDEN, J.: Epizootiology of Leptospirosis (Canicola) in the Bovine and other Species in Israel. J. Amer. Vet. Med. Ass. **126**, 207–210 (1955).

WEDMAN, E. E., and DRIVER, F. C.: Leptospirosis and Brucellosis Titers in Deer Blood. J. Amer. Vet. Med. Ass. **130**, 513 (1957).

WHITE, F. H.: Leptospiral Agglutinins in Snake Serums. Amer. J. Vet. Res. **24**, 179–182 (1963).

WILBERT, R., et DELORME, M.: Note sur la spirochétose ictérohémorrhagique du chimpanzé. Compl. rend. Soc. biol. Paris **98**, 343–345 (1928).

WISOTSKY, B. V., u. RYASCHENKO, L. P.: Leptospirose bei Cervus nippon. Ž. mikrobiol. **32**, 67–68 (1961).

YOUATT, W. G., FAY, L. D., WHITEHEAD, G. L., and NEWMAN, J. P.: Brucellosis and Leptospirosis in White-Tailed Deer in Michigan. J. Wildl. Magmt. **23**, 345–348 (1959).

Aus dem Institut für Fleischwirtschaft Magdeburg (Direktor: Veterinärrat Dr. G. THELOE)

Zur Verwendung von Pediococcus cerevisiae als Starterkultur zur Beschleunigung des Herstellungsverfahrens von Rohwurst*)

von

E. KUCHLING**

Die Herstellung von Rohwurst ist ein Konservierungsverfahren von rohem Fleisch durch eine Kombination von Salzung, Fermentation und Trocknung. Die Salzkonzentration in der Wurst und ihre Veränderung während der Trocknung wirkt selektiv auf die Entwicklung der mit den Rohstoffen in die Wurst gelangenden Mikroorganismen zugunsten von salztoleranten Milchsäurebakterien. An dem Fermentationsprozeß zur Stabilitäts- und Farbbildung sind Bakterien durch Milchsäurebildung und Nitratreduktion wesentlich beteiligt. Die Aromabildung in der Rohwurst ist noch wenig untersucht. Die derzeitigen Kenntnisse über den Einfluß der Mikroorganismen während der Rohwurstreifung und die Wirkung der in der Rohwurst herrschenden Verhältnisse auf die Mikroflora wurde kürzlich von KUCHLING (1963) zusammengestellt.

Die Wirkung der Bakterien bei der Rohwurststreifung hat wiederholt zu Versuchen geführt, ähnlich wie in der Milchindustrie, durch Zusatz von bestimmten erwünschten Mikroorganismen den Herstellungsprozeß zu beschleunigen oder zu stabilisieren und das Aroma und die Farbbildung zu verbessern (CESARI, 1919; ECKERT, 1958; ENTEL, 1961; JENSEN, 1940; STAROSTIN, 1960).

Die Verwendung von Starterkulturen bei der Rohwurstreifung rückte in den Jahren 1955 bis 1957 in den Mittelpunkt der Rohwurstforschung, als durch NIINIVAARA (1955) in Finnland über günstige Einflüsse durch Mikrokokken berichtet wurde. NIINIVAARA und Mitarb. (1956, 1957, 1964) verwendeten nitratreduzierende Mikrokokken zur Beschleunigung der Umrötung und berichteten über eine Verkürzung der Herstellungsdauer durch die Beimpfung von 12 auf 9 Tage bei Bearbeitungstemperaturen um 20 °C.

Etwa zur gleichen Zeit wurde in den USA durch NIVEN und Mitarb. (DEIBEL und EVANS, 1957; DEIBEL, NIVEN und WILSON, 1961; EVANS, NIVEN und GILLESPIE, 1960; MILLS und WILSON, 1958; NIVEN, 1951, 1955; NIVEN, DEIBEL und WILSON, 1955, 1958) ein Verfahren ausgearbeitet auf dem Prinzip der Verwendung von reinen Milchsäurebildnern. Durch die Verimpfung von Pediococcus cerevisiae wurde die Herstellung von schnittfester Wurst von 6 Tagen auf 2 Tage verkürzt. Bemerkenswert dabei ist die hohe Bearbeitungstemperatur von 30 °C und 40 °C. Durch entsprechend lange Trocknung bei unter 20 °C läßt sich daraus auch eine hart ausgereifte Wurst erzielen. Einige Jahrzehnte früher wurde in den USA ein ähnliches Verfahren von JENSEN und PADDOCK (1940) patentiert, wobei die Beimpfungen mit Laktobakterien vorgenommen werden. Zur Zeit soll in den USA etwa 50% der Rohwurst durch Beimpfung mit den verschiedensten Stämmen hergestellt werden (LEISTNER, 1963).

Im europäischen Raum hat die Anwendung von Starterkulturen noch nicht diese Verbreitung gefunden. Nach einer persönlichen Mitteilung von NIINIVAARA werden z. Z. etwa 500 t Rohwurst täglich unter Verwendung von nitratreduzierenden Mikrokokken hergestellt. Über die verschie-

* Nach der Diskussionsvorlage zum X. Europäischen Treffen der Fleischforscher in Roskilde, Dänemark, vom 10.—15. August 1964, No. G-3.

** Ehemaliger Assistent am Institut für Vergleichende Pathologie.

denen Verfahren und die Probleme bei der Anwendung von Starterkulturen wurde kürzlich zusammenfassend berichtet (KUCHLING, 1962).

Die eigenen Versuche mit nitratreduzierenden Mikrokokken ergaben eine Beschleunigung der Umrötung. Bis zum Erreichen der Schnittfestigkeit in 7 bis 12 Tagen fanden sich jedoch zwischen den beimpften und den unbeimpften Würsten keine Unterschiede, so daß durch die Beimpfung nur eine Stabilisierung der Umrötung, nicht aber eine Verkürzung der Herstellungsdauer erreicht wurde (KUCHLING, 1963).

Die Beschleunigung der Herstellung von Rohwurst im sogenannten Schwitzverfahren durch erhöhte Behandlungstemperaturen und größere Zuckerzusätze ist bekannt. Die dabei leicht auftretenden Fehlgärungen schränken die Anwendung dieses Verfahrens ein. Beim Schwitzverfahren wird eine möglichst schnelle Milchsäurebildung zur Stabilisierung und Bildung der Schnittfestigkeit gewünscht. Um dem Entstehen von Farbfehlern durch die schnelle Säurebildung vorzubeugen, wird anstelle von Nitrat Nitrit zur Bildung der Pökelfarbe verwendet. Über die Versuche des sogenannten Schwitzverfahrens durch Verwendung von milchsäurebildenden Bakterien, Pediococcus cerevisiae zu stabilisieren, wird im folgenden berichtet.

Methodik

I. In Anlehnung an den von NIVEN und Mitarb. empfohlenen Herstellungsprozeß wurde die Wurst (VI und VII) unter Verwendung von 40% magerem Schweinefleisch, 30% magerem Rindfleisch und 30% Schweinebauch unter Zusatz von 32 g Kochsalz, 0,1 g Nitrit, 7,5 g Dextrose mit Pfefferextrakt (Pfeffex), 15 g Saccharose, 0,47 g Askorbinsäure mit 0,3 g gemahlenem Pfeffer pro 1 kg Füllmasse hergestellt. Das Fleisch wurde dazu in faustgroßen Stücken 24 Stunden lang bei — 10 °C gefroren. Das im Wolf grob zerkleinerte Fleisch wurde mit den Zusatzstoffen gemischt und dann durch eine Lochscheibe von 5 mm Lochdurchmesser erneut zerkleinert. Darauf erfolgte die Beimpfung mit einer 24 Stunden alten Pediokokkenkultur in Nivenbrühe (3 ml pro kg) und die endgültige Zerkleinerung im Wolf durch eine Lochscheibe mit 3 mm Durchmesser. Ein Teil der so hergestellten Würste wurde im Klimaschrank 18 Stunden bei 30° C/90% relativer Luftfeuchtigkeit erwärmt und darauf 15 Stunden bei 40° C geräuchert. Die weitere Aufbewahrung erfolgte im Klimaschrank zuerst 8 Stunden bei 40° C und 85% relativer Luftfeuchtigkeit, dann 4 Tage bei 20° C und 80% relativer Luftfeuchtigkeit und darauf im Kühlschrank bei + 7° C. Der andere Teil der Würste wurde im Produktionsbetrieb 92 Stunden bei 30° C und 90% relativer Luftfeuchtigkeit im Rauch und anschließend bei 20° C und 75% relativer Luftfeuchtigkeit aufbewahrt.

II. Zur Milderung des sauren Geschmackes wurden verschiedene Mengen Zucker als Zusätze in Becherglasversuchen geprüft. Dem zerkleinerten Fleisch (40% Schweinebauch, 30% mageres Rindfleisch, 30% mageres Schweinefleisch) mit 32 g Kochsalz, 0,1 g Natriumnitrit, 7,5 g Dextrose mit Pfefferextrakt und 0,47 g Askorbinsäure pro kg wurden mit 0%, 0,7% bzw. 1,5% Saccharose zugesetzt. Die Füllmassen wurden in 100 ml Bechergläsern mit 1 ml einer 24stündigen Pediococcenkultur in Nivenbrühe beimpft. Die Bechergläser wurden 48 Stunden bei 20° C, 30° C bzw. bei 30° C und 40° C bebrütet und anschließend bei 15° C aufbewahrt.

III. Bei den in einer Fleischwarenfabrik vorgenommenen Versuchen wurde im wesentlichen folgende Grundrezeptur verwendet: 30% mageres Rindfleisch, 30% mageres Schweinefleisch, 40% fettes Schweinefleisch, 30 g Nitritpökelsalz, 8 g Dextrose mit Pfefferextrakt, 4 g Trockenstärkesirup, 2 g ganze Pfefferkörner. Variationen wurden hinsichtlich Alter und Menge der Impfkultur, Menge des Kochsalzzusatzes, Verwendung von Askorbinsäure und Wursthüllen vorgenommen. Die Zerkleinerung des 24 Stunden nach der Schlachtung ausgeschnittenen und weitere 24 Stunden bei — 3° C bis + 4° C in 50 kg-Behältnissen gekühlten Fleisches erfolgte im Wolf mit 3 mm Lochdurchmesser. Bei der Herstellung von Salami-Wurst wurde das Schweinefleisch und der bei — 3° C durchgekühlte Speck dem vorzerkleinerten Rindfleisch im Schnellschneider zugesetzt und auf die gewünschte Korngröße zerkleinert. Nach 3 Minuten langem Durchmengen der Pökelhilfsmittel und Gewürze im Menger mit anschließendem 2 Minuten-Ruhenlassen der Masse wurde die 24 Stunden alte Pediokokkenkultur in Nivenbrühe (3 bis 5 ml/kg) zugegeben und das Mengen 10 Minuten lang fortgesetzt. Nach dem Abfüllen in Därme wurden die Würste bei 28° C bis 33° C $3^1/_2$ bis 4 Tage bei 95% und 85% relativer Luftfeuchtigkeit geräuchert. Die zur Kontrolle hergestellten und nicht beimpften Würste erhielten an Stelle von 8 g nur 2 g Dextrose mit Pfefferextrakt pro kg Füllmasse.

Die *organoleptischen Bewertungen* wurden an Hand eines 9 Punkte-Bewertungsschemas im Paarvergleich vorgenommen. In den Tabellen für die Ergebnisse der organoleptischen Prüfungen sind die ermittelten Punktzahlen in der Reihenfolge Farbe/Aussehen, Konsistenz, Geruch/Geschmack nebeneinander geschrieben.

Die *Keimzählungen* erfolgten nach dem KOCHschen Plattenverfahren in Agargußplatten zur Bestimmung der Gesamtkeimzahl (Nähragar: Kaseinpepton 3,0 g, Trypsinpepton 3,0 g, Pepton 10,0 g, Dextrose 2,0 g, $Na_2HPO \cdot 12H_2O$ 2 g, NaCl 3,0 g, Agar-Agar 25,0 g in 1000 ml Leitungswasser, pH 7,2). Coliforme Organismen wurden auf Eosin-Methylenblau-Laktose-Agar gezählt. Das Verhältnis von Mikrokokken, Streptokokken und Laktobakterien wurde auf Blutagar (Nähragar mit 5% Hammelblut, 1% Dextrose) ermittelt. Bebrütung 3 Tage bei 30 °C.

Der Gehalt an *freien Fettsäuren* wurde durch Titration von zerkleinertem Material in einem Gemisch von Äther und Äthanol (1:1) mit 0,5 N alkoholischer Kalilauge in Gegenwart von Phenolphthalein festgestellt. Der *pH-Wert* wurde mit dem pH-Meter, Typ pH 54 (Fa. Wissenschaftlich-Technische Werkstätten GmbH, Weilheim) bestimmt.

Die Messungen des *Redoxpotentials* erfolgten mittels einer blanken Platindrahtelektrode und einer Kalomelelektrode mit dem pH-Meßverstärker MV 11 (Fa. Clamann und Granert, Dresden). Die Elektrodenflächen (15 mm lang, 0,6 mm ∅) wurden 1 bis $1^1/_2$ cm tief in eine frische Anschnittfläche der Wurst eingestochen. Der Abschluß gegen Luftsauerstoffeinwirkung erfolgte durch Überschichten der Anschnittfläche mit Paraffin. Für die Berechnung des rH-Wertes wurden die nach 6 Minuten Meßzeit ermittelten mV-Werte verwendet.

Ergebnisse

In der ersten *Versuchsanordnung* mit 30 °C und 40 °C Reife- und Räuchertemperatur wurde nach 2 Tagen und entsprechender Abkühlungszeit von 4—5 Stunden eine schnittfeste Wurst bei Beimpfung erzielt. Die Ergebnisse sind in den Tabellen 1 und 2 aufgeführt und in der Abb. 1 dargestellt.

Tabelle 1

Alter in Tagen	30 °C u. 40 °C				30 °C			
	beimpft		unbeimpft		beimpft		unbeimpft	
	PZ	Bemerkungen	PZ	Bemerkungen	PZ	Bemerkungen	PZ	Bemerkungen
1	755	teigig, frisch, säuerlich, l. leimig	744	teigig, l. faulig fad mehlig	445 445	grauer Rand, teigig, frisch, säuerlich, l. leimig	444	grauer Rand, teigig, noch frisch, l. mehlig
2	586	verwaschenes Schnittbild derb elastisch-schnittfähig, o. säuerlich	565	verwaschenes Schnittbild, l. teigig, säuerlich	767	l. teigig, l. säuerlich	755	weich, neutral säuerlich, l. leimig
4	687	säuerlich	673	unangenehm säuerlich	887	l. säuerlich	774	l. unangenehm säuerlich-scharf
15	684	etwas zu sauer	661	etwas weich, faulig-sauer	886	etwas zu sauer	783	zu scharf sauer

Bei den unbeimpften Würsten führte eine faulig-scharfe Geschmacksabweichung zur Genußuntauglichkeit. Die Veränderung war bei den bei 30 °C und 40 °C behandelten Würsten stärker ausgeprägt als bei den im Produktionsbetrieb bei 30 °C geräucherten Würsten. Die beimpften Würste wiesen einen angenehmen säuerlichen Geschmack mit einem karamelartigen Beigeschmack auf. Mit zunehmendem Alter trat der saure Geschmack stärker hervor.

Tabelle 2

Alter in Tagen	30 °C u. 40 °C beimpft PZ	Bemerkungen	unbeimpft PZ	Bemerkungen	30 °C beimpft PZ	Bemerkungen	unbeimpft PZ	Bemerkungen
1	765	leicht sauer	744	weich, etwas mehlig	766	frisch	744	weich, mehlig
2	587	etwas verwaschenes Schnittbild, säuerlich	552	etwas verwaschenes Schnittbild, etwas weich, unangenehm säuerlich-scharf	775	etwas unangenehm süßlicher Geschmack (Beigeschmack)	751	etwas weich, süßlich sauerbeißend
3	587	angenehm kräftig säuerlich	561	etwas weich, unangenehm faulig säuerlich	787	angenehm säuerlich scharf	751	unangenehm säuerlich scharf
8	687		672	unangenehm säuerlich-scharfer Beigeschmack	887		871	

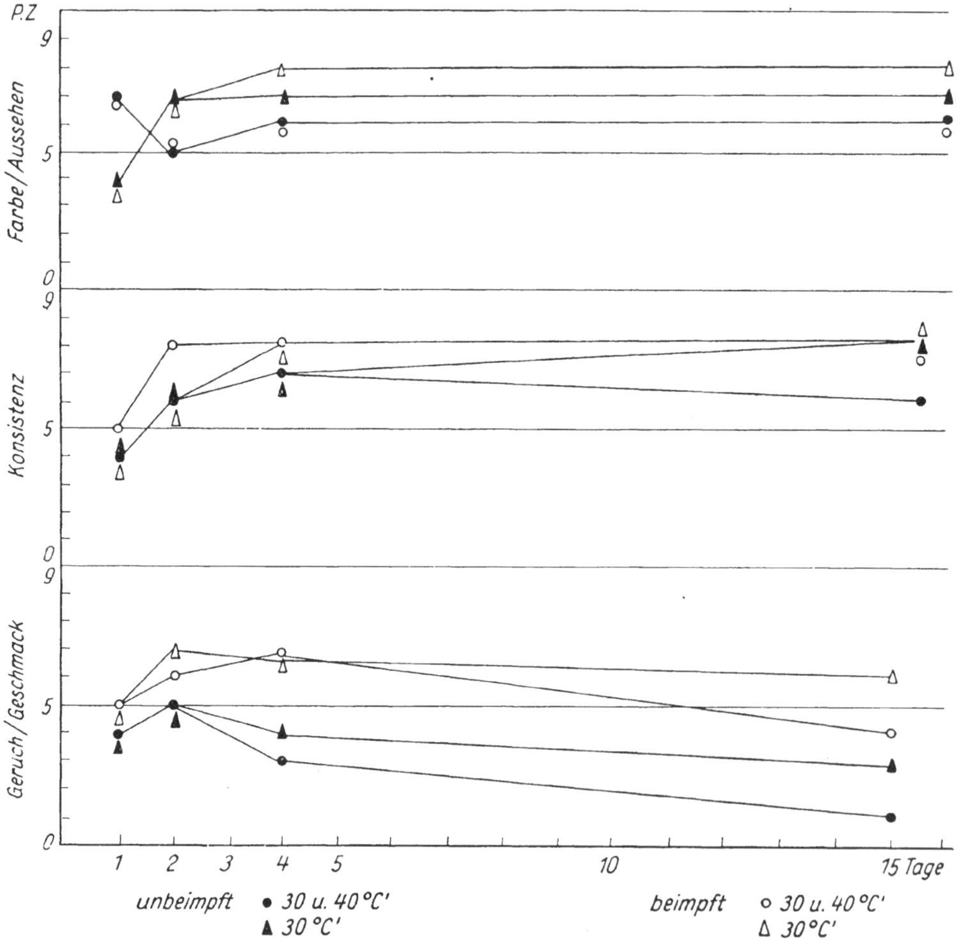

Abb. 1

Die schnittfeste Konsistenz, die durch die beim Schwitzprozeß entstehende Gelbildung mit „gummiartig“ zu charakterisieren ist, war bei den beimpften und bei 30 °C und 40 °C behandelten Würsten nach 2 Tagen voll ausgeprägt, bei den unbeimpften Würsten wurde

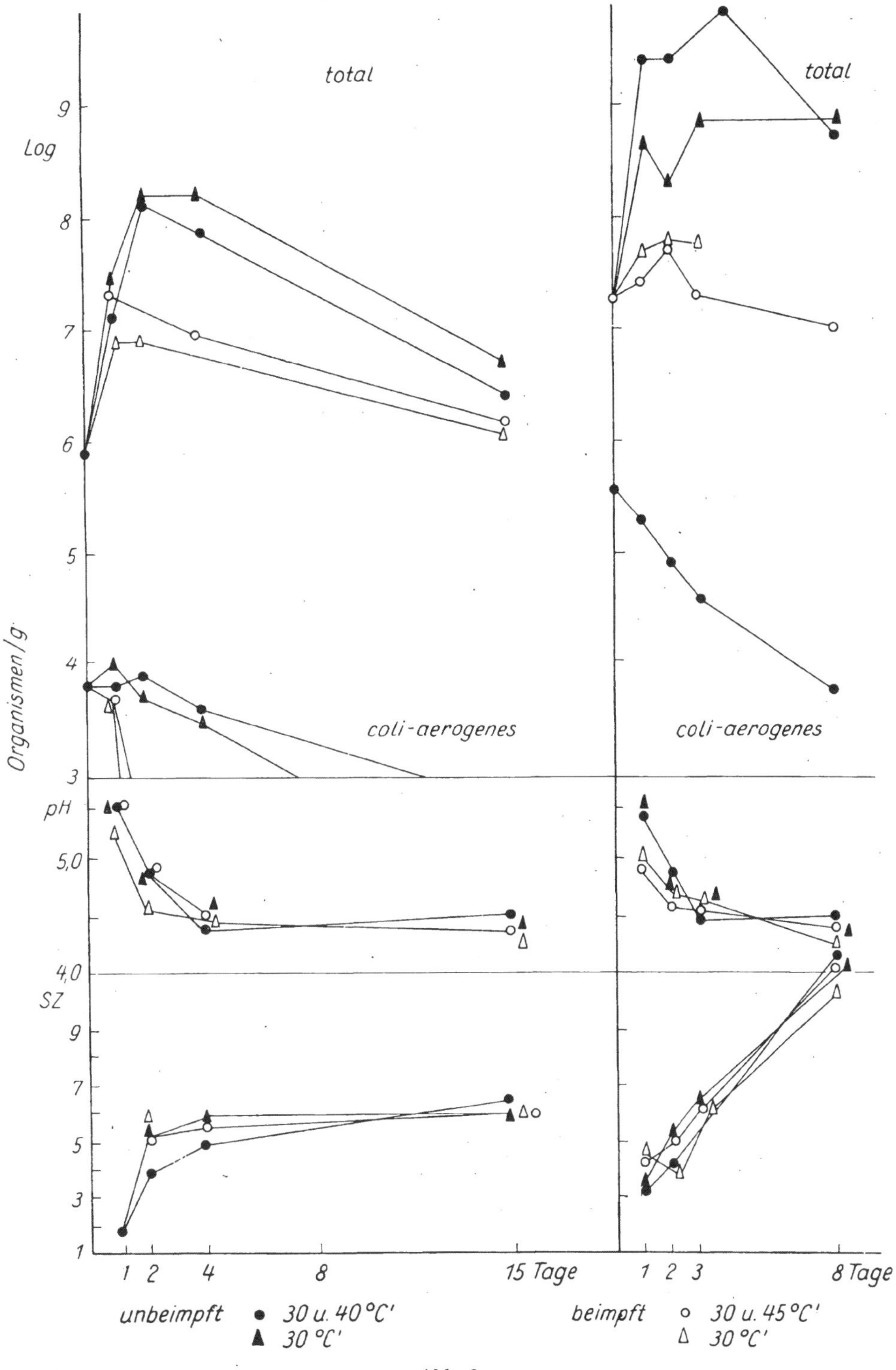

Abb. 2

eine gleichartige Konsistenz nur von den bei 30 °C behandelten Würsten erreicht. Die bei 30 °C und 40 °C behandelten Würste hatten im Beobachtungszeitraum eine weniger gute Konsistenz.

In Farbe und Aussehen zeigte sich deutlich der Einfluß der Temperatur über 30 °C in einem verwaschenen Schnittbild durch das Schmelzen des Fettes und durch die rötliche Verfärbung des Fettes mit Muskelfarbstoff. Bei den nicht über 32 °C erwärmten Würsten trat dieser nachteilige Effekt nicht auf.

Die Veränderung in der Mikroflora, dem pH und der freien Fettsäuren zeigt die Abb. 2. Bezüglich des Verhaltens der Mikroflora war bemerkenswert, daß bei den beimpften Würsten keine Steigerung der Gesamtkeimzahl zu verzeichnen ist, während bei den unbeimpften Würsten die Vermehrung der vorhandenen Organismen über die Zahlen der beimpften um 1 bis 2 Dezimalstellen anstieg und sich über längere Zeit hielt. Bei den beimpften Würsten verschwanden die coliformen Organismen sehr schnell, bei den unbeimpften verlief die Verminderung der coliformen Organismen bedeutend langsamer. Die Senkung des pH zur sauren Seite fand bei den beimpften Proben geringgradig schneller statt als bei den unbeimpften. Die Veränderungen der Säurezahl ließen keine Unterschiede erkennen. Im Versuch VII wurden die Würste nicht bei 7 bis 8 °C, wie im Versuch VI, sondern bei 20 °C nach Abschluß der Reifung und Räucherung aufbewahrt. Die Säurezahlen stiegen bei diesem Versuch nahezu gradlinig vom ersten Tag nach der Herstellung an.

Mit diesen Versuchen konnte von uns zum erstenmal ein wesentlicher Einfluß von Starterkulturen auf die Rohwurstreifung festgestellt werden. Durch die Beimpfung wurde der Reifeprozeß stabilisiert, so daß Fehlgärungen in Form fauliger Schnellreife mit Geruchs- und Geschmacksabweichungen vermieden wurden. Damit kann die Versuchsanordnung als Modellversuch zum Studium erwünschter und unerwünschter Einflüsse durch die Mikroflora und biochemischen Prozessen in der Wurst dienen. In weiteren Versuchen war es notwendig, die Nachteile, das Verschmieren des Schnittbildes durch die hohe Bearbeitungstemperatur und den karamelartigen und evtl. etwas zu stark säuerlichen Geschmack durch die hohen Zuckerzusätze zu beseitigen, ohne eine wesentliche Verlängerung der Herstellungszeit zu erreichen.

Die Ergebnisse der Becherglasversuche zur *Feststellung der erforderlichen Zuckermenge* sind in der Tabelle 3 zusammengestellt.

Der Zusatz von 1,5% Zucker führte zu der bereits beobachteten nachteiligen säuerlich-süßlichen Geschmacksabweichung. Die Abweichung war in etwas geringerem Maße auch bei 0,7% Zuckerzusatz feststellbar. Ohne Zuckerzusatz kam es auch bei 30 °C und 40 °C Bebrütungs-

Tabelle 3

Variationen der Zuckerzusätze und Bebrütungs-temperaturen	pH nach Tagen 1	2	3	4	Organoleptische Befunde nach Tagen 1 Punkte	2	3	5	Bemerkungen
V. 10									
Bebrütung	20 °C	20 °C	15 °C	15 °C					
0%	5,5	5,5	5,3	5,0	7 5 7	8 6 8	8 6 7	8 7 5	etwas alt
0,7%	5,6	5,5	5,3	4,8	7 5 6	8 6 7	7 6 5	7 6 5	etwas alt, süß
1,5%	5,6	5,5	5,3	5,1	7 5 5	8 5 4	7 5 5	7 6 5	süß, ohne Aroma
Bebrütung	30 °C	30 °C	15 °C	15 °C					
0%	5,5	5,2	5,2	5,0	7 5 6	7 8 8	8 8 7	8 8 7	schwach, säuerlich
0,7%	5,6	5,2	5,1	4,9	7 5 5	7 8 5	8 8 6	8 8 7	säuerlich, angenehm
1,5%	5,6	5,1	5,3	5,0	7 5 4	7 8 4	8 8 6	8 8 5	süßlich, sauer
Bebrütung	30 °C	40 °C	15 °C	15 °C					
0%	5,5	5,0	5,0	4,7	7 5 6	5 8 6	5 9 4	5 9 3	unangenehm sauer
0,7%	5,6	5,1	5,0	4,8	7 5 6	5 7 5	5 9 4	5 9 4	etwas süßlich, sauer
1,5%	5,6	5,2	5,0	4,9	7 5 4	5 8 4	5 9 4	5 9 4	unangenehm sauer

temperatur zu einem unangenehm säuerlichen Geschmack. Die Geschwindigkeit der pH-Senkung und die Ausbildung der festen Konsistenz waren von der Höhe der Bebrütungstemperatur abhängig, nicht von der Zuckerzugabe. Bei 20 °C Bebrütungstemperatur blieben die Muskelpartikel weich und hatten eine zartrote Farbe wie frisch gepökeltes Fleisch. Bei 30 °C zeigten die Muskelpartikel eine derb glasige Konsistenz und die rote Färbung wies einen bläulichen Schimmer auf. Bei 30 °C und 40 °C waren diese Erscheinungen etwas stärker ausgeprägt, durch das Schmelzen des Fettes war die Glaswandung verschmiert. Für die weiteren Versuche wurde daher eine Konzentration von 0,7 bis 0,8% Dextrose ohne weitere Zuckerzusätze zur Gewährleistung der Säure- und Konsistenzbildung als ausreichend angesehen.

Die Beimpfung von *Würsten ohne erhöhte Zuckerzusätze* ergab bei Räucher- und Reifetemperaturen von 28 °C bis 33 °C und einem Dextrosezusatz von 0,75 bis 0,8% in 3 bis 4 Tagen eine

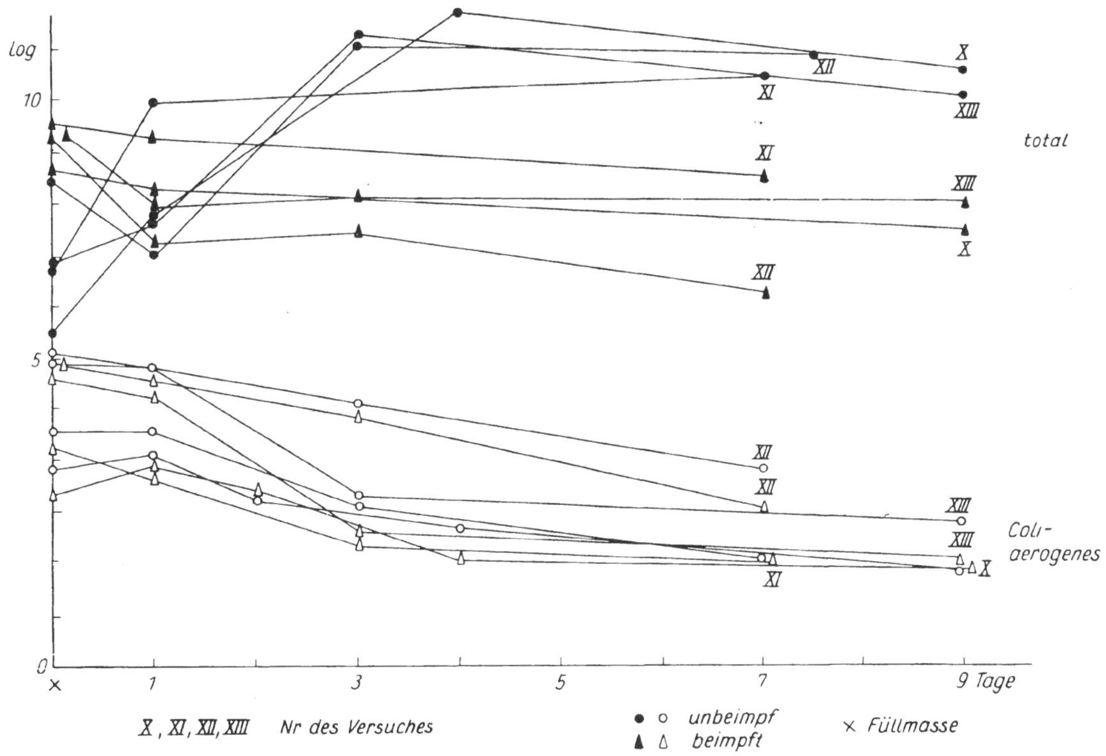

Abb. 3

schnittfeste Wurst, die nach eintägiger Abkühlung bei 15 °C als verlaufsfertig anzusehen ist. Die Wurst hat einen angenehm mild-säuerlichen Geschmack. Die Konsistenz, durch den Schwitzprozeß auf eine Gelbildung zurückzuführen, ist mit „gummiartig" zu charakterisieren.

Durch die Beimpfung wurde das Wachstum der unkontrollierten Flora wesentlich beeinflußt (vgl. Abb. 3). Bei den unbeimpften Würsten stiegen die Gesamtkeimzahlen auf 10^{11} und höher. Bei den beimpften Würsten hielten sich die Gesamtkeimzahlen im Bereich von 10^7 bis 10^9. Infolge der Beimpfung stellten die Pediokokken und damit die milchsäurebildenden Organismen von den ersten Stunden der Reifung an den überwiegenden Teil an der Gesamtflora. In den unbeimpften Würsten waren Milchsäurebakterien in gleichgroßem Anteil erst nach 1 bis 3 Tagen Reifung vorhanden (s. Tab. 4).

Im Verhalten der coliformen Organismen bestanden zwischen den beimpften und den unbeimpften Würsten keine deutlichen Unterschiede.

Tabelle 4

Anteil von Pediokokken bzw. Milchsäurebakterien an der Gesamtflora

Versuch	Alter	beimpft		unbeimpft	
		Total	% Pediokokken	Total	%Milchsäure-bakterien
V. XI	Füllmasse	$1,6 \times 10^7$	85	$7,0 \times 10^6$	20
	1. Tag	$4,0 \times 10^8$	85	$1,5 \times 10^{10}$	80
V. XII	Füllmasse	$4,0 \times 10^9$	60	$2,6 \times 10^8$	20
	1. Tag	$1,8 \times 10^7$	80	$8,1 \times 10^6$	20
	3 Tage	$2,0 \times 10^8$	90	$1,3 \times 10^{11}$	85
V. XIII	Füllmasse	$4,8 \times 10^7$	60	$4,5 \times 10^7$	10
	1. Tag	$2,8 \times 10^7$	90	$3,7 \times 10^7$	50
	3 Tage	$6,5 \times 10^7$	95	$2,0 \times 10^{11}$	90

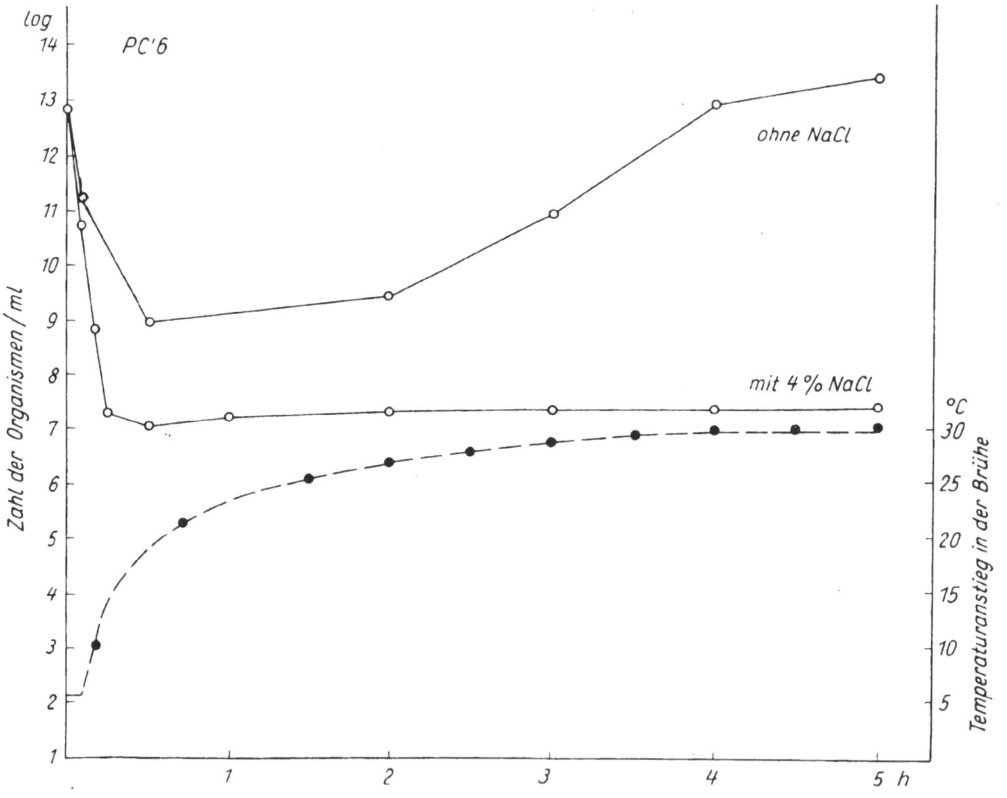

Abb. 4

Die Überlebensfähigkeit der Pediokokken-Kulturen in der Füllmasse erwies sich als gering. Von der durchschnittlichen Impfmenge von 10^{14} Organismen pro Gramm Füllmasse konnten nur noch 10^9 bis 10^7 nach dem Mischen aus der Füllmasse kultiviert werden. Änderung der Kochsalzzusätze von 3% auf 2,5% übte keinen Einfluß auf das Verhalten der Pediokokken aus. Die Ausbildung der schnittfesten Konsistenz verlief bei Verwendung von 3% NaCl etwas schneller als bei Verwendung von 2,5% NaCl.

Die Abb. 4 veranschaulicht den Einfluß von Temperatur und Salzkonzentration auf das Absterben und die Dauer der Verzögerungsphase des Wachstums bei Überimpfung des Pediokokkenstammes PC6 in Nivenbrühe von + 6 °C Temperatur mit und ohne Kochsalzzusatz. Bei Kochsalzzusatz sterben die Organismen schneller und in bedeutend größerer Zahl ab als bei der Verimpfung in Nivenbrühe ohne Kochsalzzusatz. Bei Kochsalzzusatz wurde das Wachstum um mehr als 5 Stunden verzögert.

Bei der Verwendung von 0,3 bis 0,4% Trockenstärkesirup wurde kein Einfluß auf die Entwicklung der Starterkulturen oder die Eigenschaften des Fertigproduktes festgestellt.

Eine wesentliche Wirkung übte die Beimpfung auch auf die *Farbstabilität* der Produkte aus. Durch die Beimpfung wurde das leicht und schnell auftretende Verblassen und Vergrauen der frischen Schnittfläche von 3 bis 7 Tagen alter schnittfester Wurst verhindert. Bei Zusatz von Askorbinsäure zeigten auch die beimpften Würste schnelles Verblassen bis Vergrünen der frischen Anschnittsfläche. Durch Messung des Redoxpotentials konnte festgestellt werden, daß die unbeimpften Würste und die beimpften Würste mit Askorbinzusatz ein geringeres Redoxpotential bzw. rH-Wert hatten als die beimpften Würste (siehe Tab. 5). Damit wurde ein Anhaltspunkt für die Erklärung der erhöhten Oxydationsbereitschaft von frischen, leicht vergrauenden Schnittflächen gefunden. Als Ursache für die stärkere Senkung des Redoxpotentials in unbeimpfter Wurst wird die übermäßige Entwicklung von Milchsäurebakterien, deren starke Senkung des Redoxpotentials bekannt ist (LEISTNER, 1963), angesehen.

Auf den Geschmack wirkte sich die Zugabe von Askorbinsäure in Form einer Milderung der säuerlich-scharfen Geschmackstönung besonders bei den unbeimpften, aber auch bei den beimpften Würsten aus.

Tabelle 5

rH-Werte im Kern von Rohwürsten

Versuch	Alter	unbeimpft	beimpft	unbeimpft mit Askorbinsäurezusatz	beimpft mit Askorbinsäurezusatz
V. X	7 Tage	17,2	19,4	—	14,1
V. XI	Füllmasse	19,4	17,6	16,7	15,8
	1 Tag	15,8	17,4	16,1	15,6
	3 Tage	15,4	16,3	—	14,6
	51 Tage	15,8	15,9		
V. XII	1 Tag	17,0	18,2		
	3 Tage	15,2	16,0		
	44 Tage	16,6	17,0		

Zusammenfassung

Es wird über die Anwendung von Starterkulturen bei der Rohwurstherstellung berichtet. Während bei der Verimpfung von nitratreduzierenden Mikrokokken nur eine Beschleunigung der Umrötung beobachtet wurde, war es durch die Verimpfung von Pediococcus cerevisiae möglich, den Herstellungsprozeß der Rohwurst im Schwitzprozeß zu stabilisieren. Im Vergleich zu traditionellen Verfahren mit Bearbeitungstemperaturen nicht über 22 °C wurde dadurch eine Verkürzung der Herstellungszeit von 7 bis 10 Tagen auf 4 bis 5 Tage erzielt. Die Wirkung der Beimpfung beruht auf der Sicherung der Milchsäurebildung von Beginn des Fermentationsprozesses an. Dadurch wird die Gefahr der Fehlfermentation bei der erhöhten Hitzebehandlung während des Räucherns und Reifens im Schwitzverfahren vermieden. Die Beimpfung führte zu einer Verbesserung der Farbhaltung, was auf die Hemmung der übermäßigen Entwicklung von Milchsäurebakterien und der Verminderung der durch Milchsäurebakterien verursachten starken Senkung des Redoxpotentials zurückgeführt wird.

Literaturverzeichnis

CESARI, C. R.: La maturation du saucisson. Acad. Sc. Paris **168**, 802 (1919).

DEIBEL, R. H., and EVANS, J. B.: Nitrite burn in cured meat products — Particulary in fermented sausage. Amer. Meat Inst. Found., Chicago, Bull. No. 32 (1957).

DEIBEL, R. H., NIVEN, C. F,. jr., and WILSON, G. D.: Microbiology of meat curing, IV A lyphilized Pediococcus cerevisiae starter culture for fermented sausage. Appl. Microbiol., Baltimore **9**, 239—243 (1961).

ECKERT, H.: Versuche über die bakterielle Beeinflussung von Reifung und Aromatisierung von Rohwürsten. Vet. med. Diss., Gießen **1958**.

ENTEL, H. J.: Die in den Rohwürsten vorkommenden Hefen. Fleischwirtschaft **13**, 387—388 (1961).

EVANS, J. B., and NIVEN, C. F., jr.: Microbiology of meat in F. L. GILLESPIE The Science of Meat and Meatproducts. San Francisco, London: Freeman 1960.

JENSEN, L. B., and PADDOCK, L. S.: Sausage Treatment. U. S. Patent 2.225.783 (1940).

KUCHLING, E.: Die Verwendung von Starterkulturen bei der Herstellung von Rohwurst. Fleischermeister **15**, 288 bis 291 (1962).

KUCHLING, E.: Der Einfluß der Mikroflora auf die Rohwurstreifung. Fleischermeister **16**, 61—63 u. 118—122 (1963).

KUCHLING, E.: Zur Frage der Verwendung von Starterkulturen bei der Herstellung von Rohwurst. IX. Meeting of the European Meat Research Workers, Budapest, 4—11. 9. 1963.

LEISTNER, L.: Rohwurst in den USA. Arch. Lebensmittelhyg. **14**. 62—64 (1963).

MILLS, F., and WILSON, G. D.: Use of Pediococcus cerevisiae starter culture in pork roll. Amer. Meat Inst. Found., Chicago, Bull. **38**, (1958).

NIINIVAARA, F. P.: Über den Einfluß von Bakterienreinkulturen auf die Reifung und Umrötung der Rohwurst. Acta Agralia Fennica, Helsinki **84**, 1—128 (1955).

NIINIVAARA, F. P., u. POHJA, M. S.: Erfahrungen bei der Herstellung von Rohwurst mit Bakterienreinkulturen. Fleischwirtschaft **9**, 789—790 (1957).

NIINIVAARA, F. P., u. POHJA, M. S.: Über die Reifung der Rohwurst I. Zschr. Lebensmittel-Untersuch. **104**, 413—242 (1956).

NIINIVAARA, F. P., POHJA, M. S., and KOMULAINEN, S. E.: Some aspects about using bacterial pure cultures in the manufacture of fermented sausages. Food Technol. **18**, 25—31 (1964).

NIVEN, C. F., jr., DEIBEL, R. H., and WILSON, G. D.: Microbiology of Meat curing. III Some microbiological and related technological aspects in the manufacture of fermented sausages. Appl. Microbiol., Baltimore **9**, 156 bis 161 (1961).

NIVEN, C. F., jr.: Summer sausage starter cultures useful. Nat. Prov. **133**, 123—125 (1955).

NIVEN, C. F., jr., DEIBEL, R. H., and WILSON, G. D.: The AMJF sausage starter Culture. Amer. Meat Inst. Found., Chicago Circ. **41** (1958).

NIVEN, C. F., jr., DEIBEL, R. H., and WILSON, G. D.: The use of pure culture starter in the manufacture of summer sausage. Amer. Meat Inst. Found., Chicago, Amer. Meeting, Nov. 11, 1955.

RABOTNOWA, J. L.: Die Bedeutung physikalisch-chemischer Faktoren (pH und rH_2) für die Lebenstätigkeit der Mikroorganismen. Jena: Fischer **1963**.

STAROSTIN, A., NOVICKOV, V., u. JAKIMOVA, O.: Versuche zur Anwendung von Milchsäurebakterien bei der Produktion von feuchtgeräucherter Wurst. Mjasn. Industr. SSSR, Moskva **31**, 21—22 (1960).

Aus der Biochemischen Abteilung

Zum Mechanismus des anaeroben Kohlenhydrat-Stoffwechsels

von

J. AXT

1. Vorgeschichte und Auffindung des EMBDEN-MEYERHOFschen Gärungsweges

Bei der alkoholischen Gärung in wäßrigen Frischhefe-Suspensionen tritt Zucker — vermutlich mittels sogenannter „Trägerstoffe“ [132] — in die ferment- und phosphathaltige Hefezelle ein [109] und wird dort zu Alkohol + CO_2 abgebaut. Die Erkenntnisse über den chemischen Ablauf dieses Prozesses, der bereits 1810 von GAY-LUSSAC in Form der Gärungs-Grundgleichung

$$C_6H_{12}O_6 \rightarrow 2\,CO_2 + 2\,C_2H_5OH \qquad \text{(Gl. 1)}$$

quantitativ erfaßt wurde, konnten jedoch erst weiter entwickelt werden, nachdem — 1897 von E. BUCHNER in Hefepreßsäften [24] und besser noch 1912 von A. v. LEBEDEW in Hefe Mazerationssäften [76] — die Möglichkeit der zellfreien, nicht strukturgebundenen Gärung entdeckt worden war. Hatte man bis dahin eine Erfassung der Metabolite des anaeroben Glucose-Stoffwechsels für unmöglich gehalten, so war man jetzt in der Lage, diese Stoffe außerhalb

---

Abkürzungen

AMP → Adenosin-5′-Monophosphorsäure
ADP → Adenosin-5′-Diphosphorsäure
ATP → Adenosin-5′-Triphosphorsäure

BTS → Brenztraubensäure

CoA → Coenzym A
CMP → Cytidin-5′-Monophosphorsäure
CDP → Cytidin-5′-Diphosphorsäure
CTP → Cytidin-5′-Triphosphorsäure

DAP → Dihydroxyaceton-Phosphorsäure
DNP → 2,4-Dinitrophenol
DNS → Desoxy-Ribonucleinsäure
DPN → Diphosphopyridin-Nucleoitid (= Nicotinamid-Adenin-Dinucleotid NAD)
$DPNH_2$ → Reduziertes Diphosphopyridin-Nucleotid (= NADH)

Fl, 6DP → Fructose-1,6-Diphosphorsäure
FDPase → d-Fructose-1,6-Diphosphatase
FlP → d-Fructose-1-Phosphorsäure
F6P → d-Fructose-6-Phosphorsäure

GAP → d-Glycerinaldehyd-3-Phosphorsäure
G1P → d-Glucose-1-Phosphorsäure
G6P → d-Glucose-6-Phosphorsäure
GMP → Guanosin-5′-Monophosphorsäure
GDP → Guanosin-5′-Diphosphorsäure
GTP → Guanosin-5′-Triphosphorsäure

IMP → Inosin-5′-Monophosphorsäure
IDP → Inosin-5′-Diphosphorsäure
ITP → Inosin-5′-Triphosphorsäure

NA → Nicotinsäureamid
NMN → Nicotinsäureamid-Mononucleotid

P_i → Anorganisches Phosphat
P-P → Pyrophosphat
PEBTS → Phosphoenolbrenztraubensäure
2-PGS → d-2-Phosphoglycerinsäure
3-PGS → d-3-Phosphoglycerinsäure
1,3-DPGS → d-1,3-Diphosphoglycerinsäure
2,3-DPGS → d-2,3-Diphosphoglycerinsäure

RNS → Ribonucleinsäure
R5P → d-Ribose-5-Phosphorsäure

TPN → Triphosphopyridin-Nucleotid (= Nicotinamid-Adenin-Dinucleotid-Phosphat NADP)
$TPNH_2$ → Reduziertes Triphosphopyridin-Nucleotid (= NADPH)
ThMP → Thymidin-5′-Monophosphorsäure
ThDP → Thymidin-5′-Diphosphorsäure
ThTP → Thymidin-5′-Triphosphorsäure

UMP → Uridin-5′-Monophosphorsäure
UDP → Uridin-5′-Diphosphorsäure
UTP → Uridin-5′-Triphosphorsäure

der Hefezelle zu isolieren und zu bestimmen, die Gärungsreaktion durch ausgewählte Vergiftungen an gewünschten Stellen zu unterbrechen [114] und schließlich die vermeintlichen Metabolite im zellfreien Medium auf ihre Vergärbarkeit zu untersuchen. Zwar traf damals F. HOFMEISTER den pessimistischen Vergleich, „daß man von der chemischen Untersuchung des *zellfreien* Zuckerabbaus ebensowenig Aufklärung über den *wahren* Gärungsmechanismus erwarten dürfe, wie man durch chemische Analyse einer zertrümmerten Taschenuhr nachträglich deren regelmäßigen Gang erklären könne" [49]. Tatsächlich bestehen zwischen beiden Gärungsformen beachtliche Unterschiede, da in der Zelle ein System der Ordnung, im Mazerationssaft dagegen ein solches der Unordnung vorliegt, so daß die Gärung in Zellsuspensionen zu höherer Aktivität gelangen kann. Dennoch aber erfuhr die chemische Aufklärung des Gärungsablaufs in der Folgezeit ständige Fortschritte. Diese Entwicklung nahm 1904 mit der Aufstellung einer ersten Theorie der fermentativen Kohlenhydrat-Spaltung über Methylglyoxal und Glycerinaldehyd durch F. WOHL und C. NEUBAUER [163] ihren Anfang:

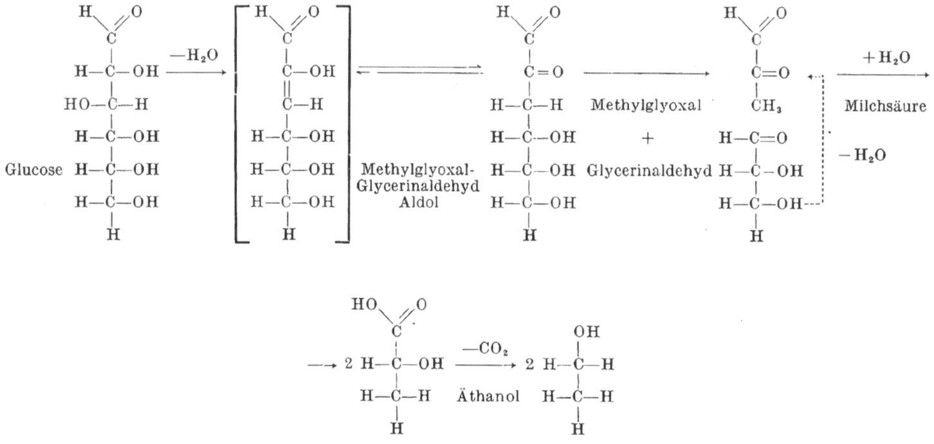

C. NEUBERG und H. KERB [105] veröffentlichten 1912 eine zweite Gärungstheorie, wonach der Reaktionsablauf bereits als Red-Ox-Prozeß dargestellt wurde:

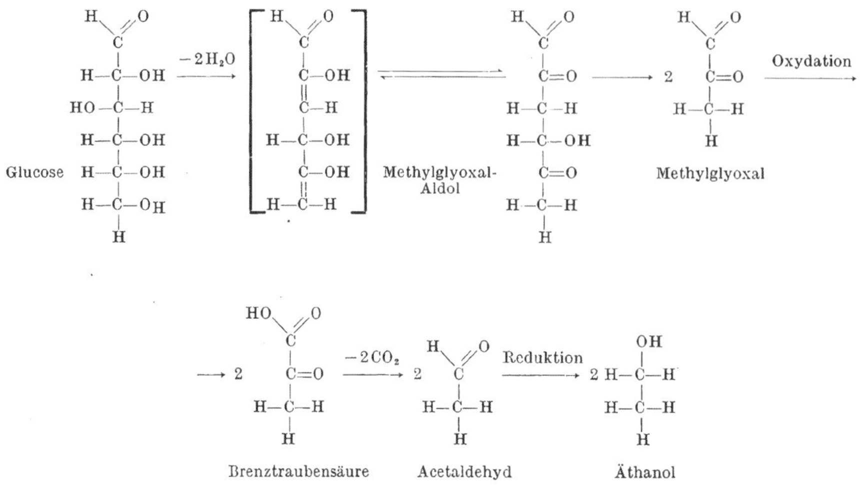

(Gl. 3)

Im selben Jahr noch stellte auch A. v. LEBEDEW [110] die Möglichkeit eines über Glycerinsäure führenden Gärungsmechanismus zur Diskussion:

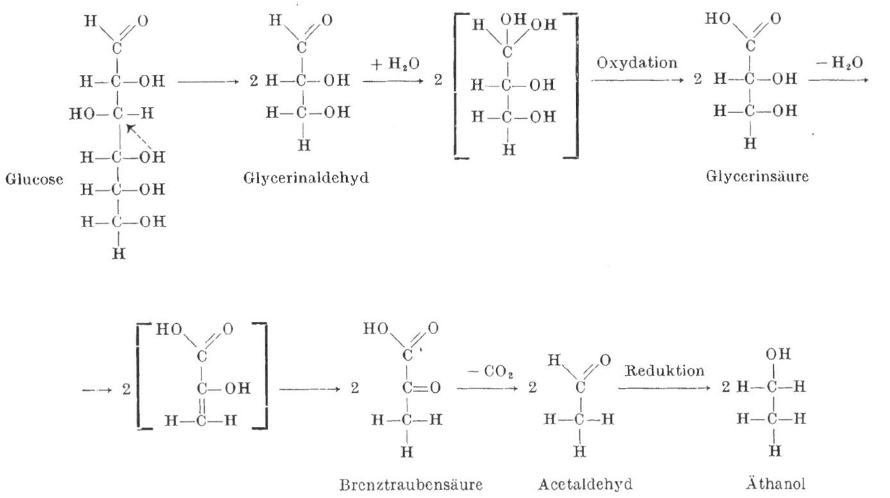

(Gl. 4)

Aber erst nachdem 1930 A. NILSSON die d-3-Phosphoglycerinsäure als Gärungszwischenprodukt identifiziert hatte, wurde der Glucoseabbau als eine Folge von Transphosphorylierungs-Reaktionen erkannt, was schließlich 1948 zur Aufstellung des bekannten, noch heute gültigen Gärungsschemas nach G. EMBDEN [33], J. PARNAS [118] und O. MEYERHOF [97] führte:

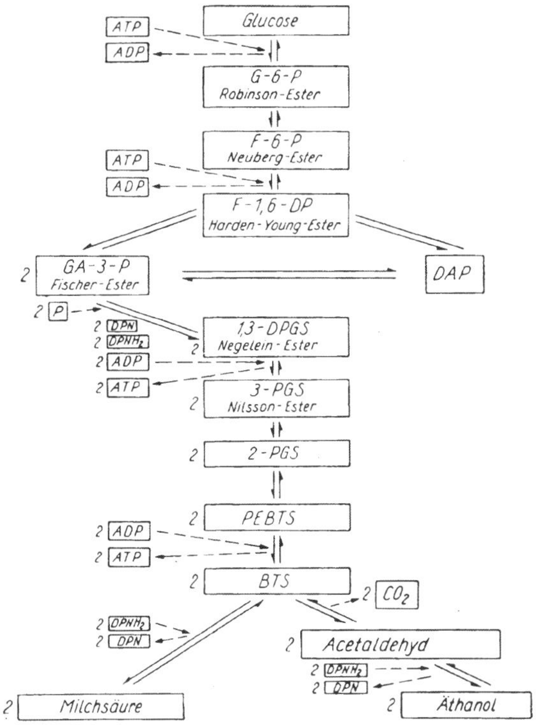

Abb. 1

2. Energetische Betrachtungen des anoxygenen Kohlenhydrat-Abbaues

Bereits L. Pasteur unterschied Hefen, die ihre Wachstumsenergie aus der Atmung beziehen von solchen, denen hierzu die alkoholische Gärung als Energiequelle dient und folgerte daraus, daß bei Sauerstoffmangel ausfallende Atmungsenergie durch Gärungsenergie ersetzbar sei [120]. O. Warburg erkannte beim Vergleich atmender Körperzellen mit glykolysierenden Tumorzellen, daß auch bei entartetem Zellwachstum — das heißt im Krebsgewebe — die Atmung von der Glykolyse als einer energieliefernden Reaktion abgelöst wird [156]. Da

a) Verbrennung von 1 Mol Glucose zu CO_2 + Wasser 686 kcal,
b) fermentative Spaltg. von 1 Mol Glucose zu CO_2 + Milchsäure nur 57 kcal,
c) fermentative Spaltg. von 1 Mol Glucose zu CO_2 + Äthanol nur 50 kcal

liefern [91], ist der zur Gewinnung eines gleichen Energiebetrages erforderliche Kohlenhydrat-Gesamtumsatz bei der anaeroben Gärung beziehungsweise Glykolyse wesentlich größer als bei der Atmung. Die Tatsache, daß eine aus beliebigen Gründen ausfallende Atmungsenergie durch Gärungsenergie ersetzbar ist, beherrscht heute das biochemische Denken in entscheidender Weise. Die Erkenntnisse um den Ablauf des anaeroben Kohlenhydrat-Spaltungsstoffwechsels — der in der Pflanzenzelle als alkoholische Gärung, in der Tierzelle als Glykolyse in Erscheinung tritt — wurden während der vergangenen Jahre in großem Umfang erweitert.

In der Zelle fungieren Gärung und Glykolyse als energieliefernde Prozesse. Bekanntlich wird im Verlaufe des Kohlenhydrat-Abbaues die freie Energie der Gärung und Glykolyse — genau wie die der Atmung — zur Bildung der energiereichen Metabolite aus GAP + anorganischem Phosphat benutzt. Ihr Phosphatrest kann auf andere organische Verbindungen — wie ADP, Kreatin und Arginin — übertragen und schließlich unter Lieferung von Syntheseenergie wieder als anorganisches Phosphat abgespalten werden. Diese ATP-Dephosphorylierung wird in normalem Gewebe durch ATP-Monophosphatasen (ATPasen) bestritten, während sie nach A. Novikoff im Tumorgewebe vorwiegend durch ATP-Diphosphatasen (Apyrasen) erfolgen soll [112]. Somit wird im Verlaufe des Kohlenhydrat-Stoffwechsels anorganisches Phosphat durch Bindung auf ein höheres Energieniveau gehoben, von dem es unter Arbeitsleistung — wie das Gewicht einer Uhr — immer wieder auf seine ursprüngliche Stufe absinkt [84]. In diesem „Phosphat-Kreislauf" stehen Atmung und Gärung in ständiger Konkurrenz um das ADP und P_i der Zelle, um auf diese Weise deren Energiebedarf zu decken. Daraus ergeben sich — wie beispielsweise zwischen den Redox-Ketten der DPN- und der TPN-Systeme [53] — auch zwischen Atmung und Gärung enge Wechselbeziehungen, die als Regulationsmechanismen des intrazellularen Stoffwechsel-Energie-Haushaltes fungieren. Ihnen liegt die Tatsache zugrunde, daß die fermentative beziehungsweise glykolytische Spaltung eines Mols Glucose nur etwa 8% der durch Veratmung frei werdenden Energie liefert.

Der Fehlbetrag wird bei der Gärung beziehungsweise Glykolyse durch einen erhöhten Kohlenhydrat-Totalumsatz kompensiert. So bezieht beispielsweise eine unter anaeroben Bedingungen lebende Hefe ihre Wachstumsenergie aus der mit hohem Glucose-Verbrauch verbundenen Gärung, die aber — wie der Pasteur-Effekt lehrt — bei Sauerstoffzufuhr in Atmung mit vermindertem Glucose-Verbrauch überzugehen vermag [119]. Andererseits zeigt der Crabtree-Effekt, daß bei einem Glucose-Angebot das Energieniveau atmender Zellen durch eine Zurückdrängung der endogenen Atmung zugunsten der Gärung reguliert werden kann [48].

Besonderer Erwähnung bedarf die glykolysierende Tumorzelle, die nach O. Warburg aus normal atmenden, hoch differenzierten Körperzellen infolge irreversibler Atmungsschädigung entsteht. Hierbei geht — wie angenommen wird — ein Teil der geschädigten Zellen aus Energiemangel zugrunde, während es einem anderen gelingt, die unwiederbringlich verlorene Atmungsenergie durch morphologisch minderwertigere Gärungsenergie zu ersetzen und damit in wucherndes Krebswachstum überzugehen. Hiernach nimmt der Kohlenhydrat-Abbau der Geschwulstzelle eine Sonderstellung ein, da er — auch bei überschüssigem Sauerstoffangebot — vorwiegend als Glykolyse-Stoffwechsel in Erscheinung tritt.

Natürlich vermag die Zelle nur dann Gärungs- und Glykolyseenergie zum Wachstum zu verwerten, wenn auch alle anderen Voraussetzungen — wie beispielsweise das Vorhandensein essentieller Lipoide [3, 160] sowie intakter und ausreichender Fermentaktivitäten [93] — erfüllt sind. Auch führt die Einwirkung glykolysestimulierender Substanzen allein nicht zu einer Beschleunigung des Zellwachstums [36].

Den energetischen Betrachtungen des EMBDEN-MEYERHOF-Schemas stehen auch einige Befunde gegenüber, die sich mit ihnen nicht ohne weiteres in Einklang bringen lassen. Zunächst erhebt sich hier die Frage nach den noch ungeklärten energetischen Funktionen der in Abbildung 2 gezeigten Nebenreaktionen des anaeroben Kohlenhydrat-Abbaues. Allein der Umstand, daß beispielsweise der Pentosephosphat-Cyclus [157], der Phosphoglycerinsäure-Cyclus [43] und der Glycerinaldehyd-Cyclus [129] im Leberhepatom beziehungsweise in der Tumorzelle zu vermuten sind, unterstreicht deren Bedeutung. Auch sei auf die recht schwankenden Wechselbeziehungen zwischen Gärung und Zellwachstum hingewiesen, die gerade bei Hefen — je nach den einzelnen Rassen — sehr variabel sind [67]. So wies H. HOLZER an Tumorzellen zwar einen kausalen Zusammenhang zwischen Glykolysehemmung und Wachstumshemmung nach [52], doch weisen andererseits gewisse Torulopsis-Hefen ein starkes Atmungswachstum ohne jede Gärung auf [45]. Schließlich bedürfen auch die Resultate, die mit WARBURGS Befunden nicht in Einklang zu bringen sind, einer Erwähnung. So fanden beispielsweise P. EMMELOT und Mitarbeiter, daß Kulturen nicht maligner Lymphoblaste fast genau so hohe Glykolyse und sogar etwas niedrigere Atmung als die maligner Lymphoblaste aufweisen [55].

Beobachtungen solcher Art lassen sich nicht immer mit den Vorstellungen in Einklang bringen, die einen ungestörten Verlauf des EMBDEN-MEYERHOF-Weges bei Gärung und Glykolyse voraussetzen. Deshalb sei im folgenden auf Beobachtungen hingewiesen, die von jenem Abbau- und Transphosphorylierungs-Mechanismus abweichen und somit für Störungen im Wechselspiel zwischen Gärungsablauf und Energiehaushalt verantwortlich sein könnten.

3. Abweichungen vom EMBDEN-MEYERHOF-Weg

Die prinzipielle Richtigkeit des EMBDEN-MEYERHOFschen Kohlenhydrat-Abbauweges mit der zentralen Bedeutung des ADP · ATP-Systems konnte durch zahlreiche Arbeiten der vergangenen Jahre in vivo und in vitro immer wieder bestätigt werden. Daneben aber wurden und werden sowohl in pflanzlichen als auch tierischen Zellen stets neue Metabolite gefunden, deren Entdeckung wesentliche Ergänzungen dieses Schemas erforderlich machten (s. Abb. 2).

a) Pentosephosphat-Cyclus

Bereits seit mehreren Jahren ist bekannt, daß die beiden Monophosphate der Glucose und Fructose in gewissen pflanzlichen und tierischen Geweben den EMBDEN-MEYERHOF-Weg verlassen und — G6P aerob, F6P anaerob — zu Pentosephosphat abgebaut werden können:

$$3\,G6P + 6\,O \xrightarrow{-3\,CO_2 - 3\,H_2O} 3\ \text{Pentose-P}^{[155]} \qquad \text{(Gl. 5)}$$

$$2\,F6P + GAP \longrightarrow 3\ \text{Pentose-P}^{[124]} \qquad \text{(Gl. 6)}$$

B. HORECKER gelang es experimentell, diese beiden Wege über Sedoheptulose-7-P zu einem Kreis — dem Pentosephosphat-Cyclus — zu schließen [56]. Dem Cyclus kommen somit zwei Funktionen zu, nämlich der oxydative Abbau je eines von drei G6P-Molekülen über Ribose-5-P unter Umgehung des Zitronensäure-Cyclus

$$3G6P + 6O \rightleftharpoons 2F6P + GA\text{-}3\text{-}P + 3CO_2 + 6H_2O \qquad \text{(Gl. 7)}$$

und — da der Weg reversibel ist — anaerobe Ribose-5-P-Bildung aus F6P (siehe Gleichung 6). E. RACKER konnte in einem in-vitro-Enzymgemisch den quantitativen Glucoseabbau zu $CO_2 + H_2O$ verfolgen [28] und somit zeigen, daß die Fermente und der Ablauf dieses Pentose-P-Cyclus nicht — wie beim Zitronensäure-Cyclus — an die Zellstruktur gebunden sind. Auch S. SHEN und Mitarbeiter fanden, daß in zellfreien Extrakten von Streptomyces aureofaciens der normale Glykolyseablauf in den HORECKER-Cyclus überzugehen vermag [138]. Wir konnten kürzlich nachweisen, daß ein aus Saccharomyces carlsbergensis gewonnener zellfreier Mazerationssaft [7] die Fermente des Pentosephosphat-Cyclus — zumindest soweit sie den R5P-Abbau zu Äthanol + CO_2 betreffen — ebenfalls enthält [8]. Bislang wurde eine direkte G6P-Oxydation über diesen Abbauweg in geringem Maße im Skelett- und Herzmuskel [31], in Torulopsis-Hefen [143], Saccharomyces cerevisiae [100] [83] und zu größeren Anteilen in Hepatomen [53] sowie in der Augenlinse [32], eine anaerobe Pentose-P-Bildung über F6P dagegen im Gewebe lebender Kücken [18] beobachtet, während in der Rattenleber [16] sowohl der oxydative Hin- als auch der anoxygene Rückweg nebeneinander beschritten werden. Die quantitative Aufteilung des oxydativen Kohlenhydrat-Abbaus auf Pentose-P-Cyclus und Zitronensäure-Cyclus ist vom Zelltyp abhängig und noch ungenügend aufgeklärt. Nach Ansicht einiger Autoren [35] hängt es von der Geschwindigkeit der F6P-Phosphorylierung zu Fl, 6DP ab, ob G6P glykolytisch über den EMBDEN-MEYERHOF-Weg oder oxydativ über den Pentose-P-Cyclus abgebaut wird. Die physiologische Bedeutung dieses Cyclus ist noch nicht restlos aufgeklärt. Ihm kommen aber in erster Linie synthetische Funktionen zu, da einmal das Pentose-5-P selbst als Ausgangsprodukt für Nucleotid-, Nucleinsäure- und Ascorbinsäure-Synthesen, zum anderen das im Cyclus gebildete TPNH·H· als Energielieferant bei Fettsäure-, Aminosäure- und Steroid-Synthesen fungieren können und da schließlich auch die pflanzliche Photosynthese — das heißt die CO_2-Assimilation — diesen Weg einzuschlagen vermag [12]. Da in Torulopsis-Hefen aus F6P überdies Octulose-8-P gebildet wird [32], ist anzunehmen, daß der Pentose-P-Cyclus auch über noch höhere, bislang nicht erfaßte Verbindungen führen kann.

b) Phosphoglycerinsäure-Cyclus

Bei einer Aufzählung der Abweichungen vom EMBDEN-MEYERHOF-Weg ist die Betrachtung der erstmals von I. GREENWALD isolierten d-2,3-Diphosphoglycerinsäure [42] von besonderem Interesse. S. RAPOPORT entwickelte 1937 eine kolorimetrische Methode zur Bestimmung dieses in Erythrocyten und Blutserum vorkommenden Stoffwechselproduktes des Kohlenhydrat-Abbaus [125] und postulierte 1950 das Vorkommen des für die Reaktion 1,3-DPGS $\rightleftharpoons$ 2,3-DPGS verantwortlichen Enzyms DPGS-Mutase [126]. 1955 hatte er die Aktivität dieses Enzyms nicht nur in Erythrocyten, sondern auch im Säugetiermuskel nachgewiesen [128] und festgestellt, daß zur 2,3-DPGS-Bildung ein zusätzliches Coferment — nämlich 3-PGS — erforderlich ist:

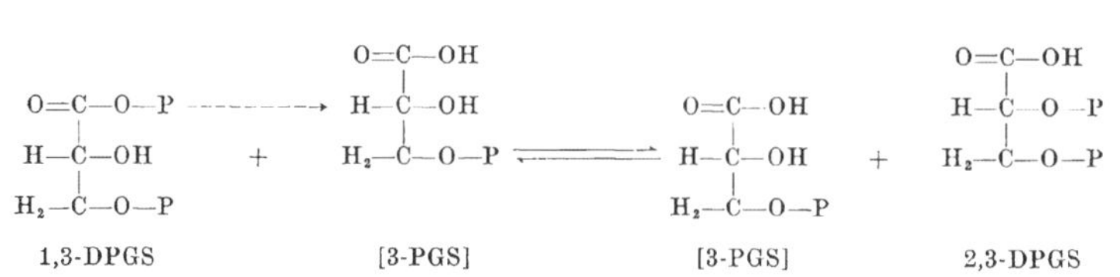

(Gl. 8)

Die 2,3-DPGS fungiert ihrerseits bei einer anderen Mutase-Reaktion — und zwar der 2-PGS-Bildung aus 3-PGS — ebenfalls als Coferment [146]:

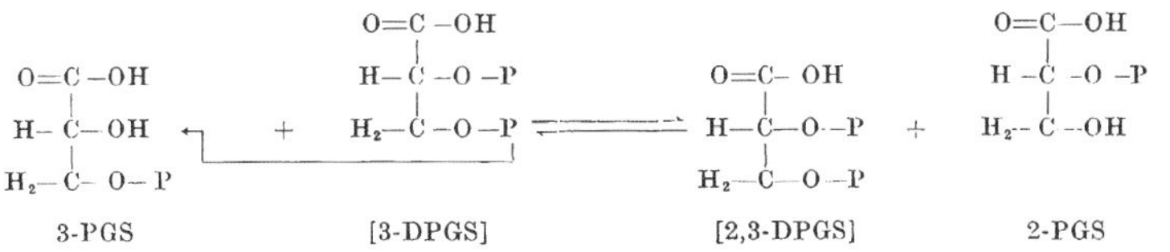

(Gl. 9)

In beiden Fällen vertauschen somit — ähnlich wie bei der G1P · G6P-Umwandlung mittels G1, 6DP [147] — Substrat und Coenzym alternierend ihre Rollen. Im Rahmen solcher Erkenntnisse hatte S. RAPOPORT 1951 erstmals die Möglichkeit cyclisch verlaufender Phosphoglycerinsäure-Umsetzungen [127] im Organismus erwogen. Diese Annahme bestätigte sich mit S. GRISOLIAS Entdeckung des Fermentes 2,3-DPGS-Phosphatase in Hefe [59] und Muskel [44]; das Ferment ist für die Reaktion 2,3-DPGS ⇌ 3-PGS + P_i verantwortlich. Somit war der Kreis — den S. GRISOLIA angesichts der Arbeiten S. RAPOPORTS „Phophoglycerinsäure-Cyclus" nennt — geschlossen. Vorkommen und Biosynthese der 2,3-DPGS sind in pflanzlichen und tierischen Geweben weit verbreitet [153]; zu großen Anteilen findet sie sich jedoch nur in Erythrocyten; aus denen man sie auch präparativ gewinnt [141]. S. GRISOLIA nimmt an, daß die hohe 2,3-DPGS-Konzentration in menschlichen Erythrocyten und deren Veränderung bei Krankheiten vielleicht die Existenz des Phosphoglycerinsäure-Cyclus widerspiegeln [44]. Da die meisten Gewebe zwar einen hohen DPGS-Mutase-Gehalt, aber wenig endogene 2,3-DPGS aufweisen, ist anzunehmen, daß sie dort weiter umgesetzt wird und ihr somit außer der Katalysator-Funktion auch eine metabolitische Bedeutung zukommt. So zeichnet sich beispielsweise Getreide durch seinen sehr hohen DPGS-Mutase-Gehalt aus, obwohl es zur 3-PGS-Bildung fast gar keinen 2,3-DPGS-Katalysator benötigt [59]. In LEBEDEW-Saft ist dagegen nach eigenen Untersuchungen ein zellfreier Hexose-Abbau über den Phosphoglycerinsäure-Cyclus nicht nachweisbar [8]. Besonders interessant ist das Auftreten von 2,3-DPGS und der eventuelle Ablauf des Phosphoglycerinsäure-Cyclus in Ascites-Tumorzellen. H. GREILING und T. GÜNTHER nehmen an, daß durch diesen Nebenschluß in der Tumorzelle weniger ATP gebildet wird, woraus eine höhere ADP-Konzentration im Cytoplasma und auf Grund dessen wiederum eine erhöhte Glykolyserate resultieren können [43]. Es ist noch nicht übersehbar, ob alle Gewebe über diesen Regulationsmechanismus verfügen und welche genauen physiologischen und energetischen Funktionen ihm zukommen.

c) *Glycerinaldehyd-Cyclus*

Mit der endgültigen Bestätigung des EMBDEN-MEYERHOF-Weges hatte sich ein Problem ergeben, das erst in den letzten Jahren gelöst werden konnte. Es bestand in der Forderung, den Abbau jener phosphatfreien Metabolite wie Glycerin, Glycerinaldehyd, Glycerinsäure und Methylglyoxal — deren Vergärbarkeit zur Aufstellung der alten Gärungstheorien geführt hatte — aufzuklären. Die Lösung dieser Aufgabe führte über die Untersuchung des Fructose-Stoffwechsels [82], dem insofern besondere Aufmerksamkeit zu widmen ist, als Fructose — frei sowie als Saccharose — oder Oligosaccharid-Komponente — in fast allen Nahrungsmitteln vorliegt. Sie kommt im Blut und in der Samenflüssigkeit des Menschen und Säugetiers zu großen Anteilen vor, wo sie über Sorbit synthetisiert wird; die wichtigsten Organe für ihren Abbau sind Leber, Niere und Darmschleimhaut. Schon seit langem ist bekannt, daß in Hirn und Hefe ein Ferment — Fructose-Hexokinase [82] — vorkommt, das Fructose zu F6P phosphoryliert und somit deren Abbau direkt in den EMBDEN-MEYERHOF-Weg einmünden läßt. Im Muskel und besonders in der Leber bewirkt dagegen das Ferment Keto-Hexokinase [80] eine Phosphorylierung der Fructose zu F1P, das entweder im Muskel mittels 1-Phosphofructokinase [82] durch direkte Phosphorylierung zu Fl, 6DP den EMBDEN-MEYERHOF-Weg einschlägt oder in der Leber und Niere mittels 1-Phosphofructoaldolase [81] [166] zu Dioxyacetonphosphat + α-Glycerinaldehyd aufgespalten wird. Das DAP durchläuft die bekannten Stufen des glykolytischen Abbaus, während der α-Glycerinaldehyd mittels Glycerindehydrogenase [165] [50] zu Glycerin, dieses weiter mit Glycerinkinase [23] zu α-Glycerophosphat und diese Verbindung schließlich mittels α-Glycerophosphat-Dehydrase [82] zu DAP umgesetzt werden können. Der α-Glycerinaldehyd kann aber auch mittels der Glycerinaldehyd-Dehydrogenese [72] [54] der Leber zu d-Glycerinsäure oxydiert und diese — wie W. LAMPRECHT und T. DIAMANTSTEIN feststellten — in Gegenwart einer aus Leber [51] und Hefe [19] isolierbaren Glycerat-Kinase [73] zu 2-PGS phosphoryliert werden. Somit sind zwei Cyclen geschlossen, die den Fructoseabbau in der Leber zu 50% bestreiten können und deren einer die direkte Bildung von 2-PGS unter Umgehung der 3-PGS und damit unabhängig von 2,3-DPGS-Katalysator ermöglicht. Die physiologischen und energetischen Funktionen auch dieser beiden Cyclen sind bislang noch wenig aufgeklärt. Auf jeden Fall spielt einer von ihnen im Organismus des Diabetikers eine Rolle, wo Fructose gegenüber Glucose bevorzugt abgebaut wird; ein Befund, der bereits 1874 erstmals beobachtet wurde [71]. Bekanntlich weisen Hefen bei reichlichem $NH_4^{\cdot}$-Angebot einen beschleunigten Kohlenhydrat-Abbau auf [157] und bilden dabei als Gärungsnebenprodukt Glycerin [93], was auf das Vorhandensein eines dieser Umwege hinweist. Eigene Messungen weisen darauf hin, daß auch in Hefe-Mazerationssaft Fructose-Hexokinase, Ketohexokinase und 1-Phosphofructokinase vorliegen; darüber hinaus vermag der zellfreie Hexose-Abbau hier ebenfalls über den Glycerinaldehyd-Cyclus zu verlaufen [8]. Besondere Aufmerksamkeit beansprucht der anaerobe Fructose-Abbau in tumorösem Gewebe, da auch in Ascitesflüssigkeit die Glucose vor ihrem Abbau zu Fructose umgewandelt wird [154].

Mit der Entdeckung obiger beider Cyclen hatte das Auftreten der P-freien Metabolite Glycerin, Glycerinaldehyd und Glycerinsäure eine Erklärung gefunden, so daß nur noch die Vergärbarkeit von Methylglyoxal einer Betrachtung bedarf. Dieser gelegentlich in Gäransätzen auftretende „Brenztraubenaldehyd" ist aber gar nicht — wie früher angenommen [163] — eine echte Stufe des Kohlenhydrat-Abbaus, sondern das Produkt eines fermentunabhängigen Seitenweges. Phosphoglycerinaldehyd ist nämlich in der Lage, ohne Fermentbeteiligung leicht Methylglyoxal abzuspalten, das dann mittels zweier unspezifischer Glyoxalasen (Aldolketomutasen) zu Milchsäure umgewandelt werden kann, wobei nach K. LOHMANN Glutathion als Coferment fungiert [86]:

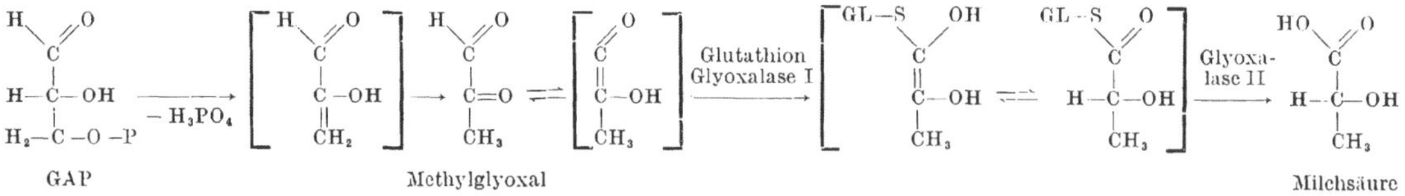

(Gl. 10)

Wir verfolgten den kinetischen Verlauf dieser unspezifischen Nebenreaktion auch bei der zellfreien Gärung [8].

d) Acetoin-Bildung

Besondere Erwähnung verdient bei einer Betrachtung der Nebenwege des EMBDEN-MEYERHOF-Schemas die Bildung von Acetoin, das als Nebenprodukt des Backprozesses [130] und besonders des durch Bacterium tartricus bewirkten Kohlenhydrat-Abbaus bei der Weingärung seit langem bekannt ist [61]. Da das als Co-Carboxylase fungierende Thiamin-Pyrophosphat

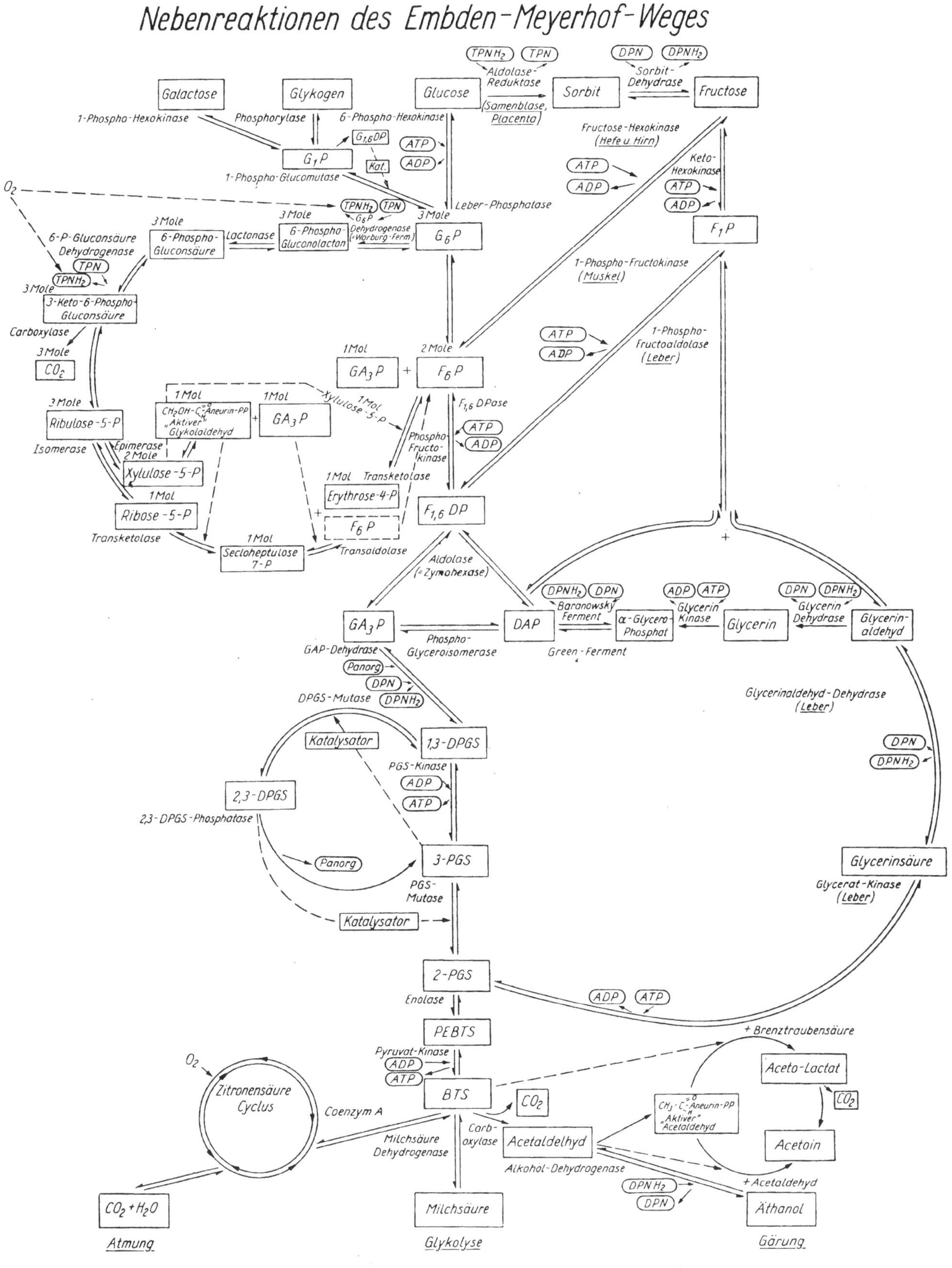
Nebenreaktionen des Embden-Meyerhof-Weges
Galactose
Glykogen
Glucose
Sorbit
Fructose
Aldolase-Reduktase
(Samenblase, Placenta)
Sorbit-Dehydrase
1-Phospho-Hexokinase
Phosphorylase
6-Phospho-Hexokinase
Fructose-Hexokinase (Hefe u. Hirn)
Keto-Hexokinase
G1,6DP
Kat.
1-Phospho-Glucomutase
Leber-Phosphatase
6-P-Gluconsäure Dehydrogenase
6-Phospho-Gluconsäure
Lactonase
6-Phospho-Gluconolacton
G6P Dehydrogenase (=Warburg-Ferm.)
3-Keto-6-Phospho-Gluconsäure
Carboxylase
1-Phospho-Fructokinase (Muskel)
1-Phospho-Fructoaldolase (Leber)
Ribulose-5-P
Isomerase
Epimerase
Xylulose-5-P
Ribose-5-P
Transketolase
Secloheptulose 7-P
Transaldolase
"Aktiver" Glykolaldehyd
Xylulose-5-P
Phospho-Fructo-kinase
Erythrose-4-P
Aldolase (=Zymohexase)
Phospho-Glyceroisomerase
Baranowsky Ferment
α-Glycero-Phosphat
Glycerin Kinase
Glycerin
Glycerin Dehydrase
Glycerin-aldehyd
Green-Ferment
GAP-Dehydrase
DPGS-Mutase
Katalysator
1,3-DPGS
2,3-DPGS
2,3-DPGS-Phosphatase
PGS-Kinase
3-PGS
PGS-Mutase
Glycerinaldehyd-Dehydrase (Leber)
Glycerinsäure
Glycerat-Kinase (Leber)
2-PGS
Enolase
PEBTS
Pyruvat-Kinase
BTS
+ Brenztraubensäure
Aceto-Lactat
Acetoin
Zitronensäure Cyclus
Coenzym A
Carboxylase
Acetaldelhyd
Milchsäure Dehydrogenase
Alkohol-Dehydrogenase
"Aktiver" Acetaldehyd
+ Acetaldehyd
Äthanol
Milchsäure
CO2 + H2O
Atmung
Glykolyse
Gärung

Abb. 2

nicht nur CO_2-abspaltende, sondern auch gruppenübertragende Funktionen erfüllt, vermag es auf diesem Wege eine koordinative Anlagerungsverbindung von Acetaldehyd an Cocarboxylase — den „aktiven" Acetaldehyd — zu bilden. Dieser reagiert entweder mit einem Molekül freien Acetaldehyds direkt zu Acetoin oder mit einem Molekül Brenztraubensäure zu Acetolactat [167], das unter CO_2-Abspaltung sehr leicht in Acetoin übergeht. Andererseits kann das Acetoin als alleinige Kohlenstoffquelle des Bakterienwachstums fungieren [60]. Bereits 1923 wies C. NEUBERG Acetoin auch als Nebenprodukt der zellfreien Brenztraubensäure-Vergärung in Hefe-Mazerationssäften nach [106]. Nach unseren Untersuchungen werden beim zellfreien Hexose-Abbau in wäßrigem Saccharomyces-carlsbergensis-Extrakt ca. 5% der eingesetzten Glucose zu Acetoin umgesetzt [7]. Das Ausmaß der Acetoinbildung ist nach Untersuchungen E. YATCO-MANZAS vom Thiamingehalt eines Gärsystems abhängig [167].

Bei der Pyruvat-Decarboxylierung kann nach C. NEUBERG und F. WINDISCH noch eine andere Seitenreaktion — nämlich die „Dismutation" der Brenztraubensäure zu Milchsäure + Essigsäure — auftreten [107, 159, 161]:

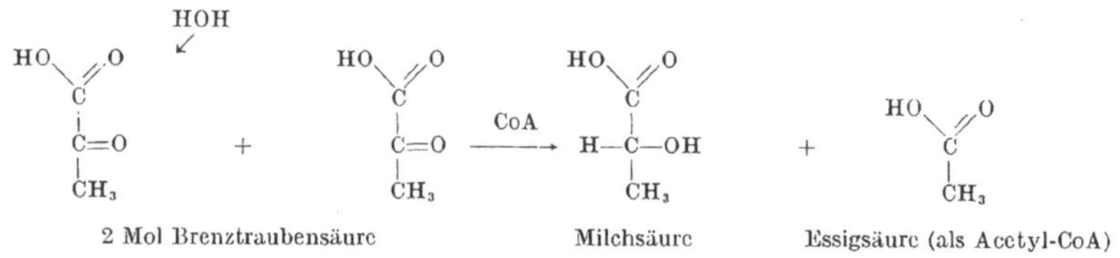

(Gl. 11)

Dagegen erklärt B. HORECKER die in Lactobacillus zu beobachtende Bildung von Milchsäure + Essigsäure [39] [17] als eine Seitenreaktion des Pentosephosphat-Cyclus [56]:

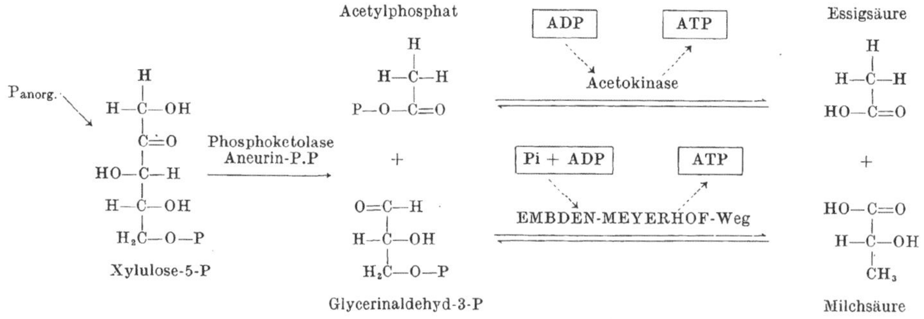

(Gl. 12)

Damit sei die Aufzählung der Gärungs- und Glykolyse-Nebenwege — deren wichtigste in Abbildung 2 zusammenfassend dargestellt sind — abgeschlossen.

4. Reaktionsbeschleunigung

Den vorangegangenen Betrachtungen sei hinzugefügt, daß bekanntlich zahlreiche — vorwiegend zelleigene — Substanzen den Gärungs- und Glykolyse-Ablauf erheblich zu beschleunigen vermögen. So kennt man seit langem die geschwindigkeitsfördernde Wirkung von $K^{\cdot}$-, [102], $NH_4^{\cdot}$- [157] und AsO_4'''-Ionen [117]; letztere sind imstande, in katalytischen Mengen die PO_4'''-Ionen des EMBDEN-MEYERHOF-Weges teilweise zu ersetzen und die entsprechenden „Transarsenylierungen" zu bestreiten [96]. Auch Hefeextrakte [129], Aminosäuregemische, α-Ketosäuren, Aldehyde, Purinderivate [43], Biotin [30], alle Komponenten des Vitamin-B-

Komplexes [43] und — wie A. GRAFFI [149] sowie N. SISSAKIAN [142] feststellten — geringe Mitochondrienzusätze verursachen zum Teil beträchtliche Gärungsbeschleunigungen. Wir setzten die bekanntesten dieser Verbindungen zellfreien Glucose-Gäransätzen zu und konnten zeigen, daß sie hier in der Reihenfolge Cyanocobalamin < Glycin < KCl < NH_4Cl < AsO_4''' < Pyridoxin < Panthothensäure < Riboflavin < Thiamin < Thiamin-P-P < Nicotinsäureamid < Biotin zunehmend erhöhte Gärungsgeschwindigkeiten auslösen [7]. Besonderer Erwähnung als Gärungsstimulantien bedürfen dabei das als Aneurin oder Thiamin bezeichnete Vitamin B_1 und sein als Cocarboxylase bekanntes Pyrophosphat, deren konzentrationsabhängigen Einfluß auf die Gärgeschwindigkeit von Saccharomyces cerevisiae man in enzymatischen Testmethoden zur quantitativen Vitamin-B_1-Bestimmung ausnutzt [2]. Interessanterweise konnten R. YOUNT [168] und später auch G. PFLEIDERER [121] zeigen, daß das phosphatfreie Aneurin die gleichen dekarboxylierenden Eigenschaften wie sein Pyrophosphat — also die eigentliche Cocarboxylase — besitzt, wofür die von R. BRESLOW ermittelte Zwitterionenstruktur des Thiazol-Ringes [22] verantwortlich gemacht wird. Diese Erkenntnisse führen zwangsläufig zur Frage nach einer physiologischen Bedeutung der „entbehrlichen" Phosphatgruppen der Cocarboxylase, zumal von G. CAMIENER [25] sowie K. KIESSLING [63] gefunden wurde, daß Aneurin im Beisein von ATP oder anderer Nucleotide zur Bildung eines Mono-, eines Di- und eines Tri-Phosphates befähigt ist. Eine Sonderstellung in der Reihe der gärungsfördernden Substanzen nimmt das 2,4-Dinitriphenol ein; über seine Eigenschaften wird auf Seite 227 berichtet. Es erhebt sich die Frage, ob bei den erwähnten beschleunigten Reaktionen eventuell auch die besprochenen Nebenwege als Mitträger eines erhöhten Kohlenhydratumsatzes beschritten werden.

Eine besondere Rolle unter den gärungsfördernden Substanzen nehmen Fl,6DP und 2,3-DPGS ein, die selbst Metabolite des anaeroben Kohlenhydrat-Abbaus sind und — wie auch wir feststellen konnten [7] — zwar nicht den Gärungsverlauf beschleunigen, in zellfreien Medien aber als Katalysatoren zur Überwindung der langen Induktionsperiode — das heißt der „Angärungsphase" zwischen Substratzugabe und Gärungsbeginn — fungieren können [102].

5. Abweichungen vom glykolytischen Transphosphorylierungs-Mechanismus

a) Zur Hypothese phosphatunabhängiger Gärungs- und Glykolyse-Prozesse

Einige Autoren glauben, die bereits erwähnten schwankenden Wachstums-Gärungs-Beziehungen mit einem wahlweise phosphatunabhängigen Gärungs- beziehungsweise Glykolyse-Ablauf erklären zu können. Selbst A. HARDEN — der Entdecker des Fructose-1,6-Diphosphat und der „Zymohexase" — hält ein Ausweichen in phosphatunabhängige Spaltungswege für möglich [45]. Später beobachteten auch C. ASHFORD und E. HOLMES in Gehirnzellen einen phosphatunabhängigen Glucose-Abbau zu Milchsäure [4], F. NORD eine phosphatunabhängige Glucose-Vergärung durch Fusarium lini Bolley [109] und J. SACKS schließlich phosphatunabhängige Phasen der Muskelkontraktion [134]. Trotz der übereinstimmenden Resultate solcher Beobachtungen sollte jedoch auch hier die Möglichkeit latenter Phosphatquellen — zum Beispiel in Form von Polyphosphaten [74] — erwogen werden, zumal F. LYNEN die Phosphatabhängigkeit des Gärungsverlaufes in sehr anschaulichen Versuchen [92] nachwies.

b) ADP · ATP-unabhängige De- und Transphosphorylierungen

In einigen Arbeiten wird das Vorhandensein pflanzlicher und tierischer Phosphatasen beschrieben, die Phosphatabspaltungen von den Metaboliten des EMBDEN-MEYERHOF-Weges ermöglichen. Nach Ansicht der Autoren sollen diese Phosphatasen als Hexose-Rückbildner und „energieregulierende Antagonisten der Hexokinasen“ fungieren, indem sie einen zu raschen Glucose-Abbau und die damit verbundene Energiespeicherung verhindern. So sollen — stets unter Abspaltung freien Phosphats — beispielsweise in der Leber die Glucose-6-Phosphatase eine Glucose-Rückbildung aus G6P [85] und die Fructose-1,6-Diphosphatase eine entsprechende Umwandlung von Fl,6DP zu F6P [41] bewirken. In Übereinstimmung mit der Tatsache, daß Ascites-Tumorzellen nicht zur Glykogenspeicherung befähigt sind [108], stellten C. Weber und J. Ashmore das Fehlen von Fl,6DPase im Leber-Neoplasma fest [158]; nach Ansicht Lettrès ist dieses Ferment auch in der Hefe nicht vorhanden [79]. Die Autoren nehmen an, daß dieser enzymatische Defekt für den rapiden Kohlenhydrat-Abbau in Tumoren verantwortlich ist. Schließlich sei auf die — vermutlich mit Carbamylphosphatase [59] identische — Acylphosphatase [46] hingewiesen, die im Muskel eine ADP-unabhängige Aufspaltung der 1,3-DPGS zu 3-PGS + P_i bewirkt und nochmals auf die 2,3-DPGS-Phosphatase, die im Rahmen des PGS-Cyclus die 2,3-DPGS zu 3-PGS + P_i spaltet [44]. Ähnlich wie den oben erwähnten Leberphosphatasen sollen allen Phosphatasen stoffwechselregulierende Funktionen zukommen.

In der Literatur sind nicht nur ADP-unabhängige De-, sondern auch Transphosphorylierungs-Prozesse beschrieben. So wurde zum Beispiel von O. Cori in Herz- und Skelettmuskel die Reaktion 1,3-DPGS + Kreatin → 3-PGS + Kreatin-P [27] beobachtet, die neben der Acylphosphatase- und der 2,3-DPGS-Phosphatase-Reaktion einen dritten ADP-unabhängigen Weg zur Bildung von 3-PGS aus Negelein-Ester darstellt. B. Axelrod und später auch O. Meyerhof stellten fest, daß „saure“ Phosphatasen [5] aus Citrusfrüchten und „alkalische“ [98] aus Eingeweiden zum Beispiel die Phosphatgruppe der Phosphoenolbrenztraubensäure nicht nur als anorganisches Phosphat abzuspalten, sondern in Abwesenheit von Nucleotiden — also ADP-frei — auch auf Glucose unter Bildung von G6P zu übertragen vermögen. P. Ohlmeyer und S. Ochoa fanden, daß auch in Hefe-Mazerationssäften die Möglichkeit einer nucleotidfreien Phosphatübertragung von PEBTS auf Glucose besteht [113]; inwieweit bei dieser Reaktion eine eventuelle DPN-Spaltung [68] ADP nachliefert, konnte damals noch nicht untersucht werden. Selbstverständlich verlaufen alle derartigen nucleotidfreien Transphosphorylierungen — zum Beispiel auch von Kreatin-Phosphat oder Glucose-1-Phosphat auf Glycerin [98] — nur jeweils von einem höheren auf ein niedrigeres Energieniveau.

Bei Beobachtungen derartiger ADP · ATP-unabhängiger De- und Transphosphorylierungen sollte jedoch die Möglichkeit einer latenten ATP-Quelle — nämlich der fermentativen DPN-Spaltung — nicht außer Betracht gelassen werden. Das DPN — das in der Zelle bekanntlich koordinativ an GAP · Dehydrogenase gebunden ist [145] — kann nicht nur, wie im Gehirn, zu Nicotinsäureamid + ADP-Ribose [94], sondern in der Kartoffel und Niere auch zu Nicotinsäureamid-Mononucleotid (= Na · Ribose · P) + AMP [68] und in der Hefe unter Pyrophosphatverbrauch sogar zu Nicotinsäureamid-Mononucleotid + ATP gespalten werden:

$$\text{DPN} \xrightleftharpoons[\text{(Hirn)}]{\text{DPN-Nucleosidase}} \text{NA} + \text{ADP} \cdot \text{Ribose} \qquad \text{(Gl. 13)}$$

$$\text{DPN} \xrightarrow[\text{(Kartoffel, Niere)}]{\text{DPN-Pyrophosphatase}} \text{NMN} + \text{AMP (irreversibel)} \qquad \text{(Gl. 14)}$$

$$\text{DPN} + \text{P-P} \xrightleftharpoons[\text{(Brauerhefe)}]{\text{DPN-Adenyltransferase}} \text{NMN} + \text{ATP} \qquad \text{(Gl. 15)}$$

Umgekehrt erfolgt natürlich auch die DPN-Biosynthese nach der ersten beziehungsweise dritten Reaktion, während — wie A. Kornberg annimmt — das Zusammenspiel der letzten beiden Reaktionen für die Pyrophosphat-Bildung nach Abbildung 3 in Hefe- und Gewebezellen verantwortlich ist [69]. Der DPN-Zerfall kann — wie N. Kaplan und Mitarbeiter feststellten — durch Zugabe von Nicotinsäureamid verhindert werden [169]. Auch die glykolysehemmende Wirkung gewisser

Cytostatika — zum Beispiel „Tetramin-Merck" — kommt dadurch zustande, daß sie in Ascites-Tumorzellen eine Senkung des DPN-Spiegels hervorrufen; diese DPN-spaltende Wirkung kann ebenfalls durch Nicotinsäureamid-Zusätze aufgehoben werden. H. HOLZER nimmt deshalb an, daß diese Carcinostatika einen beschleunigten Zerfall des DPN $\rightleftharpoons$ NA + ADP · Ribose bewirken, indem sie das NA koordinativ an sich binden und somit dem Gleichgewicht entziehen [70]. Für uns erhob sich die Frage, ob auch in zellfreien Gäransätzen Wechselbeziehungen zwischen DPN-Zerfall und ATP-Bildung bestehen, die zu einer falschen Beurteilung der Gärungsintensitäten führen könnten. Hierbei konnten wir feststellen, daß ein aus Saccharomyces carlsbergensis gewonnener Mazerationssaft im Verlaufe einer einstündigen Glucosegärung dann keinen DPN-Zerfall aufweist, wenn ihm Nicotinsäureamid-Mononucleotid zugesetzt wird [7]. Schließlich sei auf das eventuelle Vorhandensein von Ribonucleinsäure-Spaltstücken als latenter ATP-Quelle auch in zellfreien Gärungs- und Glykolyse-Systemen hingewiesen. So fand beispielsweise E. HERBERT, daß Ribonucleinsäuren in zellfreien Taubenleber-Homogenaten zu einem intensiven Nucleotid-Austausch in Form von ADP-Inkorporation unter gleichzeitiger ATP-Abspaltung befähigt sind [47]. Auch diese Reaktion ist in dem von uns hergestellten Mazerationssaft nicht zu beobachten [7].

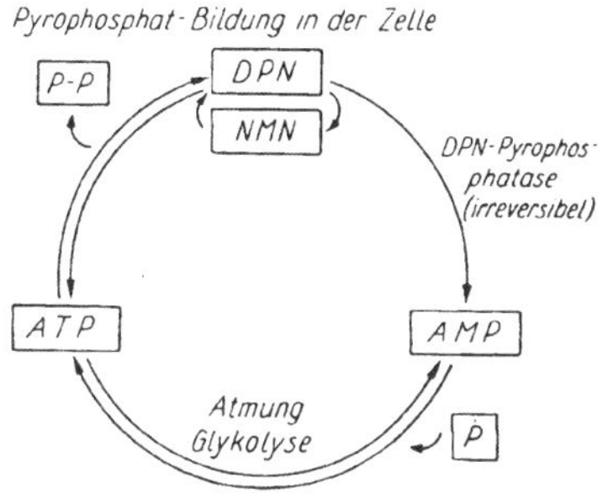

Abb. 3

c) *Einfluß von 2,4-DNP auf den Transphosphorylierungs-Mechanismus*

Bei einer Besprechung der Phophatase-Reaktionen soll das 2,4-Dinitrophenol — eine zellfremde Substanz — nicht unerwähnt bleiben, da es in geeigneten, 10^{-3} bis 10^{-4} molaren Konzentrationen an Stoffwechsel-Systemen zwar umstrittene, aber teilweise sehr aufschlußreiche Reaktionen auslöst. Seine auffallendste Eigenschaft besteht darin, als „Entkoppler" der oxydativen Phosphorylierung zu fungieren und damit anderen „entkoppelnden" Substanzen zu gleichen, wie beispielsweise Äthylisonitril [90], Atebrin [88], Aureomycin [104], Carbylamin [90], Chlorpromazin [89] [29], Dicumarin, Gramicidin [104], Menadion [122], quartären Phenazoniumbasen [90], Salizylsäure [137], Stilböstrol [34], Thyroxin und einer aus Insekten-Mitochondrien isolierbaren, vorwiegend aus ungesättigten Fettsäuren bestehenden Komponente [164]. Zusatz eines „Entkopplers" zu Zellsystemen läßt zwar deren Atmung unvermindert fortgehen, blockiert aber die sonst damit verbundenen Bildungen energiereicher Phosphatverbindungen und demzufolge auch den Verbrauch anorganischen Phosphats. Damit verliert die Atmung ihren regulierenden Einfluß auf die Gärungsgeschwindigkeit, indem das vorher „umstrittene" ADP und anorganische Phosphat nun der Gärung allein zur Verfügung stehen. Wichtigste Folgen dieses Entkopplungs-Prozesses sind Aufhebung des PASTEUR-Effekts und Steigerung der aeroben — nicht der anaeroben — Glykolyse [91]. Die günstigsten Bedingungen für den Entkopplungs-Effekt liegen bei pH 6,3, pH 7,4 und pH 8,5. Nach einer Theorie W. LOOMIS' und F. LIPMANNS bildet sich dabei ein ADP-2,4-DNP-Addukt, welches die ATP-Bildung verhindert [88]. Dagegen haben Untersuchungen der letzten Jahre übereinstimmend gezeigt, daß die wesentlichste Funktion des 2,4-DNP in einer Stimulierung der $Mg^{\cdot\cdot}$-abhängigen [123] [139] [26] ATPase-Aktivität [40] besteht, was zu einer Steigerung des ATP-Zerfalls und Erhöhung des P_i-Spiegels führt. Nach D. SZAFARZ erstreckt sich diese stimulierende Wirkung sogar noch auf einige „andere" Phosphatasen [151]. Nur wenige Autoren konnten keine Beeinflussung der ATPase-Aktivität beobachten [37]. Wir fanden, daß 2,4-DNP die Transphosphorylierung auch der ATPase-*freien* Gärung in einem aus Saccharomyces carlsbergensis gewonnenem Mazerationssaft beschleunigt

[9]. Seine Gegenwart bewirkt in unseren Ansätzen eine leichte Erhöhung des 2,3-DPGS-Spiegels und eine Stimulierung des Abbaus von Glucose, Fructose und Fl,6DP; auf den Ablauf der Pentosephosphat-, Glycerinaldehyd- und Phosphoglycerinsäure-Cyclen nimmt 2,4-DNP hier keinen Einfluß. Auf Grund dieser Beobachtungen nehmen wir an, daß 2,4-Dinitrophenol neben seinen bereits bekannten Funktionen auch die PGS · Kinase-Reaktion — das heißt den 1,3 Diphosphoglycerinsäure-Abbau — zu stimulieren vermag, wodurch pro Zeiteinheit größere Mengen an 3-Phosphoglycerinsäure gebildet und so der DPGS · Mutase-Reaktion — also der Bildung von 2,3- DPGS — als Coferment zur Verfügung gestellt werden. Im übrigen beschränkt sich die 2,4-DNP-Wirkung in der Zelle nicht auf den erhöhten ATP-Zerfall, sondern ist mit einer verminderten Phosphataufnahme durch die Mitochondrien [57] [150] sowie einer Inhibierung der oxydativen ATP- und Kreatinphosphat-Bildung [90] verbunden. Darüber hinaus steigert 2,4-DNP den Wasserstoffumsatz zwischen Glycerinaldehyd · P-Dehydrierung und Cytochrom-Hydrierung [90], erhöht die Nucleotid-Bildung und hemmt den Aminosäure-Einbau in Proteine [162]. Da das 2,4-DNP schließlich die Synthese von Enzymen [144], Glykogen [91], Eiweiß [90] und Ribonucleinsäuren [57] völlig blockiert, resultiert eine Hemmung der Zellteilung und des Wachstums [90]. Abschließend ist zu seiner „Entkoppler"-Rolle nochmals zu betonen, daß das 2,4-DNP eigenartigerweise nur die Bildung von Atmungs-ATP, nicht aber die von Gärungs-ATP verhindert.

d) ADP · ATP-ähnliche Phosphatüberträger

Alle bisherigen Betrachtungen setzten die transphosphorylierende Rolle des ADP · ATP-Systems als gegeben voraus. Angesichts der von O. Warburg eingeführten Unterscheidung zwischen morphologisch „hochwertigem" Atmungs-ATP und „minderwertigem" Gärungs-ATP sei im folgenden die Frage erhoben, ob die Transphosphorylierungen des anaeroben Kohlenhydrat-Abbaus auch von anderen Adenin-Nucleotiden übernommen werden können und — falls dies zutrifft — welchen Einfluß sie auf den Gärungsverlauf ausüben. So fand P. Ohlmeyer in Saccharomyces cerevisiae zwei, offenbar miteinander verwandte, thermostabile Adenin-Nucleotide, von denen wir das 1941 über seine Barium- und Silber-Salze gewonnene als Ohlmeyer-Coferment x [115], das 1951 auf dem Wege der Dowex-Chromatographie isolierte als Ohlmeyer-Coferment y [117] bezeichnen. Beide Cofermente vermögen sowohl bei der zellfreien Gärung in dialysierten Hefe-Mazerationssäften als auch bei der zellfreien Glykolyse [116] in dialysierten Muskelextrakten das ADP · ATP-System zu ersetzen und genau wie dieses — aber etwa dreimal schneller Glucose zu G6P und weiter zu Fl,6DP zu phosphorylieren. Darüber hinaus — so fand Ohlmeyer — ist das Gärungs-Coferment y in der Lage, den Harden-Young-Effekt der zellfreien Gärung — das heißt die infolge ATPase-Mangels bewirkte Fl,6DP-Anreicherung mit irreversiblem P_i-Verbrauch und daraus resultierendem Gärungsstillstand nach Bildung der halben CO_2-Menge — zu überwinden. Diese Fähigkeit beruht nach Ansicht des Verfassers darauf, daß y an Stelle von ADP als P-Acceptor fungieren und infolge einer ATPase-unabhängigen Spaltungs-Reaktion immer wieder sehr rasch das zum Weiterverlauf der Gärung notwendige anorganische Phosphat nachliefern kann. J. Muntz nimmt an, daß die Synthese der Ohlmeyer-Cofermente durch $NH_4^{\cdot}$- und $K^{\cdot}$-Ionen gefördert wird, da diese Ionen den Gärungsverlauf ebenfalls beschleunigen [102]. Diese beiden stark phosphorylierenden Gärungs-Cofaktoren sind für uns insofern von Interesse, als sich in gärenden Hefezellen und glykolysierendem Krebsgewebe sowohl die G6P-[65] wie auch die Fl,6DP-Bildung [35] durch ihre sehr hohen Geschwindigkeiten gegenüber den gleichen Reaktionen in normalen und embryonalen Zellen auszeichnen. Nach W. Engelhardt und N. Sakov entscheidet die Geschwindigkeit der Fl,6DP-Bildung sogar darüber, ob der Glucose-Abbau überhaupt glykolytisch über Fl,6DP oder oxydativ mittels des Warburgschen Zwischenfermentes über G6P und den Pentosephosphat-

Cyclus verläuft [35]. Auch wir isolierten die Cofermente x und y aus Saccharomyces cerevisiae und stellten fest, daß die wirksame Komponente der Substanz x ebenfalls Coferment y ist, so daß wir unsere weiteren Untersuchungen auf diese Verbindung beschränkten. Wir konnten bestätigen, daß Coferment y Dinucleotid-Struktur besitzt und an Stelle des ADP · ATP-Systems — aber mit größerer Geschwindigkeit — die Transphosphorylierungen der zellfreien Gärung bestreitet; allerdings vermag die von uns isolierte Substanz y den HARDEN-YOUNG-Effekt nicht merklich zu überwinden. Darüber hinaus fanden wir, daß Coferment y zu leichtem Zerfall in ADP + ATP neigt und *nur aus gärenden* — nicht aber atmenden — Saccharomyceten isolierbar ist; hierin erblicken wir ein wesentliches Resultat unserer Coferment-Untersuchungen [10].

Auch andere Autoren fanden im Organismus Adenin-Nucleotide, die offenbar beim anaeroben Kohlenhydrat-Abbau anstelle des ADP · ATP-Systems transphosphorylierende Funktionen erfüllen können. So beobachtete H. KREBS, daß während der Muskelkontraktion ein nicht identifiziertes organisches Phosphat gespalten wird, während die ATP- und Kreatinphosphat-Konzentrationen unverändert bleiben [38]. Es erhebt sich die Frage, ob diese Substanz mit einem von W. MOSLEY aus Muskelextrakten isolierten Adenosin-Dinucleotid [101] unbekannter Struktur identisch ist. P. KHAIRALLAH berichtet, daß bei der Herzkontraktion ca. 10% des beteiligten ATP zu einem nicht identifizierten ADP-Analogen — dem „Herz-Nucleotid-H“ — dephosphoryliert und bei der Herzentspannung wieder zu ATP resynthetisiert werden [62]. H. GREILING und T. GÜNTHER fanden, daß auch im Phosphat-Umsatz von Ascites-Tumorzellen ein nicht definierter Transphosphorylator intensiv teilnimmt [43]. In der Bäckerhefe schließlich sind nach J. MIETTINEN neben den bekannten Purin- und Pyrimidin-Ribosephosphaten einige unbekannte Nucleotide vorhanden [99]. Auch H. SCHMITZ fand in einer Bäckerhefe der Farbwerke Bayer fünf unbekannte Nucleotide, deren Absorptionsmaxima teilweise sehr nahe oder direkt bei 260 mμ liegen [136]. Die Struktur all dieser Adenosin-Abkömmlinge ist infolge ihrer Instabilität noch wenig aufgeklärt und sehr umstritten. Kaum aber können das im Rinder- und Pferdemuskel vorkommende 5′-Adenosin-*Tetra*phosphat [87] oder das in handelsüblichen ATP-Präparaten nachweisbare 5′-Adenosin-*Penta*phosphat [133] für diese Transphosphorylierungen verantwortlich sein, da diese beiden Substanzen keine der bekannten Glucose-Abbaureaktionen zu bestreiten vermögen. Von größerem Interesse ist dagegen ein aus Thiobacillus thiooxydans isolierbares 5′-ATP-Isomeres, dessen vermutliche 3′-ATP-Struktur G. Le PAGE zur Diskussion stellt [78]. Auch die von I. BANGA beschriebenen zwei ADP-Typen [13] im Muskel und die von H. BARRENSCHEEN im Muskel vermuteten analogen zwei ATP-Typen [14]

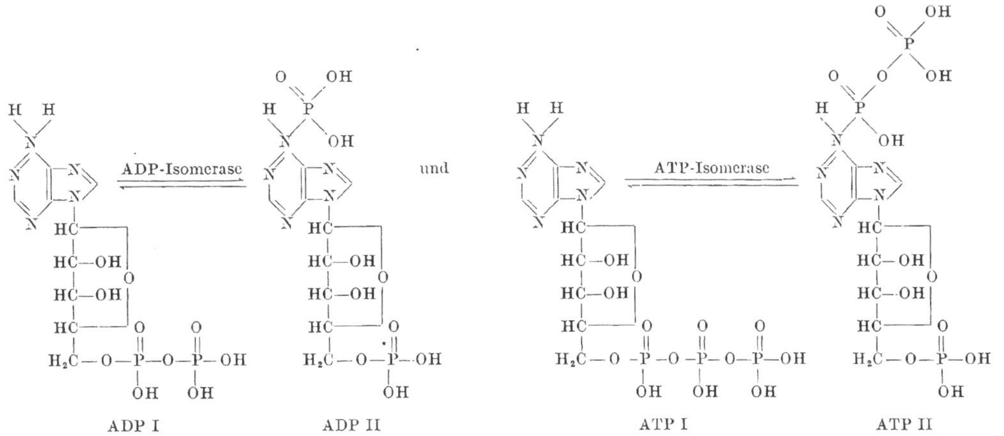

sind an dieser Stelle zu erwähnen; die Existenz dieser Isomeren wird jedoch in der späteren Literatur nicht wieder erwogen. E. SUTHERLAND isolierte aus Herz, Hirn, Skelettmuskel und

Leber ein Diadenosin-Diphosphat [148], das beispielsweise als Cofaktor der Leberphosphorylase fungieren kann:

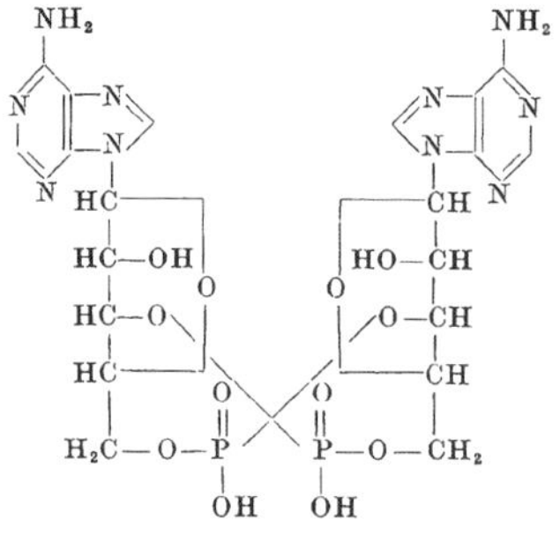

Diadenosin-Diphosphat

Aus Hefe wurde schließlich ein Diadenosin-*tri*phosphat gewonnen, das im Muskelextrakt zu Diadenosin-*Tetra*phosphat [77] und nach P. Ostern sogar zu Diadenosin-*Penta*phosphat [111] weiter phosphoryliert werden kann. E. Lehnartz erwägt ebenfalls ihr Vorkommen in der Hefezelle und P. Ostern spricht die Vermutung aus, daß das Tetra- und Pentaphosphat — in Analogie zum ADP · ATP-System — als Transphosphorylatoren des Glucose-Abbaus fungieren können. Den drei Nucleotiden müßten dann folgende Strukturen zukommen:

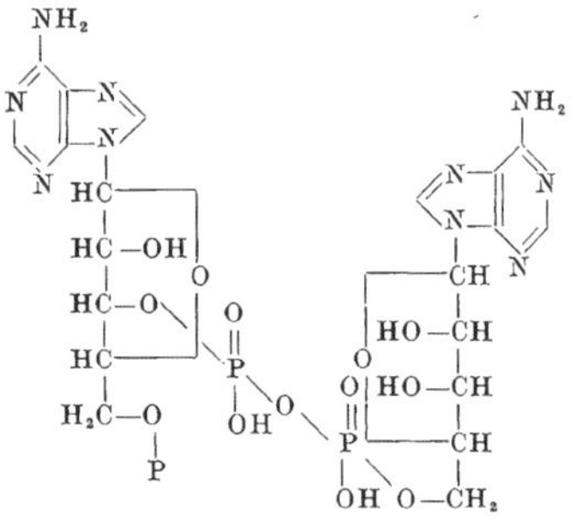

Diadenosin-Triphoshphat

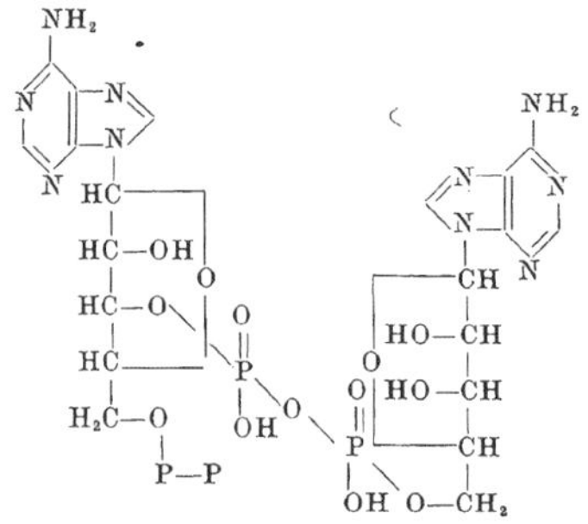

Diadenosin-Tetraphosphat

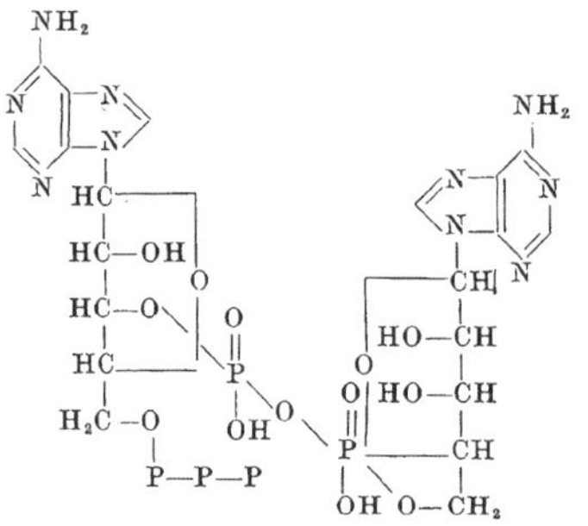

Diadenosin-Pentaphosphat

Auf Grund unserer Untersuchungen sind wir der Ansicht, daß auch im Falle des Ohlmeyer-Coferments y ein Diadenosintetra · P-Diadenosinpenta · P-System dieser Struktur vorliegt [10].

Auch W. Kiessling und O. Meyerhof isolierten aus Hefe ein Diadenosin-Tetraphosphat [64], das allerdings aus einer AMP- und einer ATP-Komponente besteht:

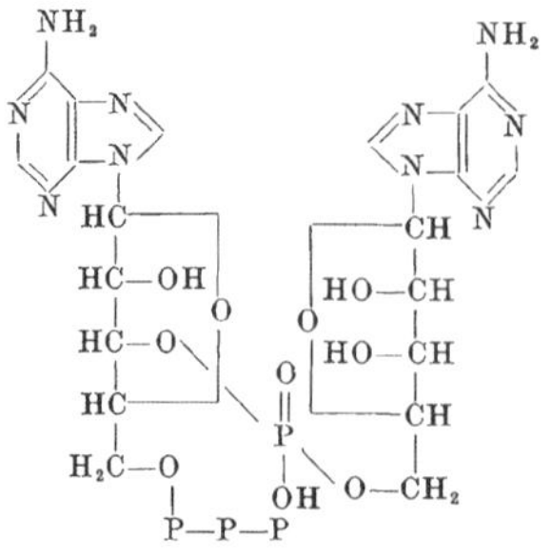

Diadenosin-Tetraphosphat

P. Ohlmeyer weist bei der Analyse seines Coferments y vergleichend auf die Existenz dieser Verbindung hin [117].

e) *Andere Nucleotide als Phosphat-Überträger*

Abschließend erhebt sich die Frage, ob außer den Phosphaten des Adenosins auch andere Nucleotide als Transphosphorylatoren des anaeroben Kohlenhydrat-Abbaues fungieren können. Zwar dominieren im Organismus die Adenosin-Phosphate, doch beweisen zahlreiche Untersuchungen das weitverbreitete Vorkommen auch anderer Nucleotide in der Natur. So kennt man die jeweils drei Phosphate des Adenosins, Inosins und Guanosins als Vertreter der Purin-Nucleotide und die des Cytidins und Uridins als Pyrimidin-Nucleotide. Auch die 2'-Desoxy-Derivate dieser Verbindungen sind — bis auf Desoxy-Inosin und Desoxy-Uridin — als Zellbestandteile bekannt. Darüber hinaus ist in zahlreichen Zellarten das 5-Methylderivat des 2'-Desoxy-Uridins — nämlich das Thymidin — nachweisbar. Bisher fand man im pflanzlichen und tierischen Organismus fast 120 natürliche säurelösliche Nucleotide des Purins und Pyrimidins, deren Konzentrationen zwar bedeutend kleiner als die der Adenosin-Derivate sind, die aber als Energiespender, Bausteine und gruppenübertragende Cofermente wichtige Funktionen im Zellstoffwechsel erfüllen [136]. So können beispielsweise die Phosphate des Inosins und Guanosins die ATP-Synthese unterstützen und durch Ribose-Phosphat-Abspaltung den Pentosephosphat-Cyclus aktivieren, während die UDP-Derivate als Cofermente wichtiger Synthesen und Entgiftungsvorgänge fungieren [21]. Die einzelnen Organe weisen große Unterschiede in ihren Nucleotid-Spektren auf, so daß zum Beispiel beim Muskel als „Energie-Typ" die Adenosin- und Inosin-Phosphate dominieren, während in der Leber als „Synthese-Typ" die Uridin-, Cytidin- und Guanosin-Nucleotide hervortreten [20]. Über die physiologische Bedeutung der 2'-Desoxy-Nucleotide ist außer ihrer Rolle als DNS-Bausteine bislang wenig bekannt. Die wichtigsten dieser Phosphate und ihre bis dahin bekannten physiologischen Funktionen wurden von uns früher zusammenfassend dargestellt [6].

In der Literatur wird nur das ATP als „energiereiches" Phosphat bezeichnet, da es der Hauptenergieträger zur Unterhaltung aller Lebensfunktionen des Organismus und sein Mangel ein erstes gemeinsames pathophysiologisches Merkmal vieler Erkrankungen ist. Daneben aber gibt es Arbeiten, die sich mit der Frage beschäftigen, ob auch andere Nucleotide direkt an den Phosphorylierungs-Reaktionen teilnehmen. So berichtet J. Muntz, daß ITP in Gegenwart von Phosphofructokinase zur Fl,6DP-Bildung mit etwa halb so großer Aktivität wie ATP befähigt ist [103], während A. Kleinzeller unter gleichen Bedingungen keine Substrat-Phosphorylierungen beobachten konnte [66]. Auch P. Berg und W. Joklik wiesen enzymatische Transphosphorylierungen mittels ITP und UTP nach [15]. Dieser Befund wurde später von C. Lardy, S. Ochoa und H. Adam sowie G. Siebert bestätigt, die feststellten, daß die Phosphate des Inosins und Uridins, aber auch die des Guanosins und Desoxy-Adenosins zu den Hexokinase-, Phosphofructokinase-, Phosphoglyceratkinase- und Pyruvatkinase-Reaktionen befähigt sind [75] [152] [140] [1]. Damit wird eine Hypothese von H. Schmitz unterstützt, der bereits 1954 die Vermutung ausgesprochen hatte, daß statt des ADP · ATP *einige* Nucleotide als Cofermente der Gärung fungieren können [135]. Angesichts ihrer wenig aufgeklärten physiologischen Funktionen gewinnen solche Verbindungen dann besonderes Interesse, wenn man ihr Vorkommen in gärenden Hefen und Tumoren berücksichtigt. Wir konnten feststellen, daß an Stelle des ADP · ATP-Systems in der Reihenfolge ihrer Reaktionsgeschwindigkeiten auch GDP · GTP > IDP · ITP > UDP · UTP > CDP · CTP und die 2'-Desoxy-Nucleotide dGDP · dGTP > dADP · dATP > dCDP · dCTP > ThDP · ThTP die Transphosphorylierungen des zellfreien Hexose-Abbaus zu übernehmen vermögen [11]. Hierbei lösen die Phosphate des Guanosins höhere Gärungsgeschwindigkeiten als die des Adenosins aus; ihr Vorkommen in gärenden Hefen, Meerschweinchen-Keimzellen, Ratten-Carcinoma und Mäuse-Ascitestumorzellen sowie der Umstand, daß der GTP-Gehalt der Zelle nach UV-Bestrahlung ansteigt [95], weist auf die Möglichkeit einer unmittelbaren Beteiligung des GDP · GTP-Systems an den

Transphosphorylierungen des Hexose-Abbaus in vivo hin. Sollten die von uns untersuchten Nucleotide auch in der Zelle unmittelbar Transphosphorylierungen bestreiten können, so wäre zu untersuchen, ob ihre Spaltungsenergie — wobei besonders an das GTP gedacht wird — zu noch anderen Synthesen als die des ATP befähigt ist und beispielsweise bei der Cancerogenese eine Rolle spielt.

Literaturverzeichnis

[1] ADAM, H.: Bioch. Z. **335**, 25 (1961).
[2] ALKIN, I., SCHMITZ, A., und FREY, C.: J. biol. Chemistry **129**, 471 (1937).
[3] ANDREASEN, A., und STIER, T.: J. cellular comparal. Physiol. **48**, 317 (1957).
[4] ASHFORD, C., u. HOLMES, E.: Bioch. J. **23**, 748 (1929).
[5] AXELROD, B.: J. biol. Chemistry **176**, 295 (1948).
[6] AXT, J.: Math. nat. Diss. Berlin (1964).
[7] AXT, J.: Nahrung (Im Druck).
[8] AXT, J.: Acta biol. med. german. **14**, 119 (1965).
[9] AXT, J.: Acta biol. med. german. **14**, 476 (1965).
[10] AXT, J.: Nahrung (Im Druck).
[11] AXT, J.: Acta biol. med. german. **15**, 216 (1965).
[12] BALDWIN, E.: Biochemie. Weinheim/Bergstr.: Chemie, 319 (1957).
[13] BANGA, I.: Z. Vitamin-, Hormon- u. Fermentforsch. **1**, 301 (1947).
[14] BARRENSCHEEN, H., u. FILZ, W.: Bioch. Z. **253**, 422 (1932).
[15] BERG, P., u. JOKLIK, W.: Nature **172**, 1008 (1953).
[16] BERNSTEIN, I.: Biochem. biophysica Acta **19**, 179 (1956).
[17] BERNSTEIN, I.: J. biol. Chemistry **205**, 309 (1953).
[18] BERNSTEIN, I.: J. biol. Chemistry **205**, 317 (1953).
[19] BLACK, S., u. WRIGHT, N.: Federal. Proc. **15**, 222 (1956).
[20] BOEHRINGER-AG: Ionenaustausch-Chromatographie S. 3 u. 7 (1961).
[21] BOEHRINGER-AG: Laevadosin-Prospekt S. 13 (1961).
[22] BRESLOW, R.: J. amer. chem. Soc. **80**, 3719 (1958).
[23] BUBLITZ, L., u. KENNEDY, E.: J. biol. Chemistry **211**, 951 (1954).
[24] BUCHNER, E.: Chem. Ber. **32**, 127 (1899).
[25] CAMIENER, G., u. BROWN, C.: J. Amer. chem. Soc. **81**, 3800 (1959).
[26] COOPER, C.: Biochem. biophysica Acta **30**, 484 (1958).
[27] CORI, O., ABARCA, F., FRENKEL, R., u. TRAVERSO-CORI, A.: Nature **178**, 1231 (1956).
[28] COURI, D., u. RACKER, E.: Arch. Biochem. Biophysics **83**, 195 (1959).
[29] DAWKINS, M., JUDAH, J., u. REES, K.: Bioch. J. **73**, 16 (1959).
[30] DAWSON, E., u. HARRISON, J.: Vortr. zum I. Internat. Biochem. Kongr. Cambridge (1949).
[31] DICKENS, F., u. WILLIAMSON, D.: Nature **176**, 400 (1956).
[32] DISCHE, Z.: Neuere Erg. aus Chemie u. Stoffw. d. KH. Berlin: Göttingen; Heidelberg: Springer. Colloquium d. Ges. f. physiol. Chemie **8**, 54 (1958).
[33] EMBDEN, G., DEUTICKE, H., u. KRAFT, G.: Klin. Wschr. **12**, 213 (1933).
[34] EMMELOT, P.: J. Cancer **13**, 537 (1959).
[35] ENGELHARDT, W., u. SAKOV, N.: Biochem. **8**, 9 (1943).
[36] v. EULER, H., Hoppe-Seyler's Z. physiol. Chem. **141**, 297 (1924).
[37] FISCHER, F., SIEBERT, G., u. ADLOFF, E.: Bioch. Z. **332**, 131 (1959).
[38] FLECKENSTEIN, A., JANKE, T., DAVIS, R., u. KREBS, H.: Nature **174**, (1081 (1954).
[39] FRED, E., PETERSON, W., u. ANDERSON, J.: J. biol. Chemistry **48**, 385 (1921).
[40] GATT, S., u. RACKER, E.: J. biol. Chemistry **234**, 1015 (1959).
[41] GOMORI, G.: J. biol. Chemistry **148**, 139 (1943).
[42] GREENWALD, I.: J. biol. Chemistry **63**, 340 (1925).
[43] GREILING, H., u. GÜNTHER, T.: Z. Naturforsch. **15b**, 166 (1960).
[44] GRISOLIA, S.: Ann. N. Y. Ac. Sc. **72**, 462 (1959).
[45] HAEHN, H.: Biochemie d. Gärungen. Berlin: De Gruyter 1952.
[46] HARARAY, J.: Biochim. biophysica Acta **26**, 434 (1957).
[47] HERBERT, E.: J. biol. Chemistry **231**, 975 (1958).
[48] HESS, B.: Vortr. zur Tagung d. Ges. f. Physiol. Chemie Berlin 1959.
[49] HOFMEISTER, F.: Die chem. Org. d. Zelle. Braunschweig: Vieweg 1901.

[50] HOLZER, H., u. SCHNEIDER, S.: Klin. Wschr. S. 1006 (1955).
[51] HOLZER, H., u. HOLLDORF, A.: Bioch. Z. **329**, 283 (1957).
[52] HOLZER, H.: Neuere Erg. aus Chemie u. Stoffw. d. KH. Berlin; Göttingen; Heidelberg: Springer 8, 65 (1958).
[53] HOLZER, H.: Vortr. zur Tagung d. Ges. f. Physiol. Chemie Berlin (1959).
[54] HOLZER, H., u. HOLLDORF, A.: Z. Naturforsch. **14b**, 229 (1959).
[55] HOMBURG, C., BOS, C., de BRUYN, W., u. EMMELOT, P.: Cancer Res. **21**, 353 (1961).
[56] HORECKER, B.: Neuere Erg. aus Chemie u. Stoffw. d. KH. Berlin; Göttingen; Heidelberg: Springer 8, 26 (1958).
[57] HOTCHKISS, R.: Advances in Enzymol. **4**, 153 (1944).
[58] JOYCE, B., u. GRISOLIA, S.: J. biol. Chemistry 233, 350 (1958).
[59] JOYCE, B., u. GRISOLIA, S.: J. biol. Chemistry **234**, 1330 (1959).
[60] JUNI, E., u. MEYM, G.: J. Bacteriol. **71**, 425 (1956).
[61] KARRER, P.: Lehrbuch d. Org.-Chemie. Leipzig: Thieme S. 290, 1950.
[62] KHAIRALLAH, P., u. MOMMAERTS, W.: Circul. Res. **1**, 12 (1953).
[63] KIESSLING, K.: Acta chem. scand. **13**, 1358 (1959).
[64] KIESSLING, W., u. MEYERHOF, O.: Bioch. Z. **296**, 410 (1938).
[65] KIESOW, L.: Z. Naturforsch. **15b**, 487 (1960).
[66] KLEINZELLER, A.: Bioch. J. **36**, 729 (1942).
[67] KÖGL, F., u. BORG, W.: Hoppe-Seyler's Z. physiol. Chem. **269**, 97 (1941).
[68] KORNBERG, A., u. LINDBERG, O.: J. biol. Chemistry **176**, 665 (1948).
[69] KORNBERG, A., u. LINDBERG, O.: J. biol. Chemistry **176**, 1475 (1948).
[70] KRÖGER, H., ROTTHAUWE, H., ULLRICH, B., u. HOLZER, H.: Bioch. Z. **333**, 148 u. 155 (1960).
[71] KÜLZ, E.: Beitr. z. Pathol. u. Therap. d. Diab. mell., Marburg: Elwert 1874.
[72] LAMPRECHT, W., u. TRAUTSCHOLD, I.: Hoppe-Seyler's Z. physiol. Chem. **311**, 245 (1958).
[73] LAMPRECHT, W., DIAMANTSTEIN, T., HEINZ, F., u. BALDE, P.: Hoppe-Seyler's Z. physiol. Chem. **316**, 97 (1959).
[74] LANGEN, P., u. LISS, E.: Bioch. Z. **332**, 403 (1960).
[75] LARDY, C.: J. Amer. chem. Soc. **76**, 2842 (1954).
[76] LEBEDEW, A.: Ann. Inst. Pasteur, **26**, 8 (1912).
[77] LEHNARTZ, E.: Einf. in d. Chem. Physiol. Berlin; Göttingen; Heidelberg: Springer **10**, 95 (1952).
[78] LE PAGE, G., u. UMBREIDT, W.: J. biol. Chemistry **148**, 255 (1943).
[79] LETTRÈ, H.: W. med. Wschr. **108**, 791 (1958).
[80] LEUTHARDT, F., u. TESTA, E.: Helv. Physiol. Acta **8**, C. 67 (1950).
[81] LEUTHARDT, F., TESTA, E., u. WOLF, H.: Helv. physiol. pharmacol. Acta **10**, C. 57 (1952).
[82] LEUTHARDT, F.: Neuere Erg. aus Chemie u. Stoffw. d. KH. Berlin; Göttingen; Heidelberg: Springer 8, 1 (1958).
[83] LEUTHARDT, F.: Lehrb. d. Physiol. Chemie. Berlin: De Gruyter **14**, 307 (1959).
[84] LEUTHARDT, F.: Lehrb. d. Physiol. Chemie. Berlin: De Gruyter **14**, 492 (1959).
[85] LEUTHARDT, F.: Lehrb. d. Physiol. Chemie. Berlin: De Gruyter **14**, 204 (1959).
[86] LEUTHARDT, F.: Lehrb. d. Physiol. Chemie. Berlin: De Gruyter **14**, 294 (1959).
[87] LIEBERMANN, I.: J. Amer. chem. Soc. **77**, 3373 (1955).
[88] v. LIPPMANN, E.: Chemie d. Zuckerarten. Braunschweig: Vieweg S. 1891, 1904.
[89] LOOMIS, W., u. LIPMANN, F.: J. biol. Chemistry **173**, 807 (1948).
[90] LÜHRS, W., u. BACIGALUPO, G.: Vortr. zur Tagung d. Ges. f. Physiol. Chemie. Berlin 1959.
[91] LYNEN, F., u. KÖNIGSBERGER, R.: Liebigs Ann. Ch. **573**, 60 (1951).
[92] LYNEN, F.: Neuere Erg. aus Chemie u. Stoffw. d. KH. Berlin; Göttingen; Heidelberg: Springer 8, 155 (1958).
[93] LYNEN, F., u. KÖNIGSBERGER, R.: Liebigs Ann. Ch. **569**, 129 (1960).
[94] MALKOW, A., u. LEONINOK, W.: Mikrobiologie **28**, 710 (1959).
[95] MAN, A., u. QUASTEL, G.: Bioch. J. **35**, 502 (1941).
[96] MANDEL, P.: Zur Bedeutung d. freien Nucleotide. Berlin; Göttingen; Heidelberg: Springer **11**, 36 (1961).
[97] MEYERHOF, O., u. JUNOWICZ-KOCHOLATA, R.: J. biol. Chemistry **145**, 443 (1942).
[98] MEYERHOF, O.: Experientia **4**, 169 (1948).
[99] MEYERHOF, O., u. GREEN, H.: J. biol. Chemistry **183**, 317 (1950).
[100] MIETTINEN, J., u. SAVIOJA, T.: Bioch. J. **76**, 66p (1960).
[101] MOSES, V., u. SMITH, M.: Bioch. J. **76**, 585 (1960).
[102] MOSLEY, W., u. CAPUTTO, R.: J. Amer. chem. Soc. **80**, 4746 (1958).
[103] MUNTZ, J.: J. biol. Chemistry **171**, 653 (1947).
[104] MUNTZ, J.: Arch. Biochem. Biophysics **42**, 434 (1953).
[105] NETTER, H.: Theoret. Biochemie. Berlin; Göttingen; Heidelberg: Springer S. 495, 1959.
[106] NEUBERG, C., u. KERB, H.: Z. Gärungsphysiol. **1**, 114 (1912).
[107] NEUBERG, C., u. MAY, A. v.: Bioch. Z. **140**, 305 (1923).
[108] NEUBERG, C., u. WINDISCH, F.: Wschr. Brauerei **43**, 94 (1926).
[109] NIVENBERG, M.: J. biol. Chemistry **234**, 3088 (1959).

[110] NORD, F.: Handb. d. Enzymol. Leipzig: Akad.-Verl.-Ges. **2**, 968 (1940).
[111] NORD, F.: Handb. d. Enzymol. Leipzig: Akad.-Verl.-Ges. **2**, 985 (1940).
[112] NORD, F.: Handb. d. Enzymol. Leipzig: Akad.-Verl.-Ges. **2**, 1005 (1940).
[113] NOVIKOFF, A., u. HECHT, L.: Cancer Res. **12**, 269 (1952).
[114] OHLMEYER, P., u. OCHOA, S.: Bioch. Z. **293**, 338 (1937).
[115] OHLMEYER, P.: Bioch. Z. **301**, 189 (1939).
[116] OHLMEYER, P.: Hoppe-Seyler's Z. physiol. Chem. **267**, 264 (1941).
[117] OHLMEYER, P., u. MEHMKE, L.: Hoppe-Seyler's Z. physiol Chem. **272**, 212 (1942).
[118] OHLMEYER, P.: J. biol. Chemistry **190**, 21 (1951).
[119] PARNAS, J.: Ergebn. Enzymforsch. **6**, 57 (1939).
[120] PASTEUR, L.: Bull. Soc. chim. Paris **28**, 79 (1861).
[121] PASTEUR, L.: Etudes sur la bière. Paris: Gauthier-Villars 1876.
[122] PFLEIDERER, G.: Angew. Chem. **72**, 160 (1960).
[123] PINCHOT, G.: J. biol. Chemistry **229**, 25 (1957).
[124] PULLMANN, M., PENEFSKY, H., DATTA, A., u. RACKER, E.: J. biol. Chemistry **235**, 3322 (1960).
[125] RACKER, E.: Arch. Biochem. Biophysics **48**, 238 (1954).
[126] RAPOPORT, S.: Bioch. Z. **289**, 290 (1937).
[127] RAPOPORT, S., u. LUEBERING, J.: J. biol. Chemistry **183**, 507 (1950).
[128] RAPOPORT, S., u. LUEBERING, J.: J. biol. Chemistry **189**, 683 (1951).
[129] RAPOPORT, S., NIERADT, C., u. OBERMANN, A.: Naturwissenschaften **42**, 73 (1955).
[130] RIBERAU-GAYON, J., PEYNAUD, E., u. GUY-GUIMBERTEAU, G.: C. R. Acad. Sci. **248**, 749 (1959).
[131] ROTHE, M., u. THOMAS, B.: Nahrung **3**, 1 (1959).
[132] ROTHSTEIN, A., JENNINGS, D., DEMIS, C., u. BRUCK, M.: Bioch. J. **71**, 99 (1959).
[133] ROTHSTEIN, A.: Brauereiwissensch. **12**, 54 (1959).
[134] SACKS, J.: Biochim. biophysica Acta **16**, 436 (1955).
[135] SACKS, J.: Nature **183**, 825 (1959).
[136] SCHMITZ, H.: Naturwissenschaften **41**, 120 (1954).
[137] SCHMITZ, H.: Zur Bedeutung d. freien Nucleotide. Berlin; Göttingen; Heidelberg: Springer **11**, 1 (1961).
[138] SEGAL, S., u. BLAIR, A.: Nature **183**, 1609 (1959).
[139] SHEN, S., CHAIN, J., u. KOO, T.: Biochemie **25**, 523 (1960).
[140] SIEKEWITZ, P., LÖW, H., ERNSTER, L., u. LINDBERG, O.: Biochim. biophysica Acta **29**, 378 (1958).
[141] SIEBERT, G., u. BEYER, R.: Bioch. Z. **335**, 14 (1961).
[142] SIMMONS, N., CHAVOS, S., u. ORBACH, H.: Federat. Proc. **11**, 390 (1952).
[143] SISSAKIAN, N., u. PINUS, E.: Biochemie **23**, 904 (1958).
[144] SOWDEN, J.: J. biol. Chemistry **206**, 547 (1954).
[145] SPIEGELMANN, S., Cell. Comp. Physiol. **30**, 315 (1947).
[146] STOCKELL, A.: J. biol. Chemistry **234**, 1286 (1959).
[147] SUTHERLAND, E., POSTERNACK, T., u. CORI, C.: J. biol. Chemistry **179**, 501 (1949).
[148] SUTHERLAND, E., POSTERNAK, T., u. CORI, C.: J. biol. Chemistry **180**, 1285 (1949).
[149] SUTHERLAND, E., u. RALL, T.: J. Amer. chem. Soc. **79**, 3608 (1957).
[150] SYDOW, G., SCHNEIDER, E., u. GRAFFI, A.: Acta biol. med. german. **2**, 666 (1959).
[151] SZAFARZ, D., u. MATSUOKA, Y.: Vortr. z. IV. Bioch. Kongr. Wien 1958.
[152] SZAFARZ, D., MATSUOKA, Y., TABATA, T., u. KHOUVINE, Y.: Biochim. biophysica Acta **33**, 538 (1959).
[153] TIETZ, A., u. OCHOA, S.: Arch. Biochem. Biophysics **78**, 477 (1958).
[154] TOWNE, J., RODWELL, V., u. GRISOLIA, S.: J. biol. Chemistry **226**, 777 (1957).
[155] VILLAVICONCIO, M.: Arch. Biochem. Biophysics **67**, 121 (1957).
[156] WARBURG, O.: Wasserstoffübertr. Fermente. Berlin: Saenger S. 47, 1948.
[157] WARBURG, O.: Naturwissenschaften **42**, 401 (1955).
[158] WEBER, G.: Rev. canad. Biol. **18**, 245 (1959).
[159] WEBER, C., u. ASHMORE, J.: Exp. Cell. Res. **14**, 226 (1958).
[160] WINDISCH, F.:Dtsch. Essigind. **30**, 357 (1926).
[161] WINDISCH, F.: Vortr. vor der Ges. f. Physiol. Chemie, Berlin am 6. 9. 1960.
[162] WINDISCH, F., u. HEUMANN, W.: Zschr. inn. Med. **16**, 353 (1961).
[163] WINZLER, R.: Arch. Biochem. Biophysics **5**, 25 (1944).
[164] WOJTCZAK, L., u. WOJTCZAK, A.: Biochim biophysica Acta **39**, 277 (1960).
[165] WOLF, H., u. LEUTHARDT, F.: Helv. chim. Acta **36**, 1463 (1953).
[166] WOLF, H., u. LEUTHARDT, F.: Helv. chim. Acta **40**, 33 (1957).
[167] YATCO-MANZA, E., RODDY, F., YOUNT, R., u. METZLER, D.: J. biol. Chemistry **234**, 733 (1959).
[168] YOUNT, R., u. MEZTLER, D.: J. biol. Chemistry **234**, 738 (1959).
[169] ZATMAN, L., KAPLAN, N., u. COLOWICK, S.: Vortr. z. II. Bioch. Kongr. Paris 1952.

Verzeichnis der Autoren

Dr. rer. nat. Joachim AXT, wiss. Arbeitsleiter*
Dr. med. vet. Martin HILGENFELD, wiss. Oberassistent*
Dr. med. vet. habil. Rudolf IPPEN, wiss. Abteilungsleiter*
Dr. med. vet. habil. Klaus-Dieter JENTZSCH, wiss. Abteilungsleiter*
Dr. med. vet. Ehrenfried KARASEK, wiss. Oberassistent*
Dr. med. vet. Kurt KRIEG, wiss. Arbeitsleiter*
Dr. med. vet. Erich KUCHLING, Abteilungsleiter am Institut für Fleischwirtschaft, Magdeburg, Liebknechtstraße 35
Dr. med. vet. Claus-Ulrich von MICKWITZ, wiss. Arbeitsgruppenleiter*
Prof. Dr. med. vet. habil. Harald SAJONSKI, wiss. Abteilungsleiter*
Dr. med. vet. Peter SCHMIDT, Obertierarzt beim Tierärztlichen Hygienedienst Berlin, Berlin O 34, Thaerstraße 31
Dr. med. vet. Hans-Dieter SCHRÖDER, wiss. Assistent*
Dr. med. vet. habil. Alfred SMOLLICH, wiss. Arbeitsgruppenleiter*
Dr. med. vet. Christiane TAMASCHKE, wiss. Abteilungsleiter*
Dr. med. vet. Hans TROLLDENIER, wiss. Arbeitsleiter*
Dr. med. vet. Josef ZIPPER, wiss. Assistent*

* am Institut für Vergleichende Pathologie der DAW, 1136 Berlin-Friedrichsfelde, Wilhelmstraße 4